医学教育理论与实践系列丛书

医学教育课程开发：六步法

（第4版）

Curriculum Development for Medical Education: A Six-Step Approach

原　著〔美〕Patricia A. Thomas · David E. Kern · Mark T. Hughes · Sean A. Tackett · Belinda Y. Chen

主　译　李海潮

副主译　周玉皆　齐　心　林常敏

主　审　赖佩芳

译校者（按姓名汉语拼音排序）

高雨松（北京大学第一医院）
顾　宁（南京大学医学院附属鼓楼医院）
顾　蓉（南京大学医学院附属鼓楼医院）
金　哲（北京大学第一医院）
康丽娜（南京大学医学院附属鼓楼医院）
赖佩芳（汕头大学医学院）
李海潮（北京大学第一医院）
李　秀（南京大学医学院附属鼓楼医院）
林常敏（汕头大学医学院）
刘　瑾（北京大学第一医院）
刘　寅（南京大学医学院附属鼓楼医院）
马思瑶（汕头大学医学院）
齐　心（北京大学第一医院）
王雪梅（南京大学医学院附属鼓楼医院）
温丹萍（汕头大学医学院）
杨姣姣（汕头大学医学院）
杨　苗（汕头大学医学院）
周玉皆（南京大学医学院附属鼓楼医院）

北京大学医学出版社

YIXUE JIAOYU KECHENG KAIFA：LIUBUFA（DI 4 BAN）

图书在版编目（CIP）数据

医学教育课程开发：六步法：第 4 版 /（美）帕特里夏 · 托马斯（Patricia A. Thomas）等原著；李海潮主译 .—北京：北京大学医学出版社，2024.5

书名原文：Curriculum Development for Medical Education: A Six-Step Approach，4th edition

ISBN 978-7-5659-3117-8

Ⅰ. ①医…　Ⅱ. ①帕… ②李…　Ⅲ. ①医学教育 – 教学研究　Ⅳ. ① R

中国国家版本馆 CIP 数据核字（2024）第 059573 号

北京市版权局著作权合同登记号：图字：01-2022-4308

The original English language work：Curriculum Development for Medical Education：A Six-Step Approach，fourth edition by Patricia A. Thomas，David E. Kern，et al.
Copyright © 2022 Johns Hopkins University Press
All rights reserved. Published by arrangement with Johns Hopkins University Press，Baltimore，Maryland through Gending Rights Agency（http://gending.online/）

Simplified Chinese translation Copyright © 2024 by Peking University Medical Press.
All Rights Reserved.

医学教育课程开发：六步法（第 4 版）

主　　译： 李海潮
出版发行： 北京大学医学出版社
地　　址：（100191）北京市海淀区学院路 38 号　北京大学医学部院内
电　　话： 发行部 010-82802230；图书邮购 010-82802495
网　　址： http://www.pumpress.com.cn
E-mail： booksale@bjmu.edu.cn
印　　刷： 北京瑞达方舟印务有限公司
经　　销： 新华书店
责任编辑： 赵　欣　　**责任校对：** 靳新强　　**责任印制：** 李　啸
开　　本： 787 mm×1092 mm　1/16　　**印张：** 21.5　　**字数：** 548 千字
版　　次： 2024 年 5 月第 1 版　2024 年 5 月第 1 次印刷
书　　号： ISBN 978-7-5659-3117-8
定　　价： 128.00 元
版权所有，违者必究
（凡属质量问题请与本社发行部联系退换）

致众多的教师

是你们通过开发、实施和评估医学课程

在努力改善医学教育

主译前言

医学教育，尤其是临床医学教育，从出现的那一天起就肩负着培养服务病患、促进健康的未来医学人才的重任，而课程作为传递知识、提升技能的必然手段，一直是医学教育中最为重要的组成部分。世界范围内，在最近的100多年间，医学教育经历了三代重要的改革。第一代是以《Flexner报告》为标志，确立了科学的课程体系，有计划、有组织、系统性的医学课程成为当时医学教育的关键特征，显著提升了医学教育和人才培养的质量。而20世纪60年代末出现的第二代医学教育改革，则是以整合课程为基本特征，强调医学生自主学习能力培养，即基于问题的学习（PBL）。这两代医学教育改革都将目光聚焦在课程改革方面，其初衷是针对社会需求及自然科学和技术的长足进步做出与时俱进的改变。这样的变化过程，逐渐形成了目前对课程开发目标和规律越来越清晰的认识。及至21世纪初出现的第三代医学教育改革，即胜任力导向的医学教育，对医学教育提出了新的要求，即关注医疗卫生人才的能力培养。第三代医学教育改革源于毕业后医学教育，本着医教协同的理念，也对贯穿医学教育全程的课程建设目标提出了新的要求。

本书全面系统地阐述了课程开发的具体步骤，将课程定义为“有规划的教育过程”。将科学的课程建设细分为六个步骤，即问题识别与一般需求评估、针对性需求评估、目的与目标、教育策略、实施、评估与反馈。从这些步骤中可以看到，课程开发是以需求为导向的，包括确定大背景以及更为精准的需求，明确需求后，课程的目的和目标随之明朗，其后是课程建设的具体行动，从制订策略、落实课程至实施后的评估与反馈，形成不断改进和完善的闭环。

非常巧的是，本书的作者曾参与约翰·霍普金斯大学教师课程开发项目（JHFDP）。约翰·霍普金斯大学正是第一代医学教育改革中被Flexner所推崇的科学课程模式的发源地。作者通过自己所参与指导的丰富的课程开发实践，包括临床医学、护理、技能培训、群体健康、医学人文等，对前述的课程开发步骤进行了详细的阐述，在内容中将教育理论和具体课程开发实践中的案例密切结合，为读者提供了具有明确借鉴价值的具象化表述，显著地提升了可预见的教学效果，本身即是对课程开发理念的重要体现。同时，本书关注新时期医学教育所出现的新需求，并做出积极响应，如COVID-19大流行对当代医疗卫生系统（如临床医学与公共卫生融合发展）所提出的巨大挑战、虚拟仿真教育技术出现对传统医学教育技术的颠覆性改变，以及随着专业化程度不断提升对跨专业教育的强烈需求等。

医学教育是常新的，因为随着经济和科技的发展，民众对健康的需求日益增长，这是社会进步的必然结果。而临床医学教育作为典型的专业教育，应该具备将科技发展所带来的医疗技术进步随时转变为教学内容的能力，以使医学教育不至于滞后医疗技术的提升。而且，在可能的情况下，通过对发展趋势的预判和对新技术需求的明确，引导医学的不断发展。同时，需要应对如何协调科技与人文在医学发展中所出现的不平衡性，始终保持医疗卫生服务于人类身心健康的初衷。针对新需求的课程开发是对医学教育功能和特征的体现。

希望通过本书的学习，无论在提升对医学教育发展现状的了解深度，还是具体的课程开发方面，都能有所裨益。同时，医学教育涉及教育学和医学人文中的重要概念和思想，而本书译者主要是具有丰富临床医学和基础医学教育经验的一线学者和教师，对于专业的教育学和医学人文理论了解不甚深入，虽然大家都非常努力，但不当之处在所难免。恳请同行以及对该译本有兴趣的读者不吝指教，使我们能够进一步完善和提高，如此，我们将不胜感激。

李海潮

原著序

翻译：林常敏　审校：齐　心

在一幢充满自然光的现代建筑中，一间没有窗户的教室静静地坐落在黑暗之中。铺着几何图案地毯的地板上，没有座位。没有学生时，多个壁挂式 LED 屏幕茫然地矗立在室内。学生们鱼贯进入教室，接过并调整 HoloLens 头戴设备，然后看到悬浮在空中的人体脊柱图像。学生们四处走动，上下查看，用手势定位并突出显示结构。教师通过平板电脑指导教学环节，记录下循环系统、感觉器官和神经系统之间的关系。这节 40 分钟的增强现实课堂取代了人体解剖课程中数小时的尸体解剖。

不远处，一群由医学、护理学、助理医生和社会工作专业的学生组成的学生运营诊所委员会与一位社区负责人会面，计划开展一次外联活动，以增加当地社区的高血压筛查和转诊率。双学位学生和他们的指导老师在讨论他们的毕业论文——确定人类疾病中潜在的基因编辑靶点。一名纵向实习学生与指导老师会面，讨论他的城市健康路径学习档案袋。

这些仅仅是过去几年中医学教育课程发生变革的几个例子。生命科学、知识的本质和社会结构的构造性变化相互交织，在许多情况下，重新引导了医学教育的方向。新的学习技术、新的协作照护模式以及对社区需求的日益关注，都要求我们对课程进行开发和更新，在某些情况下甚至启动变革。学习者更加多元化，在数字和社交媒体的世界里更加得心应手，并渴望掌握能帮助他们在所选职业中有所作为的技能。

20 多年来，来自各个领域和世界各地的医学教育工作者都在使用《医学教育课程开发：六步法》一书。该书的内容作为一种实用、通用、与时俱进的课程开发方法，在这个教育快速变革的时代，已被证明是一种灵活且坚实的资源。该书被广泛引用，享有国际盛誉，并且已被翻译成中文、日文和西班牙文。其本土项目也经历了自身的修正和演变，从一个面对面的纵向教师发展工作坊发展成为一个相对完善的，包括在线、短期、跨专业和面向学生的工作坊项目。

当作者们开始讨论第 4 版的编写时，我们意识到第 3 版的主题——胜任力导向教育、跨专业教育和教育技术等已被广泛采用和发展，现在已有大量成功实施和改进的文献。与国际同行合作的经验告诉我们，这本书可以更好地体现国际课程范例。还有读者告诉我们需要更多关注健康公平这一课程重点。在与全国医学院联盟合作研究卫生系统科学后，我们认识到，人口和社区的健康是一个复杂的领域，特别需要一种结构化的方法将其引入教育项目。

2020 年历经一次构造性转变。新型冠状病毒大流行暴露了当地和国际上财富和健康不平等的严峻现实，导致了令人震惊的 COVID-19 死亡率。复杂的卫生医疗系统远远不足以应对患病人数的激增。街头游行者和国际领导人都在呼吁社会正义。由于失去了现场教学和学生进入临床基地的机会，教育计划骤然受到限制，只能迅速采用技术来填补这些不足。作为教育工作者，我们经历了自己的“HoloLens”时刻，开始用崭新的视角审视自己的工作。在看到课程结构的不完整性之后，我们致力于弥补这些不足。

第 4 版在全书中使用更新的示例和参考文献来呈现这些当代主题。鉴于健康公平等卫生系统科学主题的复杂性，我们增加了一个新的章节。我们继续强调上一版中的“跨专业与协作实践”和“技术”主题，并在本版中增加了“国际主义”和“卫生系统科学”这两个新主题。

本书每一章都经过作者团队的全面审查。每一章都整合了原文和示例，反映了本书的跨专业性和读者群的国际化。我们还更加重视人群照护、公平、跨专业合作和技术的使用。此外，有几章更新的内容值得关注：第 2 章“步骤 1：问题识别与一般需求评估”始终以改善健康结局作为课程开发的基础，新的重点是医务人员、患者、教育者和社会等角色的相互作用，并介绍了定性和定量方法，以帮助学习者理解解决健康问题的现行方法和理想方法；第 3 章“步骤 2：针对性需求评估”扩大了对学习环境的讨论，将虚拟环境和工作场所环境也包括在内，并指出一些课程通过使用大规模在线开放课程（MOOCs）和其他在线平台，大大扩展了目标学习者的范围；第 4 章“步骤 3：目的与目标”加强了对胜任力和置信职业行为（EPAs）及其与目标和目的之间关系的讨论；第 5 章“步骤 4：教育策略”扩展了对学习理论和教育方法选择相关研究的讨论；第 6 章“步骤 5：实施”确认了实施现代课程所需的专业知识和人员的广度，提供了解成本的更多细节，并介绍了设计思维和变革驱动力；第 7 章“步骤 6：评估与反馈”新增了一节内容，涉及评估所依据的理论和一般考虑因素，将定性方法和混合方法贯穿始终，并讨论了评估中的隐性偏见问题；第 9 章“推广”比前几版更详细地论述了对参与者的保护、知识产权、开源期刊和社交媒体；第 10 章“大型项目的课程开发”将“幸福感”作为大型项目的核心价值，该章还讨论了残疾和适应问题，并介绍了胜任力导向课程中的程序性评价工具。

本版附录 A 再次总结了代表医学教育连续性的三门课程的六个步骤。此外，这三个例子还展示了六步法模型的渐进式应用，包括为期三天的短期课程、为期两年的住院医师培训项目、跨专业毕业后教育培训项目以及继续职业发展。

我们欢迎 Sean A. Tackett 成为本版的新作者，他是一位具有国际医学教育和医学教育研究特长的教师。我们的新作者还包括负责新的第 11 章的 Mamta K. Singh 和 Heidi L. Gullett，以及附录 A 的作者 Amit K. Pahwa、Deanna Saylor 和 Mary L. O’Connor Leppert，他们都参加过约翰·霍普金斯大学的纵向课程开发项目。

Eric B. Bass 不再担任作者，我们感谢他作为前任作者和第 2 章作者以及第 9 章合著者所做出的奠基性贡献。我们还要感谢第 7 章的外部审稿人 Ken Kolodner 和 Joseph Carrese，感谢他们分别在统计和定性研究方面给予的专业帮助。

我们对同行教育者和同事的贡献，对许多研讨会和项目参与者的贡献表示衷心的感谢，多年来，他们的意见和建议改进了六步法模型。与前几版一样，约翰·霍普金斯大学教师课程开发项目的许多参与者也慷慨地贡献了他们的项目内容作为本版的示例。

原著作者

Chadia N. Abras，哲学博士，约翰霍普金斯大学教务长办公室副教务长、评估办公室主任，约翰霍普金斯大学教育学院副教授，马里兰州巴尔的摩

Belinda Y. Chen，医学博士，约翰霍普金斯大学医学院内科学系普通内科部门助理教授，约翰霍普金斯大学教师发展课程开发项目主任，马里兰州巴尔的摩

Heidi L. Gullett，医学博士，公共卫生硕士，Charles Kent Smith，医学博士，Patricia Hughes Moore，医学博士，凯斯西储大学医学院家庭医学医学生教育讲席教授、家庭医学副教授和社区健康整合中心整合健康研究所研究员，俄亥俄州克利夫兰

Mark T. Hughes，医学博士，文学硕士，约翰霍普金斯大学伯曼生物伦理研究所内科学系普通内科和姑息医学部门助理教授 / 核心教师，马里兰州巴尔的摩

David E. Kern，医学博士，公共卫生硕士，约翰霍普金斯大学医学院医学名誉教授，约翰霍普金斯湾景医学中心普通内科部门前任主任，约翰霍普金斯大学教师课程发展项目前任主任，马里兰州巴尔的摩

Brenessa M. Lindeman，医学博士，医学教育硕士，阿拉巴马大学伯明翰分校外科学系副教授，内分泌外科科主任和专科培训项目主任，毕业后医学教育助理院长，阿拉巴马州伯明翰

Pamela A. Lipsett，医学博士，医学教育硕士，约翰霍普金斯大学医学院外科学、麻醉学与重症医学科和护理学院沃菲尔德 · M. 佛尔讲席教授、教授，医学院评价和评估院长助理，普通外科住院医师项目和外科重症医学专科医师培训项目主任，外科重症监护室联合主任，马里兰州巴尔的摩

Mary L. O'Connor Leppert，医学学士，约翰霍普金斯大学医学院肯尼迪克里格研究所儿科副教授，马里兰州巴尔的摩

Amit K. Pahwa，医学博士，约翰霍普金斯大学医学院医学和儿科副教授，卫生系统科学核心项目主任，儿科核心实习项目副主任，内科高级实习项目主任，马里兰州巴尔的摩

Deanna Saylor，卫生科学硕士，约翰霍普金斯大学医学院神经病学助理教授，马里兰州巴尔的摩 / 赞比亚大学医学院神经病学毕业后培训项目主任，赞比亚卢萨卡

Mamta K. Singh，医学博士，理学硕士，Jerome Kowal，医学博士，凯斯西储大学医学院老年健康教育教授、医学教授，俄亥俄州克利夫兰，VA 东北俄亥俄州卫生保健系统评估和研究高级研究员和 VA 质量学者、卫生专业教育主任，俄亥俄州克利夫兰

Sean A. Tackett，医学博士，公共卫生硕士，约翰霍普金斯大学医学院医学副教授，约翰霍普金斯湾景医学中心普通内科部门国际医学教育主任，马里兰州巴尔的摩

Patricia A. Thomas，医学博士，约翰霍普金斯大学医学院医学名誉教授，马里兰州巴尔的摩

目　　录

原著导言

Patricia A. Thomas，医学博士；David E. Kern，医学博士，公共卫生硕士
翻译：杨　苗　审校：齐　心

目　　的

本书旨在为开发、实施、评估和持续提升医学教育体验提供一种实践性强、理论健全和有据可依的方法。

目标读者

本书的使用者包括课程开发人员和负责为卫生专业学生、住院医师、专科培训医师、教师和临床执业者提供教育体验的相关人员。虽然本书一开始从内科医师培养的角度撰写，但书中所涉及的课程开发方法已经被有效地运用到其他卫生专业教育领域。它尤其有助于正在开发课程或计划开发课程的人员。

课程的定义

本书将课程定义为“有规划的教育经验”。此定义包含了一系列的教育体验，可以是特定主题的一堂或若干堂课，也可以是长达一年的（面授或线上）课程；可以是一次临床科室的轮转或实习，也可以是整个培训项目。

本书的理论依据

卫生专业人员常常需要承担教育规划任务，但却往往没有接受相关培训，或者没有相关实践经验，并且经常资源有限，同时受到明显的制度约束。然而，认证机构要求书面课程必须具备充分开发的课程目标、教育教学方法和课程评估。[1-8]

理想状态下，医学教育应随着知识基础的改变，以及患者、临床执业者和社会需求（或感知到的需求）的改变而改变。表0.1列出了当代对课程开发和改革的要求。本书认为医学教育者在学习了这种实用、通用、与时俱进的课程开发方法后，能够满足现在

表0.1　开发医学教育课程必须满足的当代要求

成果（见第2章，步骤1）

医学教育项目和机构应做到：

- 回应社会现在和未来对医疗卫生的需求[9-21]
- 减少教育与培训的费用[21-23]
- 促进不同背景的人员进入医疗行业，并支持他们不断提升[21, 23-26]
- 旨在改善本地社区（包括缺医少药人群）的卫生健康现状[15, 19, 25, 27-32]
- 培训基层医生和专科医生以满足社会需求[17, 18, 22, 24, 25, 29]

目的和目标（见第4章，步骤3）

医学教育项目应培养能完成如下工作的卫生专业人员：

- 实践以患者为中心的医疗服务[9-12, 15, 18, 33-35]
- 进行跨专业团队协作[9, 11-21, 24, 36-38]
- 提升患者安全，持续改进卫生系统的服务质量[10-13, 15, 18, 20, 21, 33, 35, 37, 38-40]
- 采用基于人群或基于社会的医疗方法以提高群体健康水平[15, 16, 20, 23-25, 27, 37, 41]
- 进行有效的沟通和患者与家属教育，采用行为改变策略[1, 2, 8, 15-16, 24, 35, 36]
- 在临床实践中获取、评估和运用最佳科学证据（循证医学）[1-11, 15, 38, 40]
- 运用科技与信息，有效地完成上述工作内容[2, 10, 11, 16-20, 24, 25, 37]

内容（见第5章，步骤4）

医学教育项目应在以下领域提升教与学的质量：

- 职业身份认同的形成[42, 43]
- 职业素养、价值与伦理[9, 12, 15, 18, 20, 36-38, 44]
- 领导力、管理、团队合作和自我意识[12, 15-21, 23, 35]
- 卫生系统科学[9, 12, 15, 20, 24, 33]
- 影响群体和社区健康状况的社会性和结构性因素[10, 12, 15, 16, 19, 23, 24, 27, 37, 45, 46]
- 适应性技能，以便能最大限度地提升在不断变化的环境里解决问题的能力[20, 45, 47]

方法（见第5章，步骤4）

医学教育项目应改变现有方法，以便做到：

- 基于最佳证据进行教育干预[40, 48, 49]
- 处理好非正式课程或隐性课程，因其可能提升或抵消正式课程所教授内容[15, 50, 51]
- 加强跨专业教育[18, 21, 34, 36, 37]
- 在必要的情况下，为满足培训需求，增加基于社区的急性、亚急性和慢性疾病治疗点的数量和质量，同时减少正规医院的住院医师培训[22, 29-32, 37]
- 将日新月异的技术有效地融入专业课程，如模拟、虚拟仿真和交互式电子界面等[9, 18, 19, 24, 37, 39-41]
- 开展教师培训以满足时代要求[15, 19, 24, 37, 52]

评估（见第7章，步骤6）

可持续性的教育项目必须做到以下几点：

- 由以时间转向以教育成果定义晋级和毕业标准（即胜任力导向教育）[2, 9, 15, 19, 24, 37, 52]
- 对学生在患者照护、实践知识、基于实践的学习和提升、基于系统的实践、跨专业协作、个人和专业发展等方面取得的成绩给予认证[2, 9, 39, 40, 53]
- 评估教育干预的成效[9, 39, 48]

和未来的人才培养需求。

背景信息

本书所描述的课程开发方法至今已经更新迭代了 34 年，其间作者在继续教育课程和约翰霍普金斯大学教师课程开发项目（Johns Hopkins Faculty Development Program，JHFDP）中先后向 1000 多名参与者教授课程开发和评估技能。参与 JHFDP 长达 10 个月的课程开发纵向项目的 300 多名参与者已经开发并实施了 130 多门课程，主题多样，如临床培训前的技能培训、临床推理和共同决策、高价值照护、慢性疾病和残疾、外科技术评估、腹腔镜外科技术、患者照护职责转换、文化胜任力、健康的社会影响因素、职业素养和社交媒体、国际住院医师课程等（见附录 A）。在履行教育和行政职责时，作者还开发或协助开发了许多其他的课程。

本书概述

第 1 章概述了课程开发的六步法。第 2 ～ 7 章详细描述每个步骤。第 8 章讨论如何对课程进行长期维护和提升。第 9 章讨论如何在机构内外推广课程和课程产品。第 10 章讨论开发大型、长期和整合课程所涉及的其他问题。

第 11 章是本版本新增加的章节，旨在说明六步法如何用于培养卫生系统科学的新能力，尤其聚焦于解决医疗公平和社区需求，这些是目前医学教育备受关注的领域。

贯穿全书的是用于说明各个要点的示例，尤其是第 4 版才出现的几个主题：跨专业教育（学生群体为来自不同卫生或社会照护专业的学生）和协作实践、在国际场景的运用、技术的运用、卫生系统科学（包括医疗保健服务、群体 / 社区健康和健康公平）。这些示例往往来自作者或同事的真实课程经验，但为了简洁或清楚表述，已经进行了修改。作者还特意尽可能选用已经发表的课程案例，以强调课程开发对教育学术研究的贡献。

第 2 ～ 11 章都在末尾列出问题，鼓励读者回顾该章节讨论的主要原则，并将之运用到一个预期、规划或已经存在的课程。除了引用文献的列表外，每章还包含通用参考文献列表，以引导对某一特定主题感兴趣的读者开展深度阅读。

附录 A 提供了使用六步法开发的课程范例，既有新开发的课程，也有经过反复实施已趋成熟的课程。附录 A 里的三个课程范例分别涉及本科生（临床医学生）、毕业后医学教育（住院医师）和继续医学教育。附录 B 为读者提供了一系列已发布或未发布的课程开发、教师发展和课程资助的资源。

引用文献

1. Liaison Committee on Medical Education, *Functions and Structure of a Medical School: Standards for Accreditation of Medical Education Programs Leading to the MD Degree*, March 2021, accessed October 7, 2021, https://lcme.org/publications/.
2. "Common Program Requirements (Residency)," Accreditation Council for Graduate Medical Education, 2020, accessed October 6, 2021, https://www.acgme.org/what-we-do/accreditation/common-program-requirements/.
3. "Accreditation Criteria," Accreditation Council for Continuing Medical Education, 2020, accessed May 26, 2021, https://www.accme.org/accreditation-rules/accreditation-criteria.
4. World Federation of Medical Education, *Basic Medical Education WFME Global Standards for Quality Improvement* (Copenhagen, Denmark: WFME, 2015).
5. "Standards for Accreditation of Baccalaureate and Graduate Nursing Programs," American Association of Colleges of Nursing, 2018, accessed May 26, 2021, https://www.aacnnursing.org/CCNE-Accreditation/Accreditation-Resources/Standards-Procedures-Guidelines.
6. American Nurses Credentialing Center, *2015 ANCC Primary Accreditation Provider Application Manual* (Silver Spring, MD: American Nurses Credentialing Center, 2015).
7. "Accreditation Standards for Physician Assistant Education," 5th ed., Accreditation Review Commission on Education for the Physician Assistant, Inc., 2019, accessed May 26, 2021, http://www.arc-pa.org/accreditation/standards-of-accreditation/.
8. "Accreditation Standards and Key Elements for the Professional Program in Pharmacy Leading to the Doctor of Pharmacy Degree: 'Standards 2016,'" Accreditation Council for Pharmacy Education (Chicago: ACPE, 2015), accessed May 26, 2021, https://www.acpe-accredit.org/pdf/Standards2016FINAL.pdf.
9. Susan R. Swing, "The ACGME Outcome Project: Retrospective and Prospective," *Medical Teacher* 29, no. 7 (2007): 648–54, https://doi.org/10.1080/01421590701392903.
10. Institute of Medicine (IOM), *Crossing the Quality Chasm: A New Health System for the 21st Century* (Washington, DC: National Academies Press, 2001).
11. Institute of Medicine, "The Core Competencies Need for Health Care Professionals," in *Health Professions Education: A Bridge to Quality*, ed. Ann C. Greiner and Elisa Knebel (Washington, DC: National Academies Press, 2003), https://doi.org/10.17226/10681.
12. Donald M. Berwick and Jonathan A. Finkelstein, "Preparing Medical Students for the Continual Improvement of Health and Health Care: Abraham Flexner and the New 'Public Interest,'" *Academic Medicine* 85, no. 9 Suppl. (2010): S56–65, https://doi.org/10.1097/ACM.0b013e3181ead779.
13. Donald M. Berwick, Thomas W. Nolan, and John Whittington, "The Triple Aim: Care, Health, and Cost," *Health Affairs* 27, no. 3 (2008): 759–69, NLM, https://doi.org/10.1377/hlthaff.27.3.759.
14. Institute of Medicine Committee on Planning a Continuing Health Professional Education, *Redesigning Continuing Education in the Health Professions* (Washington, DC: National Academies Press, 2010), https://doi.org/10.17226/12704.
15. Susan E. Skochelak, Maya Hammoud, and Kimberly D. Lomis, *Health Systems Science: AMA Education Consortium,* 2nd ed. (St. Louis: Elsevier, 2020).
16. Stephanie R. Starr et al., "Science of Health Care Delivery as a First Step to Advance Undergraduate Medical Education: A Multi-institutional Collaboration," *Healthcare (Amst)* 5, no. 3 (2017): 98–104, https://www.sciencedirect.com/science/article/pii/S2213076416301415.
17. Kenneth M. Ludmerer, "The History of Calls for Reform in Graduate Medical Education and Why We Are Still Waiting for the Right Kind of Change," *Academic Medicine* 87, no. 1 (2012): 34–40, https://doi.org/10.1097/ACM.0b013e318238f229.
18. Catherine R. Lucey, "Medical Education: Part of the Problem and Part of the Solution," *JAMA Internal Medicine* 173, no. 17 (2013): 1639–43, https://doi.org/10.1001/jamainternmed.2013.9074.

19. Association of Faculties of Medicine of Canada, *The Future of Medical Education in Canada* (Ottawa: AFMC, 2010).
20. “Outcomes for Graduates 2018,” General Medical Council, 2018, accessed May 26, 2021, https://www.gmc-uk.org/education/standards-guidance-and-curricula/standards-and-outcomes/outcomes-for-graduates.
21. National Academies of Sciences, Engineering, and Medicine, *The Future of Nursing 2020–2030: Charting a Path to Achieve Health Equity* (Washington, DC: National Academies Press, 2021), https://doi.org/10.17226/25982.
22. Institute of Medicine, *Graduate Medical Education That Meets the Nation’s Health Needs* (Washington, DC: National Academies Press, 2014), https://doi.org/10.17226/18754.
23. Melanie Raffoul, Gillian Bartlett-Esquilant, and Robert L. Phillips Jr. “Recruiting and Training a Health Professions Workforce to Meet the Needs of Tomorrow’s Health Care System,” *Academic Medicine* 94, no. 5 (2019): 651–55, https://doi.org/10.1097/acm.0000000000002606.
24. Julio Frenk et al., “Health Professionals for a New Century: Transforming Education to Strengthen Health Systems in an Interdependent World,” *The Lancet* 376, no. 9756 (2010): 1923–58, https://doi.org/10.1016/s0140-6736(10)61854-5.
25. “Global Consensus for Social Accountability of Medical Schools, Consensus Document,” World Federation for Medical Education, 2010, accessed May 28, 2021, https://wfme.org/home/projects/social-accountability/.
26. Alda Maria R. Gonzaga et al., “A Framework for Inclusive Graduate Medical Education Recruitment Strategies,” *Academic Medicine* 95, no. 5 (2020): 710–16, https://doi.org/10.1097/acm.0000000000003073.
27. Charles Boelen et al., “Accrediting Excellence for a Medical School’s Impact on Population Health,” *Education for Health (Abingdon)* 32, no. 1 (2019): 41–48, https://doi.org/10.4103/efh.EfH_204_19.
28. James Rourke, “Social Accountability: A Framework for Medical Schools to Improve the Health of the Populations They Serve,” *Academic Medicine* 93, no. 8 (2018): 1120–24, https://doi.org/10.1097/acm.0000000000002239.
29. Brian M. Ross, Kim Daynard, and David Greenwood, “Medicine for Somewhere: The Emergence of Place in Medical Education,” *Educational Research and Review* 9, no. 22 (2014): 1250–65.
30. Mora Claramita et al., “Community-Based Educational Design for Undergraduate Medical Education: A Grounded Theory Study,” *BMC Medical Education* 19, no. 1 (2019): 258, https://doi.org/10.1186/s12909-019-1643-6.
31. “Closing the Gap in a Generation: Health Equity through Action on the Social Determinants of Health,” Commission on Social Determinants of Health (Geneva: World Health Organization, 2008), accessed May 26, 2021, https://www.who.int/social_determinants/thecommission/finalreport/en/.
32. Wagdy Talaat and Zahra Ladhani, “Community Based Education in Health Professions: Global Perspectives” (Cairo: WHO Regional Office for the Eastern Mediterranean, 2014), accessed May 26, 2021, https://www.hrhresourcecenter.org/node/5568.html.
33. Paul A. Hemmer et al., “AMEE 2010 Symposium: Medical Student Education in the Twenty-First Century—a New Flexnerian Era?,” *Medical Teacher* 33, no. 7 (2011): 541–46, https://doi.org/10.3109/0142159x.2011.578178.
34. Kevin B. Weiss, James P. Bagian, and Thomas J. Nasca, “The Clinical Learning Environment: The Foundation of Graduate Medical Education,” *JAMA* 309, no. 16 (2013): 1687–88, https://doi.org/10.1001/jama.2013.1931.
35. Jason Russell Frank, Linda Snell, and Jonathan Sherbino, *CanMEDS 2015 Physician Competency Framework* (Ottawa: Royal College of Physicians and Surgeons of Canada, 2015).
36. Interprofessional Education Collaborative, *Core Competencies for Interprofessional Collaborative Practice: 2016 Update* (Washington, DC: Interprofessional Education Collaborative, 2016), accessed October 8, 2021, https://www.ipecollaborative.org/ipec-core-competencies.
37. George E. Thibault, “Reforming Health Professions Education Will Require Culture Change and Closer Ties between Classroom and Practice,” *Health Affairs* 32 no. 11 (2013): 1928–32, https://doi.org/10.1377/hlthaff.2013.0827.

38. "CLER Pathways to Excellence: Expectations for an Optimal Clinical Learning Environment to Achieve Safe and High-Quality Patient Care," Version 2.0, CLER Evaluation Committee (Chicago: Accreditation Council for Graduate Medical Education, 2019), https://doi.org/10.35425/ACGME.0003.
39. Robert T. Englander et al., "Toward Defining the Foundation of the MD Degree: Core Entrustable Professional Activities for Entering Residency," *Academic Medicine* 91, no. 10 (2016): 1352–58, https://doi.org/10.1097/acm.0000000000001204.
40. Ronald M. Cervero and Julie K. Gaines, "The Impact of CME on Physician Performance and Patient Health Outcomes: An Updated Synthesis of Systematic Reviews," *Journal of Continuing Education in the Health Professions* 35, no. 2 (2015): 131–38, https://doi.org/10.1002/chp.21290.
41. Hayley Croft et al., "Current Trends and Opportunities for Competency Assessment in Pharmacy Education—a Literature Review." *Pharmacy (Basel)* 7, no. 2 (2019), https://doi.org/10.3390/pharmacy7020067.
42. Molly Cooke, David M. Irby, and Bridget C. O'Brien, *Educating Physicians: A Call for Reform of Medical School and Residency* (Stanford, CA: Jossey-Bass, 2010).
43. John Goldie, "The Formation of Professional Identity in Medical Students: Considerations for Educators," *Medical Teacher* 34, no. 9 (2012): e641–48, https://doi.org/10.3109/0142159x.2012.687476.
44. Richard A. Cooper and Alfred I. Tauber, "Values and Ethics: A Collection of Curricular Reforms for a New Generation of Physicians," *Academic Medicine* 82, no. 4 (2007): 321–23, https://doi.org/10.1097/01.Acm.0000259373.44699.90.
45. Maria Mylopoulos et al., "Preparation for Future Learning: A Missing Competency in Health Professions Education?," *Medical Education* 50, no.1 (2015): 115–23, https://doi.org/10.1111/medu.12893.
46. Patricia A. Cuff and Neal A. Vanselow, eds., *Improving Medical Education: Enhancing the Behavioral and Social Science Content of Medical School Curricula* (Washington, DC: National Academies Press, 2004), https://doi.org/10.17226/10956.
47. William B. Cutrer et al., "Fostering the Development of Master Adaptive Learners: A Conceptual Model to Guide Skill Acquisition in Medical Education," *Academic Medicine* 92, no. 1 (2017): 70–75, https://doi.org/10.1097/acm.0000000000001323.
48. R. M. Harden et al., "Best Evidence Medical Education," *Advances in Health Science Education Theory and Practice* 5, no. 1 (2000): 71–90, https://doi.org/10.1023/a:1009896431203.
49. "The BEME Collaboration," Best Evidence Medical and Health Professional Education, accessed May 26, 2021, www.bemecollaboration.org.
50. Melanie Neumann et al., "Empathy Decline and Its Reasons: A Systematic Review of Studies with Medical Students and Residents," *Academic Medicine* 86, no. 8 (2011): 996–1009, https://doi.org/10.1097/ACM.0b013e318221e615.
51. Frederick Hafferty and Joseph O'Donnell, eds., *The Hidden Curriculum in Health Professional Education* (Hanover, NH: Dartmouth College Press, 2014).
52. Ligia Cordovani, Anne Wong, and Sandra Monteiro, "Maintenance of Certification for Practicing Physicians: A Review of Current Challenges and Considerations," *Canadian Medical Journal* 11, no. 1 (2020): e70–e80, https://doi.org/10.36834/cmej.53065.
53. Robert T. Englander et al., "Toward a Common Taxonomy of Competency Domains for the Health Professions and Competencies for Physicians," *Academic Medicine* 88, no. 8 (2013): 1088–94, https://doi.org/10.1097/ACM.0b013e31829a3b2b.

第 1 章

概述：课程开发六步法

David E. Kern，医学博士，公共卫生硕士

翻译：李　秀　审校：周玉皆　赖佩芳

起源与假设

本书中所描述的课程开发六步法源于 Taba[1]、Tyler[2]、Yura 和 Torres[3] 等[4] 所提出的课程开发中的通用方法，以及 McGaghie 等[5] 与 Golden[6] 的著作，他们主张将课程与医疗需求联系起来。六步法与临床、健康促进和社会服务项目开发的模型类似，通过“步骤 4：教育策略”来取代课程干预。[7-10]

基本假设包括四部分：第一，无论是否表达明晰，教育计划都具有明确的目的或目标。第二，医学教育工作者在专业和伦理上有义务去满足医学生、患者和社会的需求。第三，医学教育工作者应该对其干预的结果负责。第四，合乎逻辑、系统的课程开发方法将有助于实现以上这些目标。

与认证的关系

在美国及全球范围内，针对本科、研究生（或毕业后医学教育）以及继续医学教育

的认证机构通常要求正式的课程须涵盖教育目标、目的以及基于需求、清晰明了的教育和评估策略。[11-19] 一些学位课程还必须满足政府授权的认证标准。其中，本科和研究生（或毕业后教育）医学课程必须标明临床核心胜任力。[11-12] 住院医师培训要求达到每项胜任力的里程碑标准。[20] 当前将胜任力转化为临床实践的趋势[21-22]，例如置信职业行为（EPAs）（见第 4 章），为步骤 3（目的与目标）、步骤 4（教育策略）和步骤 6（评估与反馈）提供了更多的指导和要求，同时也能够体现出课程以社会需求为基础（步骤 1：问题识别与一般需求评估）。

课程开发六步法（图 1.1）

步骤 1：问题识别与一般需求评估

首先，这一步骤从识别和批判性分析健康需求或其他问题开始。这种需求可能涉及一个特定的健康问题，如向感染新型传染病的患者提供医疗服务，或涉及一组问题，如基层医护人员提供的常规妇科医疗服务。问题识别和需求评估能力可能与医护人员的自身素养有关，例如，医护人员需要成长为自主的终身学习者，随着医学知识和实践能力

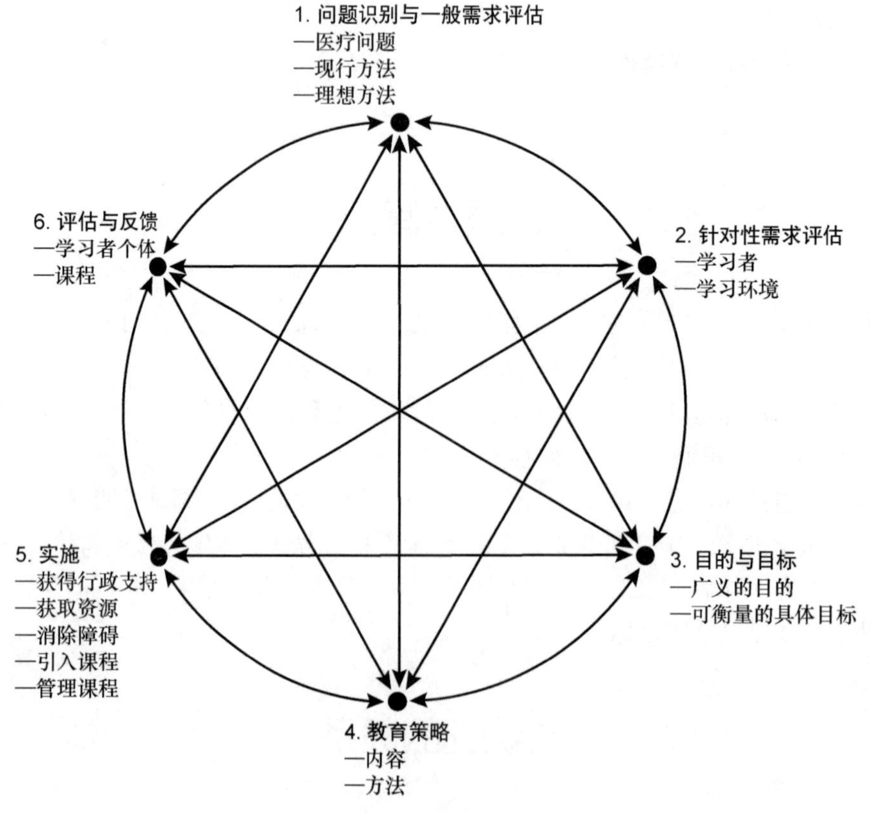

图 1.1 课程开发六步法

的提升，他们可以提供有效的医疗服务。又或者，这可能与社会整体医疗需求有关，例如，培养的医护人员数量和类型是否合适。一般来说，全面的问题识别，需要分析患者、医学专业人士、医学教育体系和整个社会目前应对已识别需求的方法。接下来，需要确定理想的方法，以指导患者、医学专业人士、医学教育体系和社会如何应对这个需求。理想方法和现行方法之间的差异即是一般需求评估。

步骤 2：针对性需求评估

这一步骤包括评估目标学习者群体的需求及其学习环境，这可能与评估一般学习者群体的需求不同。针对性需求评估可以将特定的课程整合到整体课程体系或教育计划中，同时能加强与课程利益相关者的沟通并获得他们的支持，从而使课程开发策略与潜在的资源相匹配。

示例：问题识别、一般需求和针对性需求评估。我们设计的一门课程旨在提供质量更高、具有成本效益的照护 / 高价值照护（high-value care，HVC）。课程的问题识别和一般需求评估显示，尽管美国的人均医疗保健支出最高，但它在 188 个国家的健康状况排名第 24 位，落后于许多经济欠发达国家，医疗保健成本逐渐不可持续。造成不必要开支的主要原因是医生安排的检查和手术。关于 HVC 培训的重要性以及此类培训的相关指南，人们已经达成共识。尽管在住院医师培训（以下简称“住培”）和医学院层面出现了 HVC 课程，但在医学院各层次的培训中尚未开设相关课程。大多数医生认为在这个领域中缺乏正规的教育。此外，许多机构的隐性和非正式课程并没有加强 HVC 实践。理想情况下，HVC 培训将涉及与具有成本效益的医嘱相关的知识、态度、技能和行为。在整个培训过程中，应该遵循持续性和渐进性原则。课程地图显示，课程开发者所在的医学院尚未正式教授 HVC。针对三年级医学生的针对性需求评估显示，只有少数人能够定义 HVC，或提供 HVC 的示例。现在 HVC 课程有可能整合到现有的健康系统科学四年制课程中。[23]

步骤 3：目的与目标

一旦确定了目标学习者的需求，就可以编写课程的目的与目标，从总体或一般目标开始，然后转化为具体、可测量的目标。目标可能包括学习者认知（知识）、情感（态度）、精神运动（技能）和行为（真实的行为表现）的目标，与课程实施有关的过程目标，甚至包括健康、医疗或患者结局的目标。目标和目的的制定至关重要，因为它们有助于确定课程内容和学习方法、重点关注学习者。它们有助于将课程内容传达给他人，并为课程评价提供依据。当资源有限时，确定目标的优先次序可以促进这些资源的合理分配。

步骤4：教育策略

一旦明确了课程目标，即可选择最有可能实现教育目标的课程内容和教育方法。

示例：教育策略。基于上述步骤1和步骤2的示例，根据培训级别，为一至四年级医学生制定了适当的知识、态度和技能目标。教育内容包括理解以下各方面：HVC的各个组成部分；系统和个体行为对HVC实践的影响；系统问题（如报销和保险）对HVC实践的影响；如何将这些知识应用于医护人员的临床决策和医患共同决策；如何在临床和系统层面成为一个有效的变革推动者。这些主题分为三个阶段：临床前期（基本理解、系统问题、与临床决策相关的认知能力、变革推动能力）；各次临床见习之间为期1周的间隔期（临床决策实践、变革推动能力）；进入住培前最后一年的培训阶段（临床决策实践）。教育方法侧重于以团队为基础的学习（参见第5章），包括讲授、前测和应用练习。应用练习包括第1阶段的讨论、第2阶段的讲授和案例讨论、第3阶段辅以针对性反馈和讨论的模拟病人练习。[23]

示例：适合的教育方法。

较低层次的知识可以通过阅读、现场大班授课或在线学习获得。

以案例为基础，解决问题的练习，能调动学习者积极参与，这些方法比参加大班授课更能提高临床推理技能。

与阅读和讨论相关主题的书籍相比，参与和反思跨专业的合作学习、借助工作经验更能促进医生作为积极的团队成员的发展。

在模拟和实践环境中练习问诊、体格检查和操作技能，辅以自我观察、他人观察、反馈和反思，能够产生最好的学习效果。

步骤5：实施

实施的步骤既包括实施教育干预，也包括实施评价。它包含以下几部分：获得行政支持；识别并获取资源；识别和解决实施障碍；引入课程（例如，在向所有目标学习者展示课程之前，先在友好的受众中进行试讲，每次试讲一部分，逐步实施课程）；管理课程，并在随后连续的周期中改进课程。实施的步骤是课程成功的关键。它是一个将思维训练转化为现实的过程。

步骤6：评估与反馈

该步骤由几部分组成。通常需要同时评估个人（个人评估）和课程（称为“课程评估”）的表现。评估目的可以是形成性的（提供持续反馈，实现学习者自我提升或课程改进）或终结性的（提供学习者或课程的最终“成绩”或表现评估）。

通过评估，不仅可以推动参与者持续学习、改进课程，还可以获取对课程支持和资源投入，并有助于在进行相关研究时回答关于具体课程的有效性或不同方法的相对优点等问题。

示例：评估。以上例子中所述的 HVC 课程初步评估方案虽然囿于资源，但仍包括几个要素。第 1 阶段通过干预前和干预后的知识测试来评估知识掌握程度，对照组是未接触相关课程的学生。用写给政府人员的信函来评估变革推动者的申请。通过住院医师和主治医师填写的实习结束评估表，评估与 HVC 实践以及变革推动者服务相关的行为（第 2 阶段）。在训练营的模拟环节中，评估与 HVC 实践相关的技能（第 3 阶段）。通过干预后调查（第 1 ～ 3 阶段）收集学生对课程及其各组成部分的评分。[23]

六步法之间的关联性与连续性

实际上，课程开发通常不是按照顺序一步步地依次进行。相反，它是一个动态的、相互作用的过程。通常需要两个或两个以上步骤同时进行。一个步骤的进度会影响另一个步骤（如图 1.1 中的双向箭头所示）。正如上文讨论和示例中所述，实施（步骤 5）实际上是在针对性需求评估（步骤 2）期间开始的。有限的资源（步骤 5）会限制目标的数量和性质（步骤 3），以及可能的评估范围（步骤 6）。评估策略（步骤 6）可以使目标进一步细化（步骤 3）。评估（步骤 6），例如前测，可以提供目标学习者的需求评估信息（步骤 2）。因为时间压力或现有课程的存在，可能会在正式的问题识别和需求评估（步骤 1 和 2）之前，就已制定出教育目标、教育方法和实施策略（步骤 3、4 和 5），所以步骤 1 和步骤 2 适用于改进和完善现有的课程，而不是开发一门新课程。

正如图 1.1 所示，对于一门成功的课程而言，课程开发永远不会真正结束。相反，课程会随着评估结果（步骤 6），以及资源（步骤 5）、目标学习者（步骤 2）和所需掌握内容的变化（步骤 1）而不断发展。课程开发是一个持续改进质量的过程（见第 6、8、10 章）。

引用文献

1. Hilda Taba, *Curriculum Development: Theory and Practice* (New York: Harcourt, Brace, & World, 1962), 1–515.
2. Ralph W. Tyler, *Basic Principles of Curriculum and Instruction* (Chicago: University of Chicago Press, 1949), 1–83.
3. Helen Yura and Gertrude J. Torres, eds., *Faculty-Curriculum Development: Curriculum Design by Nursing Faculty*, Publication No. 15-2164 (New York: National League for Nursing, 1986), 1–371.

4. Kent J. Sheets, William A. Anderson, and Patrick C. Alguire, "Curriculum Development and Evaluation in Medical Education," *Journal of General Internal Medicine* 7, no. 5 (1992): 538–43, https://doi.org/10.1007/bf02599461.
5. William McGaghie et al., *Competency-Based Curriculum Development in Medical Education* (Geneva: World Health Organization, 1978), 1–99.
6. Archie S. Golden, "A Model for Curriculum Development Linking Curriculum with Health Needs," in *The Art of Teaching Primary Care*, ed. Archie S. Golden, Dennis G. Carlsen, and Jan L. Hagen (New York: Springer Publishing Co.,1982), 9–25.
7. Nancy G. Calley, *Program Development for the 21st Century: An Evidence-Based Approach to Design, Implementation, and Evaluation* (Thousand Oaks, CA: Sage Publications, 2011).
8. James F. McKenzie, Brad L. Neiger, and Rosemary Thackeray, *Planning, Implementing, and Evaluating Health Promotion Programs: A Primer*, 6th ed. (San Francisco, CA: Benjamin Cummings Publishing, 2012).
9. Thomas C. Timmreck, *Planning, Program Development and Evaluation: A Handbook for Health Promotion, Aging and Health Services* (Boston: Jones and Bartlett Publishers, 2003).
10. Bernard J. Healey and Robert S. Zimmerman Jr., *The New World of Health Promotion: New Program Development, Implementation, and Evaluation* (Burlington, MA: Jones and Bartlett Learning, 2010), 3–106.
11. Liaison Committee on Medical Education, *Functions and Structure of a Medical School: Standards for Accreditation of Medical Education Programs Leading to the MD Degree*, March 2021, accessed September 15, 2021, https://www.lcme.org/publications/.
12. "Common Program Requirements (Residency)," Accreditation Council for Graduate Medical Education, 2020, accessed September 15, 2021, https://www.acgme.org/what-we-do/accreditation/common-program-requirements/.
13. "Accreditation Criteria," Accreditation Council for Continuing Medical Education, 2020, accessed September 15, 2021, https://www.accme.org/accreditation-rules/accreditation-criteria.
14. "Standards," World Federation for Medical Education, accessed September 15, 2021, https://wfme.org/standards/.
15. Accreditation Council for Graduate Medical Education–International (ACGME-I), accessed September 15, 2021, https://www.acgme-i.org/.
16. "Standards for Accreditation of Baccalaureate and Graduate Nursing Programs," American Association of Colleges of Nursing, accessed September 15, 2021, https://www.aacnnursing.org/CCNE-Accreditation/Accreditation-Resources/Standards-Procedures-Guidelines.
17. "Credentialing for Continuing Nursing Education," ANNC Accreditation/American Nurses Credentialing Center, accessed September 15, 2021, https://www.nursingworld.org/organizational-programs/accreditation/.
18. "Accreditation Standards for Physician Assistant Education," 5th ed., Accreditation Review Commission on Education for the Physician Assistant, accessed September 15, 2021, http://www.arc-pa.org/accreditation/standards-of-accreditation/.
19. "Accreditation Standards and Key Elements for the Professional Program in Pharmacy Leading to the Doctor of Pharmacy Degree: Standards 2016," Accreditation Council for Pharmacy Education, accessed September 15, 2021, https://www.acpe-accredit.org/pdf/Standards2016FINAL.pdf.
20. Thomas J. Nasca et al., "The Next GME Accreditation System—Rationale and Benefits," *New England Journal of Medicine* 366, no.11 (2012): 1051–56, https://doi.org/10.1056/nejmsr1200117.
21. Ara Tekian et al., "Entrustment Decisions: Implications for Curriculum Development and Assessment," *Medical Teacher* 42, no. 6 (2020): 698–704, https://doi.org/10.1080/0142159x.2020.1733506.
22. "Core Entrustable Professional Activities for Entering Residency," Association of American Medical Colleges, accessed September 15, 2021, https://www.aamc.org/what-we-do/mission-areas/medical-education/cbme/core-epas.
23. Example adapted with permission from the curricular project of Christopher Steele, MD, MPH, MS, in the Johns Hopkins Longitudinal Program in Faculty Development, cohort 32, 2018–19.

第 2 章

步骤 1：问题识别与一般需求评估

为制定有意义的教学目标打下基础

Belinda Y. Chen，医学博士
翻译：顾　宁　审校：周玉皆　温丹萍　赖佩芳

医学教育的目的是保障公共健康，而不是传授个人谋生手段。

——鲁道夫·菲尔绍

人们着手开发医学课程的动机多种多样。医学科学技术的持续发展要求医学教育与时俱进，无论传播新知识（例如关于埃博拉病毒或 SARS-CoV-2 等新型病毒的新信息），抑或掌握新技能（例如床旁超声）。有时，教育领导者会基于学习者的反馈、标准化考试次优成绩或教育认证机构的建议，针对特定领域（例如，胜任力导向培训或患者安全和质量的国家标准）提出改进要求。有时，教育工作者希望利用新的学习技术（例如模

拟 / 虚拟现实）或者需要应对学习环境的变化（例如，使用虚拟会议，克服地理距离，开展远程学习）。无论处于课程开发范式的什么阶段，至关重要的是退后一步审慎考虑教育工作者的责任。为什么要花费时间和精力去用心规划和实施一门新课程或已修订过的课程？既然医学教育的最终目的是改善公共健康，那么需要解决的健康问题或需要达成的健康结果是什么？计划的教学活动在改善健康结果方面的理想作用是什么？本章将指导如何界定问题、确定解决问题的现行方法和理想方法、在一般需求评估中整合所有信息，从而明确课程能够填补的空白。

概念界定

课程设计的第一步是确定并描述课程需要解决的医疗卫生问题，以及解决该问题的现行方法和理想方法。对解决问题的现行方法和理想方法的描述称为**一般需求评估**。由于理想方法和现行方法之间的差异本身就是课程需要解决的部分问题，步骤 1 也可以简称为**问题识别**。

重 要 性

问题定义得越清晰，就越有利于设计出能够解决问题的合适课程。课程开发过程中的所有其他步骤取决于对问题有清晰的认知（图 1.1）。问题识别（步骤 1）和针对性需求评估（步骤 2）对于明确课程目标和目的（步骤 3）大有裨益，而这又有助于确定课程的教育策略和评估（步骤 4 和步骤 6）。步骤 1 可证实课程的普适性，这对于推广一门成功的课程尤其重要。步骤 1 和步骤 2 还能够提供强有力的依据，帮助课程开发人员赢得对课程实施（步骤 5）的支持。

界定医疗卫生问题

医学教育课程的最终目的是教会学习者处理影响公共健康或特定人群健康的问题。医疗卫生问题通常具有复杂性（见第 11 章）。然而，如果对问题的界定不明确，那么即使最简单的健康问题，也可能难以通过教育干预措施来解决。要全面界定医疗卫生问题，就应该考虑到它的流行病学特点，以及该问题对患者、医务人员、医学教育工作者以及社会的影响（表 2.1）。

在定义医疗卫生问题时，需要明确地识别出**谁**受到这个问题的影响。它是影响患病人群（例如因哮喘频繁加重而需住院治疗的患者）还是影响整个社会（例如，对于容易导致新型传染病传播的行为认识不足）？是否直接或间接地影响医务人员和学习者（例如，医生对于有效参与多学科团队工作准备不足）？这个问题是否影响到医疗组织（例

表 2.1　医疗卫生问题的识别及其特征描述

谁受到影响？
- 患者
- 医务人员
- 医学教育工作者
- 社会

什么受到影响？
- 临床结局
- 生活质量
- 医疗质量
- 医疗以及其他资源的使用
- 医疗以及非医疗费用
- 患者和医务人员满意度
- 工作和生产力
- 社会功能

如何**定性**和**量化**这些影响的**重要性**？

如，需要加强以患者为中心的医疗或满足服务人群的需要）？医疗卫生问题可能涉及不同的人群。其影响的程度为课程开发提供了启示，因为一个问题若被认为影响了很多人，就有望获得更多关注和资源。教育工作者了解到健康问题所影响的人群特征和行为后，就可以选择最合适的课程受众，制定学习目标，开发课程内容。

一旦确立了医疗问题所影响的人群，就需要详细说明这些人群是如何受到影响的。医疗问题对临床结局、生活质量、医疗保健质量、医疗服务的使用、医疗以及非医疗费用、患者和医务人员满意度、工作和生产力以及社会功能有什么影响？这些影响的普遍性和严重程度如何？

> **示例：问题识别。**MedEdPORTAL 期刊上发表的一篇关于创伤相关体检课程的论文，其开头段引用文献简要地说明该课程的问题识别，包括“创伤”的定义和各类示例，并特别指出，一项全国性的调查结果显示，89% 以上的美国居民有创伤史。它还引用文献指出，创伤与慢性健康问题（如抑郁症、糖尿病、心血管疾病和药物滥用）相关，并援引证据说明，创伤会改变患者的安全感、自主性、信任感、医患关系以及就医行为等，从而对其健康结果产生负面影响。[1]

一般需求评估（表 2.2）

现行方法

在完成医疗卫生问题的定义之后，下一项任务就是评估解决该问题的现行方法。确定现行方法的过程有时候称为“工作分析”，也就是评价目前为解决该问题所做的“工作”。[2] 为了确定现行方法，课程开发人员应询问下列各方目前的做法：

a. 患者（包括家庭成员、关系密切者、照料者）
b. 医务人员（包括他们的执业体系）
c. 医学教育工作者（包括他们的教学环境）
d. 社会（包括社区网络、医疗支付者、政策制定者）

了解患者在解决某项健康问题时做了什么以及没有做什么，可能会影响关于课程内容的决策。例如，患者是否使用了无效的治疗方法，或实施导致问题加剧的活动（即需要彻底改变的行为习惯）？患者是否参与可以缓解问题的活动（即应该鼓励的行为习惯）？

了解医务人员解决问题的现行方法至关重要，因为他们往往是课程的目标受众。一般需求评估的难点之一是发现医务人员解决问题的方法千差万别。针对不同国家之间以及同一国家内部的多项临床实践研究表明，无论在遵循推荐的诊疗操作，还是在使用无效或有害的诊疗操作方面，都存在重大差异。[3-5]

示例：医务人员的现行方法。美国内科学委员会（American Board of Internal Medicine，ABIM）基金会报告称，四分之三的受访医生认为，医生高频率地开具非必要的检查是美国医疗系统中一个严重的问题。大多数接受调查的美国医生估计，平均每位医生每周至少开具一次非必要的检查或操作项目。“明智选择”（Choosing Wisely）运动鼓励专科协会找出推荐操作与实际操作不一致的临床干预行为。该运动通过发现诊疗操作中存在不必要差异的具体医疗问题，强调应提供机会让医患双方共同努力减少浪费和低价值照护。各层次的教育活动也应着力于减少低价值照护

表 2.2　一般需求评估

下列各方处理这个问题的现行方法是什么？
患者
医务人员
医学教育工作者
社会
哪些个人和环境因素影响了这个问题？
倾向因素
促成因素
强化因素
下列各方处理这个问题的理想方法是什么？
患者
医务人员
医学教育者
社会
现行方法和理想方法的主要差异有哪些？

和促进高价值照护。[6-7]

需要专门开设相应课程来解决的重大医疗卫生问题往往是许多地区普遍存在的问题，因此，先探索其他医学教育工作者用来帮助患者和医务人员解决问题的现行方法，此乃明智之举。此前其他教育工作者解决医疗卫生问题的先行探索可以为我们提供有益的参考。例如，现有的课程资料对于开发针对特定目标人群的课程可能非常有价值。如果已经存在大量相关课程，恰恰表明可能需要采用合适的评估工具，帮助教育工作者确定哪些方法能最有效地实现理想的健康结果。由于时间和资源往往有限，这尤为重要。如果缺乏相关的课程，则亟待开发创新性的课程。

示例：跨专业教育。世界卫生组织和美国国家医学院（National Academy of Medicine）的报告呼吁加强跨专业教育（IPE），通过促进协同合作的跨专业团队发展，提高医疗质量，促进患者安全和系统改进，从而改善健康结局。[8-9] 开发跨专业教育课程的人员应熟悉跨专业教育合作组织（Interprofessional Education Collaborative）制定的指南和胜任力要求。[10-11] 然而，即使在指南框架内，课程开发人员也有不少灵活变通的空间。开发新课程时，可以阅读关于已发布的照护课程的范围综述，包括这些课程使用的教学和学习方法、评估工具和成果的一览表。[12] 后续发表的文章以此为鉴，并分享特定场景中课程实施的其他经验，如该课程在退伍军人管理局的初级保健中的应用。[13] 同行评议网站 MedEdPORTAL 将 IPE 课程归类在跨专业教育合集中，以便检索。[14]

课程开发人员还需要考虑在社会层面上处理医疗卫生问题的现行方法是什么，这能使我们更好地理解现行方法的社会背景，并考虑影响这些方法的潜在障碍和促成因素。

示例：社会上处理阿片类药物过量使用的方法对课程计划的影响。2017 年，美国宣布阿片类药物过量使用的危机已成为一个突发公共卫生事件。在设计一门旨在培训医务人员如何处理药物过量的课程时，我们首先要了解社会层面对纳洛酮的分配和管理方式。一家机构的医学和药学教育工作者指出，全国有 30 个州可以为高危患者、亲属和急救人员扩大纳洛酮的使用权限，而该机构位于其中一个州。因此，他们的课程不仅包括如何开具纳洛酮处方，还包括如何使用纳洛酮以及教会他人使用纳洛酮。他们还能够获得纳洛酮预装针剂，用来分发给训练有素的急救人员。[15]

为了充分理解处理医疗卫生问题的现行方法，课程开发人员需要熟悉关于人类行为的观点。生态学强调：人类行为受到个人、人际、机构、社区以及公共政策等层面因素的各种影响。[16] 如果干预措施能对行为的不同层面产生影响，就更加行之有效。教育干预措施大多主要关注个人和（或）人际的因素，但其中也有一些会构成更宏观的干预措施，针对环境和政策层面的因素，为健康行为提供支持（例如不仅传授营养原则，还教导如何与他人合作调查和解决食品安全问题）。[17]

课程开发人员在评价个人或人际关系对行为的影响时，应考虑现代理论关于人类行为变化的基本原理。[18]尽管详述具体的理论超出了本书的范畴，但三个概念显得尤为重要：①人类的行为受到认知和思维的影响；②要促成行为改变，知识是必要的，但仅凭知识是不够的；③行为受到环境、个人信念、动机和技能的影响。

理解上述关键概念后，课程开发人员需要考虑加剧或缓解医疗卫生问题的**多种因素**。这些可能的影响因素可分为倾向因素、促成因素和强化因素。[19]倾向因素是指能够影响个体是否有动力去改变行为的知识、态度和信念，这些行为与问题有关。促成因素是指促成行为或环境改变的个人技能、社会力量或环境力量。强化因素是指促使个人继续或中断某种行为的奖惩因素。

示例：倾向因素、促成因素和强化因素。在医疗场所，正确使用个人防护装备（personal protective equipment，PPE）对于减少传染病的传播至关重要。然而，医务人员使用装备的模式各不相同。有一篇综述论文系统回顾了多项针对医护人员安全穿脱PPE能力的影响因素的定性研究。在为医务人员设计加强感染控制的相关课程时，课程开发人员如果了解这篇论文，[20]就能从中获益。倾向因素包括遵守PPE使用建议的动机，如自我保护和对传播风险的认识。促成因素包括PPE资源的可用性、穿脱PPE的特定位置、环境提示（如卡片）的存在以及社会影响。强化因素包括社会影响、独立观察者和遵从奖励。

课程开发人员在全面考虑医疗卫生问题解决之道的方方面面之后，就能明确教育干预措施在处理医疗卫生问题上可以发挥的最适当作用，同时记住教育干预措施本身通常无法全方位地解决复杂的医疗卫生问题。

理想方法

在考察了解决问题的现行方法之后，下一项任务就是确定该问题的理想解决方法。确定理想方法时需要仔细考虑影响行为的各个层面的因素，以及前一节所述的人类行为变化理论的基本概念。确定理想方法的过程有时也称为“任务分析”，即评估正确处理问题所需执行的具体“任务”。[2，21]为了确定理想方法，课程开发人员须了解患者、医务人员、医学教育工作者和社会分别应当如何最有效地解决这个问题。

患者应该在多大程度上参与医疗卫生问题的解决？在许多案例中，理想方法要求对受到该问题影响或面临该问题风险的患者及其家庭进行健康教育。

示例：患者／家庭的角色。新生儿重症监护病房（neonatal intensive care unit，NICU）出院的患儿家长对于他们的孩子应达到哪些发育里程碑通常缺乏专业指导。新生儿护理团队需要强调患儿家长在观察儿童发育方面发挥的积极作用。[22-23]

哪些医务人员应该参与健康问题的解决？怎样参与健康问题的解决？回答这些问题，有助于课程开发人员明确教学的目标人群，合理界定教学内容。如果医疗卫生问题涉及不止一类医务人员，那么课程开发人员需要确定最适合各类医务人员的课程内容，以及是否需要调整课程以便满足各类医务人员的需求，或仅针对其中一类医务人员开设课程。

示例：医务人员的角色。课程开发人员力求增加对住院患者精神需求的关注，因而认可医生和牧师共同参与课程。他们随后开发了跨专业课程，让牧师学员加入医疗团队。牧师学员了解医院环境、查房文化以及医疗团队对诊疗计划的思考。医学专业学员从牧师学员那里学习如何使用灵性评估工具来发现患者需求，也认识到牧师在各种患者照护中的价值。[24]

医学教育工作者在处理医疗卫生问题时应扮演什么角色？在确定适合医学教育工作者的理想方法时，需要明确合适的目标受众、教学内容、教育策略以及最佳评估方法，以确保教学效果。在开发新课程时，回顾此前发布的处理类似健康问题的课程往往有助于发现最佳操作方法的精髓要素，可以应用到新的课程项目中。

示例：确定合适的受众、内容和方法。实习生和住院医师历来需要接受“急救小组”的培训。在一些其他临床情境中，提高基础心肺复苏技能也可以改善患者结局。基础生命支持（BLS）和高级心血管生命支持（ACLS）培训可以帮助学员熟悉心肺复苏流程，但并不能确保学员遵照流程进行操作的能力。通过模拟进行刻意练习的教育方法，能够潜在地提高学员在这些关键技能上的能力。一门课程的开发、实施和评价，正是考虑到了上述目标学习成果。[25]

示例：确定最佳实践。自从美国医学研究所发表了《不平等治疗》（*Unequal Treatment*）的报告后，在本科医学教育中，人们围绕解决医疗卫生服务不平等的问题进行了不懈的努力。[26]课程开发人员在负责为当地健康差距寻求解决方案时，可以在PubMed上检索到一个经过检验的文化胜任力评估工具——文化胜任力培训评估工具（tool for assessing cultural competency training，TACCT），它可用于需求评估或课程评价。[27]课程开发人员还可以借鉴其他人如何制定和描述相关领域范围（如文化胜任力）的课程框架。[28]早在2004年，18所医学院组成联盟并接受资助，力求通过医学教育解决健康差距问题。查阅该联盟的资料不仅可以获得可共享的课程资源，还可以结识有相关教学经验的潜在合作伙伴。[29]审视其他教育工作者的经验教训，既可以避免不必要的重复工作，又能发现推动该领域发展的机会。[30]

然而须谨记，教育工作者仅凭一己之力可能无法解决健康问题。如果教学目标是改变患者或医务人员的行为，那么教育工作者应该紧密结合促成和维持这些行为改变所需的干预措施，全面界定自身的角色。

社会在解决这个问题上应该扮演什么角色？尽管课程开发人员通常不能影响社会变革，但是课程的一些目标受众现在或将来可能会影响社会变革。因此，课程可以讨论当前导致或缓解问题的社会因素（比如广告、政治力量、组织因素和政府政策）。有时，课程开发人员可能希望以政策制定者为目标受众，或与之合作，这是解决公共健康问题的综合策略的一部分。

示例：影响社会行动的课程。加拿大医学生认识到，与普通公众相比，在无家可归者和居住条件差的人群中，可预防的全因死亡率更高。加拿大医学生联合会（Canadian Federation of Medical Students）成立了工作组，搭建课程框架，帮助学生培养照护此类人群所需的知识、态度和技能。工作组不仅包括学生和教育工作者，还包括公共卫生官员和曾经无家可归的人员。他们根据文献综述和群体共识确定的核心胜任力之一是“倡导力”——在医疗卫生系统内和社会中倡导系统层面变革的能力。这里所讨论的教育策略包括提供社区服务学习的机会，请医疗卫生部门以外的合作者做导师，以促进社会行动。[31]

理想方法应该成为课程开发的重要指南，但不必拘泥于此。课程开发人员应该灵活应对他人的观点以及与课程开发相关的诸多现实因素。因此，应该一目了然地公开“理想方法”的基础，是个人观点、共识、现有理论的合理应用，还是科学证据。显然，比起基于确凿科学证据的“理想方法”，课程开发人员在支持基于个人观点的“理想方法”时，应更加灵活地应变。

现行方法和理想方法的差异

确定了现行方法和理想方法之后，课程开发人员应找出这两种方法之间的差距。对于任何一项旨在解决医疗卫生问题的计划而言，在一般需求评估阶段发现的差异，都是需重点着眼解决的对象。如前所述，课程所需解决的问题包括现行方法和理想方法的差异，因此步骤1有时也简称为问题识别。

获取需求信息

每门课程对于医疗卫生问题都有独特的信息需求。有些情况下，相关信息已经浩如烟海，仅需要加以识别。有时候，现有的信息数量繁多，但需要系统地审查和整合。现有信息通常不足以指导新课程开发，还需要收集新信息。根据获取相关信息的容易程度，可以用不同方法识别和描述医疗卫生问题的特点，确定应对问题的现行方法和理想方法。表2.3列出了信息收集最常用的方法。

教育工作者细致地获取关于课程需求的信息，可见他们是使用学术研究的方法进行

表 2.3　获取必要信息的方法

回顾可用的信息
教学和临床主题的循证综述
已发表的原创研究
临床实践指南
已发表的关于预期胜任力的建议
专业团体或政府机构报告
提交至教育信息交流中心的文件
其他教育机构的课程文件
基金会或专业团体的患者教育资料
患者支持组织
公共卫生统计数据
临床注册数据
行政索赔数据
顾问 / 专家咨询
非正式咨询
正式咨询
专家会议
获取新信息
对患者、执业者或专家的问卷调查
焦点小组
名义群体技术
群体判断法（德尔菲法）
解放性结构
患者或执业者日记
直接观察执业者的诊疗
时间与动作研究
关键事件回顾
研究理想表现案例或模范执业者的做法（肯定式探询）

课程开发。根据美国医学院校协会（Association of American Medical Colleges，AAMC）主办的教学学术能力共识会议的定义，这是教学学术能力的重要组成部分。[32] 在教学中使用学术的方法难能可贵，因为它可以让学员和其他教育工作者相信，课程的基础是及时地了解已发表的文献以及现有的最佳实践。

发现和整合现有的信息

课程开发的第一步是重点回顾现有的信息。回顾医学文献，包括期刊文章和教科书，通常是收集与医疗卫生问题、现行方法和理想方法相关信息的最有效方法。医学信息专员（医学图书管理员）在协助检索医学和教育类文献以及包含相关信息的数据库等方面尤有助益。当然，课程开发人员须提出具体的检索问题，以指导文献回顾和信息检索。如果问题不够清晰聚焦，文献回顾就会效率低下，用处不大。

课程开发人员应当检索已发表的综述性文献和原创研究。如果有已发表的综述，可作为参考，借此快速浏览在这篇综述完成前进行的新研究。医学教育最佳证据（best evidence in medical education，BEME）合作是医学教育类高质量循证综述的优质来源。[33] 取决于具体的主题，其他循证医学资源也可能包含有价值的信息，特别是考科蓝协作数据库里有各种临床主题的循证综述。[34] 如果该主题尚未有正式的综述发表，则有必要系统性地检索相关的原创研究。在这种情况下，课程开发人员通过撰写和发表相关医学教育选题的综述，就有机会做出学术贡献。该综述应该包括对相关研究的详细记录和全面检索，清晰解释综述中所含文献的入选标准，采用可检验的研究方法，从符合条件的研究中提取并整合数据。[35-39] 文献综述通过分析历史和社会趋势，不仅可以洞察当前需求，还可以预见未来需求。

对于很多临床主题，借鉴临床实践指南是明智之举，因为这些指南可以清楚地描述解决问题的理想方法。在一些国家，实践指南可以从政府卫生机构获得，比如英国国家卫生与临床优化研究所（National Institute for Health and Care Excellence，NICE）。[40] 其他组织也会发布临床指南。例如，美国糖尿病协会每年都会将其糖尿病诊疗标准发表在期刊增刊上。[41] 查找指南的方法之一是在用 PubMed 检索时使用“指南”（guideline）过滤搜索结果。当不同指南之间相互矛盾时，课程开发人员可以批判性地评估编制指南所用的方法，以确定哪些建议应当纳入理想方法中。[42]

在设计课程时，教育工作者应关注认证机构或专业团体对于从业者胜任力的建议或声明。例如，在进行美国内科住院医师课程开发时应该参考美国毕业后医学教育认证委员会（Accreditation Council for Graduate Medical Education，ACGME）设定的核心胜任力要求、具体的内科医学里程碑以及美国内科学委员会（ABIM）的认证要求。[43-45] 同理，美国或加拿大的任何医学生课程均应参考医学教育联络委员会（Liaison Committee on Medical Education，LCME）的认证标准，以及由毕业后医学教育认证机构定义的、医学院毕业生开始住院医师培训时需要胜任的核心置信职业行为（entrustable professional activities，EPAs）。[46-47] 在任何临床学科，相应的专业协会可能发布关于核心胜任力的共识声明，用于指导学科培训。一个绝佳的例子就是美国医院医学学会，它是一家全国性的医院医生专业学术团体。一个工作组受其委托，根据医院医学的核心胜任力要求制定了课程开发的框架。[48] 解决问题的理想方法通常基于这种关于预期胜任力的权威声明。因此，需要关注此类声明的更新。例如，随着床旁超声（POCUS）的应用，领导者需要考虑是否将 POCUS 培训列为医院医学的一项核心胜任力。[49]

教育信息交流中心可以举出实例说明其他医学教育工作者解决问题的现行方法，这对于课程开发人员特别有帮助。最有用的教育信息交流中心往往有充足的支持系统和基础设施，能开展相当水平的同行评议，并有配套的流程确保持续更新。医学教育领域一个值得关注的信息交流中心是 AAMC 于 2005 年启动的 MedEdPORTAL。[50] 这一数据库包含了经同行评议、由众多机构的医学和口腔医学教育工作者编写的各种课程文件。一些专科或相关专题的专业团体也参与了各个信息交流中心的维护。例如，美国学术急诊医学学会维护一系列在线学术资源，其中包括网站、在线学习模块、课程案例、播客和免费获取医学教育（free open access medical education，FOAMed）可重复使用的教学资源，如图片、图表、案例、照片和视频。[51]

此外，还应当考虑其他可用的信息来源，特别是当已出版文献较少时（参见附录 B“课程资源”）。政府出版物、预印本课程、为其他组织收集的数据、专利和非正式专题研讨会论文集等数据来源均称为“灰色文献”。例如，AAMC 负责维护一个医学院课程数据库，数据收集自美国和加拿大许多医学院正在使用的课程管理系统。[52] 数据库中包含医学院课程的内容、结构、交付和评价以及汇总报告。用户访问这个网站可以获取与感兴趣的特定主题相关的数据。其他信息来源包括专业协会或政府机构的报告，它们会指出解决问题的现行方法存在的缺陷或为新方法提出建议。在一些情况下，可以联系其他机构中从事相关工作的同行，他们也许愿意分享自己开发或搜集的信息。对于一些医疗卫生问题，基金会或专业组织编制了患者教育材料，这些材料从患者的角度提供了与此问题有关的信息，以及可用于课程的资料。咨询信息专员有助于从同行评议的期刊、教学文献和灰色文献中发现相关的数据来源。

公共卫生统计数据、临床注册数据以及行政索赔数据可以用来获取关于发病率或患病率的信息。图书馆通常有政府发布的人口动态统计报告。临床注册数据可能难以直接访问，但搜索特定临床主题的文献通常可以发现临床注册的报告。在美国，联邦政府和许多州政府的行政索赔数据库可以提供门诊和住院医疗服务的数据。这些数据有助于确定临床问题的严重程度。由于行政索赔数据库规模庞大，需要特别的专业知识来分析这些数据。尽管这类数据库很少为课程规划提供有深度的信息，但其对于界定医疗卫生问题的严重程度仍具有潜在的价值。

即使课程开发人员可能来自课程所涉及领域的专家，明智之举仍是咨询其他专家如何解读与问题相关的信息，特别是当文献提供的信息互相矛盾，或所涉领域发展方向不明确的时候。在这种情况下，课程开发人员可以通过咨询专家或组织专家小组讨论，听取专家意见。对于大多数课程，可以听取当地专家的非正式建议。有些情况下，由于问题争议较大或意义重大，课程开发人员需要花费额外的时间和精力正式获取来自外部专家的意见。

收集新信息

当一个问题可供参考的信息匮乏时，课程开发人员无法得出合理的结论。此时可取的做法是收集与这个问题有关的新信息。信息收集的形式多种多样，包括定量和定性的方法。课程开发步骤 1 与步骤 2 的主要区别在于，步骤 1 中，课程开发人员需要收集具有广泛普遍性的信息，而不是针对性的信息。

对一小部分患者、学生、执业者、医学教育工作者或专家进行当面访谈，可以相对较快地获得信息。但是对于一般需求评估，必须谨慎地选择具有广泛代表性的样本。此类访谈可以单独进行，也可以为 8 ～ 12 人的焦点小组访谈，目的是收集关于所关注主题的深度观点。[53] 焦点小组访谈的目的不是寻求共识，而是激发出多种视角。另一种在需求评估中偶尔会用到的小组讨论模式是名义群体技术，使用结构化、有时是迭代的方式来找出问题，提出解决方案并确定优先级。[54]通过这种技术，进行头脑风暴，按优先级进行排序，能够产生丰富多样的观点。如果访谈的目的不仅是提出观点或回答问题，而且还要推动小组达成共识，那么小组成员可以采用一种称为德尔菲法的迭代过程，在一段时间内多次开会，或者回答一系列问题。在每一轮访谈后，将参与者的回答反馈给小组，以促成共识。正确地使用这些流程去达成真正的共识，这一点至关重要。[55-56]从不同的利益相关者群体中寻求信息时，使用解放性结构将有助于组织和促进讨论，它是一套简单的规则，可用于引导参与者展开交流、对共同的议题形成创新思维。[57]如果要采集定量的、具有代表性的数据，通常会进行系统的问卷调查或访谈。[58-59]对于一般需求评估，问卷要分发给适当的对象才能确保结果的普适性，这一点尤为重要。除了邮件、电话和电子邮件之外，调查还可以通过短信和社交媒体进行（更多调查方法，参见本章末的通用参考文献和第3章的参考文献）。

示例：为一般需求评估收集新信息。在加拿大急救医学（emergency medicine，EM）医师中进行了POCUS一般级和专家级胜任力的全国性需求评估。专家、执业医师和学员的应答率超过80%。研究结果发表在《加拿大急诊医学杂志》上，加拿大的教育工作者可利用这些结果指导课程开发。[60]

示例：选择适当的样本进行一般需求评估。一组来自8个非洲国家的急救医学领袖描述了非洲资源匮乏国家在EM POCUS课程开发方案中所采用的不同规则途径。尽管这组教育工作者回顾了国际急救医学联盟的核心胜任力文件，以此作为课程开发的起点，但他们也指出，仅仅采用资源丰富国家的项目优先顺序并不能帮助学员应对本地患者的需求。例如，他们提到，在他们的急诊室很少进行主动脉手术和中心静脉导管置入术。而按照POCUS来决定是否应该给予昂贵的静脉输液，或者在当地缺乏其他常规影像学检查方法的情况下进行腹痛鉴别诊断，这些能力会对当地的急诊医学产生更大的影响。[61]

课程开发人员有时需要进行更细致的数据收集。如果对某个临床问题的现行方法知之甚少，教育工作者可以请执业医师或患者填写日记或活动记录。或者，他们可以利用工作抽样（在工作环境中直接观察抽样的患者、执业医师或医学教育者）、时间和动作研究［包括观察和详细分析患者和（或）执业医师的动作和所需时间］、关键事件回顾（通过回顾结果理想的病例和不理想的病例来分析诊疗过程与结果的关系），或审视治疗效果理想的病例（通过肯定式的询问找出过往取得佳绩的原因，力求未来更上一层楼）。[62-66]尽管这些方法需要投入大量的时间和资源，但在需要获取临床实践某个方面的具体信息时，就可能显示出其价值。电子病历系统有时可以提供有用的数据，但应采取措施确保保密性和相关性（为收费或患者诊疗目的收集的数据不一定适用于当前探讨的教育研究问题）。[67-68]

最重要的是，要找出准确、相关的数据，以便在课程开发中为理解健康问题提供指导。因此，无论通过什么途径采集了与健康问题相关的信息，都必须有效地整合信息。整合信息最常用的方法之一是撰写逻辑清楚、条理清晰的报告，并使用表格归纳资料。条理清晰的报告优点在于，它不仅可以向他人高效传达信息，也便于日后快速查阅参考。收集到的参考文献和资源可以存档，以备将来调用查阅。

时间和精力

有些问题错综复杂，需要花费大量时间才能充分理解。然而，当需要采集原始数据时，一些不太复杂但前期研究较少的问题，与一些较为复杂但得到充分研究的问题相比，反而需要耗费更多的时间和精力。参加课程开发的人员必须合理规划自己愿意在问题识别和一般需求评估上花费的时间、精力和其他资源。对步骤 1 的投入不足可能导致课程重点不突出且无法有效解决问题，或是本来可以采用或调整现有的课程来弥合尚待填补的空白，结果却白白浪费精力去重复开发课程。而在步骤 1 中投入过多的时间和精力则可能导致课程开发的后续步骤资源不足的风险。因此，应仔细考虑医疗卫生问题的特点，合理分配时间和精力。

步骤 1 的目标之一是课程开发人员在领域内有足够的专业度，能够决定课程目标和内容。因此，课程开发人员在该领域的知识储备也将决定这一步骤所需的时间和精力。

投入时间和精力并用学术的方式界定医疗卫生问题，可能会产生适合在医学期刊上发表的新信息或新观点（见第 9 章　推广）。不过，若要在同行评议期刊上发表研究结果，则应该严谨地应用和描述问题识别和一般需求评估中所用的方法。课程开发人员须判断与步骤 1 相关的学术出版物的学术价值是否值得花费额外的时间和精力。用作课程规划的问题识别和需求评估，虽然在研究方法上不够严谨，但仍完备可靠，因此可用在关于评价结果或创新教学方法的学术论文的前言和讨论中。

分享先前清晰阐明的步骤 1 可以奠定基础，使其他课程开发人员能够将更多的时间和精力放在后续步骤上。否则，课程开发人员迫于时间压力或是因为可以承袭现有课程，可能会未经充分的问题识别和一般需求评估就开发了课程。在这种情况下，返回这个步骤将有助于解释和改进现有课程。

结　论

为了有效、高效地解决医疗卫生问题，课程开发人员必须仔细地界定问题并且确定解决问题的现行方法和理想方法。课程本身也许不能解决问题的所有方面，特别是当问题错综复杂时。然而，现行方法和理想方法之间的差异往往凸显了执业者在知识、态度、技能或行为上的不足。教育可以缩小这些差距。因此，这一步骤对于聚焦课程重点至关重要，这样才能为解决问题做出有意义的贡献。

从一般需求评估中得出的结论，不一定适用于课程开发人员所面向的特定学员或机构。因此，在进一步开发课程之前，需要对特定学员或机构进行针对性的需求评估（见第 3 章）。

问　题

对于你正在协调或规划的课程，请回答下列问题：

1. 这门课程致力于解决什么医疗卫生问题？

2. 这个问题影响哪些人？

3. 这个问题对这些人产生怎样的影响？

4. 这个问题有多重要？（定性和定量分析）

5. 根据你目前了解到的信息，为了解决这个问题，患者 / 患者家庭、医务人员、教育工作者以及政策制定者现行的做法有哪些？

	患者	医务人员	教育者	社会
现行方法				
理想方法				

6. 根据你目前了解到的信息，为了解决这个问题，患者 / 患者家庭、医务人员、教育者以及政策制定者理想的做法有哪些？

7. 在完成一般需求评估时，你发现理想方法和现行方法之间有哪些差别？

8. 在回答这些问题时，你对哪些关键领域还缺乏认识？根据现有的资源，你将用哪些方法获取这些知识？（见表 2.3）

通用参考文献

Altschuld, James W., and Ryan Watkins, eds. *Needs Assessment: Trends and a View toward the Future*. Hoboken, NJ: Jossey-Bass, 2014.

A concise overview guide to theories and trends by experienced authors in the field of needs assessment. This volume of the journal includes articles on asset-based needs assessment and contextual assessments, considerations for international work, and tools for data collection including web-based, crowd-sourcing, photovoice, and big data. It also references a website (www.needsassessment.org) that contains links to free books and actual assessment tool templates. 128 pages.

Glanz, Karen, Barbara K. Rimer, and K. Viswanath, eds. *Health Behavior: Theory, Research, and Practice*. 5th ed. San Francisco: Jossey-Bass, 2015.

The classic public health textbook that covers the past, present, and future of health behavioral interventions. Helpful for considering the big picture of a health problem and options for influencing behaviors on the levels of patients, professionals, educators, and society.

O'Brien, Bridget C., Kirsty Forrest, Marjo Wijenn-Meijer, and Olle ten Cate. "A Global View of Structures and Trends in Medical Education." In *Understanding Medical Education: Evidence, Theory, and Practice*, edited by Tim Swanwick, Kirsty Forrest, and Bridget C. O'Brien, 7–22. Hoboken, NJ: John Wiley & Sons, 2019.

This is the lead chapter of a book that attempts to provide a global perspective on medical education. The authors review the structure of medical education in different countries and the interplay between medical education and health systems, cultural and societal factors, globalization, and technology. A helpful read to understand factors that can affect the current and ideal approaches to medical education.

Sklar, David P. "What Would Excellence in Health Professions Education Mean If It Addressed Our Most Pressing Health Problems?," *Academic Medicine* 94, no. 1 (January 2019): 1–3. https://doi.org/10.1097/ACM.0000000000002474.

One of many excellent editorial/commentaries written by Dr. David Sklar, editor of *Academic Medicine*, to promote thinking about the ways the education of health professionals should and could be more closely tied to health care problems and outcomes.

引用文献

1. Sadie Elisseou et al., "A Novel, Trauma-Informed Physical Examination Curriculum for First-Year Medical Students," *MedEdPORTAL* 15 (2019), https://doi.org/10.15766/mep_2374-8265.10799.
2. Archie S. Golden, "A Model for Curriculum Development Linking Curriculum with Health Needs," in *The Art of Teaching Primary Care*, ed. Archie S. Golden, Dennis G. Carlson, and Jan L. Hagen (New York: Springer Publishing Co., 1982), 9–25.
3. John E. Wennberg, "Practice Variations and Health Care Reform: Connecting the Dots," *Health Affairs* Suppl Variation (2004), VAR140-4, https://doi.org/10.1377/hlthaff.var.140.
4. Paul Glasziou et al., "Evidence for Underuse of Effective Medical Services around the World," *The Lancet* 390, no. 10090 (2017): 169–77, https://doi.org/10.1016/S0140-6736(16)30946-1.
5. Shannon Brownlee et al., "Evidence for Overuse of Medical Services around the World," *The Lancet* 390, no. 10090 (2017), 156–68, https://doi.org/10.1016/S0140-6736(16)32585-5.
6. "Choosing Wisely: A Special Report on the First Five Years," ABIM and Consumer Reports Foundation, accessed May 28, 2021, https://www.choosingwisely.org/wp-content/uploads/2017/10/Choosing-Wisely-at-Five.pdf.
7. Michelle P. Lin et al., "Emergency Physician Knowledge, Attitudes, and Behavior regarding ACEP's Choosing Wisely Recommendations: A Survey Study," *Academic Emergency Medicine* 24, no. 6 (2017): 668–75, https://doi.org/10.1111/acem.13167.
8. WHO Study Group on Interprofessional Education and Collaborative Practice, *Framework for Action on Interprofessional Education and Collaborative Practice* (Geneva, Switzerland: World Health Organization, 2010).
9. Institute of Medicine (US) Committee on the Health Professions Education Summit, *Health Professions Education: A Bridge to Quality*, ed. Ann Greiner and Elisa Knebel (Washington DC: National Academies Press, 2003).
10. Interprofessional Education Collaborative Expert Panel, *Core Competencies for Interprofessional Collaborative Practice: Report of an Expert Panel* (Washington, DC: Interprofessional Education Collaborative, 2011).
11. Interprofessional Education Collaborative, *Core Competencies for Interprofessional Collaborative Practice: 2016 Update* (Washington, DC: Interprofessional Education Collaborative, 2016), accessed October 8, 2021, https://www.ipecollaborative.org/ipec-core-competencies.
12. Natalie L. Murdoch, Sheila Epp, and Jeanette Vinek, "Teaching and Learning Activities to Educate Nursing Students for Interprofessional Collaboration: A Scoping Review," *Journal of Interprofessional Care* 31, no. 6 (2017): 744–53, https://doi.org/10.1080/13561820.2017.1356807.

13. Nancy D. Harada et al., "Interprofessional Transformation of Clinical Education: The First Six Years of the Veterans Affairs Centers of Excellence in Primary Care Education," *Journal of Interprofessional Care* online (2018), https://doi.org/10.1080/13561820.2018.1433642.
14. "MedEdPORTAL Interprofessional Education Collection," Association of American Medical Colleges, accessed October 1, 2021, https://www.mededportal.org/interprofessional-education.
15. Raagini Jawa et al., "Rapid Naloxone Administration Workshop for Health Care Providers at an Academic Medical Center," *MedEdPORTAL* 16 (2020), https://doi.org/10.15766/mep_2374-8265.10892.
16. James F. Sallis and Neville Owen, "Ecological Models of Health Behaviors," in *Health Behavior: Theory, Research, and Practice,* ed. Karen Glanz, Barbara K. Rimer, and Kasisomayajula Viswanath (San Francisco: Jossey-Bass, 2015), 48.
17. "Food Insecurity and Health: A Toolkit for Physicians and Health Care Organizations," Feeding America, accessed October 1, 2021, https://hungerandhealth.feedingamerica.org/wp-content/uploads/2017/11/Food-Insecurity-Toolkit.pdf.
18. Karen Glanz, Barbara K. Rimer, and Kasisomayajula Viswanath, *Health Behavior: Theory, Research, and Practice*, 5th ed. (San Francisco: Jossey-Bass, 2015), 512.
19. Lawrence W. Green and Marshall W. Kreuter, *Health Program Planning: An Educational and Ecological Approach* (New York: McGraw-Hill, 2005).
20. Jos H. Verbeek et al., "Personal Protective Equipment for Preventing Highly Infectious Diseases Due to Exposure to Contaminated Body Fluids in Healthcare Staff," *Cochrane Database of Systematic Reviews*, no. 5 (2020), https://doi.org//10.1002/14651858.CD011621.pub5.
21. Gary M. Arsham, August Colenbrander, and Bruce E. Spivey, "A Prototype for Curriculum Development in Medical Education," *Journal of Medical Education* 48, no. 1 (1973): 78–84, https://doi.org/10.1097/00001888-197301000-00011.
22. Loren Berman et al., "Parent Perspectives on Readiness for Discharge Home after Neonatal Intensive Care Unit Admission," *Journal of Pediatrics* 205 (2019): 98–104.e4, https://doi.org/10.1016/j.jpeds.2018.08.086.
23. Ayuko Komoriyama et al., "A Journey through Follow-Up for Neurodevelopmentally At-Risk Infants—a Qualitative Study on Views of Parents and Professionals in Liverpool," *Child: Care, Health & Development* 45, no. 6 (2019): 808–14, https://doi.org/10.1111/cch.12713.
24. Patrick Hemming et al., "Demystifying Spiritual Care: An Interprofessional Approach for Teaching Residents and Hospital Chaplains to Work Together," *Journal of Graduate Medical Education* 8, no. 3 (2016): 454–55, https://doi.org/10.4300/JGME-D-15-00637.1.
25. Julianna Jung and Nicole A. Shilkofski, "Appendix A: Essential Resuscitation Skills for Medical Students," in *Curriculum Development for Medical Education: A Six-Step Approach*, 3rd ed., ed. Patricia A. Thomas et al. (Baltimore: Johns Hopkins University Press, 2015), 236–45.
26. Institute of Medicine, *Unequal Treatment: Confronting Racial and Ethnic Disparities in Health Care*, ed. Brian D. Smedley, Adrienne Y. Stith, and Alan R. Nelson (Washington, DC: National Academies Press, 2003), 780.
27. Désirée Lie, "Revising the Tool for Assessing Cultural Competence Training (TACCT) for Curriculum Evaluation: Findings Derived from Seven US Schools and Expert Consensus," *Medical Education Online* 13, no. 11 (2008): 1–11, https://doi.org/10.3885/meo.2008.Res00272.
28. Katie Crenshaw et al., "What Should We Include in a Cultural Competence Curriculum? An Emerging Formative Evaluation Process to Foster Curriculum Development," *Academic Medicine* 86, no. 3 (2011): 333–41, https://doi.org/10.1097/ACM.0b013e3182087314.
29. Olivia Carter-Pokras et al., "Surmounting the Unique Challenges in Health Disparities Education: A Multi-Institution Qualitative Study," *Journal of General Internal Medicine* 25, no. S2 (2010): S108–14, https://doi.org/10.1007/s11606-010-1269-1.
30. Cristina Gonzalez, Aaron Fox, and Paul Marantz, "The Evolution of an Elective in Health Disparities and Advocacy: Description of Instructional Strategies and Program Evaluation," *Academic Medicine* 90, no. 12 (2015): 1636–40, https://doi.org/10.1097/ACM.0000000000000850.

31. Syeda Shanza Hashmi et al., "A Student-Led Curriculum Framework for Homeless and Vulnerably Housed Populations," *BMC Medical Education* 20, no. 1 (2020): 232, https://doi.org/10.1186/s12909-020-02143-z.
32. Deborah Simpson et al., "Advancing Educators and Education by Defining the Components and Evidence Associated with Educational Scholarship," *Medical Education* 41, no. 10 (2007): 1002–9, https://doi.org/10.1111/j.1365-2923.2007.02844.x.
33. "The BEME Collaboration," Best Evidence Medical and Health Professional Education, accessed October 1, 2021, https://www.bemecollaboration.org.
34. Cochrane Library, accessed October 1, 2021, https://www.cochranelibrary.com.
35. Darcy Reed et al., "Challenges in Systematic Reviews of Educational Intervention Studies," *Annals of Internal Medicine* 142, no. 12 (2005): 1080–89, https://doi.org/10.7326/0003-4819-142-12_part_2-200506211-00008.
36. William C. McGaghie et al., "Varieties of Integrative Scholarship," *Academic Medicine* 90, no. 3 (2015): 294–302, https://doi.org/10.1097/ACM.0000000000000585.
37. David Moher et al., "Preferred Reporting Items for Systematic Reviews and Meta-Analyses: The Prisma Statement," *PLOS Medicine* 6, no. 7 (2009): e1000097, https://doi.org/10.1371/journal.pmed.1000097.
38. Morris Gordon and Trevor Gibbs, "STORIES Statement: Publication Standards for Healthcare Education Evidence Synthesis," *BMC Medicine* 12 (2014): 143, https://doi.org/10.1186/s12916-014-0143-0.
39. Risha Sharma et al., "Systematic Reviews in Medical Education: A Practical Approach: AMEE Guide 94," *Medical Teacher* 37, no. 2 (2015): 108–24, https://doi.org/10.3109/0142159x.2014.970996.
40. "NICE Guidance," National Institute for Health and Care Excellence, accessed October 1, 2021, https://www.nice.org.uk/guidance.
41. "Introduction: Standards of Medical Care in Diabetes—2021," *Diabetes Care* 44, no. Suppl 1 (2021): S1–S2, https://doi.org/10.2337/dc21-Sint.
42. "The AGREE II Instrument," AGREE Next Steps Consortium (2017), accessed October 1, 2021, http://www.agreetrust.org/resource-centre/agree-ii.
43. "Common Program Requirements (Residency)," Accreditation Council for Graduate Medical Education, accessed October 1, 2021, https://www.acgme.org/what-we-do/accreditation/common-program-requirements/.
44. "The Internal Medicine Milestone Project," ACGME and American Board of Internal Medicine, July 2015, accessed October 1, 2021, https://www.acgme.org/Portals/0/PDFs/Milestones/InternalMedicineMilestones.pdf.
45. "Becoming Certified: Policies," American Board of Internal Medicine, accessed May 31, 2021, https://www.abim.org/certification/policies/.
46. Liaison Committee on Medical Education, *Functions and Structure of a Medical School: Standards for Accreditation of Medical Education Programs Leading to the MD Degree*, March 2021, accessed October 1, 2021, https://lcme.org/publications/.
47. "Core Entrustable Professional Activities for Entering Residency: Curriculum Developer's Guide," 2014, Association of American Medical Colleges, accessed October 6, 2021, https://www.aamc.org/what-we-do/mission-areas/medical-education/cbme/core-epas/publications.
48. Sylvia C. W. McKean et al., "How to Use the Core Competencies in Hospital Medicine: A Framework for Curriculum Development," *Journal of Hospital Medicine* 1 (2006): 57–67, https://doi.org/10.1002/jhm.86.
49. Nilam J. Soni et al., "Point-of-Care Ultrasound for Hospitalists: A Position Statement of the Society of Hospital Medicine," 2019, https://doi.org/10.12788/jhm.3079.
50. MedEdPORTAL: The Journal of Teaching and Learning Resources, accessed October 6, 2021, https://www.mededportal.org.
51. "SAEM Online Academic Resources (SOAR)," Society for Academic Emergency Medicine, accessed October 6, 2021, https://www.saem.org/education/saem-online-academic-resources.
52. "Curriculum Inventory," Association of American Medical Colleges, accessed October 6, 2021, https://www.aamc.org/what-we-do/mission-areas/medical-education/curriculum-inventory.

53. Renée E. Stalmeijer, Nancy McNaughton, and Walther N. K. A. Van Mook, "Using Focus Groups in Medical Education Research: AMEE Guide No. 9," *Medical Teacher* 36, no. 11 (2014): 923–39, https:/doi.org/10.3109/0142159X.2014.917165.
54. Susan Humphrey-Murto et al., "Using Consensus Group Methods Such as Delphi and Nominal Group in Medical Education Research," *Medical Teacher* 39, no. 1 (2017): 14–19, https://doi.org/10.1080/0142159X.2017.1245856.
55. Susan Humphrey-Murto et al., "The Use of the Delphi and Other Consensus Group Methods in Medical Education Research: A Review," *Academic Medicine* 92, no. 10 (2017): 1491–98, https://doi.org/10.1097/ACM.0000000000001812.
56. Thomas Foth et al., "The Use of Delphi and Nominal Group Technique in Nursing Education: A Review," *International Journal of Nursing Studies* 60, (2016): 112–20, https://doi.org/10.1016/j.ijnurstu.2016.04.015.
57. Liberating Structures, accessed October 6, 2021, https://www.liberatingstructures.com.
58. Karen A. Burns et al., "A Guide for the Design and Conduct of Self-Administered Surveys of Clinicians," *Canadian Medical Association Journal* 79, no. 3 (2008): 245–52, https://doi.org/10.1503/cmaj.080372.
59. Hunter Gehlbach, Anthony R. Artino, and Steven J. Durning, "AM Last Page: Survey Development Guidance for Medical Education Researchers," *Academic Medicine* 85, no. 5 (2010): 925, https://doi.org/10.1097/ACM.0b013e3181dd3e88.
60. Lisa M. Fischer et al., "Emergency Medicine Point-of-Care Ultrasonography: A National Needs Assessment of Competencies for General and Expert Practice," *Canadian Journal of Emergency Medicine* 17, no. 1 (2015): 74–88, https://doi.org/10.2310/8000.2013.131205.
61. Margaret Salmon et al., "Getting It Right the First Time: Defining Regionally Relevant Training Curricula and Provider Core Competencies for Point-of-Care Ultrasound Education on the African Continent," *Annals of Emergency Medicine* 69, no. 2 (2017): 218–26, https://doi.org/10.1016/j.annemergmed.2016.07.030.
62. Lena Mamykina, David K. Vawdrey, and George Hripcsak, "How Do Residents Spend Their Shift Time? A Time and Motion Study with a Particular Focus on the Use of Computers," *Academic Medicine* 91, no. 6 (2016): 827–32, https://doi.org/10.1097/ACM.0000000000001148.
63. Daniel Wong et al., "How Hospital Pharmacists Spend Their Time: A Work-Sampling Study," *Canadian Journal of Hospital Pharmacy* 73, no. 4 (2020): 272–78, https://doi.org/10.4212/cjhp.v73i4.3026.
64. Alison Steven et al., "Critical Incident Techniques and Reflection in Nursing and Health Professions Education," *Nurse Educator* 45, no. 6 (2020): E57–E61, https://doi.org/10.1097/NNE.0000000000000796.
65. William T. Branch, "Use of Critical Incident Reports in Medical Education: A Perspective," *Journal of General Internal Medicine* 20, no. 11 (2005): 1063–67, https://doi.org/10.1111/j.1525-1497.2005.00231.x.
66. John Sandars and Deborah Murdoch-Eaton, "Appreciative Inquiry in Medical Education," *Medical Teacher* 39, no. 2 (2017): 123–27, https://doi.org/10.1080/0142159X.2017.1245852.
67. Amanda L. Terry et al., "A Basic Model for Assessing Primary Health Care Electronic Medical Record Data Quality," *BMC Medical Informatics and Decision Making* 19, no. 1 (2019): 30, https://doi.org/10.1186/s12911-019-0740-0.
68. Vineet Arora, "Harnessing the Power of Big Data to Improve Graduate Medical Education: Big Idea or Bust?," *Academic Medicine* 93, no. 6 (2018): 833–834, https://doi.org/10.1097/ACM.0000000000002209.

第 3 章

步骤 2：针对性需求评估

改进基础

Mark T. Hughes，医学博士，文学硕士

翻译：康丽娜 审校：周玉皆 杨姣姣 赖佩芳

概念界定

针对性需求评估是课程开发人员将其从一般性需求评估中掌握的知识应用到特定的学员和学习环境的过程。课程开发人员必须了解学员以及他们的学习环境，开发出最适合他们需求且直接解决步骤 1 中所述健康问题的课程。在步骤 2 中，课程开发人员**评估目标学员群体及其学习环境的理想特征和真实特征之间的差异**，据此确定具体需求。

重要性

针对性需求评估具有诸多功能。它能为计划开设的课程提出恰当的健康问题，阐明后续课程开发步骤中遇到的挑战和机遇。它让利益相关者参与到课程决策的过程中。针对性需求评估也是吸引和激励学员参与自身教育的第一步。课程开发人员通过让课程投资者参与针对性需求评估过程，可与其建立起联系与信任，这对课程的实施非常重要（见第6章）。完善的针对性需求评估可以确保有效利用资源。如果实施得当，针对性需求评估可以避免传授重复的、已知的或超出目标学员水平的内容。它有助于形成教育计划和设计评估，以确认学员对未来学习或工作是否做好准备。简而言之，针对性需求评估通过提供数据来证明课程决策的合理性。[1]

步骤2鼓励课程开发人员将重点从健康问题转移到目标学员上。步骤1介绍的一般需求评估是制定针对性需求评估的指导原则（见第2章）。一般需求评估可以为课程方法提供理论依据，但必须考虑课程开发人员的目标学员特征。支持一般需求评估的文献可能已经过时，因此课程开发人员需要根据当前实践情况更新课程设计。通过对步骤1文献检索查找到的另一所机构的示范课程，可能需要加以修改，才适合自己的学员。一门已发布的课程，其授课对象可能是具有不同知识基础或不同学习偏好的另一类型学员。

课程目标学员的需求很可能和一般性需求评估确定的学员需求有所不同。一门课程的目标学员可能已经精通了一般需求的某一领域，但对于另一领域仍有特定的学习需求。有些教学目标可能在整体教学项目的其他部分中已有涉及，但仍需在新课程中进一步培养。临床见习或项目主任等利益相关者，可能希望具体的学习目标、胜任力或里程碑能与其他课程中涉及的主题相互呼应，并能充实这些主题。

针对性需求评估应落实到两个层面：①目标学员（当前经历和既往经历；知识结构/态度、技能和行为方面的优缺点）；②目标学习环境（现有课程；影响学习是否/如何发生和巩固的其他学习环境特征；重要利益相关者的需求）。

确定目标学员

在进行针对性需求评估之前，课程开发人员必须首先确定目标学员。目标学员可能是患者、执业医师、培训中的执业医师或学生。课程开发人员经常有指定的目标学员，比如医学生或在培住院医师。然而理想情况下，目标学员的选择应基于发现的问题和一般性需求评估（见第2章）。目标学员应是经过培训后最有可能协助解决问题的群体。

示例：选择目标学员。为了解决加拿大乡村社区由于医生供应不足而造成的健康不平等问题，北安大略医学院的教育工作者在入学时使用了人口统计学评分系统，来选择成长于并且家庭在该地区或其他乡村地区的学员。结果，目标学员具有

既定的地域认同，且有望更多地投身于“以地域为基础”的教育项目，该项目旨在让毕业生留在该地区从事乡村医疗工作。[2-3]

课程开发人员确定了分配好的目标学员后，就值得仔细考虑如何通过针对目标学员的教育干预措施来解决值得关注的健康问题。例如，了解目标学员的发展阶段，有助于确定课程可用以解决该医疗问题的哪些方面。目标学员群体不应只是现有学员的方便抽样群体。

根据课程的不同，目标学员可能是一个小群体，如讲座或研讨会，也可能是数千人，如大规模开放在线课程（慕课，MOOC）。[4] 目标学员可能来自一个机构，也可能来自多个机构。虽然课程开发人员可能面向某个目标受众，但也应意识到其他学员可能会接触到课程（例如，家庭执业护士学员会使用面向内科住院医师的在线课程）。同样重要的是，要了解目标学员将如何与卫生专业的其他学员互动，以及他们的学习如何影响他人。在针对性需求评估中，明确目标学员的特征可以帮助其他教育工作者确定他们是否具有代表性。因此，如果资源允许，课程开发人员应该创建针对性的需求评估，并关注其是否也普遍适用于其他学员。

描述目标学习环境

课程开发人员必须评估目标学员的学习环境。若课程将资源投入已解决或已掌握的知识领域，则课程效率低下；若课程对重要的领域投入的资源和关注不足，那么课程也无法充分有效。若课程中没有教授某个主题，学员则会有意或无意地认为这些主题对职业发展不重要。[5] 除开发拟设或正式课程外，课程开发人员还必须关注学员在学习环境中的其他经历，这些经历有助于塑造学员的价值观。学员同伴之间以及师生之间计划外的互动，可以形成一种学习环境文化，它可能影响学员当前和未来的思想和行为。[6-7] 非正式、附带或隐性课程可以激励学员、强化正式课程中传授的知识或技能，但也有可能与教育工作者希望培养的态度和行为相悖。由于临床培训涉及职业文化适应，因此理解临床学习环境的社会文化基础至关重要。[8-9] 事先指导学生适应学习环境中的隐性课程，可以成为在正式课程中减少其负面影响的一种策略。[10]

内　容

关于目标学员的内容

一旦确定了目标学员，针对性需求评估的下一步就是要了解关于目标学员最重要的信息。这些信息包括其应具备的知识和技能（这可能因人而异，如医学生和高年资住院医师有所不同）、先前已拟定的培训和体验、目前的职责范围（例如，住院医师的服务义务）、现有水平（认知、情感、精神运动行为）、感知到的自身不足和需求［从评估者和（或）学员角度来看］、测评发现的知识或技能不足、之前表现不佳的原因、学员改善表现的能力和动机、对模糊表达的容忍度[11-12]和改变的意愿、对课程主题的态度、偏好的培训方法，以及目标学员使用不同学习策略的体验（表3.1）。

对于在职学员，需要了解他们的工作职责范围、履职所需的能力，以及为了胜任工作所需要的培训和非培训要求，这些至关重要。[13]非培训要求包括有利于在特定工作环境中完成任务的性格或个性特征（例如，在快节奏环境中工作的能力）。在同一种工作环境中的不同类型的学员，由于工作职责各不相同，可能产生迥异的学习需求。

示例：对所需知识和技能范围的期望。一个大型卫生系统的护理教育委员会开发了一种创新的方法来评估学员的需求。在回顾文献后，委员会通过迭代过程和咨

表3.1 可能与针对性需求评估有关的内容

有关目标学员的内容
对所需知识和技能范围的期望
课程相关的先前培训和体验
课程相关的拟定培训和体验
目前的职责范围和胜任工作的必要条件
现有特征／水平／实践
　认知方面：知识、解决问题的能力
　情感方面：态度、价值观、信念、角色期待
　精神运动方面：技巧／能力（例如，病史采集、体格检查、操作、会诊）
　当前行为／实践
缺陷及学习需求的自我感知和测评
学员提高表现的态度和动机
对模糊表达的容忍度和改变的意愿
对于不同学习策略的偏好和体验
　同步的（教师设定时间，如午间讲座）
　异步的（学员决定学习的时间，如在线学习）
　时长（学员认为学习所需时间或自身能够投入学习的时间）
　方法［如阅读、讲座、在线学习资源、大（小）组讨论、问题导向学习、团队学习、同学互教、演示、角色扮演／模拟、监督学习］

有关目标学习环境的内容
相关的现有课程及改善或修订课程的需求
除学员外其他利益相关者（课程主任、实习教学主任、项目主任、教师、认证机构及其他）的需求
影响目标学员学习的阻碍、促进、强化因素
　阻碍因素（例如，时间、资源不可用或对资源的竞争）
　促进因素（例如，学习档案袋、电子病历提醒事项）
　强化因素（例如，成绩、奖励、表彰等激励措施）
资源（例如，患者及临床经验、教师、榜样和导师、信息资源、使用硬件／软件技术的条件、视听设备、模拟中心）
非正式课程和附带课程

询反馈，针对临床护士、护理管理人员 / 主任护师、高级执业注册护士和护士主管，制定并最终确定了评估调查草案，以电子方式在整个卫生系统中实施调查。护士更偏好在线教育，认为时间不足是阻碍继续教育的因素。针对在需求评估中确定的最受欢迎的主题，护理教育委员会制定了一项教育行动计划。这些主题包括：临床护士青睐职场文化教育，护理管理人员渴望得到关于如何激励和影响他人的教育，高级执业护士希望在与难相处的患者打交道方面获得更多的培训。[14]

示例：学员与既往经验。课程开发人员在制定针对有限资源条件下床旁超声诊断的课程时，需要了解学员有关超声检查方面的既往经验。例如，学员是否将患者转诊到医疗机构做超声检查？是否亲自操作过超声仪器？是否接受过超声检查的正规培训？如果有，培训形式是讲座还是实践技能操作？课程开发人员还可以借助客观指标来衡量目标学员影像诊断的能力，作为判断超声诊断训练是否能提升学员诊断能力的依据。对于先前使用过超声仪的学员，课程开发人员可以设计合理的渐进式培训来提高他们的技能。另外，教育者需了解目标学员对于在临床实践中应用超声检查的预期，以及可能影响他们继续学习和使用超声检查的障碍。[15]

示例：学员的知识、态度和障碍。由于卡塔尔主体卫生系统的内科实习生来自中东、北非和亚洲等不同地域，课程开发人员试图确定他们对循证医学（evidence-based medicine，EBM）的知识和态度。利用循证医学胜任力评估（assessing competency in evidence based medicine，ACE）工具测量学员的循证医学能力。通过调查收集教育背景和人口统计信息，采用李克特量表评估学员对循证医学的态度、自评能力，以及阻碍机构实施循证医学的因素。需求评估发现了知识差距，大多数学员评定自己具备初级或中级的循证医学能力。学员对在临床实践中实施循证医学持肯定态度，但也存在知识、资源和时间不足等障碍。[16]

示例：学员的经验和对自身不足的感知。为了评估会诊–联络精神医学主管的管理技能，会诊–联络精神医学学会举办了一个新的论坛，通过自愿、匿名的在线调查方式对其成员进行需求评估。除了了解主管的经验水平，调查还要求受访者对 14 项管理任务的重要性和他们作为任务领导者的信心水平进行评级。新上任的主管对管理技能缺乏信心，因此研究人员呼吁机构和系主任对卫生管理培训进行投入。[17]

示例：在临床环境中衡量学员的不足。意识到需要培训临床医生照护患有多种疾病的老年人的能力，教育工作者录制了 30 次门诊访视录音，对象为内科住院医师和 65 岁及以上并患有两种及以上慢性疾病的初级保健患者。课程开发人员希望获取在罹患多种疾病老年患者照护过程中践行五项指导原则的情况，以及有待改进之处，这五项指导原则包括：患者偏好、阐述证据、预后、临床可行性、优化治疗和照护计划。研究人员转写录音，然后进行定性分析以确定主题。住院医师和患者之间的大多数讨论至少涉及其中一项指导原则。住院医师错过了应用指导原则的许多机会，尤其是引导患者表达偏好和讨论预后这两个方面。针对性需求评估中发现的教育缺口，促使课程开发人员将预后纳入内科住院医师培训内容中。[18]

通过掌握目标学员的需求、特点和偏好信息，课程开发人员方能利用现有的资源更好地进行课程设计。

关于目标学习环境的内容

在获取学员信息的同时，课程开发人员也必须了解课程的实施环境。例如，对于想要解决的问题，是否已有相关课程存在？如果有，它的过往效果如何（包含学员满意度和学习目标的实现程度）？课程开发人员可能会发现，现有或拟设课程足以满足学员的知识和技能需求，但仍需调整课程程序或体系，使知识和技能后续更好地应用到临床实践中。

示例：远程医疗培训项目改革。2017年，退伍军人健康管理局乡村健康办公室发起了一个增加远程康复服务的项目。乡村地区的临床康复师具有提供“动手”康复服务的知识和技能，但他们需要接受如何通过电信技术提供康复的培训。位于中央的“枢纽”站点具备提供远程康复的专业知识，为农村地区的“辐射”站点提供指导和培训。来自“枢纽”站点的导师接受了访谈，并确定了“辐射”站点上需要关注的阻碍，包括人员、空间、设备和宽带可用性。[19]

在评估学习环境时，课程开发人员可能会发现学员的临床培训经历与他们的学习需求不相符。

示例：临床学习环境中的学员。课程开发人员在设计妇科微创手术课程时发现，在四所不同医院轮转的学员几乎没有接受过对其外科手术技能的客观评价。虽然病例记录显示，高年资住院医师参与了腹腔镜和机器人子宫切除手术，但是相比于腹部子宫切除术，他们对于微创手术仍感到准备不足。因此，课程开发人员通过模拟训练来提高学员对手术技能的掌握，并通过将教师集合在一起，对外科操作的视频进行评价，以更好地客观衡量学员的外科手术表现。[20]

有时，学习环境的变化，比如利益相关者不断变化的需求，为课程内容的实施创造了机会。

示例：学员、学员所处的环境和其他利益相关者。新冠肺炎（COVID-19）疫情期间，纽约医学生的临床轮转受到限制，为了应对疫情对慢性健康差异产生的巨大影响，教育者开发了一个服务性学习项目。关于健康问题的社会决定因素（social determinants of health，SDOH）的知识教育从被动学习转向体验式学习。医学生和教师开发了一种评估 SDOH 的筛选工具。学生打电话给患者，使用筛选工具为患者联系必要的资源或转诊。SDOH 筛选工具提高了学生处理健康问题的社会决定因素的能力，这项工具随后被应用于女性健康实习中。[21]

有关目标环境的信息也包含了除患者和学员之外的主要利益相关者（教师、教育领导者、认证机构）的需求。例如，课程开发人员可能会发现教学团队成员还没有做好传授所需内容的准备，在这种情况下，教师发展就会成为课程规划的重要因素。

示例：学员以外的利益相关者的需求。课程开发人员在为全科预防医学住院医师设计质量改进课程时，需要在培训中纳入临床部分。为评估预防医学住院医师的学习环境，课程开发人员对临床基地指导教师进行了问卷调查。指导教师们表示有兴趣与预防医学住院医师合作，认为他们的加入可以改善对患者的照护。但是指导教师没有接受过质量改进和团队合作策略方面的培训，因此，课程开发人员需要修改他们的课程方法，使指导教师成为次要目标学员，以提升主要目标学员即预防医学住院医师的教育体验。[22]

示例：变化的学习环境与教师发展需求。健康专业教育硕士（master of education in the health professions，MEHP）迎来了一门新开的学位课程，旨在帮助与医学、公共卫生、护理和其他健康专业相关的院校和培训项目中的健康专业人员进行有效教学。课程开发人员计划在课程实施的第一年进行面授，然后逐步过渡为完全的网络课程。针对性需求评估发现潜在的学员偏好在线学习，因为线下课堂远离学员所在的机构，他们希望能尽量减少通勤时间。此外，异步学习更适合目标学员的日程表。课程开发人员在各大健康专业院校和教育专业院校招聘教师，并通过针对性需求评估了解到，教学团队成员需要接受培训，学习如何以在线形式发布课程内容。通过师资培养，并过渡到在线授课，该课程在受众范围上走向了国际化。[23]

了解学习环境中影响目标学员学习的障碍、促进因素和强化因素（见第2章）也很重要。例如，住院医师是否忙于临床工作，无暇接受其他教育？是否设立了指定的时间段开展正式课程？有无某些方面的医学文化会促进或阻碍学习的推进？对于学习或表现提高有无激励措施？教学团队是否有教学的动力和热情？有无充分的措施激励他们实施课程？

示例：团队技能培训不足与教师发展的需求。多学科跨专业课程的开发者希望能为学生提供各种机会，以学习和实践跨专业团队合作能力。为此，课程开发人员制定了一个为协作照护创造机会的新框架，其中包括学生的课内外课程学习体验，以及教师团队技能培训。针对性需求评估表明，课程的有效实施需要教师接受继续教育，以具备在跨专业团队合作中所需的知识、技能和价值观，并对学生起到以身作则的作用。教师除了获得基本的团队合作技能培训，还因从事跨专业合作的工作而受到奖励。随着时间的推移，教师的跨专业协作能力被公认为教师晋升和现有大学教师评奖的一项标准。[24]

课程开发人员需要确定是否有足够的资源供学员获取新知并学以致用，是否有足够数量的患者供学员练习临床技能，是否有合适的技术手段可用（例如，计算机、诊断设备、模拟服务），是否有机会与其他部门或学科合作共享资源。

最后，针对性需求评估能否用来判断非正式课程或附带课程是否会影响（或以何种形式影响）新内容的学习（表3.1）？

方　法

一般注意事项

课程开发人员对其目标学员和学习环境可能已有一定的了解，但还需要获取其他信息。现有数据，例如全国调查问卷的地方性结果（如美国医学院校协会的入学和毕业问卷）、标准化考试（如在职培训和专业委员会考试）、操作和经历日志、目标学员参与的相关课程和审计结果，都可以为课程开发人员提供相关信息，且无需独立的数据收集。将机构数据与AAMC问卷调查等全国性数据集进行比较，可能会发现某个机构的学员在特定的方面偏离了全国样本，促使教育工作者为学员量身定制课程；或者某个机构的学员反映了全国的趋势，为后续课程开发过程中针对性需求评估结果的普适性奠定了基础。课程管理软件也可以为课程开发人员提供已收集的数据，帮助他们了解机构中存在哪些与所关注的主题相关的情形。这种软件用于跟踪和绘制学校课程信息，可以帮助课程开发人员妥善归类和整合课程内容。[25]认证机构对此类资料的需求日益增多。AAMC课程目录整理了来自美国和加拿大MD和DO学位授予获认证学校的信息，开发了一项可公开获取的关于课程内容、结构、授课、评估的基准和报告工具。[26]

当课程开发人员无法获取或了解目标学员的某些信息时，他们必须决定如何获取这些信息。与问题识别和一般性需求评估类似（见第2章），课程开发人员必须决定在这个步骤上要花多少时间、精力和资源。如果投入的时间和精力太少，就有可能导致开发的课程效率低下或效果甚微；而如果投入的时间和精力过多，则会导致可用于其他关键步骤（如制定有效教育策略、成功实施课程及评估）的资源减少。由于资源总是有限的，课程开发人员需要划分信息需求的优先级别。以下问题有助于确定优先级别：

- 获得的数据会改变或影响课程开发人员的计划吗？
- 收集到的信息的长远使用计划是什么？

一旦确定了所需信息，课程开发人员应根据现有资源决定获取这些信息的最佳方法。他们在做出这个决定之前应考虑以下问题：

1. 需要什么样的代表性、有效性和准确性评价标准？
2. 使用主观还是客观的测量方法？
3. 优先获取定量还是定性数据？

正如课程评估一样，进行针对性需求评估时，可运用多种测量方法和分析工具（见第 7 章）。

示例：通过模拟对教育需求进行评估。在开发团队领导技能的课程时，课程开发人员利用突发心脏骤停现场模拟来评估第一年住院医师作为急救小组领导者的表现。课程对模拟的心脏骤停进行录像，并由观察者使用标准化核查单来判断复苏过程中团队领导者的素质。这些模拟使课程主任能够发现学习的切入点，从而为后续的课程提供信息。[27]

通过文献检索可以阐明针对性需求评估的结构，并明确是否已经存在验证过的工具。理解针对性需求在评估辅助课程开发中的目的和最终效用，有助于确定要采用哪种方法（表 3.2）。如果负责课程开发的团队内部对目标学员的知识、态度、技能或表现上的不足产生强烈分歧，就需对学员需求进行更严谨、更有代表性、更客观的定量评估。如果一名课程开发人员初到机构，或对学员和学习环境不够熟悉，并且需要对针对性需求评估有一个“全局”观，那么最有用的办法或许就是收集和分析被选学员和教师样本中深入详尽的定性数据。可以通过访谈或焦点小组来了解利益相关者如何将当前的问题概念化。[28] 如果课程开发人员对于使用需求评估方法经验不足或没有经验，那么明智之举是向专业人士咨询或请教。

表 3.2　不同针对性需求评估方法的优缺点

方法	优点	缺点
非正式讨论（面对面，电话，通过网络平台、社交媒体或电子邮件）	便捷 经济 包含大量细节和定量数据 一种确定利益相关者的方法	缺乏方法的严谨性 问题的差异 访谈者偏见
正式访谈	对受访者的标准化方法 方法可能严谨 问题和答案可以澄清 应答率高，可以获得整个目标学员群体的代表性数据 定量和（或）定性数据 获得利益相关者支持的方式	需要训练有素的访谈者和可靠的测量标准来确保方法的严谨性 耗时耗力，尤其当要求方法严谨时 访谈者的偏见及访谈者对受访者的影响

续表

方法	优点	缺点
焦点小组访谈	高效的“访谈”方法：可同时访谈多人（尤其是具有相似特质的受访者） 了解可能影响工作表现的群体行为（对理解团队学习尤为有用） 小组互动可使获取的信息更加充实和深入 定性数据	需要熟练的协调者来调控小组互动，并尽量减少协调者对受访者的影响 需要记录员或其他记录方法（如录音、录像） 安静低调的参与者可能不发表观点 没有定量数据 获取的信息可能无法代表所有目标学员 数据收集和分析需要时间成本和经济成本
调查问卷	标准化的问题 相对容易实现方法的严谨性 应答率高，可获得代表性数据 定性和（或）定量数据 可评估情感特征（态度、信念、感受） 受访者可以不受地域限制（网络问卷更易发送到不同地域的受访者）	编写清晰、明确的问题需要技巧 需二次调查才能获得明确的答案 需时间和精力来确保问卷设计、数据收集和分析的严谨性 依赖较高的应答率（及为此投入的资源） 需要时间、精力和技巧去设计有效测量情感特征的方法
直接观察	评估技能的最好方法 可以是非正式的，也可以是方法严谨的 非正式观察有时可以作为教学和指导的一部分	耗时，尤其当要求方法严谨时 必须为标准化的观察制定指南 观察员通常必须熟知被观察的行为 观察员的偏见 观察员对被观察者的影响 评估能力，而不是真实的表现（除非是在不引人注目的情况下观察）
测试	评估认知或精神运动能力的有效、客观的方法 对关键知识点的测试相对容易编写	编写针对技能和高阶认知能力的有效测试需要时间、精力和技巧 考试焦虑症可能影响表现 评估能力，而非真实的表现
当前行为表现的审核	可用于保存医疗记录和提供有记录的医疗照护（例如，开具检查，提供间断预防保健措施，开具治疗处方） 可以不引起受试者的注意 评估真实的表现 通过制定标准、说明以及保证评分者间信度及评分者内部信度，可以做到方法的严谨性	需要制定标准 需要资源去聘请和培训审计员，审计本身也需要时间和精力 可能需要从学员和（或）学习机构获得审核记录的许可 很难避免或解释记录中省略的部分 仅适合间接的、非全面的医疗照护措施
课程策略规划研讨会	可以让目标学员和教学团队主要成员参与 可以包括对学员需求的头脑风暴及衡量他们做出改变的意愿 可以优先考虑实现改变的所要求的需求和步骤 可赋予参会者参与感和责任感 讨论当前项目的优缺点 可以是更大规模会议的一部分；会议还确定目标、目的和岗位职责	需要熟练的协调者来确保所有参会者参与和自由讨论 需要耗费相当的时间和精力来规划和实施成功的策略规划讨论会并整理相关报告

将一种数据收集方法正式应用于目标学员之前，在一些联络方便、比较配合的受众群体中进行预调查尤为重要。向一些愿意配合的学员和教师试发放调查问卷，可以获取关于问卷是否冗长，或者某些问题的措辞是否不够清楚等反馈。在将问卷分发给大量调查对象之前，进行这种非正式的反馈可以提供有关改善措辞、格式、问题增删等方面的具体建议，从而确保更有可能获取来自目标学员或其他利益相关者的有效信息。

如果计划发布或传播针对性需求评估的结果，那么这项工作就可能成为一项教育研究。通常来说，随着针对性需求评估的发布，课程开发人员往往要解决与保护受试者相关的问题，包括研究受试者是否提供了知情同意，以及他们认为参与调研是自愿的还是被迫的。收集数据前，课程开发人员应当考虑咨询机构审查委员会（见第6、7、9章）。

具体方法

目标学员需求评估的常用具体方法以及各种方法的优缺点见表3.2。和利益相关者一起开展的战略规划研讨会将在后期推进课程的实施。[29-31]

调查研究：访谈、焦点小组访谈和问卷

调查研究是教育学术研究中最常用的针对性需求评估方式，通常是系统地进行数据的收集和（或）回顾。课程开发的三种常用调查研究方法为访谈（由一名访谈者提问并记录）、焦点小组访谈和问卷（通常由受试者自填）。课程开发人员可以决定哪种方法最适合他们的个人需求。在设计调查时，课程开发人员必须确定调查的样本人群、样本是随机挑选还是有意挑选，以及调查的设计方式（横断面还是纵向）。无论使用哪种调查研究方法，每个调查问题都应有明确的目的和充分的设置理由。调查的长度和（或）问题的敏感性会影响样本人群的总体应答率。由于应答率对获取代表性数据极为重要，一般而言，课程开发人员应仅选用应答率高的问题。[32]应告知受试者调查的相关信息，包括调查目的、调查结果的用途、是否需要保密以及完成调查所需的时间。

访谈

访谈可以通过面对面交谈、电话或是电子手段（例如视频会议、即时通信等）进行。访谈可以是结构化的、非结构化的，或半结构化的。结构化访谈可以对不同的受访者使用一致的问题，因此访谈结果具有可比较性或可对比性。而非结构化或半结构化访谈允许访谈者自发提问和现场跟进一些感兴趣的回答。

示例：访谈为课程改革提供信息。博茨瓦纳于2014年修订了国家医学实习培训计划。一家地区医院的实习医师自愿参加了一对一的结构化访谈，访谈结果被转录并存入电子数据库。实习医师提供了他们喜欢的学习活动形式、有组织活动的时间、理想的班级规模、对当前课程内容的印象（例如，充分接触艾滋病病毒和结核病内容，但在非传染性疾病和预防医学方面存在内容不足）、对新课程知识重点的

看法（对技能发展的偏好情况）、对以症状为基础的课程的渴求大于以系统为基础的学习，以及对课程主讲教师人选的建议。[33]

示例：实施定性访谈以判定胜任力。对多伦多大学的精神病学住院医师进行电话或面对面的访谈，以了解他们在远程精神病学方面的经验。采取半结构化访谈探究了住院医师对远程精神病学某些方面的看法，包括当前和未来可能的远程精神病学课程、所需胜任力、获得胜任力的障碍、期望的培训机会、首选的学习方法以及对学习技术的态度。对访谈文本进行主题分析，以描述受访者的胜任力特征。胜任力范围很广，从使用远程医疗设备的技术技能到通过技术进行精神病学访谈所需的技能均有提及。需求评估为教学内容和教学方法以及胜任力实现的评价标准提供了实证。[34]

在设计、准备和实施访谈时，应牢记一些注意事项[35]（表3.3）。

焦点小组访谈

焦点小组访谈将具有相同特征的受试者汇聚到一起，在经验丰富的协调员帮助下共享经验。这种方法非常适合用于探索对于特定问题的看法和感受。小组规模应便于管理（7±2比较合适），并营造一种开放和尊重分享的氛围。协调员应熟悉讨论的话题并使用组员能够理解的语言（在专业小组中使用专门术语，在混合小组中使用非专业语言）。焦点小组访谈的提问一般有三种形式：①促进对某个话题的理解（一场“盛大的旅行”）；②通过头脑风暴产生想法或小规模测试想法的可行性，主要关注它们的优势和不足；③基于焦点小组访谈成员的经历，对某课程进行评估。协调员应鼓励组员参与，避免使用封闭式或诱导性的问题，不带评判地回应答复，管理较活跃或较沉默的组员，对组员的回答发起头脑风暴，掌控时间。通常通过数字音频记录设备捕获数据，随后将录音转录为文本。焦点小组访谈会结束后，协调员应记下讨论的主题和任何值得关注的非语言互动。然后通常应使用软件对文本进行分析，并编写一份报告，突出显示访谈会的主要发现。[36-37]

表3.3 设计、准备和实施访谈的技巧

1. 确定信息收集方式（由访谈者记录或录音后转写）和记录访谈中的应答所需时间
2. 编写访谈指南，这在有多个访谈者时尤其重要
3. 精心组织访谈问题，促进对话进行。通常以一般性、开放式问题开场，先问重要问题，最后提出敏感问题
4. 按照逻辑顺序将同一主题的问题有序排列
5. 必要时请受访者进一步阐述他们的答复（使用如下提示语：“请描述一下……”“请多说一点……”“关于那点您能更详细说一下吗？”“您能举个例子吗？”）
6. 保持中立态度，避免对受访者的回答产生偏见（例如讨论另一位受访者的回答）
7. 在访谈的最后对受访者表示感谢并向其提供提问或评论的机会
8. 如果时间允许，总结访谈要点，请求受访者允许未来就后续问题再次与其联系

资料来源：Sleezer et al.[35]

问卷

不同于访谈和焦点小组访谈，问卷可独立完成或仅需极少的协助。问卷可以是纸质的，也可以是电子版。电子资源可专注于调查（例如 www.surveymonkey.com 和 www.qualtrics.com），也可用作学习管理系统的一部分（例如 www.blackboard.com）。利用软件程序可以灵活设计问卷。良好的问卷设计应注意简化调查导航，选择合适的回答格式，并确保填写人对可视化提示信息有一致的理解。[38] 由于线上问卷可以从多个平台（例如移动设备、平板电脑、台式机、笔记本电脑）访问，课程开发人员需要了解受试群体的信息技术水平和偏好。[39] 问卷在各种网络平台上可查看，这对于提高应答率很重要。[40] 另外，线上问卷可能需要额外的隐私保护。[41] 提供在线问卷服务的网站通常包含数据管理和基础数据分析软件。

即时调查法是一种可以让学员参与需求评估过程的方法，也可以用来确定即将开展的课程讲座的知识内容。

示例：教学准备中的针对性需求评估。在一个外科住院医师培训课程中，住院医师在每周课前会收到与即将学习的课程主题相关的简短阅读材料，并且需要完成线上研讨问题的回答。除了围绕阅读材料中核心概念的五个开放式问题外，每周的问题清单中还会增加一个标准问题："请简短说明阅读材料中任何你觉得困难或困惑的部分。如果没有，请告诉我们你觉得最有趣的内容。"教师审查调查结果后根据住院医师的学习需求来调整课程内容。[42]

课程开发人员需要关注问卷调查的一系列问题。问卷必须含有如何回答问题的提示。一般而言，问卷最好能包含一封附函或附言，用来解释问卷发放的根本原因以及对受访者的期望。如果附函能为问卷调查提供充分的理由，并让受访者感到自己对于调查结果也是有贡献的，那么它可以作为促进受访者接受问卷调查并完成问卷的第一步。如果问卷是通过电子方式发送的（电子邮件、短信、聊天信息等），则应写明主题。最理想的情况是通过潜在受访者认识的人发送量身定制的信息。[40]

问题应与问卷目的相关，受访者应了解每个问题的设计原因。越重要的问题应越早在问卷中提出，以增加应答率。[43] 问题的措辞对于所获取信息的价值也有极大的影响。[38，44-45] 由于访谈人员无法对措辞存在歧义的问题进行现场解释，为了确保问题的格式和内容清晰易懂，小规模测试尤其重要。[28] 表 3.4 提供了编写问题时应牢记的一些技巧。[28，32，43-46] 课程开发人员需要意识到问卷上的某些问题可能得不到回答，以及这种情况对针对性需求评估有效性的影响。[40，47-48]

有可能受访者对整个问卷不予回答。当需要代表性数据时，应答率是至关重要的。得不到回答可能是因为调查请求没有发送成功、潜在受访者没有注意到调查请求，或者某个受访者慎重决定不填写问卷。影响潜在受访者合作的因素包括完成问卷所涉及的时间、机会成本或心理成本。提供货币或非货币奖励可以提高问卷完成度。[49] 奖励的范围可以从名义上的货币金额（甚至 1 美元也可以促进作答）到咖啡店礼品卡，或者从团

表 3.4 编写和实施问卷问题的技巧

1. 对于纸质问卷，要确保问题的排序具有逻辑性，关键问题用文本特征（黑体、斜体或下划线）加以突出强调，整体格式在视觉上既不复杂，也不会分散注意力，问题 / 页面的顺序连贯
2. 对于线上问卷，选择能吸引受访者并能在各种设备上轻松显示的界面格式，突出显示完成调查的必填信息，设置出错提示来帮助受试者检查，少用互动和视听功能，减轻受试者的负担
3. 每个问题只关注一个信息。避免出现双重问题。问题越精确、越明晰越好
4. 避免带有偏见、导向性、模糊或消极措辞的问题
5. 避免使用缩略语、俗语和受访者不易理解的词句
6. 考虑选择开放式还是封闭式问题才能引导出最合适的回复。开放式问题（如填空）需要更多的数据分析，在大样本调查中应尽量少使用。当调查者想从预先设定的一组选项中得到答案，则选用封闭式问题
7. 使用类别选项（如种族）时，确保选项之间互相排斥，并且尽可能使所列选项穷尽所有类别（必要时可使用“其他”选项）
8. 当题目有不止一个答案时，提供“勾选所有适用答案”的选项
9. 使用序数问题（答复可根据同意程度、重要性、信心、有效性、满意度、频率、强度或比较水平在同一标尺上排序）时，确保量表对于调查主题是有意义的，并且借助问题的思路和说明是易于理解和完成的。备选项应强调所关注的概念。避免像“总是”和“从不”这样的绝对锚点
10. 对于序数问题（如李克特量表），通常有五个回答锚点。锚点过少，可信度降低；太多则可能无法提供有意义的数据。给每个选项贴标签，并在选项之间留出相等的间距
11. 对于可能令人尴尬的问题或敏感问题，通常最好从量表的否定回答那端开始排列选项
12. 关于调查态度类的问题，需要确定是否须获知受访者的感受或感受的强烈程度，或两者兼有
13. 将非实质性的回答选项（例如“不适用”）与实质性选项进行直观区分
14. 如果问及人口统计学问题，则要了解这些信息将如何影响数据分析、从目标人群中获得答案的范围是什么、信息需要具体到什么程度，以及是否会用来与现有数据集比较（在这种情况下应使用通用术语）。有时可以请受访者用自己的话或数字来回答（如出生日期、邮编、收入），这可以帮助调查者避免设计出选项类别繁多的问题
15. 如果人口统计学信息对需求评估的重要性低于其他问题，把人口统计学问题放置在问卷末尾能够提高关键问题的应答率

资料改编自：Artino et al.[28]，Fink[32]，Dillman et al.[39]，Gehlbach and Artino[43]，Sullivan and Artino[44]，Artino et al.[45]，Sleezer et al.[46]。

体奖金到个人彩票投注。问卷与受访者的相关度也会影响他们参与与否，而最引起受访者注意的部分可能会让其逆转不愿作答的倾向。实施问卷的地点和时间也可能影响应答率（例如，利用必修培训课程之后的可用时间完成问卷，或是非同步进行，以便受访者按照自己的节奏完成问卷）。既往关于医疗人员问卷应答率的文献是基于邮寄的问卷，而现今大多数问卷是通过电子方式实施的。然而，如果资源允许，邮寄的问卷仍然可以发挥作用。[50-51]让受访者自己选择调查方式是提高应答率的有效手段，因为学员可能有偏好的问卷回答方式。[52]课程开发人员需要确保受访者对以不同方式提出的问题，会有同样的解读方式。其他已被证实的提高应答率的方法包括便于问卷收集人员回访受访者（例如，在回邮信封上贴上邮票和手写地址；易于浏览的超链接）、发送多个提醒，

最好是混合的方法——普通邮件、电邮、电话。[39-40，52-54]对于不回复问卷的受访者进行追踪可能需要消耗额外的时间和资源。

针对医师和医疗专业培训对象的问卷，按照惯例要有大于 60% 的应答率。[54-55]不同专业应答率会有所差异。表 3.5 中列出了提高医疗专业人员问卷应答率的一些技巧。[54，59-64]

表 3.5　提高问卷应答率的技巧

1. 考虑专业人士拒绝参与调查的原因
   a. 没时间
   b. 研究不清晰或不够突出（需要建立关联性）
   c. 担忧结果的保密性
   d. 有些问题显得有偏见或选项设置不够全面
   e. 问卷的容量和长度
   f. 行政人员对专业人士评估设置障碍（尤其是在私人机构）
2. 提供激励措施以提高专业人士参与度，并对其付出的时间表示尊重
   a. 现金支付（即使只有 1 美元）＞慈善奖励＞对母校捐赠
   b. 尚不明确礼品券是否有和现金一样的激励作用
   c. 预付激励＞承诺激励（报酬在回收问卷后发放）
   d. 小额金钱激励＞较大额彩票投注
   e. 对于网络调查，要考虑货币激励如何兑现
   f. 非货币的代金券激励对提高应答率几乎没有影响
3. 设计对受访者友好的问卷
   a. 篇幅较短（＜ 1000 字）
   b. 封闭式问题比开放式问题的应答率高
   c. 有吸引力的商业格式和标准纸张尺寸有助于纸质调查
   d. 网络调查应该易于浏览和监控填写进度
   e. 设计混合型的应答方式效果较好（如邮寄和 / 或电子发放）
4. 考虑联系潜在受访者并发送提醒的最佳方式
   a. 关于调查的预先通知（例如，邮寄关于网上问卷调查的预先通知）
   b. 由专业同行直接联系会有所帮助
   c. 在每次联系受访者时，采用不同的诉求类型（如价值、效用和个人诉求）来激励受访者
   d. 对于网上问卷调查的电子邮件通知，在主题行标明邀请参与调查的意向，避免垃圾邮件发送者使用的术语，附上调查的 URL 链接，并确保机密性
   e. 使用多种联系方式（如电子邮件），外加一种其他联系方式（如电话）
   f. 提供附有后续联系方式的备用问卷（邮寄或以超链接发送）
   g. 对于网上问卷调查，发送电子邮件作为提醒，发送纸质邮件作为最后提醒
5. 便于受访者回复
   a. 对于邮寄的问卷调查，附上贴有平邮邮票的回邮信封
   b. 对于网上问卷调查，让受访者容易导航到主办调查的网站
6. 个性化联系方式（附函、手写便条、个性化信封、电话）
   a. 和调查者有私交的受访者更可能回复
   b. 意见领袖或专业协会认可带来的影响好坏参半

资料改编自：Kellerman and Herold[54]，Field et al.[59]，VanGeest et al.[60]，Thorpe et al.[61]，Martins et al.[62]，Dykema et al.[63]，Cho et al.[64]。

注意：大部分数据均来自邮寄的纸质问卷。网络问卷应答率有限。

不管采用哪种调查方法，都需要系统化地收集和分析数据（数据分析详见第 7 章）。如果将需求评估用于教育研究，课程开发人员应遵循以调查为基础的教育研究报告指南，包括描述使用这项调查的逻辑依据、调查工具是如何创建和预先测试的、如何实施、其应答率如何，以及如何评估其信度和效度（见第 7 章）。[28] 课程开发人员应思考针对性需求评估是否收集到了有用的信息，以及在此过程中的学习收获。无论是分析定量数据[65] 还是定性数据[66-68]，课程开发人员须谨记，针对性需求评估旨在关注目标学员及其学习环境中的问题，利于计划课程开发的后续步骤。

与其他步骤的关系

为了形成针对性需求评估，个人选择要收集的信息会受预期课程目标或目的的影响，或受课程教育和实施策略的影响。后续步骤——目标与目的、教育策略、实施、评估与反馈——可能受针对性需求评估结果的影响。实施需求评估的过程可以作为课程的前期宣传，吸引利益相关者，使课程更容易实施。针对性需求评估中获得的信息也可作为评价课程影响的“前测”数据。因此，明智的做法是在投入时间和资源进行针对性需求评估之前，至少初步透彻考虑其他步骤。

此外，值得注意的是，在课程实施过程中，我们可以了解到关于课程目标学员的很多情况。这些信息可以用于下一个课程周期的针对性需求评估（见第 8 章、第 10 章）。

示例：步骤 6 用于针对性需求评估的评价方式。作为门诊医学临床实践的一部分，指导医师通过审查患者小组的电子病历（EMR）来评价住院医师。评价显示，大部分情况下，住院医师不擅长将预防性医疗照护纳入门诊并鼓励患者遵循癌症筛查建议。在下一个周期的门诊医学临床实践中，开展了这些方面的重点培训，并在病例汇报时提醒指导医师询问这些问题。

学术研究

一项完善的针对性需求评估使课程开发人员能够传播可能与其他课程开发人员相关的信息，尤其是当一门课程的学员和学习环境与别的课程相似时。课程传播可以有多种形式（见第 9 章），是学术研究的一个重要组成部分。

结　论

通过明确目标学员及其学习环境的特征，课程开发人员可确保规划中的课程既满足重要的一般性需求，又适用于学员及其学习机构的具体需求。进行一般性需求评估和针对性需求评估有助于使课程开发人员成为课程内容及其教学方面的专家。步骤 1 和步骤 2 为下一步骤——选择课程目标与目的——提供了坚实的基础。

问　题

对于您正在协调、规划或想要规划的课程，请回答或思考以下问题：

（1）确定您的目标学员。从发现问题和一般性需求评估的角度来看，培训该学员群体而非其他学员群体会对解决医疗保健问题产生最大效果吗？如果不是，更好的目标学员群体是谁？您会选择这些学员吗？尽管有上述考虑，培训原先的目标学员群体是否仍然重要？为什么？

（2）根据您现有的信息，描述您的目标学员。您的目标学员以前的培训经历、现有能力、过去和现在的表现、对专题领域和（或）课程的态度、学习风格和需求、对不同学习方法的熟悉程度及偏好如何？这些学员有哪些关键的共同特征？哪些具有差异性的方面需要加以重视？

（3）根据您现有的信息，描述您的目标学习环境。在目标学习环境中，有哪些现有或拟设课程？您的课程开发与实施存在哪些促进、强化及阻碍因素？有哪些学习资源？谁是利益相关者（课程主任、教师、学校管理人员、实习医师和住院医师项目主任以及认证机构）？他们对您的课程有何需求？

（4）关于您的学员和他们的学习环境，哪些信息是您所不知道的？对您的信息需求进行优先级排序。

（5）确定用来获取最重要信息的一种或多种方法（例如，非正式和正式的访谈、焦点小组访谈、问卷）。针对每种方法，确定开发必备的数据收集工具以及收集、分析数据所需的资源（时间、人员、物资、空间）。您认为每种方法的可行性如何？

（6）确定您的需求评估工具可以试点实施的人群。

（7）在进行针对性的需求评估之后，系统性地询问是否收集到有用的信息以及在此过程中学到了什么。

（8）阐明针对性需求评估是如何关注目标学员及其学习环境中的问题，并为课程的后续步骤做准备的。

通用参考文献

学习环境

Hafferty, Frederic W., and Joseph F. O'Donnell, eds. *The Hidden Curriculum in Health Professional Education*. Lebanon, NH: Dartmouth College Press/University Press of New England, 2014.
Published 20 years after a landmark article in *Academic Medicine*, this book is a compilation of essays exploring the informal or hidden curriculum. It discusses the theoretical underpinnings of the concept and methodical approaches for assessing and addressing the informal or hidden curriculum. The curriculum developer in medical education will gain a better understanding of the social, cultural, and organizational contexts within which professional development occurs. 320 pages.

需求评估

Morrison, Gary R., Steven M. Ross, Jennifer R. Morrison, and Howard K. Kalman. *Designing Effective Instruction*. 8th ed. Hoboken, NJ: John Wiley & Sons, 2019.
A general book on instructional design, including needs assessment, instructional objectives, instructional strategies, and evaluation. Chapters 2–4 deal with needs assessment. 512 pages.

Sleezer, Catherine M., Darlene F. Russ-Eft, and Kavita Gupta. *A Practical Guide to Needs Assessment*. 3rd ed. San Francisco: John Wiley & Sons (published by Wiley), 2014.
Practical how-to handbook on conducting a needs assessment, with case examples and toolkit. 402 pages.

调查设计

书籍

Dillman, Don A., Jolene D. Smyth, and Leah Melani Christian. *Internet, Phone, Mail, and Mixed-Mode Surveys: The Tailored Design Method*. 4th ed. Hoboken, NJ: John Wiley & Sons, 2014.
Topics include writing questions, constructing questionnaires, survey implementation and delivery, mixed-mode surveys, and internet surveys. Presents a stepwise approach to survey implementation that incorporates strategies to improve rigor and response rates. Clearly written, with many examples. 509 pages.

Fink, Arlene. *How to Conduct Surveys: A Step-by-Step Guide*. 6th ed. Thousand Oaks, CA: SAGE Publications, 2017.
Short, basic text that covers question writing, questionnaire format, sampling, survey administration design, data analysis, creating code books, and presenting results. 224 pages.

Fowler, Floyd J. *Survey Research Methods (Applied Social Research Methods)*. 5th ed. Thousand Oaks, CA: SAGE Publications, 2014.
Short text on survey research methods, including chapters on sampling, nonresponse, data collection, designing questions, evaluating survey questions and instruments, interviewing, data analysis, and ethical issues. Focuses on reducing sources of error. 171 pages.

Krueger, Richard A., and Mary Anne Casey. *Focus Groups: A Practical Guide for Applied Research*. 5th ed. Thousand Oaks, CA: SAGE Publications, 2015.
Practical how-to book that covers uses of focus groups, planning, developing questions, determining focus group composition, moderating skills, data analysis, and reporting results. 252 pages.

Morgan, David L. *Basic and Advanced Focus Groups*. Thousand Oaks, CA: SAGE Publications, 2018.
Useful guide for designing, moderating, and analyzing focus groups. Compares and contrasts to interviews and includes a section on synchronous and asynchronous online focus groups. 216 pages.

期刊

VanGeest, Jonathan B., and Timothy P. Johnson, eds. "Special Issue: Surveying Clinicians." *Evaluation & the Health Professions* 36, no. 3 (2013): 275–407.
A theme issue reviewing methodologies for collecting information from physicians and other members of the interdisciplinary health care team. (1) "Facilitators and Barriers to Survey Participation by Physicians: A Call to Action for Researchers"; (2) "Sample Frame and Related Sample Design Issues for Surveys of Physicians and Physician Practices"; (3) "Estimating the Effect of Nonresponse Bias in a Survey of Hospital Organizations"; (4) "Surveying Clinicians by Web: Current Issues in Design and Administration"; and (5) "Enhancing Surveys of Health Care Professionals: A Meta-Analysis of Techniques to Improve Response."

互联网资源

American Association for Public Opinion Research, accessed May 23, 2021, www.aapor.org.
The American Association for Public Opinion Research is a US professional organization of public opinion and survey research professionals, with members from academia, media, government, the nonprofit sector, and private industry. It sets standards for conducting surveys, offers educational opportunities in survey research, provides resources for researchers on a range of survey and polling issues, and publishes the print journal *Public Opinion Quarterly* and the e-journal *Survey Practice*.

Survey Research Methods Section, American Statistical Association, accessed May 23, 2021, https://community.amstat.org/surveyresearchmethodssection/home.
Provides a downloadable *What Is a Survey* booklet on survey methodology under "Resources" and links to other resources and publications.

引用文献

1. Catherine M. Sleezer, Darlene F. Russ-Eft, and Kavita Gupta, *A Practical Guide to Needs Assessment*, 3rd ed. (San Francisco: John Wiley & Sons, 2014), 15–34.
2. Brian M. Ross, Kim Daynard, and David Greenwood, "Medicine for Somewhere: The Emergence of Place in Medical Education," *Educational Research and Reviews* 9, no. 22 (2014): 1250–65, https://doi.org/10.5897/ERR2014.1948.
3. Brian M. Ross, Erin Cameron, and David Greenwood, "Remote and Rural Placements Occurring during Early Medical Training as a Multidimensional Place-Based Medical Education Experience," *Educational Research and Reviews* 15, no. 3 (2020): 150–58, https://doi.org/10.5897/ERR2019.3873.
4. Belinda Y. Chen et al., "From Modules to MOOCs: Application of the Six-Step Approach to Online Curriculum Development for Medical Education," *Academic Medicine* 94, no. 5 (2019): 678–85, https://doi.org/10.1097/ACM.0000000000002580.
5. David T. Stern, "A Hidden Narrative," in *The Hidden Curriculum in Health Professional Education*, ed. Frederic W. Hafferty and Joseph F. O'Donnell (Lebanon, NH: Dartmouth College Press/University Press of New England, 2014), 24.
6. Ralph W. Tyler, *Basic Principles of Curriculum and Instruction*, 1st ed., revised (Chicago: University of Chicago Press, 2013), 63–82.
7. Allan C. Ornstein and Francis P. Hunkins, *Curriculum: Foundations, Principles, and Issues*, 7th ed. (Harlow, Essex, UK: Pearson, 2016), 9–14.
8. Ingrid Philibert et al., "Learning and Professional Acculturation through Work: Examining the Clinical Learning Environment through the Sociocultural Lens," *Medical Teacher* 41, no. 4 (2019): 398–402, https://doi.org/10.1080/0142159X.2019.1567912.
9. Saleem Razack and Ingrid Philibert, "Inclusion in the Clinical Learning Environment: Building the Conditions for Diverse Human Flourishing," *Medical Teacher* 41, no. 4 (2019): 380–84, https://doi.org/10.1080/0142159X.2019.1566600.

10. Cheryl L. Holmes et al., "Harnessing the Hidden Curriculum: A Four-Step Approach to Developing and Reinforcing Reflective Competencies in Medical Clinical Clerkship," *Advances in Health Sciences Education* 20, no. 5 (2015): 1355–70, https://doi.org/10.1007/s10459-014-9558-9.
11. Gail Geller et al., "Tolerance for Ambiguity among Medical Students: Patterns of Change during Medical School and Their Implications for Professional Development," *Academic Medicine* 96, no. 7 (2020): 1036–42, https://doi.org/10.1097/ACM.0000000000003820.
12. Samuel Reis-Dennis, Martha S. Gerrity, and Gail Geller, "Tolerance for Uncertainty and Professional Development: A Normative Analysis," *Journal of General Internal Medicine* 36, no. 8 (2021): 2408–13, https://doi.org/10.1007/s11606-020-06538-y.
13. Sleezer, *A Practical Guide to Needs Assessment*, 117–71.
14. Susan Winslow et al., "Multisite Assessment of Nursing Continuing Education Learning Needs Using an Electronic Tool," *Journal of Continuing Education in Nursing* 47, no. 2 (2016): 75–81, https://doi.org/10.3928/00220124-20160120-08.
15. Patricia C. Henwood et al., "A Practical Guide to Self-Sustaining Point-of-Care Ultrasound Education Programs in Resource-Limited Settings," *Annals of Emergency Medicine* 64, no. 3 (2014): 277–85.e2, https://doi.org/10.1016/j.annemergmed.2014.04.013.
16. Mai A. Mahmoud et al., "Examining Aptitude and Barriers to Evidence-Based Medicine among Trainees at an ACGME-I Accredited Program," *BMC Medical Education* 20 (2020): 414, https://doi.org/10.1186/s12909-020-02341-9.
17. Brian Bronson and Greg Perlman, "The Management Experiences, Priorities, and Challenges of Medical Directors in the Subspecialty of Consultation-Liaison Psychiatry: Results of a Needs Assessment," *Psychosomatics* 62, no. 3 (2021): 309–17, https://doi.org/10.1016/j.psym.2020.09.006.
18. Nancy L. Schoenborn et al., "Current Practices and Opportunities in a Resident Clinic regarding the Care of Older Adults with Multimorbidity," *Journal of the American Geriatrics Society* 63, no. 8 (2015): 1645–51, https://doi.org/10.1111/jgs.13526.
19. Jennifer L. Hale-Gallardo et al., "Telerehabilitation for Rural Veterans: A Qualitative Assessment of Barriers and Facilitators to Implementation," *Journal of Multidisciplinary Healthcare* 13 (2020): 559–70, https://doi.org/10.2147/JMDH.S247267.
20. Example adapted with permission from the curricular project of Amanda Nickles Fader, MD, for the Johns Hopkins Longitudinal Program in Faculty Development, cohort 25, 2011–2012.
21. Lucy Bickerton, Nicolle Siegart, and Crystal Marquez, "Medical Students Screen for Social Determinants of Health: A Service Learning Model to Improve Health Equity," *PRiMER* 4 (2020): 27, https://doi.org/10.22454/PRiMER.2020.225894.
22. Example adapted with permission from the curricular project of Sajida Chaudry, MD, MPH; Clarence Lam, MD, MPH; Elizabeth Salisbury-Afshar, MD, MPH; and Miriam Alexander, MD, MPH, for the Johns Hopkins Longitudinal Program in Faculty Development, cohort 26, 2012–2013.
23. "Master of Education in the Health Professions," Johns Hopkins School of Education, accessed May 23, 2021, https://education.jhu.edu/academics/_mehp/.
24. Amy V. Blue et al., "Changing the Future of Health Professions: Embedding Interprofessional Education within an Academic Health Center," *Academic Medicine* 85, no. 8 (2010): 1290–95, https://doi.org/10.1097/ACM.0b013e3181e53e07.
25. Ghaith Al-Eyd et al., "Curriculum Mapping as a Tool to Facilitate Curriculum Development: A New School of Medicine Experience," *BMC Medical Education* 8, no. 1 (2018): 185, https://doi.org/10.1186/s12909-018-1289-9.
26. "Curriculum Inventory," Association of American Medical Colleges, accessed May 23, 2021, https://www.aamc.org/what-we-do/mission-areas/medical-education/curriculum-inventory.
27. Susan Coffey Zern et al., "Use of Simulation as a Needs Assessment to Develop a Focused Team Leader Training Curriculum for Resuscitation Teams," *Advances in Simulation* (London) 5 (2020): 6, https://doi.org/10.1186/s41077-020-00124-2.
28. Anthony R. Artino et al., "Developing Questionnaires for Educational Research: AMEE Guide No. 87," *Medical Teacher* 36 (2014): 463–74, https://doi.org/10.3109/0142159X.2014.889814.

29. James W. Altschuld, *Bridging the Gap between Asset/Capacity Building and Needs Assessment: Concepts and Practical Applications* (Thousand Oaks, CA: SAGE Publications, 2015), 25–49.
30. John M. Bryson, *Strategic Planning for Public and Nonprofit Organizations*, 5th ed. (Hoboken, NJ: John Wiley & Sons, 2018).
31. John M. Bryson and Farnum K. Alston, *Creating Your Strategic Plan: A Workbook for Public and Nonprofit Organizations*, 3rd ed. (San Francisco: Jossey-Bass, John Wiley & Sons, 2011).
32. Arlene Fink, *How to Conduct Surveys: A Step-by-Step Guide*, 6th ed. (Thousand Oaks, CA: SAGE Publications, 2017), 35–66.
33. Michael J. Peluso et al., "Building Health System Capacity through Medical Education: A Targeted Needs Assessment to Guide Development of a Structured Internal Medicine Curriculum for Medical Interns in Botswana," *Annals of Global Health* 84, no. 1 (2018): 151–59, https://doi.org/10.29024/aogh.22.
34. Allison Crawford et al., "Defining Competencies for the Practice of Telepsychiatry through an Assessment of Resident Learning Needs," *BMC Medical Education* 16 (2016): 28, https://doi.org/10.1186/s12909-016-0529-0.
35. Sleezer, *A Practical Guide to Needs Assessment*, 52–57.
36. David L. Morgan, *Basic and Advanced Focus Groups* (Thousand Oaks, CA: SAGE Publications, 2018).
37. Richard A. Krueger and Mary Anne Casey, *Focus Groups: A Practical Guide for Applied Research*, 5th ed. (Thousand Oaks, CA: SAGE Publications, 2015).
38. Roger Tourangeau, Frederic G. Conrad, and Mick P. Couper, *The Science of Web Surveys* (Oxford: Oxford University Press, 2013), 57–98.
39. Don A. Dillman, Jolene D. Smyth, and Leah Melani Christian, *Internet, Phone, Mail, and Mixed-Mode Surveys: The Tailored Design Method*, 4th ed. (Hoboken, NJ: John Wiley & Sons, 2014), 301–18.
40. Andrew W. Phillips, Shalini Reddy, and Steven J. Durning, "Improving Response Rates and Evaluating Nonresponse Bias in Surveys: AMEE Guide No. 102," *Medical Teacher* 38, no. 3 (2016): 217–28, https://doi.org/10.3109/0142159X.2015.1105945.
41. Fink, *How to Conduct Surveys,* 19–25.
42. Mary C. Schuller, Debra A. DaRosa, and Marie L. Crandall, "Using Just-in-Time Teaching and Peer Instruction in a Residency Program's Core Curriculum: Enhancing Satisfaction, Engagement, and Retention," *Academic Medicine* 90, no. 3 (2015): 384–91, https://doi.org/10.1097/ACM.0000000000000578.
43. Hunter Gehlbach and Anthony R. Artino Jr., "The Survey Checklist (Manifesto)," *Academic Medicine* 93, no. 3 (2018): 360–66, https://doi.org/10.1097/ACM.0000000000002083.
44. Gail M. Sullivan and Anthony R. Artino Jr., "How to Create a Bad Survey Instrument," *Journal of Graduate Medical Education* 9, no. 4 (2017): 411–15, https://doi.org/10.4300/JGME-D-17-00375.1.
45. Anthony R. Artino Jr. et al., "'The Questions Shape the Answers': Assessing the Quality of Published Survey Instruments in Health Professions Education Research," *Academic Medicine* 93, no. 3 (2018): 456–63, https://doi.org/10.1097/ACM.0000000000002002.
46. Sleezer, *A Practical Guide to Needs Assessment*, 59–71.
47. Robert M. Groves et al., *Survey Nonresponse* (Hoboken, NJ: John Wiley & Sons, 2001), 3–26.
48. Andrew W. Phillips, Benjamin T. Friedman, and Steven J. Durning, "How to Calculate a Survey Response Rate: Best Practices," *Academic Medicine* 92, no. 2 (2017): 269, https://doi.org/10.1097/ACM.0000000000001410.
49. David A. Cook et al., "Incentive and Reminder Strategies to Improve Response Rate for Internet-Based Physician Surveys: A Randomized Experiment," *Journal of Medical Internet Research* 18, no. 9 (2016): e244, https://doi.org/10.2196/jmir.6318.
50. John F. Reinisch, Daniel C. Yu, and Wai-Yee Li, "Getting a Valid Survey Response from 662 Plastic Surgeons in the 21st Century," *Annals of Plastic Surgery* 76, no. 1 (2016): 3–5, https://doi.org/10.1097/SAP.0000000000000546.
51. Vincent M. Meyer et al., "Global Overview of Response Rates in Patient and Health Care Professional Surveys in Surgery: A Systematic Review," *Annals of Surgery*, September 15, 2020, https://doi.org/10.1097/SLA.0000000000004078.

52. Michaela Brtnikova et al., "A Method for Achieving High Response Rates in National Surveys of U.S. Primary Care Physicians," *PLOS One* 13, no. 8 (2018): e0202755, https://doi.org/10.1371/journal.pone.0202755.
53. Timothy J. Beebe et al., "Testing the Impact of Mixed-Mode Designs (Mail and Web) and Multiple Contact Attempts within Mode (Mail or Web) on Clinician Survey Response," *Health Services Research* 53, Suppl 1 (2018): 3070–83, https://doi.org/10.1111/1475-6773.12827.
54. Scott E. Kellerman and Joan Herold, "Physician Response to Surveys: A Review of the Literature," *American Journal of Preventive Medicine* 20, no. 1 (2001): 61–67, https://doi.org/10.1016/s0749-3797(00)00258-0.
55. Andrew W. Phillips et al., "Surveys of Health Professions Trainees: Prevalence, Response Rates, and Predictive Factors to Guide Researchers," *Academic Medicine* 92, no. 2 (2017): 222–28, https://doi.org/10.1097/ACM.0000000000001334.
56. Nanxi Zha et al., "Factors Affecting Response Rates in Medical Imaging Survey Studies," *Academic Radiology* 27, no. 3 (2020): 421–27, https://doi.org/10.1016/j.acra.2019.06.005.
57. Tamara Taylor and Anthony Scott, "Do Physicians Prefer to Complete Online or Mail Surveys? Findings from a National Longitudinal Survey," *Evaluation & the Health Professions* 42, no. 1 (2019): 41–70, https://doi.org/10.1177/0163278718807744.
58. Ellen Funkhouser et al., "Survey Methods to Optimize Response Rate in the National Dental Practice-Based Research Network," *Evaluation & the Health Professions* 40, no. 3 (2017): 332–58, https://doi.org/10.1177/0163278715625738.
59. Terry S. Field et al., "Surveying Physicians: Do Components of the 'Total Design Approach' to Optimizing Survey Response Rates Apply to Physicians?," *Medical Care* 40, no. 7 (2002): 596–605, https://doi.org/10.1097/00005650-200207000-00006.
60. Jonathan B. VanGeest, Timothy P. Johnson, and Verna L. Welch, "Methodologies for Improving Response Rates in Surveys of Physicians: A Systematic Review," *Evaluation & the Health Professions* 30, no. 4 (2007): 303–21, https://doi.org/10.1177/0163278707307899.
61. Cathy Thorpe et al., "How to Obtain Excellent Response Rates When Surveying Physicians," *Family Practice* 26, no. 1 (2009): 65–68, https://doi.org/10.1093/fampra/cmn097.
62. Yandara Martins et al., "Increasing Response Rates from Physicians in Oncology Research: A Structured Literature Review and Data from a Recent Physician Survey," *British Journal of Cancer* 106, no. 6 (2012): 1021–26, https://doi.org/10.1038/bjc.2012.28.
63. Jennifer Dykema et al., "Surveying Clinicians by Web: Current Issues in Design and Administration," *Evaluation & the Health Professions* 36, no. 3 (2013): 352–81, https://doi.org/10.1177/0163278713496630.
64. Young Ik Cho, Timothy P. Johnson, and Jonathan B. VanGeest, "Enhancing Surveys of Health Care Professionals: A Meta-Analysis of Techniques to Improve Response," *Evaluation & the Health Professions* 36, no. 3 (2013): 382–407, https://doi.org/10.1177/0163278713496425.
65. Fink, *How to Conduct Surveys*, 135–166.
66. Matthew B. Miles, A. Michael Huberman, and Johnny Saldaña, *Qualitative Data Analysis: A Methods Sourcebook*, 4th ed. (Thousand Oaks, CA: SAGE Publications, 2020).
67. Lyn Richards and Janice M. Morse, *README FIRST for a User's Guide to Qualitative Methods*, 3rd ed. (Thousand Oaks, CA: SAGE Publications, 2013).
68. Marilyn Lichtman, *Qualitative Research in Education: A User's Guide*, (Thousand Oaks, CA: SAGE Publications, 2013).

第4章

步骤3：目的与目标

聚焦课程

Patricia A. Thomas，医学博士
翻译：王雪梅　审校：周玉皆　马思瑶　赖佩芳

概念界定

一旦明确了学员的需求，就应该通过设定目的和目标，使课程有针对性地满足这些需求。目的或目标的定义是努力的方向。在这本书中，“目的”（goal）一词将用于讨论广泛的教育目标。“目标”（objective）一词将用于讨论具体、可测量的目标。

示例：目的与具体可测量的目标的对比。纵向质量改进和患者安全见习课程的目的（即宽泛的教育目标）是：医学生早期进行临床实践时能具备应用患者安全原则和概念的知识和技能。[1]以下是课程具体可测量目的的一个示例：在课程结束

时，每位学生将能够描述出患者安全（PS）和质量改进（QI）的六项基本原则。[2]

重要性

目的与目标具有重要意义，因为它们涉及以下内容：

- 帮助指导课程内容的选择，以及确定课程各组成部分的优先次序；
- 建议最有效的学习方法；
- 促进对学员和课程的评估，从而证明课程的有效性；
- 建议哪些评价方法是适宜的；
- 在更大规模的课程体系中设立本课程的界限；
- 促进课程实现更高层次的课程目标；
- 清楚地向其他人（如学员、教师、项目主任、系主任和认证机构）传达课程所解决的问题和希望达到的目标。

广泛的教育目的表达了课程的总体目标，它可以作为判断课程各组成部分内容选择的标准。设定具体可测量的目标并梳理目标间的优先级，有利于优化课程内容和选择适当的教育评价方法。

编写目标

编写教育目标是一项没有受到足够重视的技能。尽管目标编写很重要，学员、教师和课程设计者在制定或解释课程目标时经常会遇到困难。如果编写质量不佳，会导致课程重点不突出、效率低下，且容易随着时间的推移而偏离原来的目标。

编写有用的教育目标的关键点之一是使其具体且可测量，必须包括5个基本要素[3]：①谁；②能够做到；③多少（多好）；④在哪方面；⑤何时？

示例：具体可测量的目标。在本章开头提供的例子中包含了这些要素：①每位学生（谁）；②能够描述（能够做到）；③6个（多少/多好）；④PS和QI的基本原则（在哪方面）；⑤在课程结束时（何时）。

换句话说，具体可测量的目标应该包括一个动词（能够做到）和一个名词（哪方面）来描述表现，以及表现的标准（多少/多好）和条件（谁/何时）。（读者可能会联想到工商管理文献中有与之相似的SMART目标原则——具体性、可测量性、可分配性、可实现性、时限性。）[4]在编写具体可测量的目标（与目的相对）时，人们应该使用解读起来简单直接的动词（例如，列出或显示），而不是那些有很多不同解释的词（例如，知道或欣赏）。表 4.1 列出了在编写目标时使用的一些较为精确或较不精确的词。对于目标而言，中途经过几次修订是正常的事情。在每次修订时，核对该目标是否回答了“谁将在什么时候做多少”这个问题中的所有要素，以此确认目标是具体的和可测量的。在最终定稿之前，让内容专家和潜在学员等人来审查目标内容是很重要的，这样可以确保其他人能够理解目标想要表达的意思。表 4.2 提供了一些编写不佳和编写较好的目标示例。

表 4.1　有更多或更少其他解释的动词

包含较多其他解释的动词	包含较少其他解释的动词	
经常涉及认知目标的动词		
	Bloom 认知目标分类学中的认知水平[8-9]	动词
知道	记住（回忆事实）	确定 列举 背诵 界定 识别 检索
理解	理解	界定 对比 解读 分类 描述 排序 解释 说明
能够懂得如何鉴别	应用	实施 实行 使用（模型、方法） 完成
	分析	区别 区分 整理 解构 辨别
	评价	觉察 判断 批评 测试
懂得如何	创建、创造	设计 假设 构建 产生

续表

包含较多其他解释的动词	包含较少其他解释的动词
经常涉及表达情感目标的动词	
鉴赏	认为其有意义，很重要
把握……的意义	认为其有意义，很重要
相信，认为	认同，并将其作为信条或主张
享受	认为其令人愉快
内化	使用上述任一术语
经常涉及精神运动目标的动词	
技能 / 胜任力	
能够	证明、证实
懂得如何做	展示
行为 / 表现	
内化	使用或将其纳入表现（如测量所示）
其他动词	
学习	使用上述术语之一
教授	使用上述术语之一；在编写目标时不要将教师与学员相混淆

表 4.2　编写不佳和编写较好的目标示例

编写不佳的目标	编写较好的目标
• 住院医师将学会关节注射技术［未明确要学习的注射类型。未明确住院医师类型。未表明对该技术的认知理解是否足够，还是必须获得相关技能。目前尚不清楚学习应在何时进行，以及如何评估熟练程度。右侧目标则解决了这些问题］	• 在住院医师培训结束时，每个家庭医学住院医师至少会（根据附加的规程）正确演示一次以下的技术： - 肩峰下、肱二头肌和内肩关节注射 - 内膝关节穿刺和（或）注射 - 注射治疗外髁和内上髁炎 - 注射治疗腱鞘炎 - 采用适当的参考资料和监督，穿刺和（或）注射至少一处新囊、关节或腱区域
• 到内科见习课程结束时，每位三年级医学生都将能够诊断和管理常见的门诊疾病［该目标指定了“谁”和“何时”，但对医学生要达到的目标却含糊不清。右边的两个目标则明确了这一点］	• 内科急诊室实习结束时，每个三年级医学生都将在高血压、糖尿病、心绞痛、慢性阻塞性肺疾病、高脂血症、酗酒和滥用药物、吸烟和无症状的人类免疫缺陷病毒（HIV）感染的诊断及管理方面获得认知能力，该认知能力以在期中测试和期末考试中获得满意的分数来测量 • 在内科实习结束时，针对上述每种疾病，每位三年级医学生都要与指导医师会面和讨论，或者在病例会议中与同事讨论。在讨论以上每种病症时，至少以一名患者为例

续表

编写不佳的目标	编写较好的目标
• 如果医生能够完成三阶段的沟通技巧工作坊，那么其所在的诊所会让患者更满意［该目标并未明确对照组，也没有指明“满意”的具体内涵。右侧目标更准确地指出哪种做法会让患者更满意、对照组的表现以及如何测量满意度。它明确了表现和满意度的具体方面。人们可以通过满意度调查问卷和电话管理监控工具，更准确地描述所测量的结果］	• 与那些课程完成度低的诊所相比，那些有超过 50% 的员工完成了三阶段沟通技巧工作坊的诊所，在年度调查问卷中的投诉率更低，而患者体验评分更高，并且通过随机模拟电话测量发现，他们的电话管理也做得更好

目标类型

在课程建设中，应该意识到不同类型和不同层次的目标。目标类型与学员的学习、教育过程以及医疗保健和其他课程成果相关。这些类型的目标可以针对个体学员层面、项目层面或全体学员的总体层面来编写。表 4.3 提供了戒烟课程不同类型目标的示例。

表 4.3　目标的类型：住院医师戒烟课程示例

	个体学员	全体学员或项目
学员		
认知（知识）	到课程结束时，每位住院医师都能列出有效戒烟咨询的五个步骤	到课程结束时，≥ 80% 的住院医师将能够列出有效戒烟咨询的五步法，并且≥ 90% 的住院医师能够列出四个关键（标星号的）步骤
情感（态度）	到课程结束时，每位初级保健住院医师都会将由初级保健医师提供的戒烟咨询列为一项重要且有效的干预手段（在 4 分量表上得分≥ 3）	到课程结束时，初级保健住院医师对初级保健医师戒烟咨询工作的重要性和有效性的评分将有统计学意义上的显著提高
精神运动（技能或能力）	在课程期间，每位初级保健住院医师将在角色扮演中演示戒烟咨询技能，其中包含附带的五个步骤	在课程期间，≥ 80% 的住院医师将在角色扮演中展示戒烟咨询技能，其中包括附带的五个步骤
精神运动（行为）	课程完成后 6 个月，每位初级保健住院医师将会和其≥ 60% 的吸烟患者协商一项戒烟计划，或者将有戒烟计划的患者比例从基线基础提高了≥ 20%	课程结束后 6 个月，能够与患者协商一项戒烟计划的普通内科（GIM）住院医师比例将有统计学意义上的显著增长
过程	每位初级保健住院医师需要参加总计两次戒烟研讨会	≥ 80% 的初级保健住院医师将参加总计两次戒烟研讨会
患者结局	课程完成后 12 个月，每位初级保健住院医师的患者戒烟率（≥ 6 个月）从基线增加 2 倍以上或达到≥ 10%	课程结束后 12 个月，初级保健住院医师的患者戒烟（≥ 6 个月）的比例将有统计学意义上的显著增长

学员目标

学员目标包括认知、情感和精神运动 / 技能和行为领域中与学习相关的目标。这些领域中的学习需求在步骤 1 的一般性需求评估部分已有提及，并提到卫生服务提供者的知识、态度或技能的不足是备受关切的健康教育问题。与学习的认知领域有关的学员目标通常称为“知识”目标。然而，后一术语可能会导致过分强调事实性知识。与学习的认知领域有关的目标应考虑到与课程目标相关的一系列心智技能，包括从简单的事实性知识到更高层次的认知功能，如问题解决和临床决策。

示例：认知目标。在第一年的课程结束时，学生将列出 QI 过程[5]的九个关键步骤（事实性知识）。

示例：更高阶的问题解决。在工作坊结束时，学生将分析卫生系统情景，描述能够解决卫生系统不足的目标、措施和适当变革，以此来展示 QI 知识[6-7]（知识的应用通过已证实的测评规则来测量）。

Bloom 分类学首次尝试描述这种潜在的心理技能等级。[8]在 20 世纪中叶的发展时期，Bloom 认知学习目标分类法将通过一系列步骤进行的线性学习过程概念化，这些步骤被称为认知领域中的六大层次：知识（即事实回忆）、理解、应用、分析、综合和评价。[8]到世纪之交，分类法吸收了现代认知心理学中对学习更为复杂的理解，包括动机、情绪和元认知的作用[9-11]（见第 5 章“学习理论、原则和科学”）。

在某种程度上，这些分类法是分级的，尽管当前已不再认为人的认知能力是逐级而上、线性发展的。

示例：认知水平。以下学习目标是为医学生实习前 QI 和 PS 课程制定的。[2]完成课程后，医学生将能够：

- 确定医疗过失的常见原因，通过多项选择性检查找出医疗照护中的潜在的和主动的过失（回忆事实——低阶目标）；
- 演示 PDSA（计划-执行-学习-行动）循环的步骤，并通过运行图分析来测量 PDSA 练习中的有效性（应用 / 过程维度——高阶目标）。[2]

课程设计者通常会具体说明希望学员达到的最高目标。记录要达到的最高知识水平对于认证过程也很重要。在一些国际认证体系中，课程必须提供依据，证明学员所获得的知识水平符合国家学位标准，例如“解决复杂问题的技能；意见的整合和表述；自我评价，以及对促进专业知识和实践的责任担当等”。[12-13]

动词的选择暗示了目标的层次。例如，与列举或背诵能力相比，解释和说明的能力属于更高阶的目标。表 4.1 展示了 Bloom 认知水平的动词结构。我们从中可以找到更详细的动词列表，它们通常组织成一个“动词轮”，一个关于认知水平的饼状图，层次在核心，动词在中间，测量或评估在最外层。[14]这些词汇列表和“动词轮”可以帮助目标的编写者选择与要达到的认知水平相一致的动词和评估（测量）方法。

课程设计者还应该认识到，要实现某个更高阶的目标，需要制定一些容易实现的辅助性目标。在上面的QI例子中，学员需要知道PDSA循环的步骤，才能以演示运行图分析来测量PDSA循环有效性。明确这些辅助性目标将帮助学员，特别是新手学员，理解如何实现更高阶的目标，并促进教育策略和评估的实施（步骤4和6）。但辅助性目标亦不可划分得过于细致，需要均衡目标数量，否则学员会在大量的目标面前不知所措。在大型的课程中，这种平衡经常发生在与单个事件相关或“嵌套”的较低阶目标或辅助性目标之间，以及与整个课程或项目相关的较高阶目标之间。

卫生专业课程是在生物医学信息快速增长和医疗环境不断发展的时代下开发的。在这些环境中设计课程的挑战之一是：确定课程是应该侧重于学员需要掌握的事实性知识（低阶认知目标），还是强调制定一种可以让学员终生不断调整和更新阐述的概念性框架。适应性学习是指理解填补知识空白的必要性（反思和元认知）、收集和评估新信息并将其应用于问题解决，这是一个促进创新和终身学习的过程（高阶目标）[15]（见第5章）。编写学员认知目标并对其进行优先级排序的过程，有助于课程开发人员明确并关注这些目标，确保它们与整体课程目标相一致（见下文“其他注意事项”）。

与情感领域有关的学员目标经常被称为“态度”目标。它们可能指特定的态度、价值观、信念、偏见、情绪或角色期望。情感目标通常比认知目标更难表达和测量。[16]事实上，一些教学设计专家坚持认为，由于不能通过观察行为来准确地评估态度，因此不应该编写态度目标，[17]但情感目标隐含在大多数卫生专业的教育课程之中。例如，几乎每一门课程都把学员对于学习内容的重视度作为一项情感目标，因为这对于实现其他的学员目标至关重要。[18]这种“态度”与Marzano和Kendall的“自我系统”有关，其中包括动机、情绪反应、感知到的重要性和自我效能，他们认为这些是学习的重要基础。[11]即使是积极性很高的学员，其在医疗机构内外的实际从业情况（被称为“非正式”和“隐性”课程）也可能与正式课程教授的内容背道而驰。[19-20]课程开发人员应该认识并处理这些态度和做法（见第3章）。

示例：学员的学习态度。一所医学院着力引入了卫生系统科学课程，实习前医学生对该课程的态度褒贬不一。学生虽然承认课程教学内容的重要性，但也觉得教育系统重视考试分数和等级。[21-22]另有分析发现，学生意识到其职业认同感在传统的和不断发展的卫生系统科学专业之间存在矛盾，并察觉到卫生系统科学与基础和临床课程之间的竞争。这些因素限制了学生适应新的课程学习目标。[22]

在课程涉及情感领域的学习时，书面的目标将有助于提醒学员这种学习的重要性。如果要测量态度目标，那么它应该是具体和狭义的目标。[16]即使没有足够的资源来客观地评估其成就，这些目标也仍然有助于指导制定教育策略。

示例：情感目标。在PS和QI纵向课程第1年的学习结束时，学员将认识到医学生和其他医疗团队成员在改善患者安全方面所发挥的作用，这可以通过写一份关于暑期阅读的反思性作业来测量，该作业提示学员思考医学生在患者安全中所发挥的作用。[2]

与学习的精神运动领域有关的学员目标通常被称为“技能”或“行为”目标。这些目标指特定的精神运动任务或动作，可能涉及手或身体运动、视觉、听觉、言语或触觉。病史采集、患者教育和咨询、人际沟通、体格检查、书写病历和操作技能都属于这个领域。在编写相关精神运动技能的目标时，标明是只期望学员能够演示一项技能（“技能”目标），还是期望他们将该技能融入实际临床实践中（“行为”目标）。尽管心理过程和行为肯定也会在专业工作中出现，但本书将使用“行为目标”一词来描述在工作环境中反复或习惯性进行的一种可观察的技能，例如在开始手术室操作前，例行使用手术核检表。精神运动技能是作为一种技能目标还是一种行为目标进行编写，这对评估策略的选择有重要影响，并可能影响教育策略的选择（见第5章）。

示例：技能目标。到课程结束时，每个护理本科生都将在模拟实验室进行长达2小时的操作，在不同文化场景中熟练使用筛查、简要干预和转诊治疗（screening，brief intervention，and referral to treatment，SBIRT）干预[23]来筛查药物滥用。[24]

示例：行为目标。每个完成课程的护理本科生将定期（超过80%的时间）在临床轮转期间使用SBIRT干预来筛查药物滥用（此行为目标是通过临床轮转督导教师的直接观察来评估的）。

另一种构思与临床能力相关的学员目标的方法是Miller评价金字塔[25]的层次结构。金字塔表明临床能力从建立一个知识库开始（知道），然后学习相关的技能或操作（理解），展示技能或操作（展示）以及最后在实际临床实践中的行为（实践）。该金字塔的更新版将职业认同放在最后一个阶段，定义为“始终表现出一个已经开始像医生（卫生专业人员）一样思考、行动和感觉的人所应有的态度、价值观和行为”。[26]金字塔强调了对于工作场所中可观察到的活动进行评估的重要性，如沟通或操作。行为的习得需要通过多个辅助性目标来实现——认知、情感和技能目标——这些目标相互联系，并支持学员使用新技能。因为某些目标包含多个领域，可以通过清晰表述最高层次目标来实现效率，而不需要单独表述其潜在的认知、情感和技能目标。这种方法显示了胜任力导向框架（见下文）的特点，说明教育课程的成果是一种综合能力。然而，教育策略仍然必须强调学员表现出色所需的知识、态度和技能（见第5章）。

示例：多领域行为目标。意识到大多数药物滥用患者的临床服务是由非医师的医疗服务人员提供的，因此教育领导者为非医师的卫生专业毕业生（心理学、护理、职业治疗、物理治疗和助理医师研究）制定了特定学科的SBIRT培训。[27]本课程的目标是每位学生在完成培训后，能够将SBIRT运用到日常实践中，这意味着学生们在筛查和转诊方面已经习得了必要的核心知识、态度和可感知的能力。[27]

过程目标

过程目标与课程的实施有关。对于学员来说，过程目标可以表示预期的学员参与度，或者学员对课程的满意度。对于课程主管来说，过程目标可以描述那些表明课程按计划实施的其他指标（表4.3）。

示例：学员过程目标。在PS和QI工作坊之前，每个学员将完成卫生保健改进研究所（www.ihi.org）的四个QI线上模块。[6]

课程过程目标在课程层面上解决课程的顺利实施问题，它的编写可以针对个体学员层面，或者是总体学员层面。

示例：个人过程目标。每位助理医师学员将完成4小时的SBIRT培训计划，包括用标准化病人进行练习，在临床轮转期间与患者面谈，以及使用能力核检表进行自我评估。[27]请注意，此示例描述的是干预的完成，而不是学员的最终表现，因此是一个过程目标。

示例：课程（总体学员）过程目标。到临床学年结束时，100%的助理医师学员完成SBIRT自我评估能力核检表。

结果目标

在本书中，我们使用“结果目标”一词来描述健康、卫生保健、患者和人群结局（即超出了学员目标和过程目标的课程影响）。在设计课程目标时，预测课程的评价方式是很有帮助的（见图1.1和表7.1）。Kirkpatrick提出了教育课程评价的四个层次：①学员满意度；②学习成果（如全体学员成绩的综合评价）；③学员在工作场所采用的行为；④系统性影响或成果。[28]许多课程开发人员将重点放在Kirkpatrick的第一层次和第二层次；如果设立目标并记录第三层次和第四层次的成果，则更能体现课程的影响力。

结果可能包括患者的健康结局或学员的职业选择。更直接的结果可能包括患者行为的变化，如戒烟。[29]课程的结果目标涉及课程所针对的医疗保健问题。不幸的是，“结果目标”这一术语的使用没有保持一致，学员的认知、情感和精神运动目标有时也被称为结果（例如，知识、态度或技能结果）。为了避免混淆，最好使用精确的语言来描述目标，其中包括可以测量的具体结果类型。

示例：职业结果目标。从联合学校之一“健康公平网络培训”毕业的学生中，有较高比例的人将优先留在卫生服务薄弱的领域。[30]

示例：行为和健康结局目标。1年后，根据组织医学生纵向实习的临床诊所记录，人群流感疫苗接种率将有所提高。[31]

期望医学课程对医疗照护质量和患者预后产生易测量的影响是不现实的。例如，医学生要在完成课程的几年后才能够对患者负责。然而，大多数医学课程的设计应该要求对医疗照护质量和患者预后产生积极的影响。虽然教学结果的测量会很困难甚至难以实现，但是将某些健康结局目标纳入课程计划将有利于强调课程的最终目标，而且可能影响课程内容和教育方法的选择。

回顾表 4.3 中不同类型和层级的目标示例可能会有利于读者理解这一点。

胜任力和胜任力导向教育

胜任力导向教育（competency-based education，CBE）是医学教育的一种设计模型，它是由系统需求而非学员需求驱动的。CBE 是由结果定义的，是时间可变的（而非时间限定的）和结果可变的（这意味着学员在课程中的进步是由其课业成绩来定义的，而不是由在课程中学习的时间长短来定义的）。[32-33]

CBE 课程目的是在卫生系统或患者结局方面取得成就。CBE 中，学员结果表述为胜任力的获得，这种胜任力是可观察的行为，由知识、态度和精神运动技能整合而来。胜任力通常划分为不同的能力领域，各领域又包括更具体的专业行为。例如，1999 年，美国毕业后医学教育认证委员会（ACGME）把北美住院医师教育的 6 个胜任力领域首次作为项目成果的一部分发布，具体内容包括：患者照护、医学知识、人际关系和沟通能力、基于实践的学习和提升、职业素养、基于系统的照护。[34] 随着培训项目经验的积累，以及与患者和卫生系统结果联系的增强，这 6 项核心胜任力将不断得到完善和加强。[34-35]

CBE 是医学教育向前迈出的关键一步，特别是它认识到卫生专业人员非认知行为的重要性，这些行为对提供高质量照护非常重要。然而，正如最初编写的目标里所显现的那样，这些胜任力是抽象的和基于情境的，而这也使得教导和评估学员成为挑战。例如，学员可能在一种情境下表现出优秀的职业素养，但在另一种情况下却表现不佳。在外科情境中受重视的沟通技能可能与在门诊或急诊情境中很不一样。

置信职业行为和里程碑

置信职业行为（EPAs）描述了医务人员的任务或工作单元，旨在将 CBE 付诸实施——即将理论转化为实践。[36-37] 一项 EPA 有始有终，并且是可观察的。一项 EPA 可能需要精通几个胜任力领域，而一个胜任力领域可能支持多项 EPAs，因此 EPAs 和胜任力之间的关系通常可描述为一个矩阵。EPAs 是由专业机构定义的，机构通过复杂的过程建立共识，描述一门学科或专业的核心工作，[38-39] 因此具有专业性。毕业后医学教育课程通常有 20 ～ 40 项 EPAs；其中的一个挑战是，如何在保持 EPAs 数量可控的情况下合理地界定学科工作。

通过多次观察，学员展现出能适当完成EPAs任务的素养，在培训课程中从新手进阶到“值得信赖的”水平。通常情况下，熟练度分为5个等级：①只能观察而不允许操作；②能在全程直接监督下操作；③能在适度的间接监督下操作；④能在没有监督的情况下操作；⑤能担任指导者和监督者。[36, 38] EPAs描述了在课程的不同时间或阶段的预期置信程度，但学员可能会先于或晚于同龄人实现置信，这与时间可变方式保持一致（见第7章）。

示例：住院医师培训课程中两个阶段的内科EPAs。一个由临床专家和教育专家组成的共识小组为内科住院医师培训制定了29项EPAs，并将其分成几个培训阶段。在早期阶段的一项EPA——“向学科过渡”中，其内涵是“识别和评估病情不稳定的患者，向其提供初步治疗，并获取帮助”。一项高级阶段的EPA——“向临床实践过渡”的内涵是“与其他医生和卫生服务专业人员一起制定患者的协同照护计划”。[39]

请注意，虽然这些都是学员的教育目标，其书面表述比本书中定义的特定学习目标更为宽泛，而且与“目标”（objective）相比，其更符合六步法中对“目的”（goal）的定义。

为了具体测量学员在置信过程中取得的进展，专家们编写了“里程碑”来描述当学员在培训课程中取得进展时，其在胜任力领域的实际表现。在这个框架中，每经过6个月培训，临床胜任力委员会会使用各种观察和证据来描述学员在这6个领域中各领域的成就。[40]

示例：儿科住院医师“里程碑”。儿科住院医师患者照护胜任力中的一个子胜任力是“收集患者准确的基本信息”。一级表现描述如下：“要么收集的信息太少，要么按照模板过于详尽地收集信息，而不管患者的主诉是什么，收集的每一条信息似乎都与下一条一样重要。按照信息获取的顺序来回忆临床信息，对信息片段进行收集、筛选、优先级排序和连接，受限且依赖于从基础病理生理学角度对这些信息片段进行分析推理。”[41-42]

里程碑发展得比单项EPA更具体，但同时也意味着教学团队成员已经直接观察到态度和技能的习惯性和持续性的发展，并且正如前文所述，“里程碑”是无法被明确测量的。[43] 解决这一问题的方法是建立一个评价系统，以电子方式收集多名监督员在一段时间内的多项观察结果，并为每个住院医师创建仪表板[43]（见第7章和第10章“步骤6：评估与反馈”中的“程序性评价”）。

大多数国际健康教育系统已经都在使用CBE。[44-48] 2013年对多个国际健康专业胜任力框架的一项审查发现，这些领域存在着惊人的一致性，在6个ACGME胜任力中只增加了两个新内容，分别是跨专业协作和个人及职业发展。[49] 与跨专业和协作实践相关的胜任力是指来自不同专业背景的多名医疗卫生人员与患者、家庭和社区合作，以提供最高质量的照护，[50] 这发表在跨专业协作的共识声明中并于2016年修订。[51] 在

2010年的卡内基报告中，将职业认同定义为“思维、感觉和行动习惯，这些习惯让学员表现出富于同情心、善于沟通和对社会负责的医生精神。”[52]

医学教育也正在采取行动，规范从医学生到执业医师的整个教育连续体中所使用的胜任力语言。2013年，美国医学院校协会（AAMC）公布了通用医师胜任力的参考清单，并要求所有医学院校使用该分类法规划其教育计划目标。[53]这些胜任力的学科描述很可能要继续细化和标准化。AAMC在2013年也公布了针对医学生的EPAs，即“住院医师的核心置信职业行为”。[54]对于课程开发人员而言，最重要的是意识到这些首要的目标，并考虑拟设课程的具体学习目标能够如何支持和反映胜任力发展。

示例：贯穿连续统一体的胜任力框架。AAMC采用共识方式描述出医学领域中新出现的胜任力。在质量改进和患者安全（QIPS）胜任力框架中，描述了从医学生到执业医师过程中的5个领域，涵盖了连续统一体中三个节点上的详细胜任力。[55]例如，QI领域中12个胜任力之一是：一位刚成为住院医师的人员（刚从医学院毕业的学生）“演示了基本的QI方法和质量测量的知识”。一位刚执业的医学生（刚毕业的住院医生）也演示了同样的情况，而且“使用常见的工具（如流程图、过程图、鱼骨图）展示QI工作”。在胜任力框架连续体中的最后节点，一位经验丰富的医生演示了上述行为，并且“创建、实施和评估了常见工具（例如流程图、过程图、鱼骨图），进而展示QI工作”。[55]

其他注意事项

虽然教育目标是所有课程的关键部分，但需要记住重要的是，大多数教育经验所包含的内容远不止一系列预先设想的目标。例如，在临床轮转中，许多学习得益于面对个体患者时那些预料之外的事件。在许多情况下，最有用的学习来源于个体学员及其导师所确定和追求的学习需求。在这种情况下，一份详尽无遗的目标清单对于学员和教师来说可能负担过重，会扼杀创造力，并限制与个人需求和经验相关的学习。另外，如果没有明确表达的目的或目标，学习体验将松散无序，重要的认知、情感、精神运动/技能或行为目标可能无法实现。

目的为课程提供了理想的总体方向。课程开发中的一项重要而困难的任务是制定一套数量可控、质量可评的具体目标，包括：

- 解释目的；
- 将对实现目标至关重要的课程内容作为重点和优先事项；
- 鼓励（或至少不限制）与课程目标相关的创造性、灵活性和非规定的学习。

示例：使用目的与目标，鼓励从经验中学习。助理医师项目中临床轮转的宽泛目的可能是让学员熟练掌握常见临床问题的初步诊断和处理。一旦确定了这些临床问题，就可以对患者的病例组合进行评估，以确定该情境是否为学员提供了足够的临床经验和获得相关资源的途径。

在同一项目中，临床轮转的目的可能是让学员能够自我指导，培养稳健的临床推理技能，并在医疗照护中采用基于证据和以患者为中心的方式。具体可测量的过程目标可以促进这些目标的实现，而不会产生不必要的限制。其中一个目标可能是在为期 1 个月的临床轮转中，每位学员将做一个 15 分钟的报告，阐述该月遇到的患者管理问题，包括临床流行病学、循证医学、临床决策、高质量照护，以及对患者或家庭偏好的评估。第二个目标可能是在每周轮转期间，个体学员要确定一个与所照护的一位患者有关的问题，并向团队简要报告所使用的资源、检索所需的时间以及问题答案。

编写数量可控、具体可测量的目标通常需要几个周期，这样才能真正符合目标学员的需要。

示例：细化目标并确定优先顺序。在上述例子中，教学团队为住院医师开发糖尿病课程，可以从以下目标开始：

1. 在课程结束时，每位学员都能列出糖尿病并发症。

2. 在课程结束时，每位学员都能把动脉粥样硬化性心血管疾病、视网膜病变 / 失明、肾病、神经病变和足部问题 / 截肢列为糖尿病的并发症，并能列出对应的具体医疗干预措施，以防止这些并发症或后遗症的发生。

3. 在课程结束时，每位学员都能列出作为糖尿病并发症出现的每种神经疾病中的所有医学和感官表现（类似的目标可能是针对糖尿病的其他并发症而编写的）。

4. 在课程结束时，每位学员都能分析为门诊小组提供的照护质量。

在反思和听取他人意见后，目标 1 可能会被取消，因为如果不按患病率或治疗意义来对并发症进行优先级排序，那么记住糖尿病的每种并发症将价值甚微。目标 3 可能会被删除，因为数量繁多，并且包含了对这一水平学员而言不必要的细节。目标 4 可以进一步明确，包括增加具体的可测量的术语，如“使用糖尿病照护的共识质量指标来分析……”。目标 2 可能会被保留，因为它被认为足够详细，并且与培训医师助理学员的目标相关，使学员能够针对医疗实践中常见的临床问题，熟练地做出符合成本效益的诊断和处理。在上述过程中，课程团队应该减少目标数量，同时确保剩余的目标足够具体和相关，以指导和聚焦教学与评估。

结　论

编写目的和目标是课程开发中一项极其重要的技能。精心编写的目的和目标对课程进行了界定和聚焦，对课程开发人员选择教育策略与评价方法有指导意义。

问　题

对于您正在协调、设计或想要设计的课程，请回答或考虑以下问题和提示：

1. 写出 1 ～ 3 个广泛的教育目的。

2. 这些目的是否与该专业所界定的胜任力或 EPAs 有关？

3. 使用所提供的模板，写出各种类型的具体可测量的教育目标。

	目标水平	
	个体学员	全体学员或课程
学员（认知、情感、精神运动 / 技能或行为）		
过程		
健康、医疗保健或患者结局		

检查每个目标，确保其包含了 5 个要素的具体可测量目标（谁 何时 在哪方面 将做到 多少 / 多好？）。检查使用的词是否准确无误（表 4.1）。让其他人阅读您的目标，看看他们是否能准确地解释这些目标。

4. 您具体、可测量的目标是否支持并进一步阐明了您广泛的教育目的？如果没有，您需要进一步反思您的目标和目的，并修改目标或目的。

5. 您能把这些目标对应到已经界定的一套胜任力或上述问题 2 中已识别的 EPA 中吗？

6. 思考一下您所表述的目标将如何重点突出课程内容、教育方法和评估策略。这是您想要的吗？如果不是，则可能需要重写、添加或删除一些目标。

通用参考文献

Anderson, Lorin W., and David R. Krathwohl, eds. *A Taxonomy for Learning, Teaching, and Assessing: A Revision of Bloom's Taxonomy of Educational Objectives.* New York: Longman, 2001.

A revision of Bloom's taxonomy of cognitive objectives that presents a two-dimensional framework for cognitive learning objectives. Written by cognitive psychologists and educators, with many useful examples to illustrate the function of the taxonomy. 302 pages.

Bloom, Benjamin S. *Taxonomy of Educational Objectives: A Classification of Educational Objectives. Handbook 1: Cognitive Domain.* New York: Longman, 1984.

A classic text that presents a detailed classification of cognitive educational objectives. A condensed version of the taxonomy is included in an appendix for quick reference. 207 pages.

Cutrer, William B., Martin V. Pusic, Larry D. Gruppen, Maya M. Haymmoud, and Sally A. Santen, eds. *The Master Adaptive Learner.* Philadelphia: Elsevier, 2021.
This book is based on the premise that twenty-first-century health professionals need to be lifelong learners who adjust and innovate throughout their professional careers. The text presents a theoretical and practical guide to developing curricula that address the development of adaptive expertise.

Green, Lawrence, Marshall W. Kreuter, Sigrid Deeds, and Kay B. Partridge. *Health Education Planning: A Diagnostic Approach.* Palo Alto, CA: Mayfield Publishing, 1980.
This basic text of health education program planning includes the role of objectives in program planning. 306 pages.

Gronlund, Norman E., and Susan M. Brookhart. *Gronlund's Writing Instructional Objectives*. 8th ed. Upper Saddle River, NJ: Pearson, 2009.
A comprehensive and well-written reference that encompasses the cognitive, affective, and psychomotor domains of educational objectives. It provides a useful updating of Bloom's and Krathwohl's texts with many examples and tables.

Krathwohl, David R., Benjamin S. Bloom, and Bertram B. Masia. *Taxonomy of Educational Objectives, Handbook II: Affective Domain*. New York: David McKay Company, 1956.
A classic text that presents a detailed classification of affective educational objectives. A condensed version of the taxonomy is included in an appendix for quick reference.

Mager, Robert F. *Preparing Instructional Objectives: A Critical Tool in the Development of Effective Instruction*. 3rd ed. Atlanta, GA: Center for Effective Performance, 1997.
A readable, practical guidebook for writing objectives. Includes examples. Popular reference for professional educators, as well as health professionals who develop learning programs for their students. 193 pages.

Marzano, Robert J., and John S. Kendall. *The New Taxonomy of Educational Objectives*. 2nd ed. Thousand Oaks, CA: Corwin Press, 2007.
Yet another revision of Bloom's taxonomy. Based on three domains of knowledge: information, mental procedures, and psychomotor procedures. Well-written and thoughtful, this work argues for well-researched models of knowledge and learning. 167 pages.

引用文献

1. World Health Organization, *WHO Patient Safety Curriculum Guide for Medical Schools: A Summary* (United Kingdom: WHO Press, 2009).
2. Luba Dumenco et al., "Outcomes of a Longitudinal Quality Improvement and Patient Safety Preclerkship Curriculum," *Academic Medicine* 94, no. 12 (2019): 1980–87, https://doi.org/10.1097/ACM.0000000000002898.
3. Lawrence Green et al., *Health Education Planning: A Diagnostic Approach* (Palo Alto, CA: Mayfield Publishing, 1980).
4. George T. Doran, "There's a S.M.A.R.T. Way to Write Management's Goals and Objectives," *Management Review* 70, no. 11 (1981): 35–36.
5. Mamta K. Singh, Heidi L. Gullett, and Patricia A. Thomas, "Using Kern's 6-Step Approach to Integrate Health Systems Science Curricula into Medical Education," *Academic Medicine* 96 (2021): 1282–90, https://doi.org/10.1097/ACM.0000000000004141.
6. Luba Dumenco et al., "An Interactive Quality Improvement and Patient Safety Workshop for First-Year Medical Students," *MedEdPORTAL* 14 (2018), https://doi.org/10.15766/mep_2374-8265.10734.
7. Mamta K. Singh et al., "The Quality Improvement Knowledge Application Tool Revised (QIKAT-R)," *Academic Medicine* 89 (2014): 1386–91, https://doi.org/10.1097/ACM.0000000000000456.

8. Benjamin S. Bloom, *Taxonomy of Educational Objectives: Cognitive Domain* (New York: Longman, 1984).
9. Lorin W. Anderson and David R. Krathwohl, eds., *A Taxonomy for Learning, Teaching, and Assessing: A Revision of Bloom's Taxonomy of Educational Objectives* (New York: Addison Wesley Longman, 2001).
10. David R. Krathwohl, "A Revision of Bloom's Taxonomy: An Overview," *Theory into Practice* 41, no. 4 (2002): 212–18.
11. Robert J. Marzano and John S. Kendall, *The New Taxonomy of Educational Objectives*, 2nd ed. (Thousand Oaks, CA: Corwin Press, 2007).
12. Bologna Working Group on Qualifications Frameworks, *A Framework for Qualifications for the European Higher Education Area* (Copenhagen: Ministry of Science, Technology and Innovation, 2005).
13. Commission for Academic Accreditation, *QF Emirates Guide for ERTs* (United Arab Emirates: Ministry of Education, 2019).
14. Ashley Tan, "Remaking the Revised Bloom's Taxonomy," 2016, accessed April 30, 2021, http://bit.ly/newbtref.
15. William B. Cutrer et al., "Fostering the Development of Master Adaptive Learners: A Conceptual Model to Guide Skill Acquisition in Medical Education," *Academic Medicine* 92, no. 1 (2017): 70–75, https://doi.org/10.1097/acm.0000000000001323.
16. Marlene E. Henerson, Lynn L. Morris, and Carol T. Fitz-Gibbon, *How to Measure Attitudes*, vol. 6, 2nd ed. (Newbury Park, CA: Sage Publications, 1987).
17. Robert F. Mager, *Preparing Instructional Objectives: A Critical Tool in the Development of Effective Instruction*, 3rd ed. (Atlanta, GA: CEP Press, 1997).
18. David A. Cook and Anthony R. Artino Jr., "Motivation to Learn: An Overview of Contemporary Theories," *Medical Education* 50, no. 10 (2016): 997–1014, https://doi.org/10.1111/medu.13074.
19. Frederick W. Hafferty and Joseph F. O'Donnell, eds., *The Hidden Curriculum in Health Professional Education* (Hanover, NH: Dartmouth College Press, 2015).
20. Maria A. Martimianakis et al., "Humanism, the Hidden Curriculum, and Educational Reform: A Scoping Review and Thematic Analysis," *Academic Medicine* 90, no. 11 Suppl (2015): S5–S13, https://doi.org/10.1097/ACM.0000000000000894.
21. Jed D. Gonzalo and Greg Ogrinc, "Health Systems Science: The 'Broccoli' of Undergraduate Medical Education," *Academic Medicine* 94 (2019): 1425–32, https://doi.org/10.1097/acm.0000000000002815.
22. Jed D. Gonzalo et al., "Unpacking Medical Students' Mixed Engagement in Health Systems Science Education," *Teaching and Learning in Medicine* 32, no. 3, (2019): 250–58, https://doi.org/10.1080/10401334.2019.1704765.
23. Thomas F. Babor, Frances Del Boca, and Jeremy W. Bray, "Screening, Brief Intervention and Referral to Treatment: Implications of SAMHSA's SBIRT Initiative for Substance Abuse Policy and Practice," *Addiction* 112, Suppl 2 (2017): 110–17, https://doi.org/10.1111/add.13675.
24. Betty J. Braxter et al., "Nursing Students' Experiences with Screening, Brief Intervention, and Referral to Treatment for Substance Use in the Clinical/Hospital Setting," *Journal of Addictions Nursing* 25, no. 3 (2014): 122–29, https://doi.org/10.1097/JAN.0000000000000037.
25. G. E. Miller, "The Assessment of Clinical Skills/Competence/Performance," *Academic Medicine* 65, 9 Suppl (1990): S63–S67, https://doi.org/10.1097/00001888-199009000-00045.
26. Richard L. Cruess, Sylvia R. Cruess, and Yvonne Steinert, "Amending Miller's Pyramid to Include Professional Identity Formation," *Academic Medicine* 91, no. 2 (2016): 180–85, https://doi.org/10.1097/ACM.0000000000000913.
27. Ashley T. Scudder et al., "Screening, Brief Intervention, and Referral to Treatment (SBIRT) Expansion of Training to Non-physician Healthcare Graduate Students: Counseling Psychology, Nursing, Occupational Therapy, Physical Therapy, and Physician Assistant Studies," *Substance Abuse* (2019): 1–11, https://doi.org/10.1080/08897077.2019.1695705.
28. James D. Kirkpatrick and Wendy K. Kirkpatrick, *Kirkpatrick's Four Levels of Training Evaluation* (Alexandria, VA: Association for Talent Development Press, 2016).

29. Jean-Paul Humair and Jacques Cornuz, "A New Curriculum Using Active Learning Methods and Standardized Patients to Train Residents in Smoking Cessation," *Journal of General Internal Medicine* 18, no. 12 (2003): 1023–27, https://doi.org/10.1111/j.1525-1497.2003.20732.x.
30. Simone J. Ross et al., "The Training for Health Equity Network Evaluation Framework: A Pilot Study at Five Health Professional Schools," *Education for Health* 27, no. 2 (2014): 116–26, https://doi.org/10.4103/1357-6283.143727.
31. Bruce L. Henschen et al., "Continuity with Patients, Preceptors, and Peers Improves Primary Care Training: A Randomized Medical Education Trial," *Academic Medicine* 95, no. 3 (2020): 425–34, https://doi.org/10.1097/ACM.0000000000003045.
32. Jason R. Frank et al., "Toward a Definition of Competency-Based Education in Medicine: A Systematic Review of Published Definitions," *Medical Teacher* 32, no. 8 (2010): 631–37, https://doi.org/10.3109/0142159x.2010.500898.
33. Nicolas Fernandez et al., "Varying Conceptions of Competence: An Analysis of How Health Sciences Educators Define Competence," *Medical Education* 46, no. 4 (2012): 357–65, https://doi.org/10.1111/j.1365-2923.2011.04183.x.
34. Susan R. Swing, "The ACGME Outcome Project: Retrospective and Prospective," *Medical Teacher* 29, no. 7 (2007): 648–54, https://doi.org/10.1080/01421590701392903.
35. Kelly J. Caverzagie et al., "Overarching Challenges to the Implementation of Competency-Based Medical Education," *Medical Teacher* 39, no. 6 (2017): 588–93, https://doi.org/10.1080/0142159x.2017.1315075.
36. C. El-Haddad et al., "The ABCs of Entrustable Professional Activities: An Overview of 'Entrustable Professional Activities' in Medical Education," *Internal Medicine Journal* 46, no. 9 (2016): 1006–10, https://doi.org/10.1111/imj.12914.
37. Shefaly Shorey et al., "Entrustable Professional Activities in Health Care Education: A Scoping Review," *Medical Education* 53, no. 8 (2019): 766–77, https://doi.org/10.1111/medu.13879.
38. Olle ten Cate et al., "Curriculum Development for the Workplace Using Entrustable Professional Activities (EPAs): AMEE Guide No. 99," *Medical Teacher* 37, no. 11 (2015): 983–1002, https://doi.org/10.3109/0142159x.2015.1060308.
39. David R. Taylor et al., "Creating Entrustable Professional Activities to Assess Internal Medicine Residents in Training: A Mixed-Methods Approach," *Annals of Internal Medicine* 168, no. 10 (2018): 724–29, https://doi.org/10.7326/M17-1680.
40. Thomas J. Nasca et al., "The Next GME Accreditation System—Rationale and Benefits," *New England Journal of Medicine* 366, no. 11 (2012): 1051–56, https://doi.org/10.1056/NEJMsr1200117.
41. Patricia J. Hicks et al., "The Pediatrics Milestones: Conceptual Framework, Guiding Principles, and Approach to Development," *Journal of Graduate Medical Education* 2, no. 3 (2010): 410–18, https://doi.org/10.4300/JGME-D-10-00126.1.
42. "The Pediatrics Milestone Project: A Joint Initiative of the Accreditation Council for Graduate Medical Education and the American Board of Pediatrics," Pediatrics Milestone Working Group, 2017, accessed April 30, 2021, https://www.acgme.org/portals/0/pdfs/milestones/pediatricsmilestones.pdf.
43. Samir Johna and Brandon Woodward, "Navigating the Next Accreditation System: A Dashboard for the Milestones," *Permanente Journal* 19, no. 4 (2015): 61–63, https://doi.org/10.7812/TPP/15-041.
44. "Outcomes for Graduates," General Medical Council, 2018, accessed April 30, 2021, https://www.gmc-uk.org/education/standards-guidance-and-curricula/standards-and-outcomes/outcomes-for-graduates/outcomes-for-graduates.
45. J. G. Simpson, et al., "The Scottish Doctor—Learning Outcomes for the Medical Undergraduate in Scotland: A Foundation for Competent and Reflective Practitioners," *Medical Teacher* 24, no. 2 (2002): 136–43, https://doi.org/10.1080/01421590220120713.
46. Jason R. Frank, Linda Snell, and Jonathan Sherbino, eds., *CanMEDS 2015 Physician Competency Framework* (Ottawa: Royal College of Physicians and Surgeons of Canada, 2015), accessed April 30, 2021, http://canmeds.royalcollege.ca/uploads/en/framework/CanMEDS%202015%20Framework_EN_Reduced.pdf.

47. "Common Program Requirements (Residency)," Accreditation Council for Graduate Medical Education, 2020, accessed April 30, 2021, https://www.acgme.org/what-we-do/accreditation/common-program-requirements.
48. "ACGME International Foundational Program Requirements for Graduate Medical Education," effective July 1, 2020, ACGME-I, accessed April 30, 2021, https://www.acgme-i.org/Accreditation-Process/Requirements/.
49. Robert Englander et al., "Toward a Common Taxonomy of Competency Domains for the Health Professions and Competencies for Physicians," *Academic Medicine* 88, no. 8. (2013): 1088–94, https://doi.org/10.1097/ACM.0b013e31829a3b2b.
50. WHO Study Group on Interprofessional Education and Collaborative Practice, *Framework for Action on Interprofessional Education and Collaborative Practice* (Geneva, Switzerland: World Health Organization, 2010).
51. Interprofessional Education Collaborative, Core Competencies for Interprofessional Collaborative Practice: 2016 Update (Washington, DC: Interprofessional Education Collaborative, 2016), accessed October 8, 2021, https://www.ipecollaborative.org/ipec-core-competencies.
52. Molly Cooke, David Irby, and Bridget C. O'Brien, *Educating Physicians: A Call for Reform of Medical School and Residency* (San Francisco, CA: Jossey-Bass, 2010).
53. Kristen L. Eckstrand et al., "Giving Context to the Physician Competency Reference Set: Adapting to the Needs of Diverse Populations," *Academic Medicine* 91, no. 7 (2016): 930–35, https://doi.org/10.1097/ACM.0000000000001088.
54. Association of American Medical Colleges, *Core Entrustable Professional Activities for Entering Residency: Curriculum Developers' Guide* (Washington, DC: AAMC, 2014), accessed April 30, 2021, https://www.aamc.org/what-we-do/mission-areas/medical-education/cbme/core-epas/publications.
55. Association of American Medical Colleges, *Quality Improvement and Patient Safety Competencies Across the Learning Continuum,* AAMC New and Emerging Areas in Medicine Series (Washington, DC: AAMC, 2019), accessed April 30, 2021, https://www.aamc.org/what-we-do/mission-areas/medical-education/cbme/qips.

第 5 章

步骤 4：教育策略

实现教育目标

Sean A. Tackett，医学博士，公共卫生硕士；Chadia N. Abras，哲学博士
翻译：刘　瑾　齐　心　审校：温丹萍　杨姣姣　马思瑶　杨　苗

真正的教学不是知识的积累；它是一种经历过连续阶段后的意识觉醒。

——出自埃及金字塔内神庙壁

概念界定

确定课程目的和具体、可衡量目标之后，下一步是**制定教育策略**，以实现课程目标。教育策略包括内容和方法。内容是课程中需要包含的具体选题或主题。方法是学习者参与内容的方式。

重要性

教育策略提供了实现课程目标的手段。它们是课程的核心，即教育干预。人们倾向于仅从这一步来考虑课程。正如我们将见到的，步骤 1 到步骤 3 打下的基础最终用于指导教育策略的选择。

总　　论

当课程开发人员思考怎样选择他们的教育策略时，他们应该意识到一些与学习如何发生有关的理论、原则和科学，能够支持学习的技术，以及其他有助于教育活动设计的框架。

将学习的定义默念在心也很有帮助。教学是教育者应做的事情，而学习是发生在学习者内心的事情。在学习的认知、情感和（或）精神运动领域以及学习者行为方面，学习可以发生可见的变化。课程开发人员的工作主要是规划学习体验，以**促进**课程参与者学习。

学习理论、原则和科学

现在有许多描述学习如何发生的框架。尽管没有任何单一的框架可以解释学习的方方面面，但它们还是具有很多共同点。学习框架倾向于关注个体内部、个体或群体之间以及人们与物质对象相互作用时发生了什么。关注个体内部的学习框架，往往与学习的认知、情感或精神运动领域中的一项密不可分。

认知主义是一种与学习的认知领域密切相关的广泛范式。它根据信息处理过程来解释学习：首先是环境刺激，它通过感官记忆过滤进入工作记忆（容量有限），然后过渡到长期记忆（存储空间几乎无限），最后转换到新的情况下应用。[1-2] 认知负荷理论符合认知主义范式，强调需要缩小外部认知负荷，为完成任务和扩展知识提供更多的工作记忆空间，用以关联认知负荷。[3] 认知主义还包含着关于多媒体学习的认知理论，[4] 它描述了将文字和图片相结合以优化信息处理的原则。比方说，合理安排单词和图片使它们相互补充，可以使之作为一个整体的信息“块”，而不是作为单独的碎片信息来处理，从而使工作记忆能够承载更大量的信息。其他一些实践启示来自与认知主义范式有关的实验证据，[5]例如整合测试、间隔性重复（例如，以递增的间隔重复以避免遗忘），或交叉学习（例如，将几个概念混合在一起学习，而不是分块学习）。**个人（认知）建构主义**是另一个与学习的认知领域基本一致的范式。它源于皮亚杰的认知发展理论，侧重于学习者如何通过阐释他们现有的独特知识体系来建构新的意义。[6]认知主义模式寻求优化可处理的信息量，而建构主义侧重于将新知识与每个学习者现有的知识联系起来，并假定每个学习者的认知表征的形状和轮廓都是独特的。认知主义和建构主义的共同点是在试图优化学习时都强调激活先验知识的边界。

动机理论试图解释学习者的情感属性是如何影响其学习的，这些情感属性，包括诸如对自己能力的信念、对自己行为将影响结果的感知以及教育体验的感知价值。[7-8]这些理论强调创造支持性的学习环境，以促进人际关系，根据学习者的目标澄清任务的相关性和价值，帮助学习者更准确地校准他们对自己能力的信念，并寻找机会让学习者自己掌控和引导自己的学习。[7]**转化式学习**正深刻改变着人们长期养成的价值观和观念，旨在改变一个人的世界观。这也主要与学习的情感领域一致，有助于提高学习者对其无意识的价值观、情感或偏见的认识。[9]当学习者反思“迷失方向的困境”[10]或根据观察和经验“提出问题”，而不是解决别人提出的问题来学习时，参考框架就可能会发生变化。[11]

刻意练习是一种与**精神运动**学习特别相关的模式，因为它描述了如何练习技能：努力和专注地练习、频繁地反馈（通常来自教练），以及在循环往复练习中把目标变得越来越困难或复杂。[12]**掌握性学习**，即学习者必须达到预设的表现标准，这在胜任力导向、时间可变的教育模式中变得越来越重要（见第4章，“胜任力和胜任力导向的教育”）。达到掌握的表现标准通常需要通过反复的刻意练习来实现。当学习者达到了预定的掌握标准，就可以进入一个新的训练和练习阶段，以达到更高的标准。[13]

社会学习理论[14]侧重于个人之间互动时学习是如何发生的，自然会跨越认知、情感和精神运动领域。这些理论试图解释在观察他人时学习是如何发生的，以及知识是如何由群体产生和共享的。表5.1总结了选自Baker等[15]的医疗卫生专业教育相关的教育范式（表5.1中包括的社会物质理论和行为主义，将在本章后面部分介绍）。

所有学习模式的共同点是，所有学习都要求个人：①参与新的和潜在的具有挑战性的概念和（或）经验；②相信他们将要学习的内容是重要的且可习得的；③在他们的学习环境中感到安全并能得到支持；④有机会练习、反馈和反思，根据需要重复学习。总体而言，学习是一个连续、逐步强化的过程，从被动到主动，到建设性，再到交互。[16]

最后，虽然人们倾向于认为多项任务同时处理可以提高效率，但有证据表明，它反而会降低正在执行的多项任务的质量。[17]

休息、健康和学习

目标导向的学习体验需要参与者的专注和努力，但学习在计划的学习体验之内，甚至之外仍在继续。当一个人的思考没有指向特定的目标时，大脑的“默认模式网络”就会开启，使大脑的不同部分之间建立连接，[19]从而产生自发的想法，例如走神或白日梦，[18]这些休息时间被认为是有创造力的，能够产生新的见解和创意，并非不学习。花太多时间在目标导向的活动中反而会限制学习和创造力。

当个人选择日常健康行为时，学习也会得到改善。充足的睡眠对巩固记忆至关重要。[20-21]即使短时间的锻炼也能改善认知能力。[22]睡眠、锻炼和社交可以减少压力和焦虑，这也有利于学习。课程开发者在设计课程时，应确保充足的休息时间，并鼓励参与者选择健康行为。

数字化和在线学习

数字化教育一词可适用于线上或线下的数字（电子）技术应用在教育内容或方法中的情形。[23]学习者可同时（即同步）或在不同时间（即异步）访问资源。几乎所有传统的面对面教育策略都有对应的数字化方式可供选择。新的数字化教育策略不断涌现，以至于没有一个标准的术语可以涵盖所有这些策略。不同类型线上课程的术语更加统一，并包括以下内容：[24]

- 混合式学习课程结合了面对面和在线教学。
- 教师主导的完全在线课程，可以在线访问所有内容，而教师和学习者之间可以同步和异步交互。
- 自主调节的课程是由学习者个人发起的，完全异步。
- 大规模开放在线课程（MOOCs）是在支持大规模参与的专业平台上开发的可异步课程，虽然MOOCs常将学生聚集在一起，并支持同伴与导师的互动。

数字技术和在线课程为克服地点和时间限制提供了有利条件。它们可以通过将课程要素标准化，以及让学生更为灵活地获取资源，以提高学习质量。数字化教育已被证明可与医疗卫生专业的传统学习方法相媲美。[23，25-26]

与此同时，采用和实施新技术需要更多资源的投入，并往往会使课程开发和参与课程变得更为复杂。[27]单纯使用新技术并不一定能促进学习。技术的使用必须符合理论、原则和证据。

试图解释技术如何影响学习的理论正在发展；例如，社会物质理论[28-29]中的一些理论（表5.1）提出，技术本身会对人与人之间的互动产生积极影响（例如，视频会议软件能够将人扁平化成二维，阻止了直接的眼神交流）。[30]然而，目前没有任何理论能够具体地指导如何应用技术来优化学习。一般说来，关于在线课程或其他具有数字方面的课程中使用哪些教育内容和方法，可以借鉴那些与非数字化课程

表 5.1　医学教育范式

范式	关于学习的解释	预期的学习成果	应用示例	主要优势	主要局限
行为主义	环境中积极和消极的刺激导致行为改变	可观察到的行为变化	核查表；重复和强化	简单、直观、有效地基于工作场所的行为改变	不考虑学习者、个体能动性或学习情感方面的差异
认知主义	信息处理发生在环境刺激（感官记忆）、工作记忆和长期记忆之间	在新的、不熟悉的问题和环境中学习，最终实现专业发展	测试、间隔性重复、交叉或将图形和单词连接到信息“块”	在大量且不断增长的证据基础上构建繁多的实用技巧	不考虑群体互动；不太适用于情感方面的学习
个人（认知）建构主义	个人在现有知识的基础上学习和发展	更精细的知识体系	有序组织知识和经验；基于问题的学习；自主学习	经常用于医学教育及其他相关领域	不考虑群体互动或背景
转化式学习	质疑长期持有的信念和设想会导致世界观的改变	新的参考框架	批判性反思；提出问题	可能导致学习者的视角发生颠覆性变化，超越传统的能力快速增长	可能会让人感到不舒服、耗时且难以同时实现其他目标
社会学习理论	个人通过观察、与他人互动和参与共同体学习	特定环境的个人能力；集体共创知识；改变观点	角色榜样；群体反思；积极参与实践活动和学习小组	在医学教育领域较为常见，特别是职业认同形成相关的教育	终结性评价可能颇具挑战性；不太适合发展新知识或特定技能
社会物质理论	物质材料能够对人类互动产生积极影响	改进材料的使用；认识材料对人类行为的影响	关注物理学习空间；医学人工制品如何影响认知和学习；如何组织人与物质	方法使经常被忽视的对学习的影响更加明显	这是新兴的教育研究领域，没有明确的应用指导

来源：Baker et al.[15]

相同的原则。

游戏与游戏化

在设计教学活动和选择教育策略时，游戏和游戏化已被越来越多地考虑为备选框架。游戏具有 6 项特征：①有规则；②结果多样且可量化；③不同结果对应不同价值；④玩家的努力能够影响结果；⑤玩家对结果有情感寄托；⑥结果对现实生活可能有或没有影响。[31] 严肃游戏是出于非娱乐目的而特别设计的游戏，可以包含完整的教学体验，也可作为教学活动的组成部分。游戏化[32]（在教育领域）是指将游戏设计原则中的一些元素应用到学习活动中，[33] 通常包含竞争或激励要素（例如积分、排行榜、徽章）。[34] 游戏化本身并不包含学习理论或模型，但它与认知主义理论和动机理论密切相关。[35] 为了有意义地使用游戏化，Nicholson 提出了 RECIPE 框架，包括参与者的反思机会、阐释（即叙述或故事）、选择（即参与者能够控制自己的经验）、信息（关于游戏的规则和激励）、游戏（即自由探索、实验和失败）和参与（参与到游戏中以及其他参与者中）。[36] 证据表明，严肃游戏和游戏化可以改善医学教育中的认知和精神运动学习结果。[37]

示例：复杂决策游戏。GeriatriX 是为了培训医学生进行复杂的老年医学决策而开发的游戏，包括权衡患者的偏好、适当性和照护成本。该游戏被用作老年医学教育课程的补充，有效提高了干预组医学生在这些主题上的自我感知能力，以及选择诊断检查时表现出更好的成本意识。[38]

示例：改善高血压治疗的游戏。社区医疗工作者被随机分配参加一个在线游戏，每隔一段时间测试他们的高血压知识，观察他们的进展，并将他们与其他人进行比较。对照组阅读网上发表的内容。完成游戏者表现出更高的知识水平，缩短了患者的血压达标时间。[39]

示例：游戏化强化模拟练习。外科住院医师没有如教师所期望的那样经常使用机器人技能模拟器，所以教师们宣布了一场单败淘汰赛，通过排行榜跟踪参与者的表现，并向获胜者颁发奖金。结果利用模拟器的练习大大增多，而模拟器每小时的维护成本则相应降低。[40]

内容确定和组织

课程内容来源于其学习目标。所列出这些目标（见第4章“编写目标”）中使用的名词（“什么”成分）应概述课程内容。提供给学习者的学习资料数量不应太少（缺乏关键内容）或太多（杂乱而不清晰）。课程开发者的目标应该是提供适量的细节，以实现预期的目标和结果。鉴于医疗卫生专业学习者需要获取的学习资源数量巨大，教育者应做好准备，精选最高质量的内容，[41] 并考虑推荐超出学习目标的资源。对于持续时间较长的课程，可以间隔一段时间适时重复内容，以强化记忆，或交叉（混合）概念，从而产生更好的长期学习效果。[5]

构建课程大纲通常是很有帮助的，包括：①明确的学习目标和方法，以帮助学习者聚焦重点；②课程活动时间表和截止期限；③课程资源（如阅读材料、多媒体、案例、问题）；④作业计划和考核计划；⑤其他实用信息，如教师联系信息和办公时间，面对面会议的地点和方向，使用数字元素所需的技术指导，以及对课程期间职业行为的期待。学习管理系统能够帮助课程主任轻松地提供和更新资源，并为其添加交互式组件。[42] 当使用软件来提供数字化内容时，课程开发人员应与教学设计专家合作，以确保内容的组织方式有利于高效学习。

教育方法选择

一般原则

认识到教育策略应该与前面讨论的学习原理相一致，在考虑课程的教育方法时，我们还需要额外记住以下几个原则。

保持目标和方法的统一。选择最有可能实现课程目标的教育方法。选择教育方法的一种途径是将课程的具体可测量目标归类为认知目标、情感目标或精神运动目标（见第 4 章），并选择对该目标类型最可能有效的教学方法（表 5.2）。

使用多种教学方法。所有成人学习者都为他们的学习带来丰富而不同的体验和文化。这些塑造了他们对现实的解释和学习的方法。[43] 对于如何学习，他们具有各自的熟悉程度、需求和偏好，在特定的学习环境中表现各异。理想情况下，课程应使用适合来自不同背景的所有学习者的方法。然而，实际上很少有课程能够具备如此强的可塑性；通常需要在短时间内容纳大量的学习者。

多种教学方法可供学习者和教育者选择。[44] 计划使用不同的教学方法以适应学习者的偏好，增强学习者的兴趣和投入度，强化学习。此外，对于尝试实现跨越多个领域的高层级或复杂目标的课程，往往在胜任力框架下，使用多种教育方法促使几个较低层级目标的整合。

通用学习设计指南（http://udlguidelines.cast.org/）提供了一个使所有人都能学习的框架。该指南建议在认知、情感和精神运动领域都提供备选，目标是培养知识渊博、积极主动和自我指导的学习者。法律可能要求一些广泛传播的在线课程（例如，自我调节的课程模块或 MOOCs）使用某些方法，让所有学习者都能访问内容，包括有视力或听力障碍的学习者。

选择在资源方面可行的教育方法。由于资源的限制，理想方法可能在这一步骤以及其他步骤中受限而无法实现。课程开发人员需要考虑教师和学习者的时间、物理空间和在线资源、临床材料和经验的可用性以及成本。教师往往是一种重要的资源；教师发展可能需要额外考虑，尤其是如果选择了创新的教学方法。技术的使用可能需要初始成本投入，但随着时间的推移会节省教师资源。具备教学设计专业知识有利于选择和实施数字化教育方法。当资源限制导致课程成果无法实现时，需要重新确定目标和（或）教育策略（内容和方法）的优先次序，并有选择地加以限制。问题就变成了“在资源有限的情况下，最多能够完成什么？”。

课程开发人员在为课程选择教育方法时，权衡各种方法的优缺点是有帮助的。表 5.3 总结了常用教育方法的优缺点。具体方法将根据其功能在下文讨论。

表 5.2　教育方法与目标相匹配

教育方法 *	目标类型				
	低阶认知 †	高阶认知 †	情感	精神运动技能	行为
基于文本的资源	+++	++	+	+	
音频或视频资源	+++	++	++	+	+
大班授课	+++	+	+	+	
测试或测验	+++	++			
概念图	+++	++	++		
讨论（大组或小组）	++	+++	++		+
基于问题的学习	++	+++	+		+
基于项目的学习	++	+++	+		+
基于团队的学习	+++	+++	+		+
同伴教学	+++	+++	++	+	+
营造支持性学习环境		++	+++	+	++
角色榜样	+	+	+++	++	++
反思（如文字、讨论）	+	++	+++	+	+
基于艺术和人文的方法		+	+++	+	+
叙事医学		+	+++	+	+
接触 / 沉浸式体验	+	++	+++	++	++
监督下的临床体验	+	+++	++	+++	+++
演示	++	+	+	++	+
角色扮演 ‡	+	++	+++	+++	++
使用仿真模型模拟临床场景 ‡	+	++	++	+++	++
模拟或标准化病人 ‡	+	++	++	+++	++
扩展现实（虚拟或增强现实）	+	++	++	+++	++
对技能的音频或视频回顾 ‡			++	+++	+++
行为 / 环境干预 §			+	+	+++

注：空白＝不推荐；＋＝在某些情况下适用，通常作为其他方法的辅助；＋＋＝匹配良好；＋＋＋＝非常匹配（作者和编辑的一致评价）。

* 在本表中，方法参考章节文本描述。

† 低阶认知为获得知识 / 事实；高阶认知为应用知识 / 事实（例如，在解决问题或临床决策方面）。

‡ 假设将行为表现的反馈整合到方法中。

§ 消除行为障碍；提供促进行为的资源；促进行为的强化。

实现认知目标的方法

通常用于实现认知目标的方法包括以下几种：

- 基于文本的资源（例如，期刊或网页的阅读）

- 音频或视频资源
- 大班授课
- 测试或测验
- 概念图
- 讨论（大组或小组）
- 基于问题的学习
- 基于项目的学习
- 基于团队的学习
- 同伴教学

对于那些可能不太了解某个主题或学科的学习者，可以通过文本、静态图像、音频和（或）视频以及大班授课的方式来展示新的信息。基于文本的资源（如书籍、文章、报告、网页）的优点是，学习者和教师都比较熟悉，便于学习者浏览、搜索和重复阅读他们正在寻找或想要回顾的信息。基于文本的资源也可以应用多媒体原则，将文本和图像以互补的方式呈现出来。音频和视频记录通常难以快速浏览信息，但更具吸引力。录音（如播客）可以在休闲活动中倾听。视频资源可以有效地应用多媒体原则，视频动画可以说明医学教育中常见的复杂概念或动态系统。基于文本的音频和视频资源可以作为可重用学习对象（reusable learning objects，RLOs）。RLOs 是数字化课程单元，学习者可以在不同场景下访问和使用。[45] 学习者既可以在课程前使用 RLOs 进行预习，也可以在课程期间或之后进行学习和复习。然而，如果希望学习者复习基于文本、音频或视频的资源，则必须考虑学习者复习所需的时间和动机。在分配这些资源之前，应该仔细评估这些因素，以确保它们符合课程目标，并且应该让学习者了解资源如何与目标保持一致，以便他们能够最有效地使用这些资源。

表 5.3　不同教育方法的优缺点汇总

教育方法	优点	缺点
基于文本的资源	低成本 涵盖大量知识 便于快速浏览或搜索	被动学习 需要激励学员去完成 阅读资料需要更新
音频或视频资源	低成本 具备吸引力 视频能够解释复杂的概念	被动学习 需要激励学员去完成 需要更新 难以单独分离出特定内容
大班授课	低成本 容纳大量学习者 可以传输到多处地点 可录制	被动学习 以教师为中心 教学质量取决于讲者和媒体

续表

教育方法	优点	缺点
测试或测验	低成本 可整合到大多数教学体验中 不断被证明可以强化学习	会造成学习者不适 对情感目标的应用有限
概念图	低成本 可整合到大多数教学体验中 可用自己的方式来促进学习	学习者和教育者可能不熟悉 学习体验难以标准化与评估
大组讨论	主动学习 允许评估学员需求；可以纠正错误概念 允许学习者应用新获得的知识 适合高阶认知目标 让学习者接触不同观点 技术可以支持	比阅读或大班授课更需要教师参与 学习者需要具备一定认知 / 经验基础 学习者需要主动参与 依赖团队 通常需要助学者 需要教学空间，配备麦克风等
小组讨论	主动学习 可强化其他学习方法 纠正错误概念 适合高阶认知目标 更适合讨论敏感话题；为学生提供“安全环境”	相较于大班授课或大组讨论，需要更多教师 有关小组教学和目标的教师发展往往是必需的 学习者需要具备一定认知 / 经验基础 学习者需要主动参与 需要教学空间（如房间）
基于问题的学习（PBL）	主动学习 有利于实现高阶认知目标：解决问题和临床决策 可纳入跨领域的目标，如伦理、人文、成本效益 与基于案例的学习具有相关性，有助于将知识转化到临床情境	案例开发成本 需要教师协助 教师需要时间准备练习 学习者需要学习方法上的准备，并对学习负责
基于项目的学习	主动学习 有利于实现高阶认知目标：解决问题和临床决策 可以纳入跨领域的目标，如伦理、人文、成本效益 有助于将知识应用到工作环境，并引发持久的变化	项目选择可能需要审慎，以增加成功完成的概率 需要指导
基于团队的学习（TBL）	主动学习 有利于实现高阶认知目标 应用练习有助于掌握解决问题技能 团队协作 学生对学习负责 使用的教师少于 PBL 和其他小组学习方法	开发成本（准备情况测试、应用练习） 学习者需要学习方法上的准备，并对学习负责 学习者可能对应用练习的不确定性感到不安 需要适应团队合作和同伴评价的过程

续表

教育方法	优点	缺点
同伴教学	增加师生比例 提供初学者安全的环境（提问更自在） 学生 / 同伴教师主动学习内容和重复练习 学生 / 同伴教师能获得教学技能	学生 / 同伴教师的适用性 学生 / 同伴教师需要在教学技能和课程定位方面进一步发展 需要确保学生 / 同伴教师能够收到关于教学技能的反馈
营造支持性学习环境	可能改善学习的各个方面 通常会带来持久的记忆和关联	需要熟练的助学者 / 教师和充足的时间来创建支持性学习环境 有些人可能对开放的学习环境中可能出现的薄弱环节感到不安
角色榜样	通常适用于教师 通常影响深远 可作为隐性课程	需要有效的评估流程来确定有效的榜样 具体干预措施通常不明确 影响取决于特定教师和学习者之间的互动 结果受多因素影响，难以评估
反思（例如写作、讨论）	促进从经验中学习 提升自我意识 / 正念 可纳入讨论 / 小组学习活动 可以通过布置文字 / 档案袋作业，单独完成 可用于模拟、标准化病人、角色扮演和临床体验	需要受保护的时间 当需要讨论时，需要与他人规划时间 反思性讨论通常需要依赖助学者 学习者可能需要指导和（或）激励来完成这项活动
基于艺术和人文的方法	能够在短时间内产生深远影响 对每个人的效果都是独特的 可以使富有挑战性的话题更容易理解	艺术品的选择可能很困难 需要技能来设计和促进 学习者和教师可能会质疑与临床实践的相关性
叙事医学	相对容易解释和参与 讲故事方面，通常所有参与者都喜欢	需要结构化来确保叙述与学习目标一致 需要较长时间来开发叙事故事、回顾和反思
接触 / 沉浸	能够在短时间内产生深远影响 能够激励努力学习	可能难以对所有人产生相同的影响 可能难以获得沉浸式的体验
监督下的临床体验	与学习者相关 学习者可以借鉴既往的经验 促进学习者的能动性和责任感 促进更高阶认知、情感、精神运动和行为的学习	可能需要协调，以安排与患者、社区等接触的机会 当学习者准备好时，可能需要临床资料 临床体验需要教师监督和反馈 学习者需要一定的基础知识或技能 临床体验需要监控病例的复杂程度和适用性 需要反思、随访
演示	详细描述技能或操作步骤的有效方法 能有效地与基于经验的学习相结合（例如，在模拟或真实环境中练习技能之前）	被动学习 教师主导 质量取决于教师或视听材料

续表

教育方法	优点	缺点
角色扮演	适用于跨知识、态度和技能领域的目标 高效 低成本 以学习者为中心建构 可以动态完成	需要训练有素的教师协助 学习者需要一定基础知识或技能 如果有大量学习者，可能需要投入大量资源 人为因素、学习者不适
使用人工模型模拟临床场景	展示和实践技能的良好环境 能够模拟临床情境，并促进学习的转化 学习者可以按照自己的节奏使用 促进刻意练习 促进掌握性学习方法 可用于团队技能和团队沟通	需要专用空间和模型 / 模拟器，这可能很昂贵；可能难以获得 教师需要接受模拟教学培训 通常需要多期培训才能覆盖所有学习者
模拟或标准化病人	确保适当的临床资料 比角色扮演更接近“现实生活”，有助于学习的转化 为演练与患者、家属等之间的敏感、困难情况提供安全的环境 可以结合刻意练习 可以在正在进行的课程中重复使用	需要为标准化病人、培训师以及某些情况下的专用空间付费 需要基础设施来招募和培训标准化病人，并使其与课程相协调 教师需要经常复盘
扩展现实	比传统模拟方法需要更少的设备进行技能训练 学生更易独立练习 允许灵活地设计场景	所需设备可能难以获得 技术仍在发展 科技可能导致一些人感到不适（例如头晕、恶心）
对技能的音频或视频回顾	提供自我观察的机会 可被多人、多次回顾 可用于模拟、标准化病人、角色扮演和临床体验	需要反思、随访 需要训练有素的教师协助 在记录与真实患者的互动时，需要获得患者的许可
行为 / 环境干预 *	影响行为表现 通常易于实施	假定学习者已获取所需的能力 需要能够掌控学习者的真实环境

* 消除行为障碍；提供促进行为的资源；促进行为的强化。

示例：播客作为 RLOs。美国的两个急救医学住院医师培训项目开始用涵盖相同主题的播客取代原有的教学课程。这使得住院医师可以在方便的时间学习，缩减原定的教育会议时间，并留出更多会议时间用于讨论。[46]

大班授课可能是解决认知目标最普遍应用的方法，它具有以下优点：①一次性为许多学习者提供专家精心准备的内容；②无论是当面讲授还是远程同步会议，均易于实施；③大班授课录制后，可长时间保留。在传统的大班授课中，讲者会向听众提供事先准备好的演讲，直到演讲结束，没有太多互动。这种讲课方式可能仍然是人们所期待或需要的，尤其当听众人数众多时。传统大班授课之所以被认为有效，有以下几个方面原因：

传达主题的重要性、明确说明目标、以清晰有序的方式进行陈述、使用视听辅助工具、即时观察观众的理解程度以及提供总结或结论。[47]然而，讲者应该寻求机会，让学习者参与到主动学习的过程中，帮助他们认识到自己可能不知道的内容，并应用所学的新知识。实现这一目标的一种方法是将信息呈现给整个群体，然后将他们划分成若干小组进行互动，最后返回到群体进行指导。[48-49]

示例：思考–配对–分享。在全体会议中，讲者向观众提出问题。观众被要求思考自己的答案，然后与附近的人结对分享答案。讲者邀请自愿者与其他听众分享他们的答案，以激发讨论。讲者继续提供更多信息，再次暂停以重复思考–配对–分享进程。

课堂上的主动学习可以通过测验展现，[50]已被证明，即使在引入新信息之前，测验也可以加强学习效果。大班授课可以使用即时教学反馈系统或在线软件，让学生进行投票。通过投票，教师可以提出问题并征求学员的答案。高等教育中，在课堂交流系统中使用技术有助于吸引学习者参加大型的大班授课类课程。使用这些系统的教师可以将任务或问题发送给学生个人或群体，后者通过移动设备做出回答；教师端可以实时显示结果并立即解决学习需求。

示例：大班授课中的在线投票。口腔解剖课讲者开始使用在线投票软件。在讲者介绍了一些信息后，学生们通过自己的移动设备接收并回答问题。答案在课堂上被展示出来，并会影响课程其余部分的讲授。大班授课结束时，再次进行了在线投票，讲者据此澄清一些误解。学生们说，投票增加了他们的注意力和学习动力。[51]

除了允许课程同步进行测试的投票软件外，几乎每个医学学习者都会使用在线测试软件和题库。当同步或异步地整合到正式课程中时，这些评估项目可以很有效。当要求学习者反复从记忆中提取信息时，记忆会得到强化，而当提取时间间隔较长时，记忆就会进一步强化。[52]目前正在积极研究最佳间隔时间，据称一些数字应用程序具有自适应功能，根据个人以前的使用情况调整时间安排和内容类型。

示例：线上间隔教育。在课程结束后，面对面的继续医学教育课程的参与者被随机分组接受间隔教育（SE）干预，包括40个问题和涵盖4个临床主题的说明。根据参与者的表现，调整重复间隔（8天和16天）；连续两次正确回答的问题将被取消。大多数人都完成了SE干预，第18周调查显示，完成SE干预的参与者报告的临床行为变化明显大于对照组。[53]

MOOC和自主调节模块是获取知识的有用课程格式，通常包括基于文本、音频和视频的资源以及形成性评价。它们最适合具有强烈动机和自主学习策略的学习者。[54]它们可以接触各种各样的学习者，并允许学习者按照自己的节奏学习，识别自己的知识不足，并接受即时反馈。

示例：自主调节模块课程。为内科住院医师开发的门诊课程在线运行。每个模块涵盖一个主题，并具有前测-教授-后测3种形式。教授形式包括即时反馈答案以及链接相关摘要或全文。随着时间的推移，该课程规模扩大到50多个主题，并被200多个住院医师培训项目所使用。比较知识的前后测结果表明，课程内容相关知识有所提高，[55]并且后测成绩与住院医师的执业资格考试成绩相关。[56]

示例：药物开发MOOC。一所药学院开发了一门为期8周的MOOC，教授药物开发过程，其中包括29位讲者提供的内容。该MOOC允许参与者选择新药，并获得针对其选择的反馈。参与者包括从卫生专业人员到高中生。对课程的评价是正向的，参与者中有一位记者，在当地报纸上描述了自己的经历。[57]

概念图是一种学习者以个人或小组形式，直观地描述概念之间关系的方法。作者提出，这对于整合基础科学和临床科学的概念以及临床思维培养尤其有用。[58]

示例：将基础科学和临床科学概念联系起来的概念图。正在学习生理学课程的一年级医学和口腔学学生被随机分组后，在基于问题的小组学习中，应用概念图来说明生理机制，以解释临床发现。概念图组学生报告，概念图有助于他们批判性地思考案例，识别他们未完全理解的领域，他们在课程评估结束时的成绩较高。[59]

讨论使学习者从被动的角色转变为主动的角色，促进回忆先前所学的信息，并为学习新信息提供了有意义的机会。大部分讨论式学习的效果取决于教师的技能，为学习者创造支持性学习环境、评估学习者的需求和有效使用各种干预措施，如保持专注力、提问、归纳和总结。由接受过小组教学技术培训的教师引导讨论，[60]并且参与者在推进讨论的方法方面具备一定的背景知识或经验时，小组讨论最容易获得成功。基于案例的讨论，如参加查房或晨间报告，是一种常见的方法，可让临床学习者与教师和同伴一起消化新知识，找出具体知识缺陷，培养临床推理能力。[61]虚拟病人被定义为“出于医疗卫生专业培训、教育或评价目的，对真实临床场景进行的交互式计算机模拟”，[62]经常用于培养学习者的临床推理能力。[63]虽然虚拟病人的案例通常是异步访问的，但将虚拟病人情境与真实实践联系起来可利于讨论，从而强化学习。

示例：虚拟病人和讨论。教师们开发了虚拟病人案例来教授医学生诊断差错的处理。案例场景包括多项选择和简答题，学生在这些问题中做出回应并得到即时反馈。教师随后与学生会面，讨论诊断差错。所有学生关于诊断推理和差错的认识均有所提高，大多数学生发现了他们将在未来的诊断方法中可能做出的改变。[64]

虽然讨论通常被认为是同步活动，但它们也可以借助多种数字媒体异步进行，如电子邮件、讨论板或社交媒体。社交媒体由以技术为媒介的平台组成，允许个人用户创建并向虚拟社区发布内容，可以是维基（例如维基百科）等合作作者平台，抑或微博（例如推特）等单作者对话平台。[65]许多学习管理系统都有社交媒体功能，也有其他应用程序被广泛使用。在医学教育中，在线讨论的使用促进了跨学科和跨地域学习者的互动。

示例：基于案例的异步讨论。教师们创建了描述教育困境的案例，并将其列在网站上。在接下来的 1 周里，网站和推特上进行了异步讨论。周末，汇总学生的回应以及编者的意见，发布在网站上供下载。不同背景的学生都能够在讨论中分享，可下载的材料能够用于当地的教师发展。[66]

示例：虚拟实践社区。在为期 12 个月的课程中，来自不同地点的教师创建了一个虚拟的实践社区，旨在促进他们的学术发展。课程期间，该平台用于文件共享和消息传递，而参与者高度关注该社交媒体平台。参与该课程产出了多篇同行评议的文章和一本书籍。[67]

教学资源与小组讨论相结合可以非常有效地帮助学习者打牢知识基础，并练习理解复杂的生理和病理生理过程的高阶认知技能。翻转课堂是这种模式的一个例子，这种模式已经在医学教育中流行起来。它可以采用多种形式，[68]经常用于混合式学习。在这种模式中，学习者在参加正式的课程活动之前被要求掌握一些事实性内容，而正式课程活动则被设计为主动的"应用练习"，如解决问题或讨论交流。在该模式中，教师的角色是监督和示范批判性思维技能，而不仅仅提供信息。这种方法被认为可以提高学习者对能力、相关性和自主性的感受，并帮助他们更好地管理认知负荷。[69]

示例：共享翻转课堂模块。来自 4 所医学院的教师团队共同创建了 34 个微生物学和免疫学主题的模块。每个模块包括上课前观看的视频、课堂互动活动的助学者指导以及评估和评价工具。这些模块被纳入每所学校单独的课程。[70]

示例：翻转课堂和 MOOC 的内容。一个由口腔科、医学、护理、药学和物理治疗学院的教师和学生组成的工作组，将多学科合作课程转换成了翻转课堂。该课程的学生在每季度面对面技能会议之前学完在线内容。在线内容还被用于创建为期 6 周的 MOOC，有来自 100 多个国家的数千名学习者访问了该课程。参加翻转课堂和 MOOC 的学习者对他们的体验评价良好。[57]

基于问题的学习（PBL）是起源于医学本科教育的一种特殊的小组教学应用，[71-72]帮助学习者提高自主性，为解决临床中的问题做好准备。[73]在 PBL 中，学习者小组预先拿到一个案例，并设定自己的学习目标，通常在导师 / 助学者的指导下分工并相互教学。例如，在儿童肾衰竭的案例中，学习目标可能包括泌尿生殖解剖学、肾生理学、肾衰竭时的钙代谢和肾功能的遗传疾病。学生把新知识带回 PBL 小组，小组一起解决案例中的问题。PBL 高度依赖于导师 / 助学者，并需要大量的师资投入和案例开发。在医学教育中使用了几十年之后，与传统方法相比，PBL 在实现认知目标方面的效果仍有争议，尽管如此人们普遍认为成功的 PBL 取决于学习者、教师和环境因素的综合影响。[74]

尽管 PBL 通常侧重于患者案例，它的原则也可以应用于基于项目的学习中。[75] 基于项目的学习，即个人或群体在一个项目中（定义为具有明确成果的一系列活动[76]）协同工作，可以促进学习，尤其是在导师指导的情况下。基于项目的学习可以促进将学习转化至工作场所。[77] 将学习与项目结合起来，特别是当这些项目是真实需要的，或与机构的优先事项相一致时，可提高项目及其相关课程的可行性。基于项目的学习主要用于帮助学生发展与研究和循证医学相关的认知技能[78] 以及多种环境下的教师发展。[79-80]

示例：基于项目的教师能力建设。为了在资源有限的环境中打造个人和机构的医学教育能力，设置了一项为期 2 年的教师发展基金。基金要求申请人提交一份教育创新项目，这将是他们学习的基础。参加的教师接受为期 1 ～ 2 周的集中培训，该培训包括教育、领导力和管理方面的基础知识和技能的课程。他们回到当地机构后，接受 11 个月的远程指导。然后，他们接受第二次为期 1 ～ 2 周的集中培训，相互分享进展，并提出改进意见，随后又进行了 11 个月的远程辅导。大多数项目都在教师所在的地方机构成功实施，提高了教学质量。[76] 这一模式从一个机构复制到另外 11 个机构，并发展出一个广泛的国际教师网络。

基于团队的学习（TBL）是小组学习的另一种形式，与 PBL 相比，需要较少的教师。[81-82] 它结合了阅读、测试、讨论和合作等方式，以实现低阶和高阶认知学习目标。TBL 的过程如下：

第一阶段

1. 学生在课前被布置阅读或自主学习任务。

第二阶段

2. 到达课堂时，学生们进行简短的知识测试，即准备情况测试（readiness assurance test，RAT），并记录个人成绩（IRAT）。

3. 6 ～ 7 名学生一组，再次接受准备情况测试，提交协商后的小组答案，并得到即时评分和反馈（group RAT，GRAT）。

第三阶段（可能持续几个课时）

4. 小组共同解决问题或练习应用。

5. 小组最终与全班同学分享练习结果，并由教师引导讨论。

同伴教学，或近同伴教学（由比学习者高一两级的学习者教学），在医学教育中经常使用，并具有多种益处。[83] 虽然经常是为了减轻教师的教学压力而发起，但同伴互教方法可能有显著的教学效益。对学习者来说，同伴助学者可能更有效，因为他们具有相近的知识基础，更能理解学习者面临的概念挑战。学习者通常发现与同伴相处的学习环境更舒适，并且在有问题需要澄清时，他们更倾向于向同伴而非教师寻求帮助。对于同伴教师来说，在准备教学的过程中，需要特别努力地学习、回忆并练习，这也可以加强他们的记忆。

同伴教学通常出现在正式的教育项目中，但也可出现在执业医师之间。例如ECHO项目（社区医疗保健成果推广项目，https://ECHO.unm.edu/about-echo/model）创建了一种采用同伴教学和PBL原则的教育模式。专科医师远程教授全科医师特定主题，帮助全科医师学习相关知识，并能独立照护通常由专科医生管理的患者。ECHO课程已被证明可改善患者预后。[84]将教育和患者照护相结合的在线课程可被视为远程医疗的一种方式。[85]

示例：服务于社区和监狱医护人员的ECHO项目。城市中丙肝诊所的专家每周与农村社区和监狱的初级保健医护人员（primary care providers，PCPs）定期进行视频会议。在会议期间，PCPs提出案例以供讨论，辅以专家教学。专家也可提供持续的指导和支持。参加ECHO课程后，PCPs对患者的治疗与在城市专科诊所的治疗同样有效。[86]

实现情感目标的方法

通常用来实现情感目标的方法包括以下几种：

- 营造支持性学习环境
- 角色榜样
- 反思（如写作、讨论）
- 以艺术和人文为基础的方法
- 叙事医学
- 接触/沉浸（例如，阅读、视频、讨论、真实或虚拟体验）

学习者的价值观、信仰、偏好、情绪和情感会对他们所学的内容、对教育体验的感知产生深远的影响。寻求改善影响患者照护的行为时，学习者获取并保留知识和技能以及将其应用到日常实践中的动机至关重要。课程可能需要提高对无意识情感倾向的认识，如隐性偏见，这可能会让学习者和教育者都感到不舒服。如果不考虑学习体验开始时学习者的情感状态是什么，这些状态在整个体验过程中是如何演变的，以及在体验结束时它们可能发生什么改变，就会限制课程对学习者、他们的行为和患者照护产生的影响。

情感变化可以通过处理认知目标（例如，关于成长心态的教学可以提高动机）和精神运动目标（例如，获得一项技能可以提高自我效能信念）而发生。解决长期或无意识的信念可能特别具有挑战性，需要长时间的努力，通常包括考虑隐性课程中的因素。具体而言，解决情感目标通常需要创造一个安全的学习环境；接触能引起学习者情感状态变化的思想、个人、环境或经历（例如，触发新的情感）；反思的机会。

示例：隐性关联测验（implicit association test，IAT）用于揭示隐性偏见。社会工作专业同学接受了关于刻板印象的基础理论讲座，然后被要求参加IAT测试，[87]该测试能够检测刻板印象和无意识感觉之间的联系。他们被要求写一篇反思性的文章，教师们分析了这些文章，发现参加这个测试让他们走出了情感舒适区，并洞察了偏见和刻板印象的本质，以及人们改变它们的能力。[88]

优化心理安全的学习环境被描述为让学习者可以达到“心流”状态的环境，[89-90]它是指个人全神贯注地沉浸在当下，而没有感到任何风险或对个人形象有任何担忧。[91]为学习者和教育者创造机会进行欣赏式探询，[92]从中思考自身优势和潜能，发展信任关系，从而营造安全和支持性的学习环境，促进学习者的发展。[93]将学习者纳入合法参与的实践共同体的学习环境，可进一步加强他们的经验和专业发展（见下文关于职业认同的形成）。引导教育体验，强调个人特征和经验的积极方面，可以改善他们的态度和健康。

示例：指导PCPs。PCPs被分配到6次课程，每次课程教师阐述PCPs的目标，让他们参与欣赏式活动（例如反思积极体验和写感谢信），并帮助他们制定行动计划。课程结束后，PCPs更易保持积极态度，倦怠情况相应减少。[94]

选择受人尊敬、知识渊博、能促进开放和包容的教育者，也能够帮助学习者感到受欢迎和有动力。[91, 95]那些被认为具有正直、致力于卓越、有积极的外貌和强大的人际交往能力，并对学习者的成长表现出兴趣的人，更可能成为学习者的积极榜样。[96]榜样可以对学习者的态度产生强大的影响，[97-98]所以增加与正面榜样接触的机会可使学习者受益。教师也可以被培养成为更好的榜样，这通常需要在同一个团队进行持续反思，反思他们的角色和他们如何化身为榜样。[99]

示例：培养教师的人文角色榜样。来自5所医学院的教师参加了为期18个月的课程，其中包括每个月与同一批临床教师举行会议。在这些会议上，他们发展了特定技能，并反思了经验。完成课程后，那些参加过该项目的教师，在教学过程中人文行为示范方面获得学生更高的评价。[100]

反思是一个复杂的过程，但对个人和专业的成长至关重要。[101-102]反思被定义为“使自我与自身思想、行动及其潜在的概念框架进行专注、批判性、探索性和迭代式的交互过程，以期改变它们，并对改变本身进行深入思考”。[103]反思可以发生在经历之后（行动后反思）或经历期间（行动中反思）。可以鼓励学生独立或在组内进行反思。反思通常可以通过讨论和反思性写作加以促进。暴露在具有挑战性或不舒服的环境中，然后进行反思，会引发强烈的情绪，并可能导致态度的持久改变。

示例：视频触发和反思。在一个90分钟的教师发展研讨会上，参与者观看了一段3分钟的视频，视频显示一名主管医生对少数族裔患者和住院医生发表了轻蔑的评论。参与者在小组中讨论他们对视频的感受，然后在大组中讨论，表达出愤怒、恐惧和羞耻的情绪。在前、后测中，参与者表示越来越希望做出个人改变，以处理患者照护中的种族主义问题，并更有信心在其机构和教学中做出这些改变。[104]

因其存在多种潜在的益处，越来越倡导将艺术和人文（arts and humanities，A&H）纳入医学教育。[105-107] 以 A&H 为基础的教育方法可以有效地促进认知和精神运动学习。例如，学习历史文献可以提供关于健康的社会决定因素的知识。视觉艺术可以有效地提高观察能力和其他临床技能。[108] 基于 A&H 的方法被认为特别适合于情感目标。它们可以促进换位思考（例如理解他人的观点）、发展个人的自我意识和关于社会公平的批判性讨论。[109-110] 基于 A&H 的促进情感改变的方法通常涉及文学、视觉艺术、音乐和（或）表演艺术的体验，之后再进行反思练习（例如讨论、写作）。基于 A&H 的方法可以使困难的主题容易被不同的学习者群体所接受。[111]

示例：视觉艺术反思体验。患者、临床医生和政策专家一起开发了一个患者安全研究议程，会议开始前进行了一个以视觉艺术为基础的反思性体验。参与者选择一幅视觉图像，引发与患者伤害相关的思考，然后针对图像进行讨论。对话揭示了混乱和恐惧的感觉，以及对耳闻的治愈效果和人情纽带力量的反思。作者报告，这一体验有助于创造一个安全的空间，以便在会议期间就情感上困难的话题进行进一步对话。[111]

示例：压迫工作坊的舞台剧。医学生和医务人员被邀请参加为期 3 天的压迫工作坊的舞台剧。参与者反思自己受压迫的经历，并在现场表演中练习识别和应对压迫行为。与会者称，这一经历唤起了强烈的情感，建立了信任和归属感，并提高了他们的同理心。[112]

叙事医学是一种基于 A&H 的方法，被定义为识别、解释疾病故事并被其感动的能力。叙事方法可以采取讨论和写作的方式，证据表明在教育环境中应用叙事医学可以改变学习者的态度。[113]

示例：叙事医学和反思。内科实习的学生初步了解了叙事医学的概念，并练习讲故事。学生采访一名患者，引导患者叙述，写出自己的诠释，并把故事读给患者。他们通过写一篇文章，并引导讨论，分享想法，来反思他们与患者的经历。学生们描述，他们对医学中人性的一面有了更深的理解，与他们的患者建立了更密切的联系。接受学生采访的患者也感受到关心、得到倾听。[114]

最后，沉浸式体验即学习者被置于真实的实践环境或全新的环境或角色中，可能会影响态度。

示例：医学生4年的连续体验。在一门课程中，旨在让学生在初级保健门诊中参与到连续性患者照护的体验中，从第一年开始，医学生每隔1周参加半天的门诊。一、二年级医学生与三、四年级医学生在一名门诊主治医师的监督下，一起诊治患者，参与小组管理，并相互教育。[115]学生在临床中感受到归属感，[116]并对自己的学习环境和以团队为中心的态度给予更高的评价。[117]

示例：对社会经济阶层的态度，结合反思和讨论的经验。大四的护理学生参加了为期1天的贫困模拟体验。在这个模拟体验中，参与者扮演了生活贫困家庭的不同角色。这些家庭的任务是在1个月内提供基本的食物和住所，以15分钟代表1周。练习包括申请工作、协商延迟公用事业账单以及申请福利援助。模拟体验的最后是引导反思和讨论。模拟体验之后，对贫困和贫困人口的态度量表的得分显示，对贫困的羞耻感有显著改善。[118]

实现精神运动目标的方法

技能目标

通常用于实现技能目标（执行能力）的方法包括以下几种：

- 示范
- 监督下的临床经验
- 角色扮演
- 用人工模型模拟临床情境
- 模拟或标准化病人
- 扩展现实（即虚拟和增强现实）
- 对技能的音频或视频回顾

医学学习者需要发展各种临床技能，如体格检查、执行操作、与患者和团队成员沟通等。有助于加速学习者技能学习的情况包括：①通过适当的方法（例如，教学讲解、演示和/或讨论）向学生介绍技能所需的知识；②提供练习技能的机会；③提供反思自己表现的机会；④接收针对其表现的反馈，帮助他们调整自己的行为；⑤重复练习、反思和反馈的循环，直至掌握。如上所述，这些循环可以发生在针对性刻意练习中，也可以发生在体验式学习中，[119]体验式学习包括具体的体验、对体验进行反思以确定一般规律，以及在未来的体验中根据这些规律进行调整。

在适当的监督下，这些学习循环也可以发生在临床环境中。学习者可以在直接观察下练习临床技能，并有时间进行反思，专家可以提供反馈。[120-122]临床教师可以有效地促进刻意练习和体验式学习过程（见通用参考文献）。

监督下的临床学习体验并不总能实现。在资源密集型情形中，管理负担的增加和工作时间的限制会减少学习者与患者相处的时间，以及教师观察和分享反馈的机会。在资源较少的情况下，临床医生则需要控制教学时间，以满足患者的照护需求。当临床专家不适合进行示范，或没有合适的临床情境练习技能时，应考虑其他弥补方法。视频可以用于在学习者练习之前演示技能。这种方法尤其适用于将一项技能分解为多个步骤并且持续时间相对较短（例如不超过10分钟）的情况。[123]医学模拟技术被定义为“一种创造情境或环境的技术，允许人们体验真实事件的再现，以便进行实践、学习、评估、测试或获得对系统或人类行为的理解”。[124]使用模拟技术培训专业人员和医疗团队，在行为表现和患者安全方面可取得显著改善，尤其是在掌握性学习原则指导下实施时。[13]在模拟的临床场景中，学习者可以在不伤害患者的情况下，练习技能并承担风险。他们还可以更多地接触到一些不经常发生的重要情形（例如，心肺复苏）。模拟学习后进行反馈和复盘能够强化个人和团队之间的学习。[125]

基于模拟的医学教育正迅速地变得越来越普及和成熟。自从医学模拟学会制定了认证和专业认证标准，并出版了术语词典，它已经成为医学教育中的一门亚专业。[124]指南业已出版，将基于模拟的医学教育整合入课程，[126]并根据六步法开发出基于模拟[127]和掌握性学习的课程[128]。

模拟可以发生在非工作场所（例如，在模拟中心），也可以“原位”发生在真实的临床场景（例如，一个团队在复杂操作前进行演练）。现场模拟可以告知，也可以不告知（例如，演习）。[129]

示例：未告知的原位模拟：心搏骤停模拟抢救。为了提高儿科心肺复苏跨专业团队的表现，医院在不告知的情况下，每个月在不同楼层单元，使用人体模拟器进行“模拟”心搏骤停抢救演习。模拟代码的视频记录由一名训练有素的教师进行复盘。经过48个月随机心搏骤停模拟抢救演习后，复苏生存率从30%提高到50%，并在3年随访中保持稳定。[130]

模拟**仿真度**可有不同。仿真度是在模拟中学习者的体验与现实的相似程度。仿真度包含物理方面（例如设备、环境）、学习者个人心理方面（例如情绪、认知过程）和社会方面（例如信任、文化）。[124]一般而言，仿真度与学习目标相关，高仿真度比低仿真度更能促进学习。例如，当人们感兴趣的是认知过程（例如决策）时，可能就不需要昂贵的设备。仅仅提供高物理仿真度的模拟技术不太可能改善认知或精神运动学习。[131]

角色扮演也就是在学习过程中，学习者扮演一个角色（例如，临床医生），另一个学习者或教师扮演另一个角色（例如，患者），这种方式是为学习者提供模拟练习的常见且低成本的方法，[132]而且它可能与使用模拟病人一样有效。[133]它高效、廉价和便于实施，可以在任何环境中使用。角色扮演通常用于教授体格检查、解读正常体检结果以及练习沟通技巧。

使用角色扮演的局限性包括仿真程度不同，以及学习者和教师不适应这项技术。教师可以通过以下方式缓解学生最初的不适：在开始时通过讨论缓解这种不适、营造支持性的学习环境、建立角色扮演的基本规则来为学习者做好准备和结构化地组织活动。具体包括：

角色扮演阶段	教师任务
准备	选择一个与学习者相关且易于概念化的情境 向每个角色扮演者描述这个情境和关键问题 选择 / 分配角色，给学习者时间理解角色并添加细节 确定观察员并明确其职能 设定预期，由学习者暂停，或者其他人打断（例如，时间限制）
执行	确保遵守商定的基本规则 确保学员能够从角色中自如地抽离出来
复盘	首先，让主要学习者有机会自我评估他们哪些方面做得好、哪些方面希望有不同的做法以及他们需要什么帮助 了解角色扮演中其他参与者的感受和经历 从所有观察者那里收集反馈，获知哪些方面看起来进展顺利 针对可能更有效的替代方法提出建议
重演	让主要学习者有机会使用其他方法重复角色扮演

模拟或标准化病人（SPs）是经过训练的演员或真实患者，在高仿真模拟体验中扮演明确定义的患者角色。[134]与角色扮演一样，SPs的使用可以确保覆盖重要的内容领域，并允许学习者尝试新技术、犯错误和重复他们的表现，直到习得技能。SPs还可以提供反馈，并用于评估学习者。SPs已广泛纳入本科医学教育，也可用于申请执业医师的人员。[135]主要限制是需要招募、培训、安排日程和向其支付报酬。

> **示例：标准化病人和告知坏消息。**在一个为期4天的住院医师工作坊中，肿瘤专科医师与标准化病人练习建立关系、告知坏消息、讨论照护目标，而标准化病人将要经历从诊断进展性癌症、治疗失败过渡到临终关怀的过程。对接触过程的录音进行评价，发现专科医师的技能有了实质性的提高。[136]

人工模型如部分任务训练器（例如，骨盆模型、气道管理头部模型）和人体模型，具有较高的物理仿真度，常用于临床模拟。

> **示例：中心静脉导管置入的基于模拟的掌握性学习。**在完全模拟临床的环境中，内科住院医师尝试在超声引导下将中心静脉导管置入人体模型。在前测中，没有一名住院医师能够达到掌握标准（由27项技能核查表定义）。然后，住院医师经过课程，在模型上练习，直至达到掌握标准，并收到关于他们表现的具体反馈。所有住院医师都达到了标准，随后的评估显示，与中心静脉置管相关的技能保持和患者照护得到很大改善。[137]

扩展现实是指任何计算机生成的现实，包括虚拟现实（virtual reality，VR）（完全模拟的环境）和增强现实（augmented reality，AR）（虚拟特征叠加在现实世界上，因此两者都可以体验）。[138] 虚拟现实可以通过使用耳机和手持设备来体验，这些设备可以提供几乎完全模拟临床场景的练习。使用虚拟尸体来学习解剖学是 AR 最常被使用的方法，可以同时促进精神运动技能的发展和认知目标的实现。扩展现实也变得越来越普遍，以实现对复杂临床操作的安全实践，并提供实践机会，以适应临床医生繁忙的时间表。

示例：VR 用于练习手术技能。外科住院医生留取腹腔镜胆囊切除术影像记录，以确定他们的技能水平基线和个性化学习计划。表现低于预定水平的住院医师，需要在 VR 模拟器上针对低于预期的任务进行逐项练习。VR 模拟器自动评估并提供对其表现的反馈。在随后的腹腔镜胆囊切除术的影像记录中，VR 组的表现优于对照组。[139]

对角色扮演或模拟或真实临床经历中**表现的记录（音频或视频）回顾**，可以为教师提供直接观察的机会，并克服时间和地点的限制，提供更多的反思机会。学习者也可以重复观察自己的表现，并注意到当时被他们所忽略的患者行为或环境方面的情况。研究表明，视频回顾的学习价值主要来自专家的反馈和对表现的复盘，而不是学习者的自我评估。[140-142]

示例：视频记录和反馈。学生参加包含模拟病人的形成性客观结构化临床考试（OSCE），从直接观察或者观看视频记录的监督者那里获得反馈。分析监督者录音反馈发现基于视频的反馈覆盖了更多的主题，能够对沟通技能、临床推理和职业素养展开讨论。相较于基于直接观察的反馈，学生更认可基于视频的反馈。[143]

行为目标

实现行为目标（实践中的表现）的常用方法包括：

- 消除行为障碍
- 提供改进行为的资源
- 协助强化行为

改变学习者的行为可能是课程中比较具有挑战性的方面。在实际临床情境中，无法保证帮助学习者发展新技能和（或）改善态度后，一定会促成学习者表现出期望行为。行为主义（表 5.1）是一种对教学设计很有影响的学习方向，[144] 它侧重于观察个人行为，以及行为如何随着外部环境中的刺激和强化而变化。行为主义的最初表述类似于习惯的概念，即由环境线索触发的常规活动。改变行为可能需要打破旧习惯和（或）寻求线索来触发新习惯。[145] 课程开发人员可能需要消除学习者物理环境中的行为障碍，提供改进行为的物质资源，并设计有助于继续使用新技能的强化措施。关注学习者学习后的环境，可以减少或避免教育干预后经常发生的成绩下滑。

随着时间的推移，行为改变理论变得越来越成熟。现在的行为改变模型更加强调解决学习的情感领域问题，以培养学习者在特定情境中应用知识和技能的动机和意图。这些因素包括学习者的自我效能和感知限制、行为与同龄人的常态和文化（例如，隐性课程）的关系，以及行为在特定环境中的突出性。[146]

归根结底，行为改变要求学习者具备实施行为所需的知识和技能，相信行为足够重要，足以启动并克服实施行为的潜在障碍，在物理环境中拥有使行为成为可能的必要资源。

示例：系统改进和反馈。培训儿科住院医师使用标准化模板，以促进患者照护的安全交接。在一个项目中，学员在互动式工作坊中学习模板，其中包括介绍相关的沟通理论、强调交接重要性的基于案例的例子，以及正确交接的视频演示。提供标准化模板的袖珍卡片提醒。在mini-CEX的基础上，通过交接班临床评估演练（CEX）培训住院医师使用模板，接受过培训的住院医师对学员进行评估。最后，学员在工作场所收到了有关交接效果的书面和口头反馈。[147]

示例：将提醒和模拟融入实践，以降低新生儿死亡率。为了尽可能降低资源匮乏环境中可预防的新生儿死亡率，开发出一门基于模拟的课程。[148]教育者制作了一个小包装，可以运到偏远地区，其中包含模拟练习所需的所有元素（包括一个可以在使用前装满水的人体模型）。例如坦桑尼亚的一个产房的助产士、护生、手术护士和医生接受了1天的人体模型培训，并被要求每天在人体模型上一起练习。人体模型被放置在产房中。在产房和练习环境中粘贴复苏操作的说明。定期进行追踪培训，教师提供反馈以纠正技能。干预期内，推荐的复苏操作得到改善，新生儿死亡率下降。[149]

补　　习

理想情况下，当课程设计和实施良好时，所有学习者都能够在计划时间内达到目标，并不需要补习。然而，即使在精心设计的课程中，一些学习者也可能无法达到教学目标。在医学教育中，实现学习目标往往对患者产生重要影响，因此在晋级前实现所有目标显得至关重要。学生达不到目标的可能原因很复杂。[150-151]注意某些课程中的结构和过程可能有助于避免补习，如入学和选拔过程，以及尽早识别并向学习困难的学生提供额外支持。

课程中可能导致学习者需要补习的因素包括课程的教育内容和方法、教师和学习环境等方面的挑战。[152-153]学习者个人生活中的事件或情况，如影响他们自己或他们所爱之人的健康事件或情况，也会影响他们在课程中的表现。对于需要补习的个人而言，首先是要确定学习者没有达到目标的原因，因为有越来越多的证据可以基于潜在原因来制定补习策略。[153]然而，在某些胜任力领域，如职业素养，缺乏基于证据的补习策略。[154]通常可以预料的是，补习需要额外的时间和资源以支持学习。[152]最终，尽管努力补习，一些学习者可能仍然无法达到预期目标。达不到预期目标会产生严重后果，例如无法继续接受教育，这时就必须建议学习者选择其他职业路径，并为他们已完成的学习授予学分（例如，授予那些无法完成博士学位课程的人以硕士学位）。[155]

促进实现课程目标的方法

随着卫生系统和患者需求的不断发展，医学教育也必须随之发展，以预测和满足这些需求。在此，我们强调与医学教育中新概念相关的教育方法：适应性专业能力、职业认同形成、跨专业职业素养和团队合作。

适应性专业能力

促进适应性专业知识的方法包括以下方面：

- 基于问题和案例的学习
- 模拟临床情境
- 个人学习档案袋
- 反思
- 行为表现的指导与形成性反馈

随着学习者掌握越来越复杂的知识和技能（通常通过反复的刻意练习），他们发展出专业能力。[156]对于初学者，如果没有严格的规则可以遵循，执行复杂的任务可能很困难，甚至不可能。然而随着时间的推移，他们可以发展出更复杂的心智模型、方案或直接推断，使他们能够凭直觉自动完成复杂任务。他们不太依赖规则或指引，当情况不符合他们既往熟悉的模式时，他们会放慢速度。常规专业能力是指在每次执行相似的复杂任务时，都能够快速轻松地完成。适应性专业能力是指个人在实践中能够展现专长并进行创新，而不牺牲效率或安全性，从而能够持续从每个新的变化中学习。[157-159]在面临独特的临床情况时，医疗工作者必须应用适应性专业能力开发出原创的解决方案，并促进终身学习。

适应性专业能力需要有“探究”的习惯——有能力提出相关问题、找出资源来回答这些问题并将新知识应用于实践。[160]它还需要复杂的元认知能力。元认知是对自身学习或思维过程的认识或分析，是有效认识自身局限性并指导自身发展的关键。

支持学习者发展适应性专业能力的教育策略原则[161-162]包括：①鼓励学习者思考事物之间的因果机制，这可以产生概念的整合（认知整合）；②有意识地让学习者暴露于多种迥异的变化中；③提供“有价值的失败”机会，[163]即要求学习者解决他们没有准备好的问题，然后在他们尝试提出解决方案后给予指导。

在非临床环境中，适应性专业能力可以通过仔细组织教学内容和使用基于问题的学习等方法来促进。学习者可以通过参与思考实验（例如，“如果……将会怎样？”的问题）鼓励他们思考创新的解决方案。个人学习档案袋[164]作为学习和激发反思的记录，有助于提升元认知能力。

传统的临床学习经常使学习者暴露在规律的变化和具有挑战性的问题中，这些问题提供了“有价值的失败”机会。模拟允许学习者在快速连续的变化中练习，并可根据学习者的表现进行调整。**辅导**结合了：①相互参与和共同成长；②学习者和辅导者的持续反思和参与；③将失败或次优表现作为学习的催化剂。[165]辅导在医学教育中越来越受欢迎，在考虑如何培养适应性专业能力时，它可能是一种简便易行的模式。

示例：培养适应性专业能力的临床前课程。一所四年制医学院改革了前两年的课程，以鼓励培养适应性专业能力。在72周的时间里，学生每周都通过虚拟病例进行独立工作，探索基础科学和临床科学的概念，并体验有价值的“挣扎”。案例以小组的方式进行回顾，针对其中概念之间的关系和机制，教师会提供帮助。个人电子档案袋整理评估数据，并包括学生的反思和学习计划；教师基于上述资料进行指导和辅导。[161]

职业认同形成

促进职业认同形成的方法包括以下几种：

- 采用认知目标方法，学习职业认同形成概念
- 教师角色榜样
- 营造安全、支持性的学习环境
- 促进反思体验的方法（例如，讨论、写作、学习档案袋）
- 辅导与形成性反馈
- 暴露于能够改变视角的新实践环境

职业素养包括尊重他人、同情心、跨文化敏感性、有效沟通、共同决策、诚实正直、自我觉察、超脱自我利益而对患者和社会的需要做出回应、职责、责任感、遵循伦理原则、保密原则、对利益冲突的妥善处理以及追求卓越、科学知识和持续专业发展。[166-167]随着世界许多地区对职业和机构的怀疑和不信任日益加剧，这一点变得尤为突出。

职业认同形成是指在训练中不断发展职业特征，并将这些特征融入自我意识中去的过程。职业认同形成是一个比职业素养更复杂的构念，因为它是发展性的，它包括社会学习和认同形成的因素。[168]在职业认同形成过程中，个人将其在正式医学教育之前存在的独特的身份认同与发展中的职业认同联系起来并加以协调。职业认同是随着学习者从“合法的边缘角色”转向全面参与“实践共同体”而形成的。[169]实践共同体围绕着相互参与（即社会互动）、共同的事业（即共同目标）、共享平台（如共同的语言和常

规）而形成。[170] 一个人在医学实践领域中，通常属于一个以上实践共同体，[170] 并表现出多种职业身份，这些身份可以根据具体情况以不同的方式表现出来。

为促进职业认同形成，教育者可以通过适合认知目标的教学方法，使学习者和教师了解职业认同形成的各个方面和过程。[169] 他们还可以通过使用适合于情感目标的方法，帮助学习者发展认同感和归属感，例如营造安全和支持性的学习环境、保持关注和纠正隐性课程中可能出现的非专业行为，以及角色模仿职业行为。[169] 教师可以作为教练，引导学习者的成长、分享形成性反馈和促进反思。[171] 接触不同社区或文化（例如，国际环境）的患者照护，可能会影响转化式学习，从而对个人的职业身份有新的理解。[172]

示例：与患者交流的批判性反思。为了促进职业认同形成，在家庭医学实习的医学生被要求完成两篇反思性文章，描述“打动”他们的患者交流，并提交给教师。[173] 然后，教师们推动小组讨论，需要强调小组是学生反思和讲述他们故事的安全空间。之后，学生们收到了来自教师的书面形成性反馈。通过评估学生的文章，发现学生在将理想化的职业素养愿景与现实生活相协调时所经历的思想和情感，从而为他们自己的职业认同发展提供了信息。[174]

示例：包含研讨会和社区经验的暑期实习。医学生的暑期实习包括与社区导师进行社区组织的有关职业素养和临床体验的研讨会。学生们报告说，实习使他们了解到职业素养，尤其是关于制药公司的影响；医生为患者发声的作用；弱势群体的就医体验。[175]

跨专业职业素养和团队合作

促进和加强团队技能的方法包括：

- 以团队运行和相关技能为重点的课程
- 学习者采取合作与竞争的学习方法，如基于团队的学习（TBL）
- 学习者参与有效团队合作的多学科团队和工作环境
- 让学习者评估和讨论他们所参与团队的运行情况

随着医学知识的增加，以及社会对高质量、高成本效益的医疗期望的提高，提供最佳医疗保健的机制变得愈加复杂。医药卫生专业人员必须在团队中有效地工作，以实现医疗工作、医疗质量和成本效益的预期目标。传统的医学课程培养竞争式学习方法，或者独立地提供服务的方法，需要将其改变为合作的学习方法，并为学习者成为有效的团队成员做好准备。

有效的跨专业教育被描述为一个“棘手问题”，而不是“乏味问题”：利益相关者之间对问题是什么没有明确的一致意见，无法线性分析解决问题的方法，也不会产生客观上正确或错误的解决方案。[176] 跨专业能力包括广泛的知识、态度和技能，以实现与其他医学专业人员的协作实践。[177] 医学专业人员除了需要具备常规有效的沟通技巧之外，还需要了解并熟练地掌握以下能力：促进小组进展、运行和参与会议、适当的自信、管理冲突、促进组织变革、激励他人、授权和监督他人以及提供反馈。

世界卫生组织强调，培养跨专业能力的最佳时机是不同专业学生一起学习的时候。成功的模式包括在授课和讨论中引入胜任力，然后进行实践。[178] 在现代医学教育拥挤的课程中寻找最佳时机做到这一点是非常困难的。理想情况下，临床轮转中能够遇到示范合作实践的站点，但对于某些项目而言，这可能具有挑战性。

Baker 等[179] 阐明了有效团队工作的原则框架，包括领导技能、阐明共同目标和目的、有效沟通、信任、任务共享和行为互补、适应性和行为监督 / 反馈。团队 STEPPS 是一个基于证据的团队合作系统，强调团队领导、情境监控、相互支持和沟通行为，正在应用于医学教育中。[180-181]

示例：专注于团队技能的课程：团队 STEPPS 训练。在一个为期半日的工作坊，一年级护生和三年级医学生使用团队 STEPPS 作为教学干预。经过说教式讲授和模拟训练后，学生能更好地识别视频短片中出现的团队技能及其质量。[182]

示例：在线讨论和问题解决。一项针对医学生和护理学生的纵向计划，开始要求学生完成关于团队合作、冲突解决和沟通的在线课程模块。跨专业学生团队一起使用即时消息平台解决问题。在课程的后半部分，一名医学生和一名护理学生组成一组，接诊一名虚拟的门诊患者，并管理该患者的急慢性疾病。[183]

示例：跨专业学生运营的免费诊所。一年级和二年级医学生（MS）、本科护理学生（NS）和实习学生合作设计并实施了一个周末城市学生运营的免费诊所。学生们设计了一个流程，包括由案例经理（NS）接收，由一名低年级（MS 或 NS）和一名高年级（MS 或 NS）临床医师评估，向教师导师陈述，然后由一名实习学生签字。在诊所的设计和实施中，学生们表达了对其他专业的尊重，跨专业团队内相处融洽，并加深了对其他专业角色和责任的理解。[184]

结　论

步骤 4 的挑战是在现有人员、时间、设施 / 材料和资金的限制下，制定实现步骤 3 所列课程目标的教育策略。需要额外考虑的是，教育策略需要与学习理论、原则和科学相结合，在寻求培养学习者解决健康问题行为的同时，考虑应用新兴技术。正如我们将在第 7 章中看到的那样，特别在对课程进行仔细评估时，创造性地制定教育策略能够促进有意义的、持久的学习和学术研究。

问　　题

对于您正在协调、规划或希望规划的课程，请回答或思考以下问题和提示：

1. 在下表中，写出一个重要、具体、可测量的目标，包含以下维度：认知、情感和精神运动领域。

2. 回顾表5.1并考虑什么样的学习框架有助于您达成上述提示要求。

3. 从表5.2和表5.3中选择教育方法来实现您的每一个教学目标，并将它们写在下表中。

4. 每种教育方法是否与其目标相一致（表5.2）？

5. 您是否担心随着时间的推移，在实现您的任一目标方面会出现倒退？

6. 从表5.2和表5.3中，为每个目标选择一种最有可能防止目标实现后出现倒退的方法。将这些方法写在下表中。

7. 确定实施教育方法所需的资源。考虑您所在机构中可用的教师、模拟或临床体验的费用、培训计划或选修课的时间以及空间。把它们写在下表中。您的方法可行吗？

	认知（知识）	情感（态度）	精神运动（技能或行为）
具体、可衡量目标			
实现目标的教育方法			
防止倒退的教育方法			
所需资源			

8. 您的课程是否包括促进适应性专业能力的教育策略？为什么有或为什么没有？如果有，这些策略是什么？

9. 您的课程是否包括促进职业素养、职业认同形成或跨专业职业素养/团队合作的教育策略？为什么有或为什么没有？如果有，这些策略是什么？

10. 您在回答问题8和9时的方法是否影响了您对资源的需求？有何影响？您的方法可行吗？

通用参考文献

Ambrose, Susan A., Michael W. Bridges, Michele DiPietro, Marsha C. Lovett, and Marie K. Norman. *How Learning Works: Seven Research-Based Principles for Smart Teaching*. San Francisco: Jossey-Bass, 2010.

Popular book that provides numerous practical tips for teaching in alignment with seven principles. 301 pages.

Brown, Peter C., Henry L. Roediger, and Mark A. McDaniel. *Make It Stick*. Cambridge, MA: Belknap Press of Harvard University Press, 2014.
Popular and accessible book that summarizes how our intuition can be misleading and how testing, spaced retrieval, and interleaving can enhance learning. 313 pages.

Chen, Belinda Y., David E. Kern, Robert M. Kearns, Patricia A. Thomas, Mark T. Hughes, and Sean Tackett. "From Modules to MOOCs: Application of the Six-Step Approach to Online Curriculum Development for Medical Education." *Academic Medicine* 94, no. 5 (2019): 678–85. https//doi.org/10.1097/ACM.0000000000002580.
Brief guide of the six-step approach for application to online curriculum development.

Cleland, Jennifer, and Steven J. Durning, eds. *Researching Medical Education.* Oxford: Wiley Blackwell, 2015.
First edition of a book on scholarship in health professions education that includes 16 chapters on theories related to learning. 296 pages.

Dent, John A., Ronald M. Harden, and Dan Hunt, eds. *A Practical Guide for Medical Teachers*, 5th ed. Edinburgh: Churchill Livingstone, 2017.
Includes 101 international contributors and provides global perspectives on curriculum development and instructional design. 428 pages.

Mayer, Richard E., ed., *The Cambridge Handbook of Multimedia Learning*. 2nd ed. New York: Cambridge University Press, 2014.
Compendium covering a wealth of information related to multimedia principles across its 34 chapters. 930 pages.

McGaghie, William C., Jeffrey H. Barsuk, and Diane B. Wayne, eds., *Comprehensive Healthcare Simulation: Mastery Learning in Health Professions Education*. Cham, Switzerland: Springer, 2020.
Places simulation for learning in the health professions into historical context, summarizes evidence related to its use, and includes advice of overall curricular design and specific tips for applying for cognitive and psychomotor skill development. 399 pages.

Swanwick, Tim, Kirsty Forrest, and Bridget C. O'Brien, eds. *Understanding Medical Education: Evidence, Theory, and Practice.* 3rd ed. Hoboken, NJ: John Wiley & Sons, 2019.
Excellent resource developed through the Association for the Study of Medical Education that covers relevant theory spanning teaching and learning, assessment, scholarship, and faculty development. 580 pages.

引用文献

1. John Sweller, Jeroen J. G. van Merriënboer, and Fred Paas, "Cognitive Architecture and Instructional Design: 20 Years Later," *Educational Psychology Review* 31, no. 2 (2019): 261–92, https://doi.org/10.1007/s10648-019-09465-5.
2. Stoo Sepp et al., "Cognitive Load Theory and Human Movement: Towards an Integrated Model of Working Memory," *Educational Psychology Review* 31, no. 2 (2019): 293–317, https://doi.org/10.1007/s10648-019-09461-9.
3. Adam Szulewski et al., "From Theory to Practice: The Application of Cognitive Load Theory to the Practice of Medicine," *Academic Medicine* 96, no. 1 (2021): 24–30, https://doi.org/10.1097/acm.0000000000003524.
4. Richard E. Mayer, ed., *The Cambridge Handbook of Multimedia Learning*, 2nd ed. (Cambridge: Cambridge University Press, 2014), https://doi.org/10.1017/CBO9781139547369.
5. John Dunlosky et al., "Improving Students' Learning with Effective Learning Techniques: Promising Directions from Cognitive and Educational Psychology," *Psychological Science in the Public Interest* 14, no. 1 (2013): 4–58, https://doi.org/10.1177/1529100612453266.

6. Karen Mann and Anna MacLeod, "Constructivism: Learning Theories and Approaches to Research," in *Researching Medical Education*, ed. Jennifer Cleland and Steven J. Durning (Oxford: Wiley Blackwell, 2015), 49–66.
7. David A. Cook and Anthony R. Artino Jr., "Motivation to Learn: An Overview of Contemporary Theories," *Medical Education* 50, no. 10 (2016): 997–1014, https://doi.org/10.1111/medu.13074.
8. Anthony R. Artino et al., "Control-Value Theory: Using Achievement Emotions to Improve Understanding of Motivation, Learning, and Performance in Medical Education: AMEE Guide No. 64," *Medical Teacher* 34, no. 3 (2012): e148–60, https://doi.org/10.3109/0142159x.2012.651515.
9. Javeed Sukhera, Christopher J. Watling, and Cristina M. Gonzalez, "Implicit Bias in Health Professions: From Recognition to Transformation," *Academic Medicine* 95, no. 5 (2020): 717–23, https://doi.org/10.1097/acm.0000000000003173.
10. Andrew Kitchenham, "The Evolution of John Mezirow's Transformative Learning Theory," *Journal of Transformative Education* 6 (2008): 104–23, https://doi.org/10.1177/1541344608322678.
11. Alice Cavanagh, Meredith Vanstone, and Stacey Ritz, "Problems of Problem-Based Learning: Towards Transformative Critical Pedagogy in Medical Education," *Perspectives in Medical Education* 8, no. 1 (2019): 38–42, https://doi.org/10.1007/s40037-018-0489-7.
12. K. Anders Ericsson, "Acquisition and Maintenance of Medical Expertise: A Perspective from the Expert-Performance Approach with Deliberate Practice," *Academic Medicine* 90, no. 11 (2015): 1471–86, https://doi.org/10.1097/acm.0000000000000939.
13. William C. McGaghie, "Mastery Learning: Origins, Features, and Evidence from the Health Professions," in *Comprehensive Healthcare Simulation: Mastery Learning in Health Professions Education,* ed. William C. McGaghie, Jeffrey H. Barsuk, and Diane B. Wayne (Cham, Switzerland: Springer, 2020), 27–46.
14. Dario Torre and Steven J. Durning, "Social Cognitive Theory: Thinking and Learning in Social Settings," in *Researching Medical Education* (Oxford: Wiley Blackwell, 2015), 105–16.
15. Lindsay Baker et al., "Aligning and Applying the Paradigms and Practices of Education," *Academic Medicine* 94, no. 7 (2019): 1060. https://doi.org/10.1097/ACM.0000000000002693.
16. Micheline T. Chi, "Active-Constructive-Interactive: A Conceptual Framework for Differentiating Learning Activities," *Topics in Cognitive Science* 1, no. 1 (2009): 73–105, https://doi.org/10.1111/j.1756-8765.2008.01005.x.
17. L. Mark Carrier et al., "Causes, Effects, and Practicalities of Everyday Multitasking," *Developmental Review* 35 (2015): 64–78, https://doi.org/10.1016/j.dr.2014.12.005.
18. Kalina Christoff et al., "Mind-Wandering as Spontaneous Thought: A Dynamic Framework," *Nature Reviews Neuroscience* 17, no. 11 (2016): 718–31, https://doi.org/10.1038/nrn.2016.113.
19. Mary Hellen Immordino-Yang, Joanna A. Christodoulou, and Vanessa Singh, "Rest Is Not Idleness: Implications of the Brain's Default Mode for Human Development and Education," *Perspectives on Psychological Science* 7, no. 4 (2012): 352–64, https://doi.org/10.1177/1745691612447308.
20. Bjorn Rasch and Jan Born, "About Sleep's Role in Memory," *Physiological Reviews* 93, no. 2 (2013): 681–766, https://doi.org/10.1152/physrev.00032.2012.
21. Susanne Diekelmann and Jan Born, "The Memory Function of Sleep," *Nature Reviews Neuroscience* 11, no. 2 (2010): 114–26, https://doi.org/10.1038/nrn2762.
22. Julia C. Basso and Wendy A. Suzuki, "The Effects of Acute Exercise on Mood, Cognition, Neurophysiology, and Neurochemical Pathways: A Review," *Brain Plasticity* 2, no. 2 (2017): 127–52, https://doi.org/10.3233/bpl-160040.
23. World Health Organization. *Digital Education for Building Health Workforce Capacity* (Geneva: World Health Organization, 2020), accessed May 24, 2021, https://www.who.int/publications/i/item/dfigital-education-for-building-health-workforce-capacity-978-92-4-000047-6.
24. Belinda Y. Chen et al., "From Modules to MOOCs: Application of the Six-Step Approach to Online Curriculum Development for Medical Education," *Academic Medicine* 94, no. 5 (2019): 678–85, https://doi.org/10.1097/acm.0000000000002580.
25. Leisi Pei and Hongbin Wu, "Does Online Learning Work Better Than Offline Learning in Undergraduate Medical Education? A Systematic Review and Meta-Analysis," *Medical Education Online* 24, no. 1 (2019): 1666538, https://doi.org/10.1080/10872981.2019.1666538.

26. Alexandre Vallée et al., "Blended Learning Compared to Traditional Learning in Medical Education: Systematic Review and Meta-Analysis," *Journal of Medical Internet Research* 22, no. 8 (2020): e16504, https://doi.org/10.2196/16504.
27. David A. Cook, "The Value of Online Learning and MRI: Finding a Niche for Expensive Technologies," *Medical Teacher* 36, no. 11 (2014): 965–72, https://doi.org/10.3109/0142159x.2014.917284.
28. Paul M. Leonardi, "Theoretical Foundations for the Study of Sociomateriality," *Information and Organization* 23, no. 2 (2013): 59–76, https://doi.org/10.1016/j.infoandorg.2013.02.002.
29. Anna MacLeod et al., "Sociomateriality: A Theoretical Framework for Studying Distributed Medical Education," *Academic Medicine* 90, no. 11 (2015): 1451–56, https://doi.org/10.1097/acm.0000000000000708.
30. Anna MacLeod et al., "Technologies of Exposure: Videoconferenced Distributed Medical Education as a Sociomaterial Practice," *Academic Medicine* 94, no. 3 (2019): 412–18, https://doi.org/10.1097/acm.0000000000002536.
31. Jesper Juul, "The Game, the Player, the World: Looking for a Heart of Gameness," in *Level Up: Digital Games Research Conference Proceedings*, ed. Marinka Copier and Joost Raessens (Utrecht: Utrecht University, 2003), 30–45, accessed June 6, 2021, https://www.jesperjuul.net/text/gameplayerworld/.
32. Sebastian Deterding et al., "From Game Design Elements to Gamefulness: Defining 'Gamification,'" (Proceedings of the 15th International Academic MindTrek Conference: Envisioning Future Media Environments, Tampere, Finland, Association for Computing Machinery, 2011), https://doi.org/10.1145/2181037.2181040.
33. Chrystal Rutledge et al., "Gamification in Action: Theoretical and Practical Considerations for Medical Educators," *Academic Medicine* 93, no. 7 (2018): 1014–20, https://doi.org/10.1097/acm.0000000000002183.
34. Julie A. Noyes et al., "A Systematic Review of Digital Badges in Health Care Education," *Medical Education* 54, no. 7 (2020): 600–615, https://doi.org/10.1111/medu.14060.
35. Jan L. Plass, Bruce D. Homer, and Charles K. Kinzer, "Foundations of Game-Based Learning," *Educational Psychologist* 50 no. 4 (2015): 258–83, https://doi.org/10.1080/00461520.2015.1122533.
36. Scott Nicholson, "A RECIPE for Meaningful Gamification," in *Gamification in Education and Business*, ed. Torsten Reiners and Lincoln C. Wood (Cham, Springer, 2015), https://doi.org/10.1007/978-3-319-10208-5_1.
37. Sarah V. Gentry et al., "Serious Gaming and Gamification Education in Health Professions: Systematic Review," *Journal of Medical Internet Research* 21, no. 3 (2019): e12994, https://doi.org/10.2196/12994.
38. Joep Lagro et al., "A Randomized Controlled Trial on Teaching Geriatric Medical Decision Making and Cost Consciousness with the Serious Game GeriatriX," *Journal of the American Medical Directors Association* 15, no. 12 (2014): 957.e1-6, https://doi.org/10.1016/j.jamda.2014.04.011.
39. B. Price Kerfoot et al., "An Online Spaced-Education Game among Clinicians Improves Their Patients' Time to Blood Pressure Control: A Randomized Controlled Trial," *Circulation: Cardiovascular Quality and Outcomes* 7, no. 3 (2014): 468–74, https://doi.org/10.1161/circoutcomes.113.000814.
40. B. Price Kerfoot and Nicole Kissane, "The Use of Gamification to Boost Residents' Engagement in Simulation Training," *JAMA Surgery* 149, no. 11 (2014): 1208–9, https://doi.org/10.1001/jamasurg.2014.1779.
41. Deborah K. Simpson et al., "Job Roles of the 2025 Medical Educator," *Journal of Graduate Medical Education* 10, no. 3 (2018): 243–46, https://doi.org/10.4300/jgme-d-18-00253.1.
42. Madara Mason, "iTeach+: The Interactive Syllabus," University of Alaska Fairbanks, 2017, accessed May 24, 2021, https://iteachu.uaf.edu/iteach-the-interactive-syllabus/.
43. Malcolm S. Knowles et al., *The Adult Learner: The Definitive Classic in Adult Education and Human Resource Development*, 9th ed. (London: Routledge, 2020).
44. John Hattie, "The Applicability of Visible Learning to Higher Education," *Scholarship of Teaching and Learning in Psychology* 1 (2015): 79–91, https://doi.org/10.1037/stl0000021.

45. David Wiley, "The Learning Objects Literature," *Handbook of Research on Educational Communication and Technology* 16 (2007): 345–54.
46. Kevin R. Scott et al., "Integration of Social Media in Emergency Medicine Residency Curriculum," *Annals of Emergency Medicine* 64, no. 4 (2014): 396–404, https://doi.org/10.1016/j.annemergmed.2014.05.030.
47. Lori R. Newman et al., "Developing Expert-Derived Rating Standards for the Peer Assessment of Lectures," *Academic Medicine* 87, no. 3 (2012): 356–63, https://doi.org/10.1097/ACM.0b013e3182444fa3.
48. Avraham Z. Cooper and Jeremy B. Richards, "Lectures for Adult Learners: Breaking Old Habits in Graduate Medical Education," *American Journal of Medicine* 130, no. 3 (2017): 376–81, https://doi.org/10.1016/j.amjmed.2016.11.009.
49. Henk G. Schmidt et al., "On the Use and Misuse of Lectures in Higher Education," *Health Professions Education* 1, no. 1 (2015): 12–18, https://doi.org/10.1016/j.hpe.2015.11.010.
50. Henry L. Roediger III, Adam L. Putnam, and Megan A. Smith, "Ten Benefits of Testing and Their Applications to Educational Practice," in *Psychology of Learning and Motivation*, ed. Jose P. Mestre and Brian H. Ross (San Diego: Academic Press, 2011), 1–36.
51. Abdel Meguid and Megan Collins, "Students' Perceptions of Lecturing Approaches: Traditional versus Interactive Teaching," *Advances in Medical Education and Practice* 8 (2017): 229–241, https://doi.org/10.2147/AMEP.S131851.
52. Emilie Gerbier and Thomas C. Toppino, "The Effect of Distributed Practice: Neuroscience, Cognition, and Education," *Trends in Neuroscience and Education* 4, no. 3 (2015): 49–59, https://doi.org/10.1016/j.tine.2015.01.001.
53. Timothy A. Shaw et al., "Impact on Clinical Behavior of Face-to-Face Continuing Medical Education Blended with Online Spaced Education: A Randomized Controlled Trial," *The Journal of Continuing Education in the Health Professions* 31, no. 2 (2011): 103–8, https://doi.org/10.1002/chp.20113.
54. Daeyeoul Lee, Sunnie Lee Watson, and William R. Watson, "Systematic Literature Review on Self-Regulated Learning in Massive Open Online Courses," *Australasian Journal of Educational Technology* 35, no. 1 (2019), https://doi.org/10.14742/ajet.3749.
55. Stephen D. Sisson et al., "Effect of an Internet-Based Curriculum on Postgraduate Education: A Multicenter Intervention," *Journal of General Internal Medicine* 19, no. 5 (2004): 505–9, https://doi.org/10.1111/j.1525-1497.2004.30097.x.
56. Stephen D. Sisson et al., "Concurrent Validity between a Shared Curriculum, the Internal Medicine In-Training Examination, and the American Board of Internal Medicine Certifying Examination," *Journal of Graduate Medical Education* 7, no. 1 (2015): 42–47, https://doi.org/10.4300/jgme-d-14-00054.1.
57. Whitney D. Maxwell et al., "Massive Open Online Courses in U.S. Healthcare Education: Practical Considerations and Lessons Learned from Implementation." *Currents in Pharmacy Teaching and Learning* 10, no. 6 (2018): 736–43, https://doi.org/10.1016/j.cptl.2018.03.013.
58. Barbara Daley, Steven Durning, and Dario Torre, "Using Concept Maps to Create Meaningful Learning in Medical Education," *MedEdPublish* 5, no. 1 (2016): 19, https://doi.org/10.15694/mep.2016.000019.
59. Carolina Veronese et al., "A Randomized Pilot Study of the Use of Concept Maps to Enhance Problem-Based Learning among First-Year Medical Students," *Medical Teacher* 35, no. 9 (2013): e1478–84, https://doi.org/10.3109/0142159x.2013.785628.
60. Annette Burgess et al., "Facilitating Small Group Learning in the Health Professions," *BMC Medical Education* 20, no. Suppl 2 (2020): 457, https://doi.org/10.1186/s12909-020-02282-3.
61. Henk G. Schmidt and Silvia Mamede, "How to Improve the Teaching of Clinical Reasoning: A Narrative Review and a Proposal," *Medical Education* 49, no. 10 (2015): 961–73, https://doi.org/10.1111/medu.12775.
62. Andrzej Kononowicz et al., "Virtual Patient Simulations in Health Professions Education: Systematic Review and Meta-Analysis by the Digital Health Education Collaboration," *Journal of Medical Internet Research* 21, no. 7 (2019): e14676, https://doi.org/10.2196/14676.
63. Andrzej Kononowicz et al., "Virtual Patients—What Are We Talking About? A Framework to Classify the Meanings of the Term in Healthcare Education," *BMC Medical Education* 15

(2015): 11, https://doi.org/10.1186/s12909-015-0296-3.
64. Rabih Geha et al., "Teaching about Diagnostic Errors through Virtual Patient Cases: A Pilot Exploration," *Diagnosis (Berl)* 5, no. 4 (2018): 223–27, https://pubmed.ncbi.nlm.nih.gov/30285947/.
65. Teresa M. Chan et al., "Social Media in Knowledge Translation and Education for Physicians and Trainees: A Scoping Review," *Perspectives in Medical Education* 9, no. 1 (2020): 20–30, https://doi.org/10.1007/s40037-019-00542-7.
66. Teresa M. Chan, Brent Thoma, and Michelle Lin, "Creating, Curating, and Sharing Online Faculty Development Resources: The Medical Education in Cases Series Experience," *Academic Medicine* 90, no. 6 (2015): 785–89, https://doi.org/10.1097/acm.0000000000000692.
67. Teresa M. Chan et al., "The ALiEM Faculty Incubator: A Novel Online Approach to Faculty Development in Education Scholarship," *Academic Medicine* 93, no. 10 (2018): 1497–502, https://doi.org/10.1097/acm.0000000000002309.
68. Gökçe Akçayır and Murat Akçayır, "The Flipped Classroom: A Review of Its Advantages and Challenges," *Computers & Education* 126 (2018): 334–45, https://doi.org/10.1016/j.compedu.2018.07.021.
69. Lakmal Abeysekera and Phillip Dawson, "Motivation and Cognitive Load in the Flipped Classroom: Definition, Rationale and a Call for Research," *Higher Education Research & Development* 34, no. 1 (2015): 1–14, https://doi.org/10.1080/07294360.2014.934336.
70. Sharon F. Chen et al., "A Multi-Institution Collaboration to Define Core Content and Design Flexible Curricular Components for a Foundational Medical School Course: Implications for National Curriculum Reform," *Academic Medicine* 94, no. 6 (2019): 819–25. https://doi.org/10.1097/acm.0000000000002663.
71. Alan Neville, Geoff Norman, and Robert White, "McMaster at 50: Lessons Learned from Five Decades of PBL," *Advances in Health Sciences Education* 24, no. 5 (2019): 853–63, https://doi.org/10.1007/s10459-019-09908-2.
72. Virginie F. Servant and Henk G. Schmidt, "Revisiting 'Foundations of Problem-Based Learning: Some Explanatory Notes,'" *Medical Education* 50, no. 7 (2016): 698–701, https://doi.org/10.1111/medu.12803.
73. Alan J. Neville and Geoff R. Norman, "PBL in the Undergraduate MD Program at McMaster University: Three Iterations in Three Decades," *Academic Medicine* 82, no. 4 (2007): 370–74, https://doi.org/10.1097/ACM.0b013e318033385d.
74. Woei Hung et al., "A Review to Identify Key Perspectives in PBL Meta-Analyses and Reviews: Trends, Gaps and Future Research Directions," *Advances in Health Sciences Education* 24, no. 5 (2019): 943–57, https://doi.org/10.1007/s10459-019-09945-x.
75. Diana Stentoft, "Problem-Based Projects in Medical Education: Extending PBL Practices and Broadening Learning Perspectives," *Advances in Health Sciences Education* 24, no. 5 (2019): 959–69, https://doi.org/10.1007/s10459-019-09917-1.
76. William P. Burdick, Stacey R. Friedman, and Deborah Diserens, "Faculty Development Projects for International Health Professions Educators: Vehicles for Institutional Change?" *Medical Teacher* 34, no. 1 (2012): 38–44, https://doi.org/10.3109/0142159x.2011.558538.
77. Francois J. Cilliers and Ara Tekian, "Effective Faculty Development in an Institutional Context: Designing for Transfer," *Journal of Graduate Medical Education* 8, no. 2 (2016): 145–49, https://doi.org/10.4300/jgme-d-15-00117.1.
78. Marian Cornett et al., "A Realist Review of Scholarly Experiences in Medical Education," *Medical Education* 55, no. 2 (2021): 159–66, https://doi.org/10.1111/medu.14362.
79. Maryellen E. Gusic et al., "The Essential Value of Projects in Faculty Development," *Academic Medicine* 85, no. 9 (2010): 1484–91, https://doi.org/10.1097/ACM.0b013e3181eb4d17.
80. William P. Burdick, "Global Faculty Development: Lessons Learned from the Foundation for Advancement of International Medical Education and Research (FAIMER) Initiatives," *Academic Medicine* 89, no. 8 (2014): 1097–99, https://doi.org/10.1097/acm.0000000000000377.
81. Diana Dolmans et al., "Should We Choose between Problem-Based Learning and Team-Based Learning? No, Combine the Best of Both Worlds!," *Medical Teacher* 37, no. 4 (2015): 354–59, https://doi.org/10.3109/0142159x.2014.948828.

82. Tyler Reimschisel et al., "A Systematic Review of the Published Literature on Team-Based Learning in Health Professions Education," *Medical Teacher* 39, no. 12 (2017): 1227–37, https://doi.org/10.1080/0142159x.2017.1340636.
83. Joanna Tai et al., "Same-Level Peer-Assisted Learning in Medical Clinical Placements: A Narrative Systematic Review," *Medical Education* 50, no. 4 (2016): 469–84, https://doi.org/10.1111/medu.12898.
84. Carrol Zhou et al., "The Impact of Project ECHO on Participant and Patient Outcomes: A Systematic Review," *Academic Medicine* 91, no. 10 (2016): 1439–61. https://doi.org/10.1097/acm.0000000000001328.
85. Rebecca Stovel et al., "Curricular Needs for Training Telemedicine Physicians: A Scoping Review," *Medical Teacher* 42, no. 11 (2020): 1234–42, https://doi.org/10.1080/0142159x.2020.1799959.
86. Sanjeev Arora et al., "Outcomes of Treatment for Hepatitis C Virus Infection by Primary Care Providers," *The New England Journal of Medicine* 364, no. 23 (2011): 2199–207, https://doi.org/10.1056/NEJMoa1009370.
87. Javeed Sukhera et al., "The Implicit Association Test in Health Professions Education: A Meta-Narrative Review," *Perspectives on Medical Education* 8, no. 5 (2019): 267–75, https://doi.org/10.1007/s40037-019-00533-8.
88. Yochay Nadan and Marina Stark, "The Pedagogy of Discomfort: Enhancing Reflectivity on Stereotypes and Bias," *British Journal of Social Work* 47, no. 3 (2016): 683–700, https://doi.org/10.1093/bjsw/bcw023.
89. Jeanne Nakamura and Mihaly Csikszentmihalyi, "The Concept of Flow," in *Flow and the Foundations of Positive Psychology: The Collected Works of Mihaly Csikszentmihalyi* (New York: Springer, 2014), 239–63.
90. Sydney McQueen et al., "Cognitive Flow in Health Care Settings: A Systematic Review," *Medical Education* 55, no.7 (2021): 782–94, https://doi.org/10.1111/medu.14435.
91. Sian Hsiang-Te Tsuei et al., "Exploring the Construct of Psychological Safety in Medical Education," *Academic Medicine* 94, no. 11S (2019): S28-S35, https://doi.org/10.1097/acm.0000000000002897.
92. John Sandars and Deborah Murdoch-Eaton. "Appreciative Inquiry in Medical Education," *Medical Teacher* 39, no. 2 (2017): 123–27, https://doi.org/10.1080/0142159x.2017.1245852.
93. Tyler J. VanderWeele, Eileen McNeely, and Howard K. Koh, "Reimagining Health-Flourishing," *JAMA* 321, no. 17 (2019): 1667–68, https://doi.org/10.1001/jama.2019.3035.
94. Alyssa K. McGonagle et al., "Coaching for Primary Care Physician Well-Being: A Randomized Trial and Follow-up Analysis," *Journal of Occupational Health Psychology* 25, no. 5 (2020): 297–314, https://doi.org/10.1037/ocp0000180.
95. Christy K. Boscardin, "Reducing Implicit Bias through Curricular Interventions," *Journal of General Internal Medicine* 30, no. 12 (2015): 1726–28, https://doi.org/10.1007/s11606-015-3496-y.
96. Vimmi Passi et al., "Doctor Role Modelling in Medical Education: BEME Guide No. 27," *Medical Teacher* 35, no. 9 (2013): e1422–36, https://doi.org/10.3109/0142159x.2013.806982.
97. Jochanan Benbassat, "Role Modeling in Medical Education: The Importance of a Reflective Imitation," *Academic Medicine* 89, no. 4 (2014): 550–54, https://doi.org/10.1097/acm.0000000000000189.
98. Sylvia R. Cruess, Richard L. Cruess, and Yvonne Steinert, "Role Modelling—Making the Most of a Powerful Teaching Strategy," *BMJ* 336, no. 7646 (2008): 718–21, https://doi.org/10.1136/bmj.39503.757847.BE.
99. Karen V. Mann, "Faculty Development to Promote Role-Modeling and Reflective Practice," in *Faculty Development in the Health Professions*, ed. Yvonne Steinert (Springer Netherlands, 2014), 245–64.
100. William T. Branch Jr. et al., "A Good Clinician and a Caring Person: Longitudinal Faculty Development and the Enhancement of the Human Dimensions of Care," *Academic Medicine* 84, no. 1 (2009): 117–25, https://doi.org/10.1097/ACM.0b013e3181900f8a.
101. Stella L. Ng et al., "Reclaiming a Theoretical Orientation to Reflection in Medical Education Research: A Critical Narrative Review," *Medical Education* 49, no. 5 (2015): 461–75, https://doi.org/10.1111/medu.12680.

102. Edvin Schei, Abraham Fuks, and J. Donald Boudreau, "Reflection in Medical Education: Intellectual Humility, Discovery, and Know-How," *Medicine, Health Care, and Philosophy* 22, no. 2 (2019): 167–78, https://doi.org/10.1007/s11019-018-9878-2.
103. Quoc Dinh Nguyen et al., "What Is Reflection? A Conceptual Analysis of Major Definitions and a Proposal of a Five-Component Model," *Medical Education* 48, no. 12 (2014): 1176–89, https://doi.org/10.1111/medu.12583.
104. Tanya White-Davis, "Addressing Racism in Medical Education an Interactive Training Module," *Family Medicine* 50, no. 5 (2018): 364–68, https://doi.org/10.22454/FamMed.2018.875510.
105. National Academies of Sciences, Engineering, and Medicine, *The Integration of the Humanities and Arts with Sciences, Engineering, and Medicine in Higher Education: Branches from the Same Tree*, ed. David Skorton and Ashley Bear (Washington, DC: National Academies Press, 2018), https://doi.org/10.17226/24988.
106. Lisa Howley, Elizabeth Gaufberg, and Brandy King, *The Fundamental Role of Arts and Humanities in Medical Education* (Washington, DC: Association of American Medical Colleges, 2020).
107. Daisy Fancourt and Saoirse Finn, "What Is the Evidence on the Role of the Arts in Improving Health and Well-Being? A Scoping Review," in *WHO Evidence Network Synthesis Reports* (Copenhagen: WHO Regional Office for Europe, 2019).
108. Margaret S. Chisolm, Margot Kelly-Hedrick, and Scott M. Wright, "How Visual Arts–Based Education Can Promote Clinical Excellence," *Academic Medicine* 96, no. 8 (2021): 1100–1104, https://doi.org/10.1097/acm.0000000000003862.
109. Tracy Moniz et. al., "The Prism Model for Integrating the Arts and Humanities into Medical Education," *Academic Medicine* 96, no. 8 (2021): 1225, https://doi.org/10.1097/acm.0000000000003949.
110. Silke Dennhardt et. al., "Rethinking Research in the Medical Humanities: A Scoping Review and Narrative Synthesis of Quantitative Outcome Studies," *Medical Education* 50, no. 3 (2016): 285–99, https://doi.org/10.1111/medu.12812.
111. Elizabeth Gaufberg, Molly Ward Olmsted, and Sigall K. Bell, "Third Things as Inspiration and Artifact: A Multi-Stakeholder Qualitative Approach to Understand Patient and Family Emotions after Harmful Events," *Journal of Medical Humanities* 40, no. 4 (2019): 489–504, https://doi.org/10.1007/s10912-019-09563-z.
112. Satendra Singh et al., "Transformational Learning for Health Professionals through a Theatre of the Oppressed Workshop," *Medical Humanities* 46, no. 4 (2020): 411–16, https://doi.org/10.1136/medhum-2019-011718.
113. Megan Milota, Ghislaine van Thiel, and Johannes J. M. van Delden, "Narrative Medicine as a Medical Education Tool: A Systematic Review," *Medical Teacher* 41, no. 7 (2019): 802–10, https://doi.org/10.1080/0142159X.2019.1584274.
114. Katherine C. Chretien et al., "Tell Me Your Story: A Pilot Narrative Medicine Curriculum during the Medicine Clerkship," *Journal of General Internal Medicine* 30, no. 7 (2015): 1025–28, https://doi.org/10.1007/s11606-015-3211-z.
115. Bruce L. Henschen et al., "The Patient Centered Medical Home as Curricular Model: Perceived Impact of the 'Education-Centered Medical Home,'" *Journal of General Internal Medicine* 28, no. 8 (2013): 1105–9, https://doi.org/10.1007/s11606-013-2389-1.
116. Blair P. Golden et al., "Learning to Be a Doctor: Medical Students' Perception of Their Roles in Longitudinal Outpatient Clerkships," *Patient Education and Counseling* 101, no. 11 (2018): 2018–24, https://doi.org/10.1016/j.pec.2018.08.003.
117. Bruce L. Henschen et al., "Continuity with Patients, Preceptors, and Peers Improves Primary Care Training: A Randomized Medical Education Trial," *Academic Medicine* 95, no. 3 (2020): 425–34, https://doi.org/10.1097/ACM.0000000000003045.
118. Nena Patterson and Linda J. Hulton, "Enhancing Nursing Students' Understanding of Poverty through Simulation," *Public Health Nursing* 29, no. 2 (2012): 143–51, https://doi.org/10.1111/j.1525-1446.2011.00999.x.
119. Sarah Yardley, Pim W. Teunissen, and Tim Dornan, "Experiential Learning: AMEE Guide No. 63," *Medical Teacher* 34, no. 2 (2012): e102–15, https://doi.org/10.3109/0142159x.2012.650741.

120. Jack Ende, "Feedback in Clinical Medical Education," JAMA 250, no. 6 (1983): 777–81.
121. Jennifer R. Kogan et al., "Guidelines: The Do's, Don'ts and Don't Knows of Direct Observation of Clinical Skills in Medical Education," *Perspectives on Medical Education* 6, no. 5 (2017): 286–305, https://doi.org/10.1007/s40037-017-0376-7.
122. Subha Ramani et al., "Twelve Tips to Promote a Feedback Culture with a Growth Mind-Set: Swinging the Feedback Pendulum from Recipes to Relationships," *Medical Teacher* 41, no. 6 (2019): 625–31, https://doi.org/10.1080/0142159x.2018.1432850.
123. Komal Srinivasa, Yan Chen, and Marcus A. Henning, "The Role of Online Videos in Teaching Procedural Skills to Post-graduate Medical Learners: A Systematic Narrative Review," *Medical Teacher* 42, no. 6 (2020): 689–97, https://doi.org/10.1080/0142159x.2020.1733507.
124. Lori Lioce et al., eds., *Health Care Simulation Dictionary*, 2nd ed. (Rockville, MD: Agency for Healthcare Research and Quality, 2020), AHRQ Publication No. 20-0019, https://doi.org/10.23970/simulationv2.
125. Nahzinine Shakeri et al., "Feedback and Debriefing in Mastery Learning," in McGaghie, *Comprehensive Healthcare Simulation*, 139–53.
126. Ivette Motola et al., "Simulation in Healthcare Education: A Best Evidence Practical Guide. AMEE Guide No. 82," *Medical Teacher* 35, no. 10 (2013): e1511–30, https://doi.org/10.3109/0142159x.2013.818632.
127. Nehal Khamis et al., "A Stepwise Model for Simulation-Based Curriculum Development for Clinical Skills, a Modification of the Six-Step Approach," *Surgical Endoscopy* 30, no. 1 (2016): 279–87, https://doi.org/10.1007/s00464-015-4206-x.
128. Jeffrey H. Barsuk et al., "Developing a Mastery Learning Curriculum," in McGaghie, *Comprehensive Healthcare Simulation*, 47–69.
129. Jette Led Sørensen et al., "Design of Simulation-Based Medical Education and Advantages and Disadvantages of In Situ Simulation versus Off-Site Simulation," *BMC Medical Education* 17, no. 1 (2017): 20, https://doi.org/10.1186/s12909-016-0838-3.
130. Pamela Andreatta et al., "Simulation-Based Mock Codes Significantly Correlate with Improved Pediatric Patient Cardiopulmonary Arrest Survival Rates," *Pediatric Critical Care Medicine* 12, no. 1 (2011): 33–38, https://doi.org/10.1097/PCC.0b013e3181e89270.
131. Stanley J. Hamstra et al., "Reconsidering Fidelity in Simulation-Based Training." *Academic Medicine* 89, no. 3 (2014): 387–92, https://doi.org/10.1097/acm.0000000000000130.
132. Debra Nestel and Tanya Tierney, "Role-Play for Medical Students Learning About Communication: Guidelines for Maximising Benefits," *BMC Medical Education* 7 (2007): 3, https://doi.org/10.1186/1472-6920-7-3.
133. Claire Lane and Stephen Rollnick, "The Use of Simulated Patients and Role-Play in Communication Skills Training: A Review of the Literature to August 2005," *Patient Education and Counseling* 67, no. 1–2 (2007): 13–20, https://doi.org/10.1016/j.pec.2007.02.011.
134. Jennifer A. Cleland, Keiko Abe, and Jan-Joost Rethans, "The Use of Simulated Patients in Medical Education: AMEE Guide No 42," *Medical Teacher* 31, no. 6 (2009): 477–86, https://doi.org/10.1080/01421590903002821.
135. Kerry Wilbur, Alaa Elmubark, and Sara Shabana, "Systematic Review of Standardized Patient Use in Continuing Medical Education," *Journal of Continuing Education in the Health Professions* 38, no. 1 (2018): 3–10, https://doi.org/10.1097/ceh.0000000000000190.
136. Anthony L. Back et al., "Efficacy of Communication Skills Training for Giving Bad News and Discussing Transitions to Palliative Care," *Archives of Internal Medicine* 167, no. 5 (2007): 453–60, https://doi.org/10.1001/archinte.167.5.453.
137. William C. McGaghie, Diane B. Wayne, and Jeffrey H. Barsuk, "Translational Science and Healthcare Quality and Safety Improvement from Mastery Learning," in *Comprehensive Healthcare Simulation*, 289–307.
138. Sara M. Zweifach and Marc M. Triola, "Extended Reality in Medical Education: Driving Adoption through Provider-Centered Design," *Digital Biomarkers* 3, no. 1 (2019): 14–21, https://doi.org/10.1159/000498923.
139. Vanessa N. Palter and Teodor P. Grantcharov, "Individualized Deliberate Practice on a Virtual Reality Simulator Improves Technical Performance of Surgical Novices in the Operating Room: A Randomized Controlled Trial," *Annals of Surgery* 259, no. 3 (2014): 443–48, https://

doi.org/10.1097/sla.0000000000000254.

140. Maya Hammoud et al., "Is Video Review of Patient Encounters an Effective Tool for Medical Student Learning? A Review of the Literature," *Advances in Medical Education and Practice* 3 (2012): 19–30, https://doi.org/10.2147/amep.S20219.
141. Adam Cheng et al., "Debriefing for Technology-Enhanced Simulation: A Systematic Review and Meta-Analysis," *Medical Education* 48, no. 7 (2014): 657–66, https://doi.org/10.1111/medu.12432.
142. Knut M. Augestad et al., "Video-Based Coaching in Surgical Education: A Systematic Review and Meta-Analysis," *Surgical Endoscopy* 34, no. 2 (2020): 521–35, https://doi.org/10.1007/s00464-019-07265-0.
143. Noelle Junod Perron et al., "Feedback in Formative OSCEs: Comparison between Direct Observation and Video-Based Formats," *Medical Education Online* 21 (2016): 32160, https://doi.org/10.3402/meo.v21.32160.
144. Peggy Ertmer and Timothy Newby, "Behaviorism, Cognitivism, Constructivism: Comparing Critical Features from an Instructional Design Perspective," *Performance Improvement Quarterly* 6 (2008): 50–72, https://doi.org/10.1111/j.1937-8327.1993.tb00605.x.
145. James Clear, *Atomic Habits: An Easy & Proven Way to Build Good Habits & Break Bad Ones* (New York: Penguin Publishing House, 2018).
146. Francois Cilliers, Lambert Schuwirth, and Cees Van Der Vleuten, "Health Behaviour Theories: A Conceptual Lens to Explore Behaviour Change," in *Researching Medical Education*, 141–53.
147. Jeanne Farnan et al., "Hand-Off Education and Evaluation: Piloting the Observed Simulated Hand-Off Experience (OSHE)," *Journal of General Internal Medicine* 25, no. 2 (2010): 129–34, https://doi.org/10.1007/s11606-009-1170-y.
148. Sarah M. Morris et al., "Implementation of the Helping Babies Breathe Training Program: A Systematic Review," *Pediatrics* 146, no. 3 (2020), https://doi.org/10.1542/peds.2019-3938.
149. Estomih Mduma et al., "Frequent Brief On-Site Simulation Training and Reduction in 24-H Neonatal Mortality—an Educational Intervention Study," *Resuscitation* 93 (2015): 1–7, https://doi.org/10.1016/j.resuscitation.2015.04.019.
150. Gisele Bourgeois-Law, Pim W. Teunissen, and Glenn Regehr, "Remediation in Practicing Physicians: Current and Alternative Conceptualizations," *Academic Medicine* 93, no. 11 (2018): 1638–44, https://doi.org/10.1097/acm.0000000000002266.
151. Linda Prescott-Clements et al., "Rethinking Remediation: A Model to Support the Detailed Diagnosis of Clinicians' Performance Problems and the Development of Effective Remediation Plans," *Journal of Continuing Education in the Health Professions* 37, no. 4 (2017): 245–54, https://doi.org/10.1097/ceh.0000000000000173.
152. Calvin L. Chou et al., "Guidelines: The Do's, Don'ts and Don't Knows of Remediation in Medical Education," *Perspectives on Medical Education* 8, no. 6 (2019): 322–38, https://doi.org/10.1007/s40037-019-00544-5.
153. Miriam Lacasse et al., "Interventions for Undergraduate and Postgraduate Medical Learners with Academic Difficulties: A BEME Systematic Review: BEME Guide No. 56," *Medical Teacher* 41, no. 9 (2019): 981–1001, https://doi.org/10.1080/0142159x.2019.1596239.
154. Nicola Brennan et al., "Remediating Professionalism Lapses in Medical Students and Doctors: A Systematic Review," *Medical Education* 54, no. 3 (2020): 196–204, https://doi.org/10.1111/medu.14016.
155. Lisa M. Bellini, Adina Kalet, and Robert Englander, "Providing Compassionate Off-Ramps for Medical Students Is a Moral Imperative," *Academic Medicine* 94, no. 5 (2019): 656–58. https://doi.org/10.1097/acm.0000000000002568.
156. Geoffrey R. Norman et al., "Expertise in Medicine and Surgery," in *The Cambridge Handbook of Expertise and Expert Performance*, ed. K. Ericsson et al. (Cambridge: Cambridge University Press, 2018), 331–55, https://doi.org/10.1017/9781316480748.019.
157. Daniel L. Schwartz, John D. Bransford, and David Sears, "Efficiency and Innovation in Transfer," in *Transfer in Learning from a Modern Multidisciplinary Perspective,* ed. Jose P. Mestre (Greenwich, CT: Information Age Publishing, 2005), 1–51.
158. Maria Mylopoulos and Nicole N. Woods, "When I Say . . . Adaptive Expertise," *Medical Edu-*

cation 51, no. 7 (2017): 685–86, https://doi.org/10.1111/medu.13247.
159. Martin V. Pusic et al., "Learning to Balance Efficiency and Innovation for Optimal Adaptive Expertise," *Medical Teacher* 40, no. 8 (2018): 820–27, https://doi.org/10.1080/0142159x.2018.1485887.
160. Gustavo Valbuena et al., "Inquiry in the Medical Curriculum: A Pedagogical Conundrum and a Proposed Solution," *Academic Medicine* 94, no. 6 (2019): 804–8, https://doi.org/10.1097/acm.0000000000002671.
161. Kulamakan Kulasegaram et al., "The Alignment Imperative in Curriculum Renewal," *Medical Teacher* 40, no. 5 (2018): 443–48, https://doi.org/10.1080/0142159x.2018.1435858.
162. Maria Mylopoulos et al., "Twelve Tips for Designing Curricula That Support the Development of Adaptive Expertise," *Medical Teacher* 40, no. 8 (2018): 850–54, https://doi.org/10.1080/0142159x.2018.1484082.
163. Manu Kapur, "Examining Productive Failure, Productive Success, Unproductive Failure, and Unproductive Success in Learning," *Educational Psychologist* 51, no. 2 (2016): 289–99, https://doi.org/10.1080/00461520.2016.1155457.
164. J. Van Tartwijk and Erik W. Driessen, "Portfolios for Assessment and Learning: AMEE Guide No. 45," *Medical Teacher* 31, no. 9 (2009): 790–801, https://doi.org/10.1080/01421590903139201.
165. Christopher J. Watling and Kori A. LaDonna, "Where Philosophy Meets Culture: Exploring How Coaches Conceptualise Their Roles," *Medical Education* 53, no. 5 (2019): 467–76, https://doi.org/10.1111/medu.13799.
166. Thomas S. Inui, *Flag in the Wind: Educating for Professionalism in Medicine* (Washington, DC: Association of American Medical Colleges, 2003).
167. Jody S. Frost et al., "The Intersection of Professionalism and Interprofessional Care: Development and Initial Testing of the Interprofessional Professionalism Assessment (IPA)," *Journal of Interprofessional Care* 33, no. 1 (2019): 102–15, https://doi.org/10.1080/13561820.2018.1515733.
168. Richard L. Cruess et al., "Reframing Medical Education to Support Professional Identity Formation," *Academic Medicine* 89, no. 11 (2014): 1446–51 https://doi.org/10.1097/acm.0000000000000427.
169. Sylvia R. Cruess, Richard L. Cruess, and Yvonne Steinert, "Supporting the Development of a Professional Identity: General Principles," *Medical Teacher* 41, no. 6 (2019): 641–49, https://doi.org/10.1080/0142159x.2018.1536260.
170. Nathan Hodson, "Landscapes of Practice in Medical Education," *Medical Education* 54, no. 6 (2020): 504–9, https://doi.org/10.1111/medu.14061.
171. Adam P. Sawatsky, Brandon M. Huffman, and Frederic W. Hafferty, "Coaching versus Competency to Facilitate Professional Identity Formation," *Academic Medicine* 95, no. 10 (2020): 1511–14, https://doi.org/10.1097/acm.0000000000003144.
172. Adam P. Sawatsky et al., "Transformative Learning and Professional Identity Formation during International Health Electives: A Qualitative Study Using Grounded Theory," *Academic Medicine* 93, no. 9 (2018): 1381–90, https://doi.org/10.1097/acm.0000000000002230.
173. Hedy S. Wald et al., "Professional Identity Formation in Medical Education for Humanistic, Resilient Physicians: Pedagogic Strategies for Bridging Theory to Practice," *Academic Medicine* 90, no. 6 (2015): 753–60, https://doi.org/10.1097/acm.0000000000000725.
174. Hedy S. Wald et al., "Grappling with Complexity: Medical Students' Reflective Writings about Challenging Patient Encounters as a Window into Professional Identity Formation," *Medical Teacher* 41, no. 2 (2019): 152–60, https://doi.org/10.1080/0142159x.2018.1475727.
175. Thomas P. O'Toole et al., "Teaching Professionalism within a Community Context: Perspectives from a National Demonstration Project," *Academic Medicine* 80, no. 4 (2005): 339–43, https://doi.org/10.1097/00001888-200504000-00006.
176. Lara Varpio, Carol Aschenbrener, and Joanna Bates, "Tackling Wicked Problems: How Theories of Agency Can Provide New Insights," *Medical Education* 51, no. 4 (2017): 353–65, https://doi.org/10.1111/medu.13160.
177. Interprofessional Education Collaborative, *Core Competencies for Interprofessional Collaborative Practice: 2016 Update* (Washington, DC: Interprofessional Educational Collaborative, 2016), accessed May 31, 2021, https://www.ipecollaborative.org/ipec-core-competencies.

178. Sioban Nelson, Maria Tassone, and Brian D. Hodges, *Creating the Health Care Team of the Future: The Toronto Model for Interprofessional Education and Practice* (Ithaca, NY: Cornell University Press, 2014).
179. David P. Baker et al., "The Role of Teamwork in the Professional Education of Physicians: Current Status and Assessment Recommendations," *The Joint Commission Journal on Quality and Safety* 31, no. 4 (2005): 185–202, https://doi.org/10.1016/s1553-7250(05)31025-7.
180. Carolyn M. Clancy and David N. Tornberg, "TeamSTEPPS: Assuring Optimal Teamwork in Clinical Settings," *American Journal of Medical Quality* 34, no. 5 (2019): 436–38, https://doi.org/10.1177/1062860619873181.
181. Celeste M. Mayer et al., "Evaluating Efforts to Optimize TeamSTEPPS Implementation in Surgical and Pediatric Intensive Care Units," *Joint Commission Journal on Quality and Patient Safety* 37, no. 8 (2011): 365–74, https://doi.org/10.1016/s1553-7250(11)37047-x.
182. Bethany Robertson et al., "The Use of Simulation and a Modified TeamSTEPPS Curriculum for Medical and Nursing Student Team Training," *Simulation in Healthcare* 5, no. 6 (2010): 332–7. https://doi.org/10.1097/SIH.0b013e3181f008ad.
183. Maja Djukic et al., "NYU3T: Teaching, Technology, Teamwork: A Model for Interprofessional Education Scalability and Sustainability," *Nursing Clinics of North America* 47, no. 3 (2012): 333–46, https://doi.org/10.1016/j.cnur.2012.05.003.
184. Tammy Wang and Hiren Bhakta, "A New Model for Interprofessional Collaboration at a Student-Run Free Clinic," *Journal of Interprofessional Care* 27, no. 4 (2013): 339–40, https://doi.org/10.3109/13561820.2012.761598.

第 6 章

步骤 5：实施

使课程成为现实

Mark T. Hughes，医学博士，文学硕士
翻译：高雨松　齐　心　审校：赖佩芳　杨　苗　林常敏

重要性

要实现课程的潜能，必须特别仔细注意实施中的问题。课程开发者必须确保预备了足够的资源、行政和财政支持，以及建立相应的行政结构，才能成功地实施该课程（表6.1）。

表6.1 实施检查清单

——资源确定

——人员：课程主任、课程协调员、教师、行政和其他辅助团队（视听设备、计算机、信息技术）、学习者、患者、虚拟病人、标准化病人

——时间：课程主任、教师、支持团队、学习者

——设施/材料：空间、临床场所、临床设备、教育设备（视听设备、模拟器）、虚拟空间（服务器、内容管理软件）

——资金/成本：直接财务成本、隐性成本或机会成本、教师薪酬、奖学金的费用

——获得支持

——来自：管理部门（院长办公室、卫生系统行政部门、系主任、项目主任、部门主任等）、社区合作伙伴、教师、学习者、其他利益相关者

——适用于：课程时间、人员、资源、行政支持

——来自：政府、专业协会、慈善组织或基金会、认证机构、其他实体（如卫生系统）、个人捐赠者

——适用于：行政支持、外部需求、课程或教师发展资源

——建立支持课程的管理机制

——行政结构：描述职责和决策过程

——沟通

内容：基本原理、目的和目标、课程相关信息、学习者、教师、设施设备、课程安排；课程变化；评估结果等

机制：网站、社交媒体、备忘录、会议、教学大纲、材料、实地考察、报告等

——运行：编制和分发课程表和课程材料；收集、整理、分发评估数据；修订和变更课程；与更大的机构项目进行整合等

——学术和教育研究：提交和出版有关课程的计划；考虑对实验受试人员的保护；如有必要，获得机构审查委员会的批准

——预测和解决障碍

——财务及其他资源

——竞争需求

——人员：态度、工作/角色安全、权力和权威等

——课程引入计划

——试行

——逐步实施及设计思路

——全面实施

——课程加强和维护计划

——持续改进质量

在许多方面，步骤5要求课程开发人员成为项目经理，监督人员及课程运行，以促使课程成功实施。[1]课程实施包括：提供支持、制定变革计划、运行计划和确保课程可行。步骤5实现了课程开发过程中的所有其他步骤。在确定问题后，必须在利益相关者的帮助下实施一般性需求评估和目标需求评估（见第2章和第3章）。必须向利益相关者明确阐明课程宗旨、目标和教育策略（见第4章和第5章）。课程的实际实施过程中必须考虑课程运行问题，以便课程开发人员、学习者、教师、协调员和其他支持人员保持对课程的投入。课程开发人员必须评估变革意愿，确定障碍和促进因素，与有影响力的人士保持沟通，建立合作，以确定最佳的实施方法。[2-3]课程实施过程中必须通过建立评估和反馈程序、获得持续的财政和行政支持以及规划课程的维护和改进措施，来确保课程的可行性（见第7章和第8章）。为了成功地创建和维护一门新课程或修订一门已创建的课程，课程开发人员可以从创新的推广过程中汲取教训（见第9章）。将课程的各个组成部分整合到一个大型课程项目中时，应注意实施的各个方面，这至关重要（见第10章）。

确定资源

课程开发人员必须实事求是地评定按课程计划实施教育策略（第5章）和评估（第7章）所需的资源。资源包括人员、时间和设施/材料。资金是所有这些课程的一个重要组成部分——没有它，课程不可能实施。课程开发人员不能忽视自己的声望，因为一旦它被消耗，他们自身和他们的课程可能会失去支持。

人　员

参与课程实施的人员包括课程主任、课程协调员、辅助人员、教师、导师、学生和患者。课程开发人员通常成为**课程主任**，需要在他们的日程安排中投入足够的时间来监督课程的实施。对于涉及众多学习者或时间跨度较长的大型课程，课程开发人员可能需要聘请一名专职的课程协调员。例如，在住院医师教育中，美国毕业后医学教育认证委员会（ACGME）界定了项目主任和项目协调员的不同角色职责。[4]通常需要协调员、行政助理和其他辅助人员来编制预算、课程材料和评估报告；协调和沟通时间表；收集评估数据；以及支持学习活动。课程团队可能需要在学习管理软件、计算机技术和信息技术（IT）辅助及视听支持各方面具备专业的工作人员。

理想情况下，课程应该配有同时精通教学和内容的**教师**和**导师**。教师可以来自于其他学科，特别是跨专业教育领域。如果缺乏专业精湛的教师，就必须考虑雇用新教师或发展现有教师团队。

示例：根据需求评估招聘新教师。科罗拉多州四角地区的一个社会工作硕士项目与当地原住民社区建立了伙伴关系，成立了一个咨询委员会帮助指导课程。委员会成员建议学生接触用以服务原住民的专业知识和技能。需求评估还发现，学生们想要了解更多关于本土文化和实践的内容。针对这些需求开发了两门课程，为了忠于原住民体验，利益相关者强调课程需由本土教师授课。为实现这一目标，该项目引进了来自全国各地的原住民教师，他们比非原住民教师对原住民体验有着更深刻的理解。[5]

示例：实施高利害课程的师资培训。一门针对种族主义、歧视和微侵犯的课程使用了一种戏剧性方法，通过开发脚本来描述现实生活中歧视行为的场景。学习者使用“观察/为什么？/思考/感受/期望”沟通工具来了解如何应对具有挑战性的情况。该课程需要经验丰富的协调员为开放性讨论创造一个安全的空间。课程开发人员强调，迫切需要发展和招聘具有公平领域专业知识的教师，他们可以为对话创造一个值得信任的环境，因为仅凭良好意图而缺乏专业知识或经验，可能会对脆弱的对话造成损害。[6]

假以适当的培训，课程的学习者可以担任同伴教育者或初级同事的课程协调员，而成为另一种教学资源。

课程实施的首要考虑对象是学习者。针对性的需求评估应针对如何向课程特定学习者实施最佳教学方法提供指导。课程团队及其合作伙伴需要考虑到有机会学习课程的其他人（比如确保在线平台足够强大，可以容纳更多的学习者）（见第3章）。课程开发人员还应当预料到一些学生将会遇到困难，因此应该预测需要什么资源帮助有补习需求的学生[7]（见第5章）。

对于正在接受培训的临床医生来说，患者也可能是课程实施过程中的重要人物。根据课程宗旨和目标，一门临床课程必须搭配一组合适的患者。

示例：案例组合。为内科住院医师开发了一门肌肉骨骼课程。在风湿病房轮转中，病例组合集中在炎症性关节炎和结缔组织疾病的患者。骨科门诊的经验包括多名术后患者的病例组合。通过一般和针对性的需求评估发现，住院医师需要了解在初级保健实践中常见的肌肉骨骼疾病（例如肩痛、背痛以及膝关节疼痛）。此外，学习者希望练习不需要专业培训的检查操作和诊断/治疗技能（例如关节穿刺术）。因此，课程开发人员创建了一个针对常见关节和肌肉主诉的初级保健患者的肌肉骨骼诊所。肌肉骨骼诊所的工作人员是普通内科主治医生，他们指导住院医生诊治普通内科转诊的患者。[8]

如果临床环境不利于构成合适的患者组合，或者如果学习者无法接触到适当的临床病例，替代策略是采用步骤4中的虚拟病人。课程开发团队将不得不考虑到与开发虚拟病人库或购买已知患者库相关的成本。例如，瑞斯特里夫研究院利用1万名患者的档案创建了教学电子病历，用于各种培训项目。[9-11]

有时，标准化病人（SPs）有助于满足对各种临床经验的需求，并可以通过提供实践和反馈的机会来促进教学。包含SPs的决定通常会产生招聘、培训和时薪补偿的成本，因此需要仔细规划。

示例：确定新课程对SP的需求。对一门培养四年级医学生实习能力的现有课程评估表明，知情同意讲座不能满足学生的需求。因此，开发出一门基于技能的新课程，模拟临床场景中获取SPs对中心静脉置管的知情同意。SPs扮演了一名新入重症监护室的患者，并接受了如何应对学生信息披露的培训。课程开展期间，为了在两天内（每天6小时）向120名学生交付课程，招募并培训了15名SPs。每小时同时有10次SP和学生的接触。接触结束后，SPs向学生提供表现反馈，然后每10名学生一组与一名教师协调员会面，复盘并获取反馈要点。

时　　间

课程开发人员需要时间来开发课程，一旦课程被开发出来，他们通常就会成为课程主任。在实施课程时，课程主任需要时间来协调课程管理，其中包括与辅助人员一起工作，以确保教师顺利教学、学习者参与、实现过程目标。

教师需要时间来准备和教学。一般来说，随着与学习者接触时间的增加（面对面或非同步），至少需要几倍的时间来制定相应的内容和教育策略。应当预留充裕的时间让教师向学习者提供形成性评价、向课程开发人员提供学习者和课程的终结性评价。课程主任应该尽可能地减轻教师所需的工作量。如果课程主任或其工作人员能够负责管理课程的后勤工作（日程安排、电子或纸质课程材料的分发、SPs的培训等），教师才得以集中精力交付有明确目的和目标的课程。

对于肩负其他责任的课程主任和教师（例如，满足临床工作效率要求），实施计划必须包括补偿、奖励和（或）考虑教师投入课程的时间。自愿的医学教师团队的最大动力来自于专业回馈的个人满足感，但他们也可能珍视继续教育机会、学术任命、奖励或其他形式的认可，或对临床工作效率减损的补偿。[12-13] 对于给薪教师来说，教育相对价值单位（relative value units，RVUs）可以视为一种认可他们在教育上付出时间的方式（见下文）。

学习者不仅需要时间去参加预定的学习活动，还需要阅读、反思、自主学习，并应用所学内容。作为目标需求评估的一部分（第3章），课程开发人员应该熟悉学习者的时间表，并了解他们参与课程可能存在的障碍。例如，毕业后教育医学生可能必须满足规定的工作时间限制。

辅助人员需要时间来履行职责。明确界定他们的职责有助于预留他们实施课程所需的时间。

如果将教育研究作为一般需求或目标需求评估（见第2章和第3章）或课程评估（见第7章）的一部分，课程开发人员应为机构审查委员会（IRB）审查和批准研究计划预留时间。课程开发人员应该提前预留足够的时间来完成IRB的申请过程，并了解与IRB（或多个IRB）合作所需的常规时间，同时与IRB的工作人员进行持续沟通（见下文）。

设施 / 材料

课程需要设施（物理或虚拟空间）和材料（从书籍到临床设备）。最简单的课程可能只需要一间会议室或讲演厅。其他物理空间可包括讲堂、实验室空间、模拟中心或临床环境。物理设施可能需要配套相关技术。对于虚拟会议空间，课程开发人员必须考虑实现必要的硬件或软件条件，以及远程学习者的带宽和互联网能力（例如，他们是否使用移动设备、平板电脑或笔记本电脑来访问课程？）。为使所有的学习者都可以充分参与课程，可能需要做相应调整（例如，为失聪者和听障学生提供闭路字幕）。课程开发人员应该为可能发生的意外事件做好准备，并考虑课程实施的备用设施。

随着在线学习越来越广为使用，课程团队应当知道同步或异步交付课程内容需要投入什么资源、获得多少信息技术（IT）支持。应当谨慎考虑在线学习的理论依据，充分利用其优势——它不应仅仅成为一种替代面对面教学、交付远程内容的基本技术应用。课程实施团队可能需要吸纳学科专家、项目经理、教学设计人员、多媒体技术人员和网络设计人员来提供最终用户支持。[14] 在线内容或格式的版权问题则可能需要法律方面的指导。在线学习平台也可能需要获得授权。

示例：学习管理系统的确定和使用。课程开发人员基于认证标准和有针对性的需求评估，设计了在线模块以突出临床教学中的关键概念。他们从医学院获得了资金，用于工资补贴和制作一分钟教学指导、粉笔教学（在黑板上画图说明的非正式讲演）和辅导等模块。课程开发人员与教学设计师合作，确定一个合适的在线学习平台，将视频内容、教学和评估方法整合在一起。[15]

教育策略可以包括开发或整合大规模开放在线课程（MOOC）。[16-17] MOOC的使用需要在目标学习环境中培养四个层面的能力：①结构、系统和角色；②员工和设施；③技能；④工具。[18]

临床课程通常需要接触患者，并且必须为学习者提供临床设施和设备。一门旨在学习临床知识或技能学习的课程可能需要一个能够容纳学习者的临床场所，并提供数量适中的不同类型患者，以确保课程能够提供有价值的临床经验。临床场所的后勤规划应注意以下几点：需要资格认证、符合监管要求（如HIPAA培训）、背景调查、免疫接种和前往现场的交通方式等问题。应该预留出足够的时间，确保临床场所能够为接收学习者做好准备。

示例：在临床现场实施跨专业课程时存在的后勤问题。为了教执业护士（NP）和实习医生如何高效地合作执业，在门诊环境中建立了一个双人搭档模型。课程的实施耗时4个月，成立包括由医学、护理、评估和医疗中心管理部门的代表组成的工作组。通过试点方案解决了后勤问题。课程工作人员将一名NP学生与一名住院医师配对。门诊的时间安排通过协调，允许双人搭档在半天门诊时间内接诊4名患者，每位患者大约面诊1小时。通常情况下，住院医师每次要接诊6名患者。一名

NP 学生可以在 12 个月的时间内与 4 位不同的住院医师搭档。通过让住院医师担任 NP 的教师，诊所能够在不增加教师数量的前提下增加学习者的数量。[19]

其他课程可能需要特殊的教育资源，如音频或视频设备、计算机、软件、临床设备、模拟器或人工模型来传授临床技能。

示例：即时超声（POCUS）培训。内科培训项目开发了一套关于 POCUS 的课程。学员为期半天的课程中整合了超声课程，由具有 POCUS 专业知识的亚专科专家讲授。3 个模拟教室里共放置了 6 台超声仪，配有适合不同检查的超声探头。小组扫描练习使用了标准化病人和交互式人体模型。[20]

实施基于模拟的医学教育可能需要诸如模拟中心等设施或人体模型等材料，为学习者提供现实临床场景中的实践经历。

示例：利用模拟。模拟创伤和复苏团队培训（STARTT）课程利用模拟的方式教授危机资源管理技能。[21] 为了教授交接中的沟通技巧，课程开发人员在创伤团队的模拟训练中包括了院前工作人员（一名直升机飞行护士和护理人员）。研究设想了四种场景，涵盖了从在农村区域中心抢救转运一名创伤患者到大规模伤亡事件的各种不同情境。为了模拟往返于远程地点，课程参与者转换到模拟中心的不同房间，并通过手持无线电设备与创伤团队交流。使用仿真人体模型进行高保真创伤模拟。[22]

使用视频作为一种教育策略，无论是"自己创作的"，还是来自可靠的来源，都需要考虑制作水准、文件大小、时长和可访问性。[23] 制作自己的视频可能需要投入成本和时间，课程开发人员需要考虑实施所需的要素，如视频设备、脚本、隔音场地、编辑和装载能力。[24]

示例：为教师发展制作的视频。作为四年级医学生向住院医师过渡课程中冲突解决课程的一部分，课程开发人员制作了模拟冲突场景的视频。在课程中，学生们模拟冲突场景，并录制下来，然后在教师指导下观看，以进行自我反思和教师指导下的反馈。为了让教师了解如何提供关于冲突解决方式和最佳策略的反馈，课程开发人员招募学生志愿者，让他们表演一场与护士发生冲突的场景。接受过 SPs 训练的执业护士扮演护士的角色。教师对所录冲突场景进行复盘，使学生就置信行为达成共识。[25]

示例：整合虚拟现实。课程开发人员将虚拟现实（VR）体验融入培训中，作为给医学院和卫生系统领导者、教师以及与学习者互动的工作人员开设的健康公平课程的一部分。除了参加关于微侵犯的大型小组讨论外，每位参与者都单独体验了一个 20 分钟的 VR 模块。沉浸式模块《1000 个剪辑旅程》跟拍了主人公人生中经历种族主义的三个时间点。为了实现虚拟现实体验，课程团队需要设置一个小而安静的房间，备有电源插座、笔记本电脑办公桌、VR软件、移动耳机和手持控制器，以及一名训练有素的VR工作人员。[26]

附录A描述了神经病学毕业后培训项目的开发，详细介绍了项目所需的广泛资源，包括临床设施、教学设施、学员访问虚拟资源所需的个人热点，以及存储和交付教学材料的云账户。

资金/成本

课程开发人员在实施课程时必须同时考虑财务成本和机会成本。其中一些成本将在进行有针对性的需求评估和确定课程实施所需的人员、时间、设施和材料时得到确定。需要计入以上这些成本来确定如何资助和实施一门课程。美国医学院校协会（AAMC）采用了一个商业模式，鼓励本科医学教育者评估干预的各个方面的相对成本，并谨慎地管理资源。医学教育工作者的商业模式画布①向教育工作者发出挑战，促使他们以系统的方式来考虑投资回报。[27]除了确定关键资源及其成本外，该模式还鼓励教育工作者考虑诸如助学金和学生学费等资助的机会。有时，课程可以通过重新配置现有资源来完成。如果出现这种情况，应该问在重新配置资源时要放弃什么（即什么是课程的隐性成本或机会成本？）。

示例：新课程的财政支持和机会成本。课程开发者创建了一门为期2天的患者安全课程，帮助二年级医学生为临床见习做准备。他们向医院的创新和安全中心寻求内部资金的支持。该课程招募教师来引领关于医院患者安全倡议、高可靠性团队合作优势，以及有效团队沟通的讨论。模拟中心的活动包括设立专门提供基本心脏生命支持的站点、无菌技术、感染控制步骤和隔离实践。除了获得财政支持外，课程开发人员还必须获得医学生病理生理学课程教学负责人的许可，才能允许学生参加实习准备课程（机会成本）。

当需要额外的资源时，必须找到提供方。如果需要额外的资金，有必要编制预算并证明预算的合理性。

作为项目经理，课程开发人员需要监督预算全过程。课程团队则需要详细列出设施费用、设备和供应成本，以及人员补偿等条目。工作人员的成本，包括课程主任、课程协调员、教师、行政人员和其他人员常常构成最大的预算条目。通常情况下，薪酬将基于投入课程活动的时间相对于全职相当工作量（full-time equivalents，FTEs）的百分比来确定。研究人员和共识小组试图量化各种课程角色的精力投入及其所对应的适当

① 商业模式画布是一个商业术语，表示一种用于描述、设计、挑战和优化商业模式的视觉工具。——译者

补偿。[28-31]关于教师支持的一个重要考量因素是，他们是否通过其他资金来源得到补偿——对于基础学科的教师来说，这可以通过研究资助或学校投资的形式实现；[32]对于临床教师来说，资金可能来自可计费的患者照护收入。[33]教育或学术相对价值单位（RVUs）可以作为一种量化教育者对课程活动投入程度的方法。[34-36]计算教育RVUs可以考虑到诸如活动所需时间、学习者水平、教学复杂程度、教师专业知识水平和教学质量等因素。[34]对教师的教育RVUs进行经济补偿，可以激励他们完成任务，如填写学习者评估表和参加教学课程。[37-39]课程开发人员如果在实施计划时考虑到这些因素，就可以提出合理的预算理由。

课程开发人员还必须意识到开展教育学术研究的经济成本（见第9章）。除了交付课程所需的资金外，可能还需要为推广课程而划拨专项资金来进行有效的课程评估。研究表明，对资金雄厚的课程进行报告的论文质量更好，在同行评议期刊上发表的接受率也更高。[40-41]

研究和发展基金也可以从自己所属的机构获得。暑期学生津贴可以支持学生协助课程开发或评估活动。有时，没有足够的机构资源来支持部分或全部课程，或支持其进一步发展壮大。在这些情况下，制定合理的预算和寻求外部资金支持至关重要。

外部资金的潜在来源（见附录B）包括政府机构、专业协会、慈善组织或基金会等私人捐助者、公司实体和个人捐赠者。

示例：最初的捐助支持，引导利益相关者扩展课程。在约翰·霍普金斯湾景医疗中心的创新医学中心推出了一份富有远见的捐赠——Aliki倡议。通过住院医师团队分配，降低患者管理数量，住院医师有更多时间专注于以患者为中心的照护活动，如增强沟通技巧、帮助照护交接，以及更多地关注药物依从性。如此，与标准的住院医师团队相比，患者和住院医师满意度较高，临床结果也有所改善。[42]由于该计划初期取得成功，医院和住院医师项目管理人员支持将以患者为中心的住院医师团队纳入整体住院医师课程，成为其重要组成部分。[43]

当无法从内部来源合理获得资金时，使用外部资金可能更顺理成章。当开放征询建议，或资金来源有具体的重点领域时，更有可能获得外部资金。例如，小约西亚·梅西基金会有三个优先的资助领域：促进多样性、公平和归属感；加强未来卫生专业人员之间的合作；培养未来的卫生专业人员应对伦理困境。[44]当需要支持创新课程或特别急需的课程时，课程开发人员也可能成功获得外部资金的支持。

示例：内部支持和外部支持的结合。约翰·霍普金斯大学奥斯勒住院医师培训计划的城市健康住院医师初级保健课程旨在帮助培训医师成为初级保健的领导者，重点聚焦在影响城市中服务不足群体和弱势群体的医疗和社会问题。医学院课程与护理和公共卫生学院、大学的城市卫生研究所、县卫生部门、社区组织和多个社区卫生中心合作，提供这种新颖的培训体验。除了医院和部门的财政支持，最初的资金来自一个大学基金会，以及奥斯勒临床卓越中心和小约西亚·梅西基金会。随后的资金来自于联邦政府通过《平价医疗法案》所提供的拨款，用于支付住院医师工资、保险费用以及其他与住院医师相关的支出。[45]

一段时间的外部资金可用于建立一定程度的内部支持，以确保在外部资金中断时也能维持课程发展。

示例：基金会对教师的支持带来内部支持。生物伦理学教师因为设计了毕业后教育阶段的临床伦理课程而获得两个基金会的捐助。这种工资资助持续了数年，在此期间，教学团队成员成功实施了内科、儿科、外科、妇产科和神经病学的住院医师项目课程。这笔资金还让他们有时间发表关于自己工作的教育研究。课程项目的成功，赢得了机构的财政支持，在医院预算中被列为年度分项，使教师在基金到期后，还可以维持和扩大课程。

最后，专业协会或其他机构可能有课程开发或教师发展资源，课程开发人员可以用它来支付开发课程的部分成本（见附录B）。使用已建立的学习平台可能需要获得合法许可或支付会员费，但这些可能比重新创建课程的成本更低。

获得对课程的支持

利益相关者

一门得到广泛支持的课程，更有可能成功地实现其目标。尤为重要的是，课程开发人员和协调员要识别课程中的利益相关者，并获取他们的支持。利益相关者指的是能直接影响课程，或直接受到课程影响的个人。对于大多数课程，利益相关者包括学习者、提供课程的教师，以及在机构内具有行政权力的个人。社区合作伙伴也可能支持课程的方方面面。

在实施过程中得到学习者的支持是决定课程成败的关键。他们可以成为课程的推动者。[27]特别是成人学习者，需要让他们相信课程的目的和目标对他们尤其重要，课程能够帮助他们实现个人目标。[46-47]生物医学创新的传播需要通过“推”和“拉”的结合来触发需求——“推”是循证知识，而“拉”是医疗保健提供者改变实践的需求和意愿。[48]课程建立以后，通过提供反馈，学习者在课程维护和改进中发挥着至关重要的作用。[49-50]

示例：根据学习者的反馈修订课程。基于药学专业学生五年的反馈和评估，一门高级药物课程从差评演变为好评。该课程最初是一门自学课程，涵盖200种药物，与其他课程无关。评估中的开放式文本评论和来自班干部的口头反馈反映了学生对课程的关联性和价值持负面看法。课程主任重新设计了课程，减少每周学习的药物，增加考试的次数，安排复习以强化概念，并引入主动学习策略。学校的课程委员会将该课程从第一年移到第二年，以更好地与药理学课程内容保持一致。学生报告学习效果和课程满意度都得到提高。[51]

学习者的意见可以影响行政管理人员。

示例：学习者的支持。课程开发人员为四年级的医学生创建了一个专题课程，帮助他们在职业生涯开始时就为成为一名成功的医生做好必要的知识、专业技能和态度相关准备。该课程最初是选修课，然后根据学习者的反馈在几年内进行了改进。总体而言，选修该课程的学生对它评分很高，因而学校管理层将它改为所有四年级学生毕业前的必修课。

课程教师在课程上投入的时间、热情和精力可能各不相同。获得教师广泛的支持可能对一些创新课程非常重要，特别是跨学科或跨专业的课程。

示例：为跨专业课程培养优质教师。在开发药物使用障碍筛查和治疗的跨学科培训项目时，课程开发人员利用实施科学创建了一个理事会。理事会由参与学科的系主任组成，同时也是课程的指导委员会。项目负责人的纳入促进了跨学科的合作和沟通。项目实施团队进行了实地考察，并与当地教师讨论了他们实施培训的能力。课程的优质师资确定后，他们的伙伴关系促进了更大的专业间合作，促成教师进行跨专业教学。[52]

课程的合作伙伴还应包括具有行政职务的教师，或在实施更广泛的教育任务中需要课程空间或时间的教师。

那些有行政权力的人（如院长、医院管理层、系主任、项目主任、部门主任）可以分配或者拒绝提供对课程至关重要的资金、空间、教师时间、课程时间以及行政支持。

示例：新课程的行政支持。学院院长召集了一个由来自多个专业的大学教师组成的特别工作组，负责发展毕业后医学教育（GME）的课程创新。特别工作组将患者交接确定为教学重点。工作组在开展针对性需求评估时发现，将近一半的住院医师认为交班时会遗漏患者信息，科室之间的转接是产生问题的根源之一。工作组还发现，工作时间的限制会增加住院医师之间的交接次数。因此，工作组定期开会，探讨教学策略。尽管项目的资金不足以支持直接观察和反馈患者交接，但工作组从GME办公室和院长办公室处获得资金，用来开发临床实习培训课程。[53]

协　商

课程开发人员可能需要与主要利益相关者协商，以获得成功实施课程所需的行政支持和资源。因此，发展与协商有关的技能可能是有用处的。冲突管理有五种普遍公认的模式。[54-55]关注利益而非关注立场的合作或有原则的协商风格通常是最有用的。[56]当与那些有权力或有影响力的人进行协商时，出于这种模式考虑，课程开发人员应当找到有共同点的领域，了解对方的需求，并关注共同利益，而不是从固定的立场上进行协商。本节中提供的大多数示例都有协作方法的要素，其目标是双赢的解决方案。有时，人们必须妥协（不太理想，总比没有好）。有时，课程开发人员可能需要竞争资源和相关的支持，这就产生了输赢的可能性。在其他时候，回避或妥协可能是最合理的方法，至少在课程实施的某些方面是这样的。通过吸引利益相关者，满足他们的需求，提供强有力的理由，提供需求评估和评估数据，并建立广泛的行政支持，如此课程开发人员才能将自己置于有利的谈判地位。

变革推动者

在某些情况下，课程开发人员必须成为在机构中倡导课程创新的变革推动者。如果新的课程与其机构的使命、目标和文化一致，以及机构对教育创新保持开放态度，则都有助于变革。[57] 当不存在这种一致性或遇到阻力时，课程开发人员必须成为变革的推动者[58-60]（见第10章）。

示例：培养教师作为变革的推动者。旧金山州立大学与加州大学旧金山分校合作，创建了SF建设项目，旨在建立制度基础，从而增加科学的多样性。SF建设项目的目标不是“修复学生”，而是通过培养变革推动者团队来“修复机构”。除了培训教师避免对不具代表性的学生产生刻板印象，该项目还创立了教师变革倡议。该倡议由致力于建立变革共同体的教师团体组成。他们合作推动社会公平教育法在科学领域的课程变革，改变教学和研究中的科学文化。[61]

当课程开发人员有意地创建一个愿景，且在实现愿景时能够保持灵活性时，组织变革就会发生。[58-59]

那些认为课程重要、有效和受欢迎的个人，认为课程对他们或机构有积极影响的个人，或者已经参与过该课程的个人，更有可能支持课程。因此，鼓励利益相关者在课程规划时投入，并为他们提供适当的理论技术（见第2章和第3章）和评估数据（第7章），将有助于解决他们的忧虑。

课程开发人员也可以在其机构以外寻找对课程的支持。政府、专业协会和其他实体可能通过其行政或资金支持来影响课程的内部支持程度。认证机构可通过示范项目，或提供先前开发的课程资源来支持创新课程（见附录B）。课程开发人员可能希望将这些机构的指导方针或要求提请其机构内的利益相关者注意。

示例：认证标准。跨专业教育合作组织（Interprofessional Education Collaborative, IPEC）成立于2009年，由来自6个医学专业的代表组成，其他9个专业于2016年加入了该合作组织。IPEC已经发布了跨专业协作实践的核心能力，用以指导整个医学院校的课程开发。[62] 医学教育联络委员会（Liaison Committee on Medical

Education，LCME）发布的医学院指南，支持医学生为成为医疗团队成员做准备。来自其他医学专业的学生和（或）从业人员都需参与该课程。[63]这些组织颁布的准则有力地推动了医学院校共同努力，提供互利、合作、跨专业的课程。

课程管理

行政结构

课程本身不能独立运行。它需要管理机构来承担责任，维持沟通，并做出运行和政策决策。这些职能通常是由课程主任来执行的，但一个由骨干教师、行政管理人员、协调员，以及其他支持人员组成的课程团队可能更有帮助。规模越大的课程自然需要越多的行政支持。某些类型的决策可以委托给负责具体课程部分的课程管理员。课程的运行可以由课程协调员来管理。而且最好在骨干教师团队的帮助和其他利益相关者的参与下做出主要的政策或运行变化。应该建立一个有效的沟通和决策机制，并向教师、学习者和支持人员做出明确的说明。

课程的管理机构必须能够回应上级的制度管理和政策（见第10章）。课程团队必须了解课程是如何与整个教育计划相整合的。课程之间应建立标准，以确定教学大纲的时间和可用性、课程学时（例如，临床活动的日程安排限制）、外部学习地点的使用（例如，临床或社区场所）、考试和评估结构，以及行为表现结果。机构或项目也许要求课程使用统一的评估人员或评估软件。课程团队可能需要在机构委员会中出任代表，以便陈述课程表现、反馈、学习者晋级和补考等情况。

沟　通

课程的基本原理、目的和目标、评估结果和课程的变化需要适当详细地传达给所有利益相关者。沟通渠道需要向利益相关者保持开放。因此，课程协调员需要建立多层面、有效的沟通机制，如网站、社交媒体备忘录、定期会议、大纲、演讲、现场参访或观察，以及年度报告。课程协调员应该制定一个学习者、教师和其他利益相关者均可使用的沟通机制。

运　行

需要制定合理的机制，以确保实施课程的重要职能都可以高效运转。这些职能包括编制和分发时间表和课程材料，收集和整理评估数据，支持课程主任的沟通职能，以及在需要时实施应急计划。课程的运行指的是课程主任或管理人员将决策付诸行动（例如，应该向谁汇报课程出现的问题？什么时候应该分发教学大纲等材料？何时、何地以及如何收集评估数据？课程内容是否应该在中期进行修订？学习者是否应该调配给另一个教师？）。有些职能可以委派给具体支持的工作人员，但仍需要及时监督他们的工作表现。

示例：一个全校性课程的运行。在研究管理办公室和继续医学教育办公室的共同努力之下，该校为医学院的主要研究者和研究小组成员开设了研究伦理学课程。课程主任承担了运行课程的职责，为来自两个办公室的人员提供支持，同时也是学习者和教师的联络人。研究管理办公室的支持人员负责管理在线课程材料，而继续医学教育办公室的课程管理员负责与学习者沟通和协调课程管理（注册学习者、分发大纲材料、安排课堂空间或同步在线课程、确认师资、收集和分析评估、获得课程的年度认证等）。

学术和教育研究

如在第9章中所讨论的，课程开发人员可能希望通过报告或出版来传播与其课程有关的信息，如需求评估、课程方法或课程评估。当传播成为目标时，就可能需要额外的资源和管理，才可以进行更严格的需求评估、教育方法、评估设计、数据收集和分析以及（或者）评估工具。

课程开发人员还必须解决与研究相关的伦理问题（见第7章）。需要考虑的问题包括学习者的知情同意、信息保密以及所使用的激励课程参与的措施等。[64-65]一个需要重点考虑的问题是学习者是否得被归类为人类研究对象。如果研究涉及的是正常的教育实践，或保证学习者的信息无法被识别，美国管理研究的联邦法规将许多教育研究项目归类为可豁免法规管理。[66]然而，伦理委员会对这种法规豁免可能会有不同的解释。[67-68]一些伦理委员会可能希望确保除了法规要求的保障措施外，还能为学习者提供额外的保障措施。因此，较为谨慎的做法是课程开发人员主动向伦理委员会寻求指导，以了解如何最好地保护学习者作为研究对象的权利和利益。[69-71]如果在课程实施之前没有咨询伦理委员会，可能会对试图发表课程相关研究成果的课程开发人员产生非常负面的影响。[72]

预期障碍

在启动新课程或修改旧课程之前，预测和解决任何潜在的障碍都非常有帮助。这些障碍可能与资金、其他资源、人员或不可预见的情况有关（例如，对所需资源的竞争；学习者或其他教师的不支持态度；工作或角色的安全感、信誉和行政权力等问题；天气或健康所引发的紧急情况）。时间也可能构成障碍，例如，当医学生分散在不同的临床地点，或住院医师因为工作时间的限制而无法参加教学时，需要预留出相应的课时。

示例：竞争。在为三年级医学生规划内科实习的门诊课程时，课程开发人员根据课时和责任/权力的缺失，预见到来自管理住院实习生的主任的阻力。课程开发人员根据外部建议和当前需求，为门诊课程的建立进行合理有力的论证。她确保得到学生对改革的支持以及骨干教师的支持。她还得到院长办公室的支持，获得了设置门诊课程的额外课时，住院部主任因而不再有住院培训课时损失的担忧。她邀请住院部协调员成为门诊课程的规划委员会成员，以增加他对改革需求的理解，提高他对门诊课程的归属感和责任感，并促进住院部和门诊之间的学习和教育方法的协调。

示例：阻力。整形外科住院医师手术技能评估工具的开发者预计，如果每次手术后都需要进行手术技能评估，他们会得到不完整的教师评估。他们创建了一个简洁、网络版的工具来记录学员的独立手术程度。住院医师在术后通过智能手机、平板电脑或台式电脑完成自我评估，然后主治医师可以在住院医师评分后立即或稍后提交评估。[73]研究发现，如果住院医师自我评估在2周内完成，教师的评估才能保持其可靠性。[74]

引入课程

试　　行

在正式引入新课程之前，在接受程度高或便于实施的受众中试行新课程关键部分极为重要。关键部分可能包括需求评估、评估工具以及教育方法。在向学习者推出部分或整个课程之前，在少量人群中试行，能够使课程开发人员获得关键性反馈，并做出重要的修改，从而增加成功实施的可能性。

示例：采用全息解剖程序来补充尸体解剖。招募一年级医学生志愿者进行试点，测试全息软件，覆盖三个方面的解剖（胸部、腹部、骨盆和会阴）。此学习资料对教学辅助人员在每个解剖模块后进行的复习起了补充作用，学生学习之后对软件和硬件的教学价值进行评分，并提供开放式反馈。学生对这个项目的学习热情高涨，希望用它来补充他们的解剖学学习。在试行过程中，志愿者观看全息图像时出现身体不适的状况，包括头痛、恶心、眼睛和颈部疲劳。图像的亮度、瞳孔距离和观看图像的时间都需要进行相应的调整，以便优化学习体验。[75]

逐步实施与设计思路

将复杂课程分阶段实施，或者针对小范围的目标学习者实施整个课程，能够帮助教师和工作人员在学习新过程时可以集中精力。当课程本身代表了机构的文化转变或要求利益相关者的态度改变时，逐步地，而不是一次性地引入课程，可以减少阻力，增加接受度，特别是如果利益相关者参与了这个过程。[58]与进行课程试点一样，逐步引入课程，提供了在全面实施课程之前进行经验积累、反馈、评估和反应的机会。

示例：逐步引入新的跨专业课程。课程开发人员为住院医师和牧师受训人员设计精神照护课程，认为牧师学员参与医疗查房是一项关键的教育策略，是为了致力于更全面的患者照护的医疗服务。在第二年全面实施整个课程之前，连续两组牧师学员进行医疗服务轮转，与住院医师小组一起查房。[76]

运用设计思维的原则，也就是通过创造力和团队合作，逐步实现课程理念的另一种方法[2-3，77-79]（见第8章）。设计思维的五个阶段中就有实验（开发和测试原型）和进化（基于反馈选择最有前途的方法）。[80]

示例：使用设计思维来开发健康干预措施。感兴趣的内科住院医师被邀请参加一个学习和应用设计思维方法的项目。住院医师采访了利益相关者（其他住院医师及其朋友/家人），以便更深入地了解健康所涉及的方方面面。现场记录引出主题，然后由4～5名住院医师组成的团队通过头脑风暴设计解决方案，之后基于反馈开发和改进了原设想。这项住院医师计划在支持社区中逐步实施，后续调整为一对一的同伴支持方案。[81]

试点和分阶段实施的方法将宣称课程尚处于开发阶段，这样做能够增加参与者的宽容度和提供帮助的意愿，减少教师对负面反馈的抵触，增加课程全面实施的成功率，并且为课程设立后进行持续的质量改进奠定基础。

全面实施

一般来说，全面实施应在试行和（或）逐步实施之后进行。然而，有时对面向所有学习者的完整课程的需求非常迫切，或者课程实施范围有限，因此最好立即全面实施。在这种情况下，课程的第一个周期可以被视为“试点”周期。“试点”周期评估教育成果（即课程目的和目标的实现）和实施过程（课程各时间节点的安排）的数据，可以用来完善后续周期（见第7章）。当然，一门成功的课程应该始终处于持续的质量改进（CQI）的状态，正如第8章和第10章所述。

示例：实施教授外科医生高风险话题的沟通技能课程。课程开发人员创建了一门课程，教授外科医生如何在危重疾病的背景下进行敏感的共同决策谈话。他们开发了一款名为最佳病例/最差病例（BC/WC）的沟通工具，通过图形辅助工具来说明治疗方案、表达不确定性，并提供预后信息。他们一共培训了三组外科住院医师和专科医师，并根据过程评估、行为表现数据、教师复盘和学习者的反馈进行反复修改。[82]课程开发人员随后正式创建了课程，并向其他机构传播了培训项目材料。[83]

整个学校课程的全面实施涉及多个课程部分的协调（见第10章）。例如，在约翰·霍普金斯大学医学院，管理结构包括一个综合委员会（负责监督实施和评估四年课程）、一个管理委员会（负责管理临床课程）、一个学生评价和项目评估（SAPE）委员会（负责验证课程目标是否得到有效实施和评估，并根据评估数据促进课程持续质量改进）。[84]

与其他步骤的交互作用

在思考实施课程应注意的问题时，课程开发者应该利用步骤2中对目标学习者及其学习环境的洞察，根据现有资源和管理结构，优先考虑并重点关注课程目标（步骤3）、教育策略（步骤4）和（或）评估和反馈方法（步骤6）。预测这些问题比在实施中才发现要好得多。

课程开发是一个互动的、循环的过程，每一步都相互影响。更谨慎的做法是从小事做起，逐步积累，取得成功，而不是设定过高目标，最终却因目标无法实现、资源不足或支持不足而失败。课程开发人员还应该意识到，在迭代过程中允许一定程度的失败，前提是能够从错误中吸取教训，并继续致力于推进课程。实施是将设计思路转化为现实的过程。

问　题

针对你正在协调、规划或想要规划的课程，请回答或思考下面的问题。如果你对课程刚有初步想法，你可能希望在一些教育策略的背景下回答这些问题，正如你回答第5章结尾问题时所确定的内容。

1. 在人员、时间和设施方面，你所设想的课程需要哪些资源？教师在实施前是否需要专业培训？除了患者，是否想到了相关的教师和支持人员？该课程的预算是多少？该课程的花费是多少？是否需要外部资金？最后，就所需资源而言，你的课程计划是否可行？

2. 你所在的机构对该课程的支持程度如何？阻力来自哪里？你将如何增加支持和减少阻力？你得到必要支持的可能性有多大？是否需要外部支持？如果是，可能的来源和需要的支持属性（比如，资源材料、认证要求、行政支持）是什么？

3. 在行政结构、沟通、运行和学术方面，实施和维护课程需要什么样的行政管理？如何做出决定？如何进行沟通？以及如何使课程顺利运行（例如，编制和分发时间表、课程和评估材料、评估报告）？是否需要由伦理委员会审查和批准教育研究项目？

4. 你预计在课程实施时会遇到哪些障碍？制定解决这些障碍的计划。

5. 制定课程引入计划。哪些课程部分最关键且需要优先试行？你会首先向谁试行？该课程可以逐步实施，还是必须对所有学习者全面实施？你将从课程的试点和分阶段实施中学到什么，并将这些学习成果应用到正式的课程中？如果你计划全面实施，为进一步改进课程，已经就位并提供反馈的机制是什么？

6. 根据你对问题1到问题5的回答，你的课程有可能切实可行和成功吗？你是否需要重新设计、修改某些步骤？

通用参考文献

Glanz, Karen, Barbara K. Rimer, and K. Viswanath, eds. *Health Behavior and Health Education: Theory, Research, and Practice*. 5th ed. San Francisco: Jossey-Bass, 2015.

This book reviews theories and models for behavioral change important in delivering health education. Health education involves an awareness of the impact of communication, interpersonal relationships, and community on those who are targeted for behavioral change. For the curriculum developer, the chapters on diffusion of innovations and change theory are particularly relevant. Chapter 16 (pp. 301–26) describes theories about diffusion of innovations, dissemination and implementation, and how to operationalize innovations. Chapter 19 (pp. 359–87) discusses change theory and methods, including the PRECEDE-PROCEED method and intervention mapping. 486 pages.

Heagney, Joseph. *Fundamentals of Project Management*. 5th ed. New York: American Management Association, 2016.

An introduction to the principles and practice of project management, offering a step-by-step approach and useful tips in planning and executing a project. The suggestions on how to function as a project leader can be helpful for the curriculum developer to enable successful implementation of a curriculum. 231 pages.

Kalet, Adina, and Calvin L. Chou, eds. *Remediation in Medical Education: A Mid-course Correction*. New York: Springer, 2014.

This text focuses on competency-based education and steps that should be taken throughout a curriculum to assess and remediate difficulties students may experience in achieving academic success. For curriculum implementation, the book provides examples and strategies from a variety of institutions and perspectives. 367 pages.

Kotter, John P. *Leading Change*. Boston: Harvard Business Review Press, 2012.

An excellent book on leadership, differentiating between leadership and management, and outlining the qualities of a good leader. The author discusses eight steps critical to creating major change in an organization: (1) establishing a sense of urgency, (2) creating the guiding coalition, (3) developing a vision and strategy, (4) communicating the change vision, (5) empowering employees for broad-based action, (6) generating short-term wins, (7) consolidating gains and producing more change, and (8) anchoring new approaches in the culture. 208 pages.

Larson, Erik W., and Clifford F. Gray. *Project Management: The Managerial Process*. 8th ed. New York: McGraw-Hill, 2020.

A book written for the professional or student business manager but of interest to anyone overseeing the planning and implementation of a project. It guides the reader through the steps in project management, from defining the problem and planning an intervention to executing the project and overseeing its impact. 704 pages.

Rogers, Everett M. *Diffusion of Innovations*. 5th ed. New York: Free Press, 2003.

Classic text describing all aspects and stages of the process whereby new phenomena are adopted and diffused throughout social systems. The book contains a discussion of the elements of diffusion, the history and status of diffusion research, the generation of innovations, the innovation-decision process, attributes of innovations and their rate of adoption, innovativeness and adopter categories, opinion leadership and diffusion networks, the change agent, innovations in organizations, and consequences of innovations. Among many other disciplines, education, public health, and medical sociology have made practical use of the theory with empirical research of Rogers's work. Implementation is addressed specifically in several pages (pp. 179–88, 430–32), highlighting the great importance of implementation to the diffusion process. 551 pages.

Viera, Anthony J., and Robert Kramer, eds. *Management and Leadership Skills for Medical Faculty: A Practical Handbook*. New York: Springer, 2016.

This book provides guidance to medical school faculty on personal self-development and leadership development. Directed at faculty in academic medical centers, the book reviews management principles and offers practical skills for communicating effectively, navigating conflict, creating change, and thinking strategically. 286 pages.

Westley, Frances, Brenda Zimmerman, and Michael Q. Patton. *Getting to Maybe: How the World Is Changed*. Toronto: Random House Canada, 2006.

Richly illustrated with real-world examples, this book focuses on complex organizations and social change. Change can come from the bottom up as well as from the top down. The authors contend that an agent of change needs to have intentionality and flexibility, must recognize that achieving success can have peaks and valleys, should understand that relationships are key to engaging in social intervention, and must have a mindset framed by inquiry rather than certitude. With this framework, the book outlines the steps necessary to achieve change for complex problems. 258 pages.

引用文献

1. Erik W. Larson and Clifford F. Gray, *Project Management: The Managerial Process*, 8th ed. (New York: McGraw-Hill, 2020).
2. Kylie Porritt et al., eds., *JBI Handbook for Evidence Implementation* (JBI, 2020), accessed May 23, 2021, https://doi.org/10.46658/JBIMEI-20-01.
3. JoAnn E. Kirchner et al., "Getting a Clinical Innovation into Practice: An Introduction to Implementation Strategies," *Psychiatry Research* 283, (2020): 112467, https://doi.org/10.1016/j.psychres.2019.06.042.
4. "Additional Resources," Accreditation Council in Graduate Medical Education, accessed May 23, 2021, https://www.acgme.org/Program-Directors-and-Coordinators/Welcome/Additional-Resources.
5. Wanda Ellingson, Susan Schissler Manning, and Janelle Doughty, "Native Peoples as Authors of Social Work Curriculum," *Journal of Evidence-Based Social Work* 17, no. 1 (2019): 90–104, https://doi.org/ 10.1080/26408066.2019.1636331.
6. Sylk Sotto-Santiago et al., "'I Didn't Know What to Say': Responding to Racism, Discrimination, and Microaggressions with the OWTFD Approach," *MedEdPORTAL* 16, (2020): 10971, https://doi.org/10.15766/mep_2374-8265.10971.
7. Miriam Lacasse et al., "Interventions for Undergraduate and Postgraduate Medical Learners with Academic Difficulties: A BEME Systematic Review: BEME Guide No. 56," *Medical Teacher* 41, no. 9 (2019): 981–1001, https://doi.org/10.1080/0142159X.2019.15962398.
8. Thomas K. Houston et al., "A Primary Care Musculoskeletal Clinic for Residents: Success and Sustainability," *Journal of General Internal Medicine* 19, no. 5, pt. 2 (2004): 524–29, https://doi.org/10.1111/j.1525-1497.2004.30173.x.
9. "Helping Transform Medical Education: The Teaching EMR," Regenstrief Institute, July 25, 2016, https://www.regenstrief.org/article/helping-transform-medical-education-teaching-emr/.
10. Olga O. Vlashyn et al., "Pharmacy Students' Perspectives on the Initial Implementation of a Teaching Electronic Medical Record: Results from a Mixed-Methods Assessment," *BMC Medical Education* 20, no. 1 (2020): 187, https://doi.org/10.1186/s12909-020-02091-8.

11. Joshua Smith et al., "A Pilot Study: A Teaching Electronic Medical Record for Educating and Assessing Residents in the Care of Patients," *Medical Education Online* 23, no. 1 (2018): 1447211, https://doi.org/10.1080/10872981.2018.1447211.
12. Ashir Kumar, David J. Kallen, and Thomas Mathew, "Volunteer Faculty: What Rewards or Incentives Do They Prefer?" *Teaching and Learning in Medicine 14*, no. 2 (2002): 119–23, https://doi.org/10.1207/S15328015TLM1402_09.
13. Tobias Deutsch et al., "Willingness, Concerns, Incentives and Acceptable Remuneration regarding an Involvement in Teaching Undergraduates—a Cross-Sectional Questionnaire Survey among German GPs," *BMC Medical Education* 19, no. 1 (2019):33, https://doi.org/10.1186/s12909-018-1445-2.
14. Belinda Y. Chen et al., "From Modules to MOOCs: Application of the Six-Step Approach to Online Curriculum Development for Medical Education," *Academic Medicine* 94, no. 5 (2019): 678–85, https://doi.org/10.1097/ACM.0000000000002580.
15. Example adapted with permission from the curricular projects of Michael Melia, MD; Lauren Block, MD, MPH; Lorrel Brown, MD; and Deepa Rangachari, MD, for the Johns Hopkins Longitudinal Program in Faculty Development, cohort 26, 2012–2013, and cohort 27, 2013–2014.
16. James D. Pickering et al., "Twelve Tips for Developing and Delivering a Massive Open Online Course in Medical Education," *Medical Teacher* 39, no. 7 (2017): 691–96, https://doi.org/10.1080/0142159X.2017.1322189 17.
17. Peter G. M .de Jong et al., "Twelve Tips for Integrating Massive Open Online Course Content into Classroom Teaching," *Medical Teacher* 42, no. 4 (2020): 393–97, https://doi.org/10.1080/0142159X.2019.1571569.
18. Cole Hooley et al., "The TDR MOOC Training in Implementation Research: Evaluation of Feasibility and Lessons Learned in Rwanda," *Pilot and Feasibility Studies* 6, (2020): 66, https://doi.org/10.1186/s40814-020-00607-z19.
19. Annette L. Gardner et al., "The Dyad Model for Interprofessional Academic Patient Aligned Care Teams," *Federal Practitioner: For the Health Care Professionals of the VA, DoD, and PHS* 36, no. 2 (2019): 88–93.
20. Thomas E. Mellor et al., "Not Just Hocus POCUS: Implementation of a Point of Care Ultrasound Curriculum for Internal Medicine Trainees at a Large Residency Program," *Military Medicine* 184, no. 11–12 (2019): 901–6, https://doi.org/10.1093/milmed/usz124.
21. Lawrence M. Gillman et al. "Simulated Trauma and Resuscitation Team Training Course: Evolution of a Multidisciplinary Trauma Crisis Resource Management Simulation Course," *American Journal of Surgery* 212, no. 1 (2016): 188–193.e3, https://doi.org/10.1016/j.amjsurg.2015.07.024.
22. Lawrence M. Gillman et al., "S.T.A.R.T.T. Plus: Addition of Prehospital Personnel to a National Multidisciplinary Crisis Resource Management Trauma Team Training Course," *Canadian Journal of Surgery* 59, no. 1 (2016): 9–11, https://doi.org/10.1503/cjs.010915.
23. Kristina Dzara et al., "The Effective Use of Videos in Medical Education," *Academic Medicine* 95, no. 6 (2020): 970, https://doi.org/10.1097/ACM.0000000000003056.
24. Chaoyan Dong and Poh Sun Goh, "Twelve Tips for the Effective Use of Videos in Medical Education," *Medical Teacher* 37, no. 2 (2015): 140–45, https://doi.org/10.3109/0142159X.2014.943709.
25. Rathnayaka Mudiyanselage Gunasingha et al., "Vital Conversations: An Interactive Conflict Resolution Training Session for Fourth-Year Medical Students," *MedEdPORTAL* 17, (2021): 11074, https://doi.org/10.15766/mep_2374-8265.11074.
26. Robert O. Roswell et al., "Cultivating Empathy through Virtual Reality: Advancing Conversations about Racism, Inequity, and Climate in Medicine," *Academic Medicine* 95, no. 12 (2020): 1882–86, https://doi.org/10.1097/ACM.0000000000003615.
27. "Business Model Canvas for Medical Educators," Association of American Medical Colleges, accessed May 23, 2021, https://www.aamc.org/system/files/2019-09/profdev-gea-ugme-businessmodelcanvas.pdf.
28. Gregory W. Rouan et al., "Rewarding Teaching Faculty with a Reimbursement Plan," *Journal of General Internal Medicine* 14, no. 6 (1999): 327–32, https://doi.org/10.1046/j.1525-1497.1999.00350.x.

29. Michael M. Yeh and Daniel F. Cahill, "Quantifying Physician Teaching Productivity Using Clinical Relative Value Units," *Journal of General Internal Medicine* 14, no. 10 (1999): 617–21, https://doi.org/10.1046/j.1525-1497.1999.01029.x.
30. William T. Mallon and Robert F Jones, "How Do Medical Schools Use Measurement Systems to Track Faculty Activity and Productivity in Teaching?" *Academic Medicine* 77, no. 2 (2002): 115–23, https://doi.org/10.1097/00001888-200202000-00005.
31. Michelle Sainté, Steven L. Kanter, and David Muller, "Mission-Based Budgeting for Education: Ready for Prime Time?" *Mount Sinai Journal of Medicine* 76, no. 4 (2009): 381–86, https://doi.org/10.1002/msj.20122.
32. E. Ray Dorsey et al., "The Economics of New Faculty Hires in Basic Science," *Academic Medicine* 84, no. 1 (2009): 26–31, https://doi.org/10.1097/ACM.0b013e3181904633.
33. Stephen A. Geraci et al., "AAIM Report on Master Teachers and Clinician Educators Part 3: Finances and Resourcing." *The American Journal of Medicine* 123, no. 10 (2010): 963–67, https://doi.org/10.1016/j.amjmed.2010.06.006.
34. Steven Stites et al., "Aligning Compensation with Education: Design and Implementation of the Educational Value Unit (EVU) System in an Academic Internal Medicine Department," *Academic Medicine* 80, no. 12 (2005): 1100–106, https://doi.org/10.1097/00001888-200512000-00006.
35. Reuben Mezrich and Paul G. Nagy, "The Academic RVU: A System for Measuring Academic Productivity," *Journal of the American College of Radiology* 4, no. 7 (2007): 471–78, https://doi.org/10.1016/j.jacr.2007.02.009.
36. E. Benjamin Clyburn et al., "Valuing the Education Mission: Implementing an Educational Value Units System," *American Journal of Medicine* 124, no. 6 (2011): 567–72, https://doi.org/10.1016/j.amjmed.2011.01.014.
37. Joseph House et al., "Implementation of an Education Value Unit (EVU) System to Recognize Faculty Contributions," *The Western Journal of Emergency Medicine* 16, no. 6 (2015): 952–56, https://doi.org/10.5811/westjem.2015.8.26136.
38. Linda Regan, Julianna Jung, and Gabor D. Kelen, "Educational Value Units: A Mission-Based Approach to Assigning and Monitoring Faculty Teaching Activities in an Academic Medical Department," *Academic Medicine* 91, no. 12 (2016): 1642–46, https://doi.org/10.1097/ACM.0000000000001110.
39. Andrew Pugh et al., "Impact of a Financial Incentive on the Completion of Educational Metrics," *International Journal of Emergency Medicine* 13, no. 1 (2020): 60, https://doi.org/10.1186/s12245-020-00323-8.
40. Darcy A. Reed et al., "Association between Funding and Quality of Published Medical Education Research," *JAMA* 298, no. 9 (2007): 1002–9, https://doi.org/10.1001/jama.298.9.1002.
41. Darcy A. Reed et al., "Predictive Validity Evidence for Medical Education Research Study Quality Instrument Scores: Quality of Submissions to JGIM's Medical Education Special Issue," *Journal of General Internal Medicine* 23, no. 7 (2008): 903–7, https://doi.org/10.1007/s11606-008-0664-3.
42. Neda Ratanawongsa et al., "Effects of a Focused Patient-Centered Care Curriculum on the Experiences of Internal Medicine Residents and Their Patients," *Journal of General Internal Medicine* 27, no. 4 (2012): 473–77, https://doi.org/10.1007/s11606-011-1881-8.
43. "Celebrating 10 Years of the Aliki Initiative," Center for Innovative Medicine, accessed May 23, 2021, https://www.hopkinscim.org/breakthrough/holiday-2017/celebrating-10-years-aliki-initiative/.
44. "Our Priorities," Josiah Macy Jr. Foundation, accessed May 23, 2021, http://macyfoundation.org/priorities.
45. Rosalyn Stewart et al., "Urban Health and Primary Care at Johns Hopkins: Urban Primary Care Medical Home Resident Training Programs," *Journal of Health Care for the Poor and Underserved* 23, no. 3 Suppl (2012): 103–13, https://doi.org/10.1353/hpu.2012.0123.
46. Malcolm S. Knowles, Elwood F. Holton III, and Richard A. Swanson, *The Adult Learner: The Definitive Classic in Adult Education and Human Resource Development*, 8th ed. (London: Routledge, 2014).
47. Stephen Brookfield, *Powerful Techniques for Teaching Adults* (San Francisco: Jossey-Bass, 2013).

48. James W. Dearing et al., "Designing for Diffusion of a Biomedical Intervention," *American Journal of Preventive Medicine* 44, no. 1 Suppl 2 (2013): S70–76, https://doi.org/10.1016/j.amepre.2012.09.038.
49. Katie W. Hsih et al., "The Student Curriculum Review Team: How We Catalyze Curricular Changes through a Student-Centered Approach," *Medical Teacher* 37, no. 11 (2015): 1008–12, https://doi.org/10.3109/0142159X.2014.990877.
50. Priyanka Kumar et al., "Student Curriculum Review Team, 8 years Later: Where We Stand and Opportunities for Growth," *Medical Teacher* 43, no. 3 (2021): 314–19, https://doi.org/10.1080/0142159X.2020.1841891.
51. Steven C. Stoner and Sarah Billings, "Initiative to Improve Student Perceptions of Relevance and Value in a Top 200 Drugs Course through Improved Curricular Alignment and Course Modification," *Currents in Pharmacy Teaching & Learning* 13, no. 1 (2021): 73–80, https://doi.org/10.1016/j.cptl.2020.08.006.
52. Adrienne C. Lindsey et al., "Testing a Screening, Brief Intervention, and Referral to Treatment (SBIRT) Interdisciplinary Training Program Model for Higher Education Systems," *Families, Systems & Health* (2021), https://doi.org/10.1037/fsh0000582.
53. Sarah Allen et al., "Targeting Improvements in Patient Safety at a Large Academic Center: An Institutional Handoff Curriculum for Graduate Medical Education," *Academic Medicine* 89, no. 10 (2014): 1366–69, https://doi.org/10.1097/ACM.0000000000000462.
54. Kenneth W. Thomas, *Introduction to Conflict Management: Improving Performance Using the TKI* (Mountain View, CA: CPP, 2002).
55. Kenneth W. Thomas and Ralph H. Kilmann, "An Overview of the Thomas-Kilmann Conflict Mode Instrument (TKI)," Kilmann Diagnostics, accessed May 23, 2021, http://www.kilmanndiagnostics.com/overview-thomas-kilmann-conflict-mode-instrument-tki.
56. Roger Fisher, William L. Ury, and Bruce Patton, *Getting to Yes: Negotiating Agreement without Giving In*, 3rd ed. (New York: Penguin Books, 2011).
57. Carole J. Bland et al., "Curricular Change in Medical Schools: How to Succeed," *Academic Medicine* 75, no. 6 (2000): 575–94, https://doi.org/10.1097/00001888-200006000-00006.
58. John P. Kotter, *Leading Change* (Boston: Harvard Business Review Press, 2012).
59. Westley, Frances, Brenda Zimmerman, and Michael Q. Patton, *Getting to Maybe: How the World Is Changed* (Toronto: Random House Canada, 2006).
60. William J. Rothwell, Jacqueline M. Stavros, and Roland L. Sullivan, *Practicing Organization Development: Leading Transformation and Change*, 4th ed. (Hoboken: Wiley, 2016).
61. Mica Estrada et al., "Enabling Full Representation in Science: The San Francisco BUILD Project's Agents of Change Affirm Science Skills, Belonging and Community," *BMC Proceedings* 11, Suppl 12 (2017): 25, https://doi.org/10.1186/s12919-017-0090-9.
62. Interprofessional Education Collaborative. *Core Competencies for Interprofessional Collaborative Practice: 2016 Update*, (Washington, DC: Interprofessional Education Collaborative, 2016), accessed May 23, 2021, http://www.ipecollaborative.org/ipec-core-competencies.
63. Liaison Committee on Medical Education, *Functions and Structure of a Medical School: Standards for Accreditation of Medical Education Programs Leading to the MD Degree*, March 2021, accessed May 23, 2021, https://lcme.org/publications/.
64. Laura Weiss Roberts et al., "An Invitation for Medical Educators to Focus on Ethical and Policy Issues in Research and Scholarly Practice," *Academic Medicine* 76, no. 9 (2001): 876–85, https://doi.org/10.1097/00001888-200109000-00007.
65. Jason D. Keune et al., "The Ethics of Conducting Graduate Medical Education Research on Residents," *Academic Medicine* 88, no. 4 (2013): 449–53, https://doi.org/10.1097/ACM.0b013e3182854bef.
66. William F. Miser, "Educational Research—to IRB, or Not to IRB?," *Family Medicine* 37, no. 3 (2005): 168–73.
67. Umut Sarpel et al., "Medical Students as Human Subjects in Educational Research," *Medical Education Online* 18, (2013): 1–6, https://doi.org/10.3402/meo.v18i0.19524.
68. Liselotte N. Dyrbye et al., "Medical Education Research and IRB Review: An Analysis and Comparison of the IRB Review Process at Six Institutions," *Academic Medicine* 82, no. 7 (2007): 654–60, https://doi.org/10.1097/ACM.0b013e318065be1e.

69. Rebecca C. Henry and David E. Wright, "When Do Medical Students Become Human Subjects of Research? The Case of Program Evaluation," *Academic Medicine* 76, no. 9 (2001): 871–75, https://doi.org/10.1097/00001888-200109000-00006.
70. Liselotte N. Dyrbye et al., "Clinician Educators' Experiences with Institutional Review Boards: Results of a National Survey," *Academic Medicine* 83, no. 6 (2008): 590–95, https://doi.org/10.1097/ACM.0b013e318172347a.
71. Gail M. Sullivan, "Education Research and Human Subject Protection: Crossing the IRB Quagmire," *Journal of Graduate Medical Education* 3, no. 1 (2011): 1–4, https://doi.org/10.4300/JGME-D-11-00004.1.
72. John M. Tomkowiak and Anne J. Gunderson, "To IRB or Not to IRB?" *Academic Medicine* 79, no. 7 (2004): 628–32, https://doi.org/10.1097/00001888-200407000-00004.
73. Carisa M. Cooney et al., "Comprehensive Observations of Resident Evolution: A Novel Method for Assessing Procedure-Based Residency Training," *Plastic and Reconstructive Surgery* 137, no. 2 (2016): 673–78, https://doi.org/10.1097/01.prs.0000475797.69478.0e.
74. Ricardo J. Bello et al., "The Reliability of Operative Rating Tool Evaluations: How Late Is Too Late to Provide Operative Performance Feedback?" *American Journal of Surgery* 216, no. 6 (2018): 1052–55, https://doi.org/10.1016/j.amjsurg.2018.04.005.
75. Susanne Wish-Baratz et al., "A New Supplement to Gross Anatomy Dissection: HoloAnatomy," *Medical Education* 53, no. 5 (2019): 522–23, https://doi.org/10.1111/medu.13845.
76. Example adapted with permission from the curricular project of Tahara Akmal, MA; Ty Crowe, MDiv; Patrick Hemming, MD, MPH; Tommy Rogers, MDiv; Emmanuel Saidi, PhD; Monica Sandoval, MD; and Paula Teague, DMin, MBA, for the Johns Hopkins Longitudinal Program in Faculty Development, cohort 26, 2012–2013.
77. Michael Gottlieb et al., "Applying Design Thinking Principles to Curricular Development in Medical Education," *AEM Education and Training* 1, no. 1 (2017): 21–26, https://doi.org/10.1002/aet2.10003.
78. Jacqueline E. McLaughlin et al., "A Qualitative Review of the Design Thinking Framework in Health Professions Education," *BMC Medical Education* 19, no. 1 (2019): 98, https://doi.org/10.1186/s12909-019-1528-8.
79. Michael D. Wolcott et al., "Twelve Tips to Stimulate Creative Problem-Solving with Design Thinking," *Medical Teacher*, (2020): 1–8, https://doi.org/10.1080/0142159X.2020.1807483.
80. Peter S. Cahn et al., "A Design Thinking Approach to Evaluating Interprofessional Education," *Journal of Interprofessional Care* 30, no. 3 (2016): 378–80, https://doi.org/10.3109/13561820.2015.1122582.
81. Larissa R. Thomas et al., "Designing Well-Being: Using Design Thinking to Engage Residents in Developing Well-Being Interventions," *Academic Medicine* 95, no. 7 (2020): 1038–42, https://doi.org/10.1097/ACM.0000000000003243.
82. Lauren J. Taylor et al., "Using Implementation Science to Adapt a Training Program to Assist Surgeons with High-Stakes Communication," *Journal of Surgical Education* 76, no. 1 (2019): 165–73, https://doi.org/10.1016/j.jsurg.2018.05.015.
83. Margaret L. Schwarze, "Best Case/Worst Case Training Program," UW–Madison Department of Surgery, 2016, accessed May 23, 2021, https://www.hipxchange.org/BCWC.
84. Nancy A. Hueppchen et al., "The Johns Hopkins University School of Medicine," in "A Snapshot of Medical Student Education in the United States and Canada: Reports From 145 Schools," special issue, *Academic Medicine* 95, no. 9S (2020): S206–S210, https://doi.org/10.1097/ACM.0000000000003480.

第 7 章

步骤 6：评估与反馈

评估课程成果并推动持续性改进

Brenessa M. Lindeman，医学博士，医学教育硕士；David E. Kern，医学博士，公共卫生硕士；Pamela A. Lipsett，医学博士，医学教育硕士

翻译：金　哲　审校：齐　心

概念界定

根据本书的目的，评估被定义为通过识别、阐明和应用标准来确定被评估事物的优点或价值。[1] 虽然通常可以互换使用，但评价通常意味着测量，而评估用于主观评价或判断。在教育学中，评价通常针对个体，而评估则是针对程序。反馈被定义为向课程中的学习者、教师和其他利益相关者提供关于个人或课程表现的信息。

重 要 性

步骤 6 评估与反馈实现了课程开发周期的闭环循环。评估过程可以帮助那些课程相关者对课程做出决定或判断。评估步骤帮助课程开发人员提出并回答一些重要的问题：课程的目标和目的是否已落实？观察到什么结果（包括有意的和无意的）？该如何解释这些结果？课程的实际流程（与计划中的流程相比）是什么？评估和评价提供的信息可用于指导个人和课程持续改进。评估结果也可以用于维护和获得对课程的支持，提供学生成绩的证据，满足外部需求，记录课程开发人员的成果，同时作为展示和出版物的基础。

总　　论

评估和评价方法应可行、透明，并提供全面的课程信息。[2-3] 人们越来越认识到，课程不是一成不变的，而是一个不断变化的过程，它受到环境背景的影响，并改变之。[4]

因此，多点和多方法的测量方式更适于理解其过程、学习者、其他利益相关者以及其所处的复杂环境和它们之间的相互作用[2-6]（参见第8章）。这种方法始终以批判的眼光审视观察到的结果是否存在预设解释之外的其他解释。[6]

为了实现这些目标，通常需要结合定量和定性的评估和评价，即所谓的混合方法。[7]定量方法生成量化/数值化的数据。数据被用于提供描述性或关系性数据，并通过相关性、准实验或实验（随机对照）评估设计来测试假设（见"任务五：选择评估设计"），使用适当的统计方法（见"任务九：分析数据"）。它们假设存在客观事实，不受评估者的（或受最低限度）影响。另外，定性方法侧重于非数值的数据。[8]它们旨在解释和回答"如何"和"为什么"，而不是"什么"的问题，提供丰富的背景描述，并从数据中生成理论（扎根理论）和假设。它们对数据采取更主观的方法，假设存在多种现实，并承认结果受评估者和所使用的定性方法的影响。定性方法在形成性评估/评价以及在定量评估中不清楚应该测量哪些潜在重要因素和结果时特别有帮助。尽管本章主要关注定量的评估方法，但当相关时，它将涉及定性设计、方法和数据分析。

在评估和评价中需要考虑的一个不断发展中的教育框架是置信职业行为（EPAs）。EPAs是专业实践的单位，被定义为当学员达到足够的熟练程度，无需监督能够执行相应的任务或责任。[9]EPAs需要整合多个领域的胜任力，例如美国毕业后医学教育认证委员会（Accreditation Council for Graduate Medical Education，ACGME）的胜任力框架中的那些领域。[10-11]它们是可观察和可测量的，通常同时需要定量和定性方法，产生被认可的专业实践成果。[12]

示例：EPA，评估和管理右下腹疼痛患者。具有无需监督就能评估和管理右下腹痛患者的能力涉及ACGME的医学知识、患者照护和人际沟通技巧等胜任领域，以及实现多个重点学习目标，如对当前问题进行诊断性评估、必要时进行手术处理（包括操作相关的解剖学知识和技术性技能）以及识别术后并发症。[13]

虽然EPA框架最初是因应住院医师过渡到独立执业而制定的，并已经扩展到从医学院向住院医师的过渡。[14]有人提议使用EPAs来创建随医生实践的动态档案。[15-16]因此，EPAs是动态的，不是永久的，需要在自己的实践范围内进行维护。

教育者需要将课程教育计划中的形成性和终结性评价相结合，达到期望的课程结果（如EPAs）。[17]随着EPA框架在本科医学教育和毕业后医学教育环境中得到迅速采用，仍需要进行持续研究来为其开发、实施和效度提供高水平的证据。[18]

无论评估的概念框架是什么，都有助于设计课程评估时的系统性，以确保回答重要问题，并满足相关需求。本章概述了一个由10项任务组成的方法，从考虑评估的潜在使用者和用途开始，然后确定评估问题和方法，继而进行数据收集，最后进行数据分析和结果报告。

任务一：确定使用者

规划课程评估的第一步是确定评估的可能使用者。课程参与者对自己的表现和课程的表现感兴趣。评估可以为学习者、教师和课程开发人员提供持续改进的反馈和动力。

其他具有行政责任、分配资源或受到课程影响的利益相关方也对评估结果感兴趣。这些人可能包括院长办公室人员，行政人员，系主任，住院医师、专科培训医师或学生教育项目主任，科室主任，其他为有限资源提供行政支持或可能存在竞争关系的教师，为课程提供资金或其他资源的个人、资助机构或其他组织。那些需要确定是否参与课程的人员，例如未来的学习者或教师，也可能对评估结果感兴趣。

在课程创新解决重要需求或测试新教育策略的基础上，评估结果也可能引起其他机构教育工作者的兴趣，并成为发表 / 展示的基础。由于社会常常是医学课程的受益者，社会成员也是这个过程的利益相关者。

最后，评估结果可以记录课程开发者的成果。晋升委员会和系主任非常重视临床教育者在课程开发方面的成绩。[19-20] 这些成绩可以包含在教育档案袋中，用于支持晋升申请。[21-23]

任务二：确定用途

通用用途

在为课程设计评估策略时，课程开发者应该意识到评估的通用用途。这些通用用途可以根据两个方面进行分类，如表 7.1 所示。第一个方面，评估是用于评价个人表现、整个项目效能，或者两者兼而有之。评估个体学习者通常涉及确定学习者是否达到了课程的认知、情感、精神运动技能、行为或更广泛的胜任力目标（参见第 4 章）。项目评估通常确定所有个体的总体成就、临床或其他结果、课程的实际过程或学习者和教师的感知。表 7.1 中的第二个方面是评估是用于形成性目的（改进表现）还是终结性目的（评判表现，并做出关于其未来或通过的决策），或两者兼而有之。[24] 从下面的讨论和示例中，读者可以推测一些评估可以同时用于终结性和形成性目的。

特定用途

在确定了评估的可能使用者并理解课程评估的通用用途之后，课程开发者应考虑不同使用者（利益相关者）的具体需求，以及他们将如何使用评估结果。评估结果的具体用途可能包括以下几个方面：

- 对个人表现的反馈和改进：学习者和教师都可以利用即时反馈（形成性个体评

表 7.1　评估类型：层面和用途

用途	层面	
	个人	项目
形成性	对学习者或教师进行评估，以帮助其提高表现： • 确定改进领域 • 提出具体的改进建议	项目评估被用于增进项目效能： • 确定改进领域 • 提出具体改进建议
终结性	对学习者或教师进行评估，用于对个体做出判断或决策的评估： • 个人成绩证明 • 激励个人维持或提高表现 • 对他人表现的认证 • 成绩 • 晋级 / 晋升	项目评估被用于对项目或项目开发人员进行判断或决策： • 成功与效能的判断 • 资源分配的决策 • 学习者和教师的激励 / 招募 • 影响课程价值的态度 • 满足外部要求 • 声望、权力、影响力、晋升 • 传播：展示、出版物

估）的结果来指导改进自身表现。这种评估类型能够确定改进领域，并提供具体的改进建议（反馈）。因此，它也可以作为一种教育方法（参见第5章）。引导导师明确这种评估的形成性性质至关重要，研究表明，学生可能会将设计目的为形成性的评估视为终结性评估。[25]

示例：形成性个人评估。在妇科实习期间，学生在面诊标准化病人后，评估他们执行入职住院医师的核心 EPA——“口头汇报接诊情况”的能力，并获得针对表现的口头反馈以改善他们的表现。

- 关于个人表现的判断：需要记录学习者的个人成绩（终结性个人评价），判定等级，证明特定领域的掌握程度或实现特定课程目标，或满足外部机构如专科委员会的要求。在这些情况下，评估前明确目标或能力标准非常重要。对教师个人的评价，可用于决定他们是否继续担任课程教师，作为他们晋升档案的材料，以及教学奖的数据。以这种方式，评价就变成了评估。

示例：终结性个人评价。在完成毕业后培训之前，外科住院医师必须获得内镜外科基础认证，才有资格获得委员会认证。这涉及一项模拟技术性技能测试，必须达到特定阈值以上成绩才能获得认证。一项研究发现，“培训至精通”这一课程可以增强对终结性考试的准备。[26]

- 对项目表现的反馈和改进：课程开发者和协调员可以利用评估结果（形成性项目评估）来确定课程的有效部分和需要改进的部分。这是基于项目及其评估需要定期开发、重新审视和评价的前提。为了实现这一目标，项目经理、评估者和利益相关者需要合作，所有各方必须随着项目设计进展，对改变采取开放态度。[27]

这种形成性项目评估通常采用学习者的调查形式（见第 3 章），以获取有关课程改进的反馈和建议。定量信息，例如对课程各方面的评级，可以帮助确定需要修订的领域。定性信息，例如有关项目优势、弱点和改进建议的开放性问题的回答，提供了可能未预期到领域的反馈和改进的思路。还可以从教师或其他观察者（例如护士、其他卫生专业人士和患者）那里获取信息。综合形成性和终结性个人评价，可以用于形成性项目评估，以确定需要修订的具体课程领域。

示例：形成性项目评估。在医学生临床实习结束时，学生和他们的主管教师采用 12 个培训结束时的 EPAs 完成了一项基于工作场所的评估。由此确定了学生当前能力和预期之间的差距，使学生和主管教师能够共同寻找弥合这些差距的机会。[28]

示例：形成性项目评估。在放射学住院医师课程的每次讲座之后，住院医师被要求完成一份“一分钟论文”，简要记录他们在讲座中学到的最重要内容或最困惑的问题，以及一项重要的未解答问题。[29] 这种技术使教师能够了解学习者从讲座中习得了哪些知识（或未习得哪些知识），并提供了关于未来改进的信息。

- 关于项目成功的判断：终结性课程评估提供了关于课程在哪些特定条件以及以多大成本的情况下，实现了其各种目标和预期的信息。它还可以记录课程成功地吸引、激励学习者和教师，并使其满意。它可以确定课程试图提供的内容与实际结果之间的差距，包括进一步阐明和弥合这些差距的机制。[30] 除了定量数据外，终结性项目评估还可以包括关于意外障碍、项目实施中遇到的意外因素或课程的意外结果的定性信息。它还可以识别隐藏课程的方方面面。[31-32] 如上所述，考虑课程背景，以及课程背景如何改变学习者体验非常重要。[6] 终结性课程评估的结果通常向他人报告，以获取或维持课程时间、资金和其他资源。

示例：终结性项目评估。在精神病学临床实习结束时，90% 的学生在标准化病人的病史采集和精神状态检查中的表现达到及格标准：评估了 10 项认知目标和 6 项技能目标，涉及病史、体格和精神状态检查、诊断、管理和咨询等领域。

示例：终结性项目评估致力于进一步调查和改变。在一家急诊医学住院医师培训项目中，住院医师里程碑成果的评估是基于教师对住院医师表现的评估数据。项目领导发现在两个领域中缺少评估分数：健康倡导者和专业角色。需要探索和解决缺失数据的原因。[33]

示例：终结性项目评估致力于课程扩展。在一所医学院中对四年级学生进行入职住院医师的 13 项核心 EPAs[14] 的终结性评估后，发现学生在“发现系统缺陷，致力于安全文化和改进”的能力方面存在差距。因此，扩展了临床实习之间的课程，包括讨论错误防范对个体患者和系统的重要性、模拟根本原因分析练习以及报告机构内真实或潜在的错误。

- 资源分配的理由：具有行政权力的人可以使用评估结果（终结性项目评估）来指导和证明课程资源分配的决策。如果评估提供了成功的证据，或者如果计划对课程进行修订，证明认证标准存在缺陷，他们更有可能将有限的资源分配给课程。在上述示例中，对新定义的项目结果的评估发现学生准备不足，导致分配给课程更多资源。
- 激励和招募：关于个人和项目成功的反馈以及确定未来改进领域（形成性和终结性个人评估及项目评估）可以激励教师。项目对形成性项目评估的响应可以吸引未来的学习者。通过终结性评估证明项目的成功，也可以帮助招募学习者和教师。
- 态度改变：证据表明，使用不熟悉的教育方法或既往未知的内容领域，学习者（终结性项目评估）发生了显著变化，可以显著改变学习者对这些方法和内容重要性的态度。

示例：终结性课程评估展示态度变化。在为跨专业学习者开设的缓和医疗课程要求中增加了质量改进项目。课前需求评价显示，参与者认为质量改进在缓和医疗中的作用评价较低（2.97/5）。然而，在参与课程和项目后，这个评分上升到4.32/5。[34]

- 满足外部和内部需求：终结性个人和项目评估结果可用于满足监管机构（如医学教育联络委员会或住院医师教育委员会）的要求。因此，这些评估可能对项目认证是必要的，并且将受到那些对整个课程负有管理责任人员的欢迎。
- 参与者满意度的证据：学习者和教师确实享受和重视他们的体验（终结性项目评估）以及其他利益相关者（患者、捐助者）的支持的证据可能对教育和其他行政领导者来说很重要，他们希望满足现有学员、教师和其他利益相关者的需求，并招募新人。学习者、教师和利益相关者的高度支持为课程提供了强有力的行政支持。
- 威望、能力、晋升和影响力：成功的项目（终结性项目评估）对其机构、系主任、科主任、项目主任、课程开发人员和教师产生积极影响，体现出一定程度的威望、能力和影响力。终结性项目和个人评估数据可作为晋升档案中的成就证据。
- 演讲、出版物和被他人采用为课程内容：如果评估提供了创新或研究不足的教育项目或方法的成功（或失败）的证据，其他机构的教育工作者和出版商将会对此感兴趣（参见第9章）。

示例：终结性项目评估有助于发表。在普通外科住院医学项目中实施了一门质量改进课程，以促进对外科患者进行静脉血栓栓塞预防的管理。课前需求评估显示，45% 的住院医师为患者采取了适当的预防措施。然而，在接受行为评价和指导后，处方正确率提高到 78%。这门课程成功的报告随后发表在《外科学年鉴》上。[35]

任务三：确定资源

如果没有足够的资源来完成评估，即使最周密计划的评估也会失败。[36]资源的限制可能导致需要对评估问题进行优先级排序，并改变评估方法。因此，课程开发人员应在评估过程的计划初期考虑资源需求，包括时间、人员、设备、设施和可用资金。应该分配适当的时间来收集、分析和报告评估结果。人员需求通常包括协助收集和整理数据以及分发报告的工作人员，以及具有统计或计算机专业知识的人员来帮助验证和分析数据。设备和设施可能包括适当的测试环境和计算机软硬件。需要通过内部或外部来源的资金来获取其他途径不可及的资源，这种情况下可能需要制定预算和提出预算理由。

示例：资金支持随机对照评估。对于心肺复苏培训不同方法的随机对照评估，需要外部和内部资金支持。与每年培训一次（对照组）相比，接受心肺复苏培训的儿科卫生保健提供者（护士、住院医师、呼吸治疗师）在持续练习和实时反馈（实验组）后更频繁地展示出高质量的按压。[37]

正式的资金往往难以获得，但通过非正式的人际网络可以找到本地潜在的帮助，比如对课程或质量改进感兴趣的计算机程序员或生物统计学家，或对测量患者结果感兴趣的医院质量改进人员。调查工具可以采用其他住院医师项目或临床实习课程的，也可以在不同机构之间共享。医学专业课程通常为学生和住院医师提供终结性评估，形式包括学科、专科委员会和工作期间的培训考试。在这些考试所涉及的知识领域中，学习者表现的具体信息可以通过项目主任、相关院长或测试 / 考试委员会轻松获取，成本很低。

示例：利用现有资源进行课程评估。急诊住院医师的急性神经事件课程的一个目标是在急性缺血性脑卒中患者到院后 60 分钟内适当地进行溶栓治疗。评估计划包括对这种实践的跟踪审查，但无法开展单独评估。然后，这些信息被添加到急诊工作人员维护的综合电子病历中，该病历提供了住院医师个人表现和及时溶栓治疗方面的总体成功情况。

同行评议评价工具的另一来源是美国医学院校协会（Association of American Medical Colleges，AAMC）的 MedEdPORTAL。[38]

示例：利用公开资源进行课程评估。临床技能课程的负责人为临床前医学生添加了 MedEdPORTAL[39]中假设驱动的体格检查（hypothesis-driven physical exam，HDPE）工具的元素，以评估学生在体格检查方面的技能和诊断推理。

随着医学专业对残疾学生的包容性越来越高，为测试提供便利已成为日益重要的资源问题。[40-42]美国医学生自我报告罹患残疾的比例为 3% ～ 5%，超过 97% 的学生在测试中得到适当的安排。[43-44]最常见的测试安排包括延长一半和一倍时间，使用低干扰或私人环境，以及测试休息。[43-44]尽管行动和感觉障碍比注意力缺陷多动障碍（attention-deficit hyperactivity disorder，ADHD）、学习障碍、心理障碍和慢性健康问题更少见，但超过 40% 的自我报告罹患残疾的学生使用辅助技术。[43]规划学习者评估的课程开发人员应了解机构或课程的政策，并与残疾服务提供者合作，在测试中提供所需的适当安排。

任务四：确定评估问题

评估问题可指导评估。它们对课程评估的重要性就像研究问题对研究项目的重要性一样。大多数评估问题应与课程的特定、可测量的学习者、过程或临床结果目标相关。[45-46]如第 4 章所述，特定、可测量的目标应说明何人在何时将何事做了多少 / 做得多好。这里的“何人”可以指学习者或教师，或者如果评估项目活动，则指项目本身。而“何时将何事做了多少 / 做得多好”提供了一个可测量、可接受的标准。通常，在撰写评估问题并思考哪些设计和方法能够回答问题的过程中，课程目标很明显需要进一步澄清。

示例：明确评估目的。一门课程的最初目的是：“课程结束时，所有住院医师将能够熟练地获得知情同意”。在制定评估问题并思考评估方法时，课程开发人员意识到“熟练”需要可执行的定义。此外，他们确定在获得知情同意方面表现出熟练的学习者数量增加 25% 及以上，总数至少达到 90%，方能定义为成功的课程。在适当修改了目标后，课程评估问题变为：“课程结束时，使用知情同意熟练度检查表和标准化病人进行评估，百分之多少的住院医师能够及格？”和“从课程开始到结束，熟练掌握的住院医师是否在统计学和数量（＞ 25%）上显著增加？”

课程开发人员还应确保评估问题与相关的课程目标一致。

示例：目标与评估问题的一致性。教授以治疗方案讨论为目的的三阶段模型课程的目标，包括住院医师能够熟练使用该模型、重视它，并在实践中真正使用它。评估问题与目标一致：“住院医师是否熟练使用该模型？”“他们在实践中最常使用什么方法来与患者讨论照护目标？”和“他们认为这种方法在实践中对他们的工作效果如何？”[47-48]

通常，资源会限制评估目标的数量。在这种情况下，需要根据使用者的需求和相关评估方法的可行性来优先考虑和选择关键的评估问题。有时，几个目标可以有效地合并成一个评估问题。

示例：确定评估目标的优先级排序。 针对麻醉住院医师的气管插管课程包括认知、态度、技能和行为目标。课程开发人员认为最重要的是课程后的行为，而有效的行为需要达到适当的认知、态度和技能目标。气管插管的储备、放置、维护和评估对于成功确保患者的气道通畅至关重要。因此，课程开发人员的评估问题和评估方法聚焦于课程后的行为，而不是知识、态度或技术性技能的掌握。如果行为目标未达成，课程开发人员需要重新考虑对认知、态度和（或）技能目标的特定评估。

并非所有的评估问题都需要与明确、书面的学习目标相关。有些课程目标是隐含的，并未列出，以增加课程文件的实用性。例如，大多数课程开发者都希望包括与特定课程内容或教师有效性相关的评估问题，即使相关目标是隐含的，未被列出。

示例：针对课程过程的评估问题。 在线模块、小组讨论、模拟病人、临床体验和必需的病例汇报的课程效果如何？

有时候，课程会有意想不到的优点和缺点。有时候，书面的课程可能与实际传授的课程不同。因此，列入一些与特定课程目标无关、开放式的评估问题几乎总是有帮助的。[49]

示例：使用与课程过程相关的开放式问题。 学习者认为课程的主要优点和缺点是什么？学习者认为每节课最重要的收获和最不理解的内容是什么［一分钟论文/最模糊点技术（muddiest point technique）］？如何改进课程？

任务五：选择评估设计

一旦确定并排序了评估问题，课程开发者就应该考虑哪种评估方案最适合回答评估问题，并在资源方面最可行。[46, 50-55]

如果一项评估准确评价了特定环境中特定干预对特定受试者的影响，则被认为具有内部效度。[52] 如果这种内部有效的评估可以推广到其他人群和其他环境中，则被认为具有外部效度。[52] 通常，课程的目标学习者和环境对课程开发者来说是预先确定的。在尽量减少目标学习者和环境的独特性、最大化代表性的情况下，评估的外部效度（或推广性）将得到加强。

评估设计的选择直接影响评估的内部效度，间接影响评估的外部效度（如果评估没有内部效度，则无法具有外部效度）。在选择评估设计时，必须了解每种方案的优势和局限性，以及可能影响评估有效性的因素。这些因素包括受试者的态度、历史、实施、测量工具、地点、受试者缺失（脱落）、熟练度、回归统计、受试者特征（选择偏倚）和测试（表7.2）。[46，51-55] 在选择评估设计方案和解释结果时，课程开发者应该意识到这些因素的潜在影响。

定量评估中最常用的评估设计包括仅后测、前后测、非随机对照前后测、随机对照仅后测和随机对照前后测。[50-54] 随着设计方法学的严谨性增加，执行所需的资源也会增加。

表7.2　可能影响效度的因素

影响因素	定义	解决方法
受试者态度	评估对象对待干预措施的方式及其参与方式会影响评估结果。对于那些期望较高的新干预措施尤其如此。这也被称为霍桑效应	评估经过干预措施的多次迭代 避免在干预之前预设期望值
历史	在评估期间影响受试者的事件或其他影响（例如，意外的天气事件导致学生无法进入临床实习地点1周）	设计评估时采用对照或随机对照组 测量并控制可能影响结果指标的事件
实施	与结果相关的管理措施发生变化，导致评估结果不同（例如，一名监考官严格按时结束考试，而另一名允许考生多考几分钟）	培训评估人员。建立标准化的实施流程
测量工具	指的是评估者的差异、测量方法的变化或不精准的测量工具可能对测量结果的影响（例如，课程满意度调查的3级李克特量表，可能得出与7级或9级李克特量表不同的结果）	对测量工具的效度进行预试验、与标准进行比较、测试。培训评估者。不告知评估者受试者情况。评估者评价接触过的和未接触过的受试者
地点偏倚	在数据收集或干预的特定地点可能会影响结果时发生。这是在多中心的教育研究中需要考虑的问题（例如，相同的干预，在现代化、资源丰富、技术手段强的重症监护室进行，与在资源较少的另一个重症监护室进行，可能产生不同的结果）	确保地点与希望推广的地点相似 确保干预组的地点与对照组类似
受试者缺失（死亡/脱落）	发生在跨越较长时间的评估过程中。当退出评估的对象与完成评估的对象不同时，评估将不再具备所有受试者的代表性	尽量减少退出 测量完成评估者与退出评估者之间的差异，以显示可比性或在统计学上控制差异
熟练度	由于时间或经验的增加，而不是由于离散的外部干预，导致受试者的变化	设计评估时采用对照或随机对照组
回归统计	可能发生在根据干预前表现的好坏选择受试者的情况下。由于个人表现的时间演变，以及测试本身的特点，导致测试重测信度不理想（参见任务六），无论是否进行教育干预，后续的行为表现评价成绩都可能缺少极值	设计评估设计时采用对照或随机对照组 在选择受试者时需要谨慎，不能仅依据单次极端的测试成绩

续表

影响因素	定义	解决方法
受试者特征/选择偏倚	当受试者的特征无法代表被推广的群体，或者在干预组和对照组中存在差异，并影响受试者对干预的测量兴趣和反应时（例如，仅研究对某一特定主题感兴趣的志愿者，可能得出与研究队列中整个学生群体不同的结果）	选择具有代表性的受试者 测量并统计性控制可能影响结果测量的差异 采用随机对照设计
测量偏倚	初次测试对受试者在后续测试中表现产生的影响（即受试者可能从测试中学到其中出现的题目，但未学到在所教领域中被认为重要的其他题目）。当测试样本抽样了需要学习的材料，但并未覆盖全部需要学习的内容时，这一问题就会出现	开发不同但等效的测试，每个测试都适当地抽样需要学习的题目 延长测试间隔时间

单组、仅后测的设计如下图所示：

X……O

其中，X代表课程或教育干预，O代表观察或测量。这种设计允许评估教育干预后学习者所取得的成果，但这些成果可能在干预之前就已经存在（选择偏倚），也可能在评估之前作为自然成长过程的一部分而发生（熟练度），抑或是在评估之前其他干预措施所致（历史）。由于这些局限性，单组、仅后测的研究结论几乎总是不确定的。当最重要的评估问题是证实熟练程度时，这种设计是可接受的。该设计也非常适合评估参与者对课程的观点，征求对课程的改进建议，以及征求对学生或教师表现的反馈与评级。

单组、前后测的设计如下图所示：

O_1……X……O_2

其中，O_1代表第一次观察或测量，即教育干预之前，O_2代表第二次观察或测量，即教育干预之后。这种设计可以证明在课程学习过程中学习者熟练程度发生的变化。然而，这些变化可能由于课程以外的因素（例如历史、熟练度、测试和测量工具等）所引起。

添加一个对照组或比较组有助于确认观察到的变化是由于课程而不是历史、熟练度或测试的原因，特别是如果对照组是随机分组的，这也有助于消除选择偏倚。前后测对照评估设计如下图所示：

E　O_1……X……O_2

R

C　O_1……………O_2

其中，E代表实验或干预组，C代表对照或比较组，R（如果存在）表示受试者在干预组和对照组之间是随机分配的，x轴表示时间。术语“对照”通常用于随机设计，而术语“比较”用于非随机设计。

仅后测的随机对照设计需要较少的资源，尤其适用于观察或测量困难且资源密集时。然而，它无法证明学习者的变化。此外，在课程之前，无法评估随机化过程在干预组和对照组之间能否成功地实现可比性。该设计如下图所示：

$$R\begin{matrix} E & X\cdots\cdots O_1 \\ C & \cdots\cdots O_1 \end{matrix}$$

评估设计有时可分为预实验、准实验和真实验。[51-55]预实验设计通常缺乏控制。准实验设计通常包括比较组，但缺乏随机分配。真实验设计包括对实验组和对照组进行随机分配，以及对实验组和对照组进行同时观察或测量。

每种评估设计的优缺点见表7.3。还包括其他可能的设计（见通用参考文献）。

出于政治或伦理考虑，可能会禁止某些学习者不修习某门课程。这种对照评估的障碍有时可以通过延迟向对照组提供课程，直至收集完成随机对照评估数据来克服。当其他原因导致课程只能同时向部分目标学习者提供时，可以在不受干扰的情况下实现这一点。

示例：向对照组开展课程的对照评估。这种评估设计如下图所示：

$$R\begin{matrix} E & O_1\cdots\cdots X\cdots\cdots O_2 & (\cdots\cdots O_3) \\ C & O_1\cdots\cdots\cdots\cdots\cdots O_2\cdots\cdots X & (\cdots\cdots O_3) \end{matrix}$$

当使用这种评估设计时，可以向所有学习者开放课程的前提下实现随机对照评估。包括额外的观察点（如括号中所示）需要更多的资源，但可以将所有学习者（而不仅仅是一半）纳入非对照的前后测评估中。

表7.3　常用评估设计的优缺点

设计	图示	优点	缺点
单组、仅后测（预实验）	X……O	简单 经济 可以记录熟练程度 可以记录过程（发生了什么） 可以确定学习者和教师对效果和价值的观点 可以征求改进建议	成果可能预先存在 成果可能由于课程以外的因素所致。受到历史、熟练度和选择偏倚的影响
单组、前后测（预实验）	O_1……X……O_2	中等复杂性和成本 可以展示认知、情感、精神运动和其他结果的前后变化	成果可能由于课程以外的因素所致。受到历史、熟练度和选择偏倚的影响 成果可能源自学习首次测试或评估，而非课程
前后测对照（准实验）	E　O_1……X……O_2 C　O_1……………O_2	如果对照组等效，控制熟练度 控制测量因素的影响，而非课程（历史） 控制从测试或评估中学习的影响（测试偏倚）	复杂 资源密集型 对照组可能与实验组不等效（选择偏倚），由于未测量因素的差异而造成变化 某些人拒绝接受课程（参见正文）

续表

设计	图示	优点	缺点
随机对照、仅后测（真实验）	R EX……O_1 C………O_1	控制熟练度和测试偏倚 控制测量和未测量因素的影响（历史和选择偏倚） 比随机对照前后测设计更节约资源，同时保留随机化的好处	复杂 资源密集型 不能证明学习者的变化 成功取决于随机化过程能够消除自变量和因变量的前测差异 某些人拒绝接受课程（参见正文）
随机对照、前后测（真实验）	R E O_1……X……O_2 C O_1……………O_2	控制熟练度 控制测量和未测量因素的影响（历史） 控制测试效应的影响 如果随机化成功，还可以控制选择偏倚	最复杂 资源密集度最高 某些人拒绝接受课程（详见正文） 成功取决于随机化过程能够消除未测量的自变量和因变量之间的前测差异

注：O＝观察或测量；X＝课程或教育干预；E＝实验或干预组；C＝对照或比较组；R＝随机分配到实验组和对照组。

重要的是要意识到，形成性评价和反馈可能会在课程中持续进行，如下图所示：

$$O_1 \cdots\cdots X \cdots\cdots O_2 \cdots\cdots X \cdots\cdots O_3 \cdots\cdots X \cdots\cdots O_4$$

在这种情况下，形成性评价和反馈策略也是课程的教育策略。

与课程干预的有效性相关的一个常见关注点是预期成果能否在学习者中保持。这一问题可以通过在适当的间隔之后重复课后测量来解决：

$$O_1 \cdots\cdots X \cdots\cdots O_2 \cdots\cdots\cdots\cdots\cdots\cdots\cdots\cdots\cdots\cdots O_3$$

当出版是课程评估的目标时，最好采用最具说服力的设计进行可行的定量评估（参见第 9 章，表 9.4）。通常，具有多个组成部分的课程或教育项目的评估计划会涉及多个评估问题，并且包括多个评估设计（参见上文中的“总论”和第 10 章大型项目的课程开发）。

对于定性评估，设计方法可能会有所不同。[7] 与定量评估一样，设计主要由评估问题决定。通常，定性数据收集嵌入定量设计中。然而，对于专注于定性数据收集的评估，抽样策略不太可能是随机或具有代表性，而更可能是有目的的（即根据他们能够阐明与评估问题相关的所有主题的能力而有意选择的受试者，以便最大程度地理解）。数据收集可以是一次性或持续进行，样本大小可以预先确定或不断扩大，直到数据饱和为止（即不再出现与数据相关的新主题）。数据收集和分析可以同时进行，分析结果可以用来完善评估问题和随后的数据收集。

混合方法（定量和定性相结合）的使用可以是同时进行，其中定性数据通常用于帮助解释定量数据的含义，或加深对定量数据的理解，或者依次进行。当定性评估在定量评估之后时，通常是解释性的。当定性评估先于定量时，通常用于发展假设并为定量方法提供信息。

任务六：选择测量方法和构建测量工具

评估或测量方法的选择和测量工具的构建是评估过程中的关键步骤，因为它们确定将收集的数据，确定如何收集数据（任务八），并对如何分析数据（任务九）产生一定的影响。本节讨论正式的测量方法。表 8.2 列出了用于确定课程运行情况的其他常见的非正式方法（参见第 8 章）。

测量方法的选择

用于评估个人和项目的常用测量方法包括书面或电子评分表、自我评价表、论文、书面或计算机交互测试、口试、问卷调查（第 3 章）、个别访谈（第 3 章）、小组访谈 / 讨论（参见第 3 章关于焦点小组的讨论）、直接观察（现实或模拟）、行为表现评价和档案袋。[56-60] 这些测量方法的用途、优点和局限性见表 7.4。根据收集数据的性质及其使用的分析方法，它们可以用于定量或定性评价。

与评估设计的选择一样，选择与评估问题一致的测量方法非常重要。[55-58] 多项选择和直接回答的笔试是评估知识获取的适当方法。通过论文、基于案例的计算机交互和口试可以评估更高阶的认知能力。脚本一致性测试是另一种书面评估方法，可以通过将学习者的表现与临床专家的表现进行比较来评估更高阶的推理能力。[61] 使用公认标准的直接观察（现实或模拟）是评估技能掌握程度的适当方法。图表审查（chart audit）和不引人注目的观察（unobtrusive observations）是评价实际表现的适当方法。

示例：脚本一致性测试评价临床推理能力。在 3 门急诊医学培训课程中，对所有住院医师和教师进行脚本一致性测试（script concordance test，SCT）。通过 12 个不同的患者照护场景，SCT 询问新信息在临床决策过程中是否起作用。主治医师的得分明显高于学员，学员之间的得分相似，表明临床推理能力的拐点可能出现在开始独立实践的时候。[62]

示例：直接观察模式。调查人员对主治医师进行焦点小组讨论，以确定在常见的毕业后医学教育环境中如何对学员进行直接观察。在培训开始时，预先计划的观察研讨被认为非常重要，用以评估技术性技能，并持续进行预先计划的观察研讨，作为培训关系的一部分。[63]

选择具有最佳准确性（信度和效度，如下所述）、可靠性和重要性的测量方法是可取的。一般而言，患者 / 医疗结果被认为是最重要的，其次是行为、技能、知识或态度，

表 7.4　常用评估方法的用途、优点和局限性

方法	用途	优点	局限性
整体评级表（在时间上与观察分开进行）	认知、情感或精神运动属性；真实行为	经济实惠 可以评估任何事物 开放式问题可以基于形成性目的提供信息	主观 评价者偏倚 评价者间和评价者信度 评价者经常没有足够的数据进行评级
自我评价表	认知、情感、精神运动属性；真实行为	经济实惠 可以评估任何事物 促进自我评价 有助于形成性评估	主观 评价者偏倚 往往与客观测量结果不一致 作为终结性评估方法的接受度有限
受访者体验的论文	态度、感受、受访者体验的描述、感知影响	层次丰富 提供预期和非预期的信息 以受访者为中心	主观 评价者偏倚 需要使用定性评估方法进行分析 关注点因受访者而异
书面或计算机交互测试	知识；较高阶的认知能力	通常经济实惠 客观 多项选择考试可以达到较高的内部一致性信度、广泛抽样 良好的心理测量特性、低成本、教学时间短、易于评分 广为接受 问答题或计算机交互测试可以评价较高阶的认知能力，鼓励学生整合知识，反思解决问题，并避免提示	构建较高阶认知能力的测试（例如脚本一致性测试）或计算机交互测试可能需要大量资源 信度和效度因测试质量而异（例如，没有经过精心构建的问题可能会被不同的受访者进行不同的解释，可能没有足够数量的问题来有效地测量一个领域）
口试	知识；高阶的认知能力；间接测量情感属性	灵活，可以跟进探索理解 以学习者为中心 可以融入案例讨论	主观评分 评价者间和评价者内信度 信度和效度因测试质量而异（例如，没有经过精心构建的问题可能会被不同的受访者进行不同的解释，可能没有足够数量的问题来有效地测量一个领域） 教师大量参与 可能成本高
问卷调查	态度；认知；改进建议	经济	主观 构建可靠和有效的态度测量工具需要时间和技巧

续表

方法	用途	优点	局限性
个人访谈	态度；认知；改进建议	灵活，可以跟进澄清回应 以受访者为中心	主观 评价者偏倚 构建可靠和有效的态度测量工具需要时间和技巧需要访谈者
小组访谈/讨论	态度；认知；改进建议	灵活，可以跟进发掘/探索反应 以受访者为中心 一次性访谈多人的高效方法 小组互动，可以丰富或深化信息 可以融入教学环节	主观 需要熟练的访谈者或引导者来控制小组互动并减少引导者对回答的影响 无法提供定量信息 信息可能无法代表所有参与者
使用检查表或虚拟现实模拟器直接观察（观察真实或模拟的表现）	技能；真实行为	一手数据 可以向被观察者提供即时反馈 制定标准、使用观察检查表和培训观察者可以提高信度和效度；客观结构化临床考试（OSCE）[123-124]和客观结构化技术性技能评价（OSATS）[125]将直接观察与结构化检查表相结合，以提高信度和效度；高仿真/虚拟现实模拟器提供了自动评价技能的潜在可能[126-127]	评价者偏倚 评价者间和评分者内部一致性 人员密集 除非隐蔽观察，否则评价的是能力而不是真实的行为/表现
行为表现评价	保留记录；提供照护记录（例如，开具检查、提供预防性照护措施、治疗处方）	客观 信度和准确性可被测量，并通过标准和评价者培训来提高	取决于可靠的记录；许多照护未被记录 取决于可用的、有组织的记录或数据来源
档案袋	全面；可以评价能力的各个方面，特别是基于实践的学习和改进	不引人注目 积极地让学习者参与，记录成果，促进反思，并促进学习计划的发展	选择性，耗时 需要教师资源来为学习者提供持续的反馈

然后是满意度或认知。[64-65]这些与经常被引用的 Kirkpatrick（柯克帕特里克）的四个评估层次有关（参见第4章）。[64]客观测量通常优于主观评级。在此层次结构高端纳入测量方法的课程评估更有可能被传播或发表。然而，测量内容与课程的学习目标和预期结果相一致更重要，而不是追求测量层次结构中“最高”层级。[66]实现预期结果是利益相关者价值的最终指标，并且在确定应该测量什么时必须仔细考虑。[67]

有必要在可用资源范围内选择可行的测量方法。课程开发人员通常必须在如何将有限的资源分配到问题识别、需求评估、教育干预以及评价和评估中做出艰难的决策。由教师主管使用的整体评级表——评价多个通用领域（例如，知识、患者照护、职业素养）的熟练程度，以及由学习者完成的自我评价问卷可以提供能力和真实表现的间接和低成本测量；然而，它们容易受到多种评价偏倚的影响。与整体评级表相比，直接观察（现实或模拟）、使用训练有素的评价者以及公认标准进行评价对于测量实践中的技能和行为更可靠，并且具有更多的效度证据，但它们需要更多的资源。然而，如果使用整体评价表，可能会耗尽实施精心设计的教育干预所必不可少的资源，那么使用该方法就没有多大意义。

示例：利用技术进行测量和改进教学评估。一门住院医师培训课程依赖于轮转结束时的整体评级表来评价并提供对住院医师的教学反馈。评估方法存在回忆偏倚，并且反馈延迟。项目负责人基于经过验证的15个问题的轮转评估工具，开发出智能手机应用程序，该应用程序在住院教学轮转后立即提供3个随机选择的问题以及针对1个问题的质性反馈（1个有效行为和1个建议）的问题。评估结果每周通过短信自动发送给团队成员3次。在收集到10个评估后，汇总结果将发送给被评估的住院医师。应答率可以接受，并产生了大量完成的评估，使得反馈更接近实际的教学行为。学习者和教师对评估的满意度有所提高。[68]

测量工具的构建

大多数评估都需要构建对于特定课程的测量工具，例如测试、评级表、访谈时间表或问卷调查。

构建和管理这些工具的方法严谨程度会影响成绩的信度和效度，不幸的是，也会影响评估的成本。形成性个人评价和项目评估通常需要最少的严谨程度；内部使用的终结性个人评价和项目评估（例如，成绩、关于课程延续的决定）需要中等严谨程度；而外部使用的终结性个人评价和项目评估（例如，掌握程度的认证、评估结果的发表）需要最高严谨程度。当需要高度的方法严谨性时，值得探究是否已经存在内容、信度、效度、可行性和成本方面适合的测量工具。[69-74]当需要为课程专门构建方法学严谨的工具时，明智的做法是寻求具有设计此类工具专业知识人员的建议或指导，以确保效度证据最大化。

其中最常见的测量工具之一是知识笔试。构建通过信度和效度检验的知识测试需要注意测试质量的统计学检验格式和解释。由国家医学考试委员会开发的在线手册是指导教师编写知识笔试的有用参考资料。[75]笔试可以用于评估较低阶（例如简单知识）和高阶（例如临床决策）的认知属性。

要构建测量工具，有效的第一步是确定所需的内容。对于课程影响的评估，这涉及自变量和因变量的确定。自变量是可以解释或预测课程结果的因素（例如课程本身、之前或同时进行的培训、环境因素）。因变量是课程结果（例如知识或技能的掌握、实际表现、临床结果）。为了避免测量工具复杂化，明智的做法是关注与主要评估问题最相关的几个因变量，并关注与课程结果最相关的自变量。

接下来，必须关注工具的格式。[74-75]在确定测量工具的可接受长度时，必须权衡分配给评估的课程时间有限、对受访者的强制要求和对应答率的关注等方面的方法学问题和全面性追求。个别题目应以清晰明了的方式措辞并展示。反应尺度（例如真/假；非常不同意、不同意、不置可否、同意、非常同意）应与所提问题相对应。关于反应尺度是否应设置中间点（例如不置可否），或反应类别应为偶数还者奇数，目前尚无共识。一般来说，4～7项反应类别比2～3项在数据分析方面更具弹性，同时与7～10项更长的尺度相比，对受访者来说也更容易。通过以有助于快速理解和高效记录回应的方式组织工具，整个工具的用户友好性和吸引力很重要。工具应能够引起受访者的兴趣。一般而言，反应类别应预编码以便于数据输入和分析。调查软件可以提供一种简便的交付方式，并促进不同报告的数据整理。一些机构已经创建了安全的网站，[76]使用实时评价应用程序（见上文示例），并注意到应答率提高、管理时间减少和质量改善。[76]

将工具用于评估目的之前，试用于适当受众非常重要。[74]受众反馈可以提供有关工具的重要信息：受访者可能如何看待工具、可接受的长度、个别题目的清晰度、整体格式的用户友好度以及改进工具的具体方式。

示例：形成性评估工具的跨专业开发。一个由医生、护士、患者、看护人员以及其他工作人员组成的跨专业领导小组，制订了安全有效的患者出院行为，并进行优先级排序，包括药物核对、出院总结、患者沟通、团队沟通、积极协作和对出院后需求的预期。在工具实施之前，收集了教育者和学员的看法。[77]

信度、效度和偏倚

由于测量工具永远无法完美，它们产生的数据永远无法绝对准确。了解可能影响准确性的潜在威胁，有助于课程开发者规划评估和报告结果，以及评估报告的使用者解读结果。教育文献中对效度和信度的含义已经形成了一种新的共识。效度现在被认为是包含信度和效度的统一概念。所有的效度都与正在被测量的构念相关，因此被认为是结构效度。

对结构效度的强调源于越来越意识到一个工具的分值通常只有在它能准确地反映知识、技能或患者满意度等抽象概念（或构念）时才有意义。效度最好被视为一种假设，即关于工具分值与预期构念之间的联系，为评价者的决策提供证据。从各种来源收集证据（见下文）以支持或反驳这个假设。效度永远不能被“证明”，就像科学假设永远不能被证明一样；只有不断积累证据以支持（或反驳）它。

同样重要的是，效度和信度是指工具的分值，而不是工具本身。工具无法“经过验证”；它们仅仅有证据证明在某种情况或某个目的下具有高水平的效度（或信度），但它们可能不适用于另一种情况（参见引用文献81中的示例）。

一个工具分值的结构效度可以通过各种类型的证据来支持。[82]这些证据可以采取两种形式中的一种：经验性（通过观察或实验获得的信息）或程序性（关于评价发展的信息）。[83]《教育和心理测验标准》由美国教育研究协会、美国心理学协会和全国教育测量委员会[78]共同努力出版，其中包括梅西克（Messick）提出的五项独立的效度证据来源[81]：内部结构、内容、与其他变量的关系、反应过程和结果。表7.5提供了这些效度证据的术语和定义。

内部结构效度证据。内部结构效度证据与评估工具的心理测量特征有关，因此包括所有形式的信度测试，以及其他心理测量学特征（例如试题难度、选择正确答案者百分比、试题区分度，即试题区分成绩高者和成绩低者的能力）。它包括了评价者间和

表7.5　信度和效度证据：术语和定义

结构效度证据来源	构成	定义	注释 / 示例
内部结构效度证据	试题分析测量	测量的心理测量特征 试题难度和区分度，其他试题 / 测试特征的测量 不同环境和不同人群的反应特性	
	评价者内部信度	评价者重复测量时，测量结果的一致性	可以通过统计学方法（如kappa或phi系数、组内相关系数、概化理论分析）进行评价，参见正文
	评价者间信度	不同评价者进行测量时，测量结果的一致性	
	重测信度 / 一致性	在相同条件下重复进行相同测试时产生相同结果的程度	
	复本信度 / 等效性	同一测量工具的不同形式产生相同结果的程度	前后测评估中的相关性，当每个测试仅涵盖部分教授内容，以及与测试相关的学习时，可能仅限于被测试的试题。在这种情况下，最好进行等效但不同的测试
	内部一致性 / 同质性	相同试题合理地组合在一起以测量单一特征的程度	可以使用统计方法（如Cronbach α系数）进行评价。单维度与多维度可以通过因子分析进行评价。参见正文
内容效度证据		测量工具准确地描绘出其设计用于测量的技能或特征的程度	
	文献综述，专家共识	建立共识的正式方法，包括文献综述和主题专家的使用	文献系统综述、焦点小组、名义小组技术、德尔菲技术等，能够为专家共识做出贡献。参见正文

续表

结构效度证据来源	构成	定义	注释 / 示例
与其他变量关系的效度证据		所考虑工具与其他工具或理论的关系如何	
	校标相关效度证据	所考虑工具与相关测量的比较效果如何	通常分为平行和预测效度证据
	平行效度证据	同一时间测量相同特征，一种测量工具产生与另一个已被公认或经过验证的测量工具相同结果的程度	例如，与之前开发但更具资源密集性的测量工具进行比较
	预测效度证据	一种测量工具能够准确预测理论上的预期结果的程度	例如，评估沟通技巧的工具得分越高，应该能够预测到患者满意度得分更高
	收敛效度证据和区分效度证据	在已知具有或不具有被测属性的群体中测量，或者与已知测量相同属性（高相关性）或不同属性（低相关性）的测试进行比较，工具的表现是否符合理论预期	例如，评估临床推理的工具应该能够区分新手和经验丰富的临床医生。旨在评估沟通技巧的工具成绩不会与旨在评估某一操作技术熟练度的工具成绩相关
反应过程效度证据		测试者或观察者的行为和（或）思维过程的证据	例如，数据收集、输入和清理程序的文件
		数据完整性的证据，与测试管理和数据收集相关	
结果效度证据		工具的预期 / 有用与非预期 / 有害结果的程度，以及其使用的影响	例如，如果将信效度有限的测量方法的结果用于职业发展决策，而其本意是将结果用于反馈以激励和指导学员改进，那么这是有问题的

评价者内部一致性、测试重测信度、复本信度和内部一致性的概念。信度是指测量的一致性或可重复性。[73，78-81]因此，它是效度证据的必要但不充分的决定因素。有几种不同的方法可以用来评估评价工具的信度。信度可以使用多种统计检验来计算，但通常报告为 0 ～ 1 之间的系数（更多信息请参见引用文献 80）。无论使用何种具体检验方法计算，信度系数也可以被视为由受试者间差异解释的得分方差比例，其余部分归因于误差（随机和系统性）。对于高利害考试（执照考试），信度应大于 0.9。对于许多测试情境，0.7 ～ 0.8 的信度是可接受的。理想情况下，当同一评分者重复评分（评价者内部一致性）或由不同评分者进行评分（评价者间信度）时，测量得分应保持一致。评价者内或评价者间信度可以通过评价者之间的百分比一致性或统计学指标（如 kappa 系数[81]）进行评估，kappa 系数可以纠正偶然一致性。评估评价者间信度的常用方法是组内相关

系数，可在常见的计算机软件中获得，它使用方差分析来估计不同因素的方差。它可以估计 n 个评分者的评价者间信度，以及单个评价者的信度。它还可以处理缺失数据。[80] 行为表现测试中常用的一种估计评价者间一致性的复杂方法是使用概化理论分析，由此可以估算评估中每个变量的方差（即受试者或真实方差相较于评价者和测量或误差方差）。根据单个变量中观察到的方差，可以调整测量或评价者的数量。[84]

示例：概化理论分析。每次轮转结束时，3 位不同的教师通过 4 道试题对医学生在外科实习中的表现进行评价。概化理论分析表明，该评估的信度（真实方差 / 总方差）仅为 0.4；亦即，只有 40% 的总方差归因于受试者间的差异（真实方差），其余方差归因于评分者和 / 或课程之间的差异，和 / 或 3 个变异源之间的交互作用。通过增加 6 道试题，并要求 3 位不同的住院医师评分，可将信度提高到 0.8。

其他形式的内部结构效度证据包括稳定性、等效性和内部一致性或同质性。测试重测信度或稳定性是同一测试在相同条件下重复给同一人时产生相同结果的程度。这通常不常见，因为涉及时间、成本以及第二次测试在时间上可能受到干扰变量的影响。复本信度或等效性是同一测量工具的替代形式产生相同结果的程度。内部一致性或同质性是各试题合理地组合在一起以测量单一特征（如预期态度）的程度。可以使用 Cronbach α 系数[80]统计量来评估内部一致性，它基本上是一个量表中每个试题与总分的相关性的平均值。然而，一个复杂的特征可能有几个维度。在这种情况下，可以使用因子分析技术[85]来帮助区分不同的维度。当需要评估重要测量的信度，但课程教师缺乏统计学专业知识时，建议寻求统计咨询。

示例：内部结构效度证据：内部一致性 / 同质性。负责医学生临床实习的主任小组合作开发了综合临床推理评估工具，用于学生基础实习结束时对慢性疾病的评估。计划评价 3 个认知领域：①掌握的多学科知识，用于不同环境中糖尿病和充血性心力衰竭的适当管理；②临床决策，整合证据和患者倾向的诊断和治疗策略；③与结果相关决策的成本效益。在预实验后，因子分析能够确定出独立的临床决策和成本效益维度。然而，这里并没有单一的知识维度。知识分为两个独立的因子，每个因子都与两种医学疾病之一相关。Cronbach α 系数用于评价影响这 4 个维度或因子的试题之间的同质性。每个维度都有大量的试题，因此那些与整体分数相关性较低的试题被考虑删除。

示例：内部结构效度证据：心理测量学。所有医学生必须在美国医学执照考试（USMLE）中获得及格分数才能获得执照，这也是许多学校的毕业要求。对于这种高利害考试，通过任何方式确定的信度系数都应该是 0.8 或更高。也就是说，分数的可重复性必须非常高。此外，通常会对每道试题进行心理测量分析，包括试题难度和试题区分度的分析，以及分析哪些人回答哪些选项。

内容效度证据。内容效度证据是指基于人们的经验和现有知识，工具分数准确地代表该工具所要测量的技能或特征的程度。虽然“名义”或“表面”效度可能被认为是这个类别的一部分，但它们是基于工具的表象，而不是基于正式的内容分析或实证检验，因此不再适用于医学教育工作者的文献或词汇中。通过进行适当的文献回顾以确定最相关的内容，使用主题专家，修改工具，直至知识渊博的审阅人对内容达成合理程度的共识，从而提高内容效度以及在知情评审者之间达成合理的内容共识之前，可以通过修订工具来增强内容效度。正式的过程，如焦点小组、名义小组技术、德尔菲技术、使用日记、工作抽样观察、时间和动作研究、关键事件回顾以及理想表现案例的回顾，也可以提供帮助（参见第 2 章）。

示例：内容效度证据。在设计妇产科住院医师伦理课程时，一组包括母胎医学、遗传学、新生儿学和生物医学伦理学的专家参与了德尔菲过程，以达成对课程中应涵盖的主要内容领域的共识，并确保所有评价工具与目标内容领域一致。

与其他变量效度证据的关系。这种效度形式指的是所考虑的工具与其他工具或理论之间的相关性。它包括校标相关效度、平行效度和预测效度的概念。校标相关效度证据包括平行效度和预测效度证据。平行效度证据表明测量工具与另一个已被接受或证明的测量相同参数的工具产生相同结果的程度。预测效度证据表明测量工具的分数能够准确预测理论上的预期结果（例如，对预防保健态度的测量分数应与预防保健行为显著相关）。在这个领域的过程性证据包括专家积极参与预测标准的制定。

示例：与其他变量效度的关系 / 平行效度证据。医学生精神病学实习的教育工作者创建了一个计算机交互式的精神病学知识评价，该评价将在实习结束时进行。发现这个考试的成绩与美国医学考试委员会精神病学科考试的表现、实习成绩以及美国医师执照考试第 2 步临床知识考试之间存在正相关。

示例：与其他变量效度的关系 / 预测效度证据。对于普通外科委员会认证，美国外科委员会要求候选人在书面资格考试（qualifying examination，QE）和口头认证考试（certifying examination，CE）中均取得及格成绩。许多外科住院医师项目使用模拟口试来为他们的住院医师准备 CE，因为模拟口试表现已被证明能预测 CE 的表现。[86]

平行效度和预测效度证据是收敛效度证据的类型，其中研究测量需要证明与其在理论上相关的另一个测量或构念呈正相关。另外，区分效度证据也是一种证据形式，其中研究测量需要证明与其在理论上不相关或负相关的测量或构念不相关或负相关。

示例：与其他变量 / 收敛和区分效度证据。测量临床推理能力工具的分值应能够区分被教师判定为临床推理能力高或低的个体（收敛效度证据）。该工具的分值应与基于证据的病例报告的成绩显著相关（收敛效度证据），但与同情心测量不相关（区分效度证据）。

反应过程效度证据。反应过程效度证据包括关于工具管理和数据收集的完整性的证据，以便控制或消除这些误差来源。它可以包括有关质量控制过程的信息，使用经过适当培训的评价者，记录用于确保数据收集准确性的课程的证据，学生熟悉测试形式的证据，或者证据表明临床推理测试实际上能够引发考生的高阶思维。

> **示例：反应过程效度证据**。使用标准化的定向脚本、经过培训的监考员在考试中心、记录他们的政策和过程、严格遵守时间限制是高利害的资格考试——USMLE——的反应过程效度证据的来源。

结果效度证据。这指的是评估对考生、教师、患者和社会的后果。它回答了"由于评价和相关决策，发生了哪些结果（好的和坏的）？"。如果后果是有目的或有用的，这些证据支持继续使用该工具。如果后果是无目的和有害的，教育工作者在将来使用该工具时可能会三思。结果效度证据还可以包括确定及格分数的方法或过程，以及及格分数的统计特性。

> **示例：结果效度证据**。医学院入学考试（medical college admission test，MCAT）成绩对医学生的成功具有轻微的预测价值，特别是在临床前阶段。[87-88] 然而，中档分数的学生比高分学生更多样化。我们还知道，当招生委员会录取中档 MCAT 分数的学生，这些学生已经证明了成为医生所需的能力和胜任力，其成功率很高，按时通过医学院的学习，并在第一次尝试中就通过了执业考试。过于依赖 MCAT 分数的后果可能会降低医学院班级的多样性和与之相关的对社会的好处。[89-90]

评分、概化、推断和含义。虽然上述框架对评价在测量结构效度的支持证据进行了分类，但它并没有提供在获得不同类型的效度证据时进行优先级排序的机制。它没有分析它们如何结合在一起，从而论证其预期用途。2006 年 Kane 提出的框架中解决了这个问题，该框架包含了上述概念，强调了从测量到决策的关键推断：评分、概化、推断和含义。[49] Cook 认为，应该收集证据来支持这些推断，并应该关注推断链中最有问题的假设。[49] **评分**（将观察转化为一个或多个分值）受到具体试题构建的影响，包括其反应选项以及评估管理中的公平性和标准化。**概化**（将分数用作测试环境中表现的反映）认识到作为评价工具的一部分选择的试题通常是来自更广泛的可能选项集的潜在试题样本。作为测试单个评价观察的概化的一部分，处理所选测试题目如何代表所有理论上可能的相关试题的问题。用于确保在测试领域内进行充分抽样的方法和确定新试题样本中类似分值的可重复性的实证研究提供了支持这一点的证据。**推断**帮助课程设计者理解评价中的表现如何转化为现实世界的表现。这一推断的证据包括过程方法，例如观察任务表现（专家在这个过程中的有声思考）和实证分析，确定评价成绩与真实任务相关可比性指标之间的关联，以确保评价反映了真实世界表现的关键方面。

> **示例：经验推断证据。**为了测试腹腔镜技能训练器增加学习者对腹腔内缝合准备的能力，将模拟练习的分数在医学生（新手）、外科住院医师（高级初学者）和主治医师（专家）之间进行了比较。这个分析发现，随着腹腔镜经验的增加，分数有所提高。

含义（使用分值来指导决策或行动）用来评估评价对个人、利益相关者和更广泛的社会所产生的结果或影响，从思考分值及其解释转向具体的使用、决策或行动。

对效度的威胁。作为上述观点的补充，另一种看待效度的方式是考虑效度的潜在威胁（即负面效度证据）。与学员属性或案例不足的抽样、测试环境的变化以及评价者培训不足相关的偏倚可能会威胁到效度。[91]效度的威胁一般被分为两类：构念代表性不足和构念无关变量。[92]这些错误干扰了对评价的解释。

构念代表性不足意味着对需要评价的领域进行不充分的抽样、有偏倚的抽样或测试样本与领域不匹配。[92]它与上述的概化推理有关。

> **示例：构念代表性不足变量。**一位教师刚刚开始为心肺生理学模块结束时的学生设计一份笔试。这位教师"不信任"简单的知识测试，并计划使用基于一个临床场景的问题来评估知识应用。大多数学生的成绩将基于这个考试。不幸的是，这个考试很可能会显示出构念代表性不足变量，因为临床场景的数量太少，无法代表预期的整个心肺知识领域。可以通过增加测试中的临床场景数量，并利用基础科学和临床专家的意见建立内容效度证据来解决这个问题。

构念无关变量是指引入评价的系统性（而不是随机的）误差，它与所测量的构念没有关系。它包括存在缺陷或偏倚的测试题目、不适当的简单或困难的测试题目、无依据的及格线、培训不足的标准化病人和评价者偏倚。当未经培训的评价者使用整体评分表评价学习者或教师的表现时，评价偏倚特别容易发生。评价偏倚可能会影响工具的信度和效度证据。[91]在评价者的评分始终高于标准（例如，将所有医学专业培训计划中的受训者评为"高于平均水平"）或者低于标准（例如，采用适用于高年资专科医师的标准评判低年资全科医生）时，就会发生宽恕或严责的错误。居中倾向误差是指评价者避免极端评分的倾向。晕轮效应是指在一个领域表现良好或与他人关系特别好的个人，在其他（通常是未观察到的）表现领域被不适当地高评价的现象。当评分者基于观察到的个人行为，对未观察到的行为进行推断并评分时，就会产生**归因错误**。

> **示例：构念无关变量：归因错误。**一个经常迟到并且不积极参与小组讨论的学员被认为是懒惰和不可靠的。她的积极性评价很低。该学员需要照顾孩子，她很安静，但她完成了所有必读材料，积极参与确定自己的学习需求，并独立地进行课程大纲之外的学习资源的学习。

通过培训评价者，可以减少评价者偏倚，提高评价者间和评价者内部信度。由于并非所有的培训都是有效的，因此确认评价者的信度和其评分的准确性非常重要。

另一种越来越受到关注的构念无关变量类型是隐性偏倚，通常指年龄、种族、性别、肥胖和民族。它可能会影响测试题目和评价者。一项研究调查了在执业考试的准备材料中常规使用种族 / 民族的情况，并发现一个主流的题库中有 20% 的问题在题干、答案或教育目标中涉及种族 / 民族。[93] 由于种族 / 民族不代表遗传、社会阶级或文化可接受性，并且与医疗保健不平等有关，课程开发者应该注意这些微妙信息可能会导致新近成为医学专业人士中传播潜在的隐性偏倚。评价者在评估实习生时，也可能表现出隐性偏倚；对这种偏倚的认识和处置可能会减轻其影响。[94]

内部和外部效度在评估设计（任务五）中已经讨论过。值得注意的是，每个评估工具成绩的信度和效度会影响整体评估的内部效度，并且还会对评估的外部效度产生影响。

同时值得注意的是，一个工具成绩的信度和效度会影响整体评估的实用性、可行性和适当性。一旦考虑到这些威胁，许多效度问题可以最小化。因此，在评估的规划阶段应该进行这些问题的公开讨论。相对容易收集的效度证据领域包括内部结构和内容效度证据。包括一些关于测量方法效度的证据，可以增加与课程相关的稿件被接收发表的可能性（见第 9 章，表 9.4）。

定性测量中的信度和效度。上述关于信度和效度的讨论适用于定量测量。通常，**定性**信息也被收集来丰富和解释已获得的定量数据，描述课程的背景，并征求改进项目的建议。如前所述，定性评估方法也用于探索课程的过程和影响（如意外的、未预料到的或其他未测量到的结果），加深理解，产生新的见解，并对课程的运作方式和效果提出假设。

> **示例：定性评估方法**。为准备进入外科住院医师培训的学生设计的“训练营”课程包括以焦点小组形式进行的毕业面试。在这个面试中，学生被问及关于课程的优点、缺点、过程、影响、对影响的解释和改进建议的结构化问题。他们的回答被记录下来以供进一步分析和持续的课程改进。

当定性测量被用作评估课程的方法时，不熟悉这种方法的人可能会对其准确性和从数据中得出结论的解释产生疑虑。上述描述的评价信度和效度的方法适用于定量测量。[95] 虽然本书的范围不包括对定性测量方法准确性的详细讨论，但值得注意的是，定性研究中有与上述定量研究概念相关的概念，涉及信度和效度。[95-99] 总的来说，这些概念涉及定性研究的“可信度”，即“做得正确”的概念。**反思性**指的是研究者揭示他们的理论观点和背景特征 / 经验，这些因素可能影响他们对观察结果的解释。它还指的是研究者对这些因素进行反思和考虑（即在解释数据时尽可能避免偏倚）。如果另一名研究者对相同的数据进行相同的分析或使用不同的测量方法分析，关于研究对象得出相同的结论。在对同一数据集进行定性分析时，通常会有两个或更多的调查者对主题进行回顾和提取，然后达成共识，**可确认性**确保这一过程的结论。三角互证法可以用于增强研究方法（使用多种方法或数据来源研究同一个现象）或研究结果（指出结果与其他研究的匹配或差异）的信度。信度指的是研究方法在时间和研究对象以及环境之间的一致性和可重复性。对于提问方式或数据编码进行质量检查。应该有对研究方法和过程的**审查追踪**和记录，以便他人可以重复所做的工作。**内部效度/可信度/真实性**指的是定性调查结果的真实程度。可以要求研究对象确认、反驳或以其他方式评论从定性数据分析中得出的主题和解释（受访者验证或成员检查）。研究者应该研究/解释从定性数据分析中得出主题之外的情况。他们应该考虑和讨论其他的解释。应该具备代表性的、丰富或详细的数据描述，包括足够的示例，以支持研究者的解释。数据收集方法应足够处理评估问题。与定量研究中外部效度的概念类似，定性研究中的**可转移性**涉及研究结果的适用性。结果是否适用于其他情况或环境，并与这些环境中的利益相关者产生共鸣？研究者是否对研究对象和环境进行了足够详细的描述？他们是否将结果与其他研究和经验推导的理论进行了比较（研究结果的三角互证）？读者可以参考本章的“定性评估”一节，对这些概念进行更详细的讨论。

与定量评估一样，**隐性偏倚**也会影响定性评估。

示例：推荐信中使用术语的差异。一项研究发现在医学生申请住院医师职位时，推荐信中使用的关键词因种族/民族和性别而有所不同。尽管控制了USMLE第1阶段成绩，这种差异仍然存在，被认为代表了隐性偏倚。[100]

小　结

由于所有测量工具都会受到信度和效度的威胁，理想的评估策略将使用多种测量方法和多个评价者进行多次测量。当所有结果相似时，可以说研究结果是强有力的。当多种效度证据支持其使用时，人们会感到更加放心。这一点不能过分强调，因为即使每个证据本身较弱，多个一致的证据也可以共同提供强有力的证据来支持基于评估的判断。

任务七：处理伦理问题

规范标准

在课程开发过程中，评价可能引发比其他任何步骤更多的伦理和规范上的关切。[46, 101]这可以分为七个类别[46]（表7.6）。主要关切涉及人权和人际互动，通常涉及保密性、获取权限、学生权利和知情同意的问题；资源分配；评价可能产生的影响。明智的做法是课程开发者预见到这些伦理问题，并在评价计划中予以处理。在解决重要的伦理关切时，从相关方（如学员和教师），以及对整个项目负有行政监督职责的人员

表 7.6　与评估相关的伦理和规范问题

问题	建议
响应性和包容性导向	将课程参与者和利益相关者的需求置于核心位置 征求改进计划的建议
正式政策 / 协议	设立关于评价目的和问题、报告发布、数据保密性与匿名性的正式政策或协议
人体受试者权利	明确保护人体受试者权利 澄清评估的预期用途 确保知情同意 遵循正当程序 尊重多样性，避免隐性偏倚 充分告知利益相关者 了解参与者的价值观 遵循规定的协议 遵守保密性和匿名性协议 不造成伤害
清晰和公平	评估和报告优缺点以及意外结果 承认评估的局限性
透明度和披露	界定享有知情权利的受众（即利益相关者） 清晰报告研究结果和结论依据 披露局限性 确保报告送达预期受众
利益冲突	识别实际和被认知的利益冲突 确保防止利益冲突 根据需要使用独立方或报告机构，避免利益冲突
财务责任	考虑并明确预算需求 保持一定的灵活性 节俭使用资源 包含资金使用说明 在整个项目预算的背景下考虑评估过程

来源：改编自 Yarbrough et al.[46]

那里获得意见是有帮助的。机构政策和程序、外部准则以及咨询未参与各方（包括社区人员）也可以提供帮助。

保密性、获取权限、学生权利和知情同意

对保密性、获取权限和知情同意的关注通常与被评估者及其权利有关。关于保密性的决策必须涉及谁应该获得个人评价的访问权限。当可行性考虑导致使用信度和效度有限的测量方法，并且那些需要审查评价的人员需要了解这些限制时，这些关注会被放大。课程开发人员还应该了解相关法律（例如，家庭教育权利和隐私法案，FERPA）以及与其项目和地区相关的评估中使用学习者和医疗数据的其他规定。

课程开发人员必须决定是否应该授予任何评估人员保密性（评估者不为被评估者所知，但可以被其他人识别）或匿名性（评估者不为任何人所知）。这个担忧通常涉及处于从属地位的个人（例如学生、员工），他们被要求评估那些权势人士，并且可能会因为不好的评估而受到报复。匿名评估者可能更加坦率和诚实，但他们在批评被评估者时可能也更不负责任。

最后，有必要确定是否需要针对评价过程向被评价者提供知情同意。即使评估不需要单独、正式的知情同意，也需要决定被评价者将被告知以下内容的程度：使用的评价方法；评价方法的优点和局限性；评价的潜在使用者（例如院长、项目主管、审查委员会）；评价结果的用途（例如形成性目的、成绩、对外部机构的熟练程度认证）；评价结果的存放地点、保密情况以及保密办法；最后，评价结果本身。哪些评价结果将与谁分享，以及如何分享？将共享整理的结果，还是分享个人结果？个人结果是否与被评价者分享？如果是，如何分享？学生有权对测试结果提出异议吗？针对学生上诉，机构是否有相应政策？在评估过程的规划阶段，应该解决和回答这些问题。"需要知道"原则上应广泛应用。在机构之外发布评估结果就构成了教育研究。当考虑出版或以其他形式传播时（参见第9章），课程开发人员应在评估的规划阶段咨询他们的机构审查委员会或相关研究伦理委员会，然后再收集数据（参见第6章和第9章）。

资源分配

为某一目的使用资源可能意味着用于其他目的的资源减少。课程开发人员可能需要询问自己课程资源的分配是否公平，以及这种分配能否获取最佳的整体利益。强有力的评估可能耗尽用于其他课程开发步骤的资源。因此，应该考虑资源分配对学习者、教师、课程协调员和其他课程相关利益相关者的影响。

例如，对照评估设计可能会拒绝对某些学习者进行教育干预。如果干预措施的功效受到广泛质疑，并且一致认为通过控制评估来解决这个问题，那么这种结果可能是合理的。

另外，分配资源用于师资的学术发展对评估至关重要，但这会转移学习者或其他教师所需的资源，这在伦理上是有问题的。

还可能存在对不同评估目的的资源分配的担忧。应该分配多少资源用于形成性目的，以帮助学习者和课程改进，以及多少资源用于终结性目的，以确保学员具备服务于公众的胜任力，或者为课程开发者、所在机构或其他机构人员提供项目成功的证据？课程实施之前，开发过程中对这些考虑进行规划非常重要（参见第6章）。

潜在影响/结果

评估可能对学习者、教师、课程开发者、其他利益相关者和课程本身产生影响。这有助于考虑评估结果的使用方式，以及评估能否带来利大于弊的结果。由于资源限制而缺乏方法严谨性评估可能导致错误的结论、不正确的解释和有害的使用。因此，重要的是确保评估的用途与其方法的严谨性相适应，确保随着时间推移仍能保持方法的严谨性，并告知用户评估方法的局限以及其优势。

示例：无法进行足够准确的个人终结性评价。管理内科实习的主任希望在实习中期评估学生在医学知识和患者照护能力方面的整体进展；然而，没有足够的资源来开发准确性高的个人终结性评估。主任选择从一名教师和一名住院医师那里获取针对每名学生的观察评价。由于这些评价缺乏足够的评价者间信度和效度证据，它们被用于形成性目的，并与学习者进行互动式讨论，提出改进技能的建议。这些评价结果仅保留到实习结束，以评估纵向进展，并且不用于终结性评价目的，也不会计入其他人可以获取的学生记录中。

示例：无法进行足够准确的终结性项目评估。作为试点项目，一所医学院设计并实施了一项围绕入职住院医师核心 EPAs 的三年级和四年级纵向课程。[14] 4 个月后，课程委员会要求提供一份报告，说明三年级学生是否已经展现"置信能力"，用于证明新课程可衡量的获益。课程开发者计划在 1 年结束时进行评估，评估依据是样本量、大量模拟评估的成本以及评价工具的信度和效度证据。考虑到在 4 个月后可能得出错误结论的可能性，以及评估可能弊大于利，课程开发者改为报告学生和教师的课程满意度及参与度的形成性评估结果。

示例：告知使用者评估方法的方法学局限性。在外科住院医师项目中，使用多种类型的评价数据对住院医师的表现进行评价，这些评估数据与 ACGME 核心胜任力的每个里程碑相对应，以满足新一代认证系统的要求。[102] 每位住院医师的记录中都包含了每个里程碑评价工具的局限性和效度证据列表，以及关于如何解释每项测量的建议。

评估公平性是与评估的影响 / 结果相关的一个日益得到认知的关注点。正如上文在构念无关变量和结果效度证据下所讨论的那样，隐性偏倚[93-94]和评价的结构层面[89-90]可能会对在医学中代表性不足的学生产生不利影响。结构层面包括过分强调某些测量、无法测量重要属性、评价中透明度和标准不足、基于微小差异做出重大决策。[89-90，103-104]

任务八：收集数据

必须收集足够的数据以确保有用的分析。未能收集与评估问题相匹配的重要评估数据或低应答率可能严重损害评估的价值。虽然以广撒网的方式收据数据似乎很有效，但过度或低效操作可能会消耗宝贵的资源，并导致受访者疲劳。

应答率和效率

虽然评估数据设计确定了干预措施相关的收集数据时间，但课程协调员通常可以灵活地确定数据收集的具体时间、地点和方式。因此，可以事先计划好数据收集工作，以使应答率、可行性和效率最大化。如今，基于网络、安全的评价和评估工具可以有效地提高数据收集和分析的效率。[76]

将数据收集纳入计划的学习者和教师活动中时，可以提高应答率，并减少后续跟进的需求。使用异步和在线学习活动可以进一步加强上述情况，为此，电子平台可以提供内置评估机制。如果学习者必须完成评估才能获得所需的学分，应答率也会增加。

示例：将数据收集整合到课程中。在儿科实习的互动在线学习模块的最后一页嵌入了一个15道问题的评估。学生需要完成模块和评估才能获得学分。所有学生都完成了评估，无需后续跟进。

有时，评估方法可以同时设计为教育方法。这种策略减少了对学习者的强制性要求，并有效利用了课程人员。

示例：一种同时用于教学和评估的方法。在加拿大儿科医师继续职业发展会议上，采用了增强测试学习的方法，通过重复测试而不进行间隔学习来增进知识的留存，这种方法是“检索练习”的一种方式。参与者被随机分配到无测试组和会议前后多项选择测试组。针对测试组参与者的检验显示出中等效应（测量变化大小，见下文任务九）（0.46，95% CI 0.26 ～ 0.67），大多数（65%）报告测试改进了学习效果。[105]

有时，数据收集可以纳入已经安排好的评估活动中。

示例：利用现有的评估活动。在神经病学临床实习结束时，采用多站式考试评价学生的学习成果。在考试中，腰椎穿刺操作课程的开发者设置1站，采用模拟病人评价学生的学习成果。

示例：利用现有的评估活动。在内科住院医师培训项目中，将一种新的胜任力导向的评估方法（可观察的实践行为）嵌入现有的评估工作流程中，每项轮转的中期和结束时进行评价。在3年时间里，收集了超过30万个数据点，并显示随着培训水平的提高，熟练程度逐步提高。[106]

最后，课程开发人员可以利用现有的数据源，如电子病历，自动收集基于评估目的的数据。

示例：可及数据的使用。一家门诊初级保健课程的开发者能够从电子病历系统中获取报告，评价目标预防措施（如免疫接种、胆固醇水平、乳腺癌和结肠癌筛查）的课程前后情况。他们还能够纵向跟踪这些措施，评价课后预防措施的维持与衰退情况。

数据收集与工具设计之间的相互作用

收集哪些数据取决于测量工具的选择（见任务六）。然而，测量工具的设计需要根据数据收集过程进行不断调整。随着问卷的长度和复杂性增加，问卷的应答率会下降。分配给数据收集分配的时间和资源，以不能影响学习者、教师或其他优先事项为限。

示例：工具长度的影响。在一项研究中，要求急救教育工作者对所有6个行为表现维度中的4个进行临床观察并评分，或者按顺序对6个表现维度中的2个进行3次行为表现评价。作者发现当评价者被要求评估更多的行为表现维度时，独特反馈的数量和质量会减少。他们认为这可能是由于时间限制或评价者注意力限制所致。[107]

职责分配

测量工具必须分发、收集和安全存储。需要跟进未回应者。虽然不同的人可能在安排好的会议中分发或管理测量工具，但明智的方法通常是将数据收集的全部责任委托给专人。

示例：责任分配。一项关于医学生模拟课程的多中心研究在每个参与机构招募一名现场主管。这些人负责所有培训、数据收集和跟踪学生完成调查。[108]

任务九：分析数据

数据收集后，需要对其进行分析。[109-115]然而，数据分析应该在确定评估问题和开发测量工具的同时进行规划。先前在商业或临床研究领域使用的工具可以用于医学教育。这些工具被称为学习分析，可以被视为描述、表征和预测个体的学习行为的数据分析技术的汇编，[116]并可以用于收集关于学习者或系统层面表现的信息。提前规划是有效评估的核心，与本章中反复强调的主题一致，学习分析的最佳应用只能在输入的数据具有足够的效度证据并且放置在以分析为目的构建的数据库中时才能发生。

示例：使用住院医师面板数据进行学习分析。集合来自3个加拿大急诊医学住院医师培训课程的基于工作场所的评价数据，生成了一个包含23名住院医师的近1500个独特评级的数据集。通过计算建模，研究者能够可视化显示住院医师从不同起点开始，并以不同速度进展，但评分倾向于随着每次额外评价的增加而增加，表明随着时间的推移有进步。[117]

与评估问题的关系

评估问题的性质将在一定程度上决定需要何种统计方法来回答这些问题。课程参与者的感知问题或达到特定目标的学习者的百分比问题，通常只需要描述性统计。关于学习者变化的问题，通常需要更复杂的显著性统计检验。

统计考虑还可能影响评估问题的选择。功效分析[109-111]是一种估算评估能力的统计方法，用于检测结果测量（因变量）与结果的潜在决定因素（自变量，如接触课程）之间的统计显著关系。功效分析可用于确定在一定时间内是否有足够数量的学习者接受课程，以证明其影响的显著性统计。有时评估者在统计专业知识和统计咨询资源方面存在限制。评估问题的措辞至少可以确保问题与将采用的分析方法相一致。

示例：评估问题与所需分析方法的一致性。课程开发人员只有基本的统计学知识，并且咨询资源有限。在设计评估工具后，评估问题被改变了。“课程是否在统计学上显著提高了学习者在技能X方面的熟练程度？”被改为“在课程结束时，有多少学习者在技能X方面提高或达到熟练程度？”这样就可以避免应用显著性统计检验。

当课程评估涉及大量学习者时，统计学分析可能显示对学习者有显著影响，但在教育学上并无改进。后一种考虑可能促使课程评估者制定一个评估问题，兼顾教育学影响与统计学意义。效应量越来越多地被用来测量变化的大小或样本结果偏离零假设的程度。[112]几种测量方法用来估计效应大小：相关系数 r，它测量变量之间关系，r^2 值表示由测量变量解释的方差的百分比；η^2，它在方差分析中报告，被解释为由自变量解释的结果变量的方差比例；比值比；风险比；绝对风险减少；以及科恩 d 值（Cohen's d），即两个均值（例如，前后得分或实验组与对照组）之差除以与该测量相关的合并标准差。如果科恩 d 值 $= 0.20$，则效应量被认为小，如果为0.50，则为中等，如果 ≥ 0.80，则为大。[111]然而，效应量的测量可能在判断具有相似设计和直接可比较干预措施的几项研究结果时更有意义，而不在于比较绝对阈值。例如，当将多模式课程与无干预进行比较时，看到较大的科恩 d 值并不令人意外，而比较两种积极的教育干预研究时，预期科恩 d 值会小得多。重要的是要记住，教育的意义仍然是一种解释，不仅取决于统计学的显著性和变化的大小，还取决于变化的性质及与其他重要结果的关系。这些结果的示例可能是改善对管理计划的依从性，或者减少危险行为、发病率或死亡率。

与测量工具的关系：数据类型和输入

测量工具决定收集数据的类型。数据类型反过来有助于确定适合分析数据的统计检验类型[113-115]（表 7.7）。首先将数据分为两种类型：数值型或分类型。数值型数据是在数值尺度上具有意义的数据。数值型数据可以是连续性（例如年龄、体重、身高）或离散性（例如计数数据：无分数，只有非负整数值，如执行操作的次数或参加会议的次数）。数值型数据还可以细分为区间和比率数据。区间数据是在类别之间具有相等间隔、距离或差异，但没有零点的数值数据（例如日历上的年份、日期）。比率数据是具有相等间隔和有意义零点的数值数据（例如体重、年龄、在没有帮助的情况下适当完成的操作次数）。分类型数据是适合离散类别的数据。在分类领域内，数据还可以描述为名义数据或序数数据。名义数据是适合离散、无序类别的分类数据（例如性别、种族、眼睛颜色、接受或不接受干预）。序数数据是适合离散，但本质上有序或分层类别的分类数据（例如等级：A、B、C、D 和 F；最高学历：小学、中学、大学、大学以上学历；状况：更差、相同、更好）。

针对数据分析的考虑影响测量工具的设计。当使用计算机时，数据分析的第一步是数据录入。在这种情况下，倾向于采用便于数据录入的方式构建测量工具，例如针对反应的预编码或使用可以将数据下载到可用电子表格格式的电子评估软件。技术还可以用于评价和评估过程的其他方面，例如参与者注册、跟踪和保留；过程评估，包括任务完成情况；结果评估，包括知识和行为的变化。[118]

统计方法的选择

选择统计方法取决于多个因素，包括评估问题、评估设计、样本量、研究组数量、是否针对特定特征、测量数目、数据分布和收集的数据类型进行了匹配或配对。描述性统计通常足以回答有关参与者认知、特征和反应的分布以及百分比变化或者成果的问题。对于所有类型的数据，显示每个反应类别中的百分比或比例是分析的重要的第一步。中位数和范围有时对描述有序数据和数值数据非常有用。均值和标准差仅用于描述数值数据。有序数据（例如李克特量表）有时可以被视为数值数据，以便可以应用均值和标准差（或其他方差测量）。

> **示例：为统计分析目的将有序数据转换为数值数据。**某个机构的住院医师 360° 评估中使用了李克特量表，包括以下类别：强烈不同意、不同意、中立、同意、强烈同意。为了便于分析，这些数据被转换为数值数据，通过以下方式对反应进行总结：强烈不同意［1］、不同意［2］、中立［3］、同意［4］、强烈同意［5］。

显著性统计检验需要回答关于学习者个人或学习者群体变化的统计学显著性问题，以及各种特征之间的关联的问题。双变量分析一次探索两个变量之间的关系。大多数情况下，课程开发人员感兴趣的是建立结果（因变量）与干预措施（主要自变量）之间的

表 7.7 常用统计方法

测量类型（因变量）	用于评估统计学显著差异或关联的检验 / 方法						
	单样本（观察值 *vs* 预期值）	两个样本		N 个样本		相关性	多元分析 *
		独立	相关（前–后）	独立	相关（前–后）		
名义	二项式检验 卡方检验	Fisher 精确检验 卡方检验	McNemar 检验	卡方检验	Cochran's Q 检验	列联系数	累积逻辑回归 判别函数分析
二分	二项式检验 卡方检验	卡方检验 比值比 相对风险 患病率	McNemar 检验	卡方检验 Logistic 回归（比值比）	逻辑回归（比值比）		逻辑回归（比值比） 广义估计方程（GEE） 判别泛函分析
有序	Kolmogorov-Smirnov 单样本检验 单样本连续检验	中位数检验 Mann-Whitney U Kolmogorov-Smirnov 检验 Wald-Wolfowitz 连续检验	符号检验 Wilcoxon 配对符号秩检验	Kruskal-Wallis 方差分析（单因素方差分析）	Friedman 双因素方差分析	斯皮尔曼相关系数 r Kendall's τ（tau） Kendall's w	多元回归 多元逻辑回归 广义估计方程（GEE） 分层回归模型（混合回归）
区间和比率	均值、标准差、置信区间	t 检验	配对 t 检验 Wilcoxon 配对符号秩检验	方差分析	重复测量方差分析 广义估计方程（GEE） 层次回归模型（混合回归）	Pearson r	线性回归 部分相关 多重相关 多重回归 协方差分析 广义估计方程（GEE） 层次回归模型（混合回归） 典型相关

续表

测量类型（因变量）	用于评估统计学显著差异或关联的检验 / 方法						
	单样本（观察值 *vs* 预期值）	两个样本		N 个样本		相关性	多元分析 *
		独立	相关（前–后）	独立	相关（前–后）		
计数数据	使用泊松分布的置信区间	泊松、负二项或零膨胀泊松分布模型	泊松、负二项或零膨胀泊松分布模型 配对 t 检验 Wilcoxon 配对符号秩检验	泊松、负二项或零膨胀泊松分布模型	泊松、负二项或零膨胀泊松分布模型	Spearman's r（如果分布良好）	泊松、负二项或零膨胀泊松分布模型
时间事件——生存分析	Kaplan-Meier 生存曲线（生存函数）	Kaplan-Meier 生存曲线 对数秩检验 比例风险回归 风险比		Kaplan-Meier 生存曲线 对数秩检验 比例风险回归 风险比			Kaplan-Meier 生存曲线 对数秩检验 比例风险回归 调整后风险比

* 多元分析涉及同时分析多个变量，并允许分析一个自变量（例如课程）与一个感兴趣的因变量（例如学习者的技能或行为）之间的关系，同时控制其他自变量（例如年龄、性别、培训水平、既往或同时进行的学习经历）。

关系，以及其他特征。双变量分析通常不足够。多元分析试图梳理多个特征（包括潜在混杂变量）的独立影响。

> **示例：多元分析的使用。**上述测试增强学习的示例中，多元分析被用于在继续教育会议期间控制协变量（例如参加研讨会的数量）。协变量无法解释实验组和对照组之间观察到的知识保留差异。[105]

参数统计方法，如 t 检验、方差分析、回归和 Pearson 相关分析，通常适用于数值数据。在选择适当的统计方法进行分析时，必须仔细考虑数据的分布。表 7.7 旨在作为通用指南。参数检验假设样本是从所代表的总体中随机选择的，并且总体数据的分布具有已知的基础分布。然而，这些检验通常足够强大，可以容忍一些偏离这个假设的情况。最常见的分布假设是正态分布。其他常见的分布包括二项分布（用于二元结果）和泊松分布（用于计数数据）。有时可以将有序数据视为数值数据（参见上面的示例），以便可以使用参数统计。

非参数检验，如卡方检验、Wilcoxon 秩和检验、Spearman 相关统计量和非参数版本的方差分析，不对或很少对人群数据的分布进行假设。它们通常适用于小样本量、分类数据和非正态分布数据。

可用的统计软件包可以对相同数据执行参数和非参数检验。当数值数据不满足参数检验的所有假设时，这种方法可以检查统计结果。当非参数统计证实了使用参数统计获得的统计学显著性结果时，可以在有序数据基础上使用参数统计。对于非正态分布的数据，可以通过转换（例如对数转换），将数据标准化，以便使用参数统计而不是非参数统计（非参数统计学往往具有较低的功效）。

最常见的多元统计方法包括多元回归（用于连续结果变量）、逻辑回归（用于二元结果）、泊松回归（用于计数数据）和 Cox 回归（用于时间事件结果）。每种方法都可以同时控制多个变量。对于每种方法，目标都是解析各种特征（自变量）与结果之间独立关系的统计学贡献。

课程开发人员具有不同程度的统计专业知识。那些专业知识水平一般且资源有限的人（大多数）可能会选择简化数据分析。他们可以查阅教科书（参见后面通用参考文献中的“统计学”部分），以了解如何进行简单的统计检验，例如 t 检验、卡方检验和 Wilcoxon 秩和检验。这些检验，特别是对于小样本量，可以手动或使用计算器（现在有在线计算器）进行，并且不需要使用计算机程序。然而，有时用户的需求可能需要更复杂的方法。通常，在机构内外都可以提供统计咨询。当评估问题被明确陈述，并且关键的自变量和因变量被明确定义时，课程开发人员可以最有效地利用统计学家的时间。熟悉常用统计方法的范围和目的有助于沟通。表 7.7 显示了根据所分析的数据类型、样本量和类型，以及是否需要相关分析或多元分析，适当使用统计方法的情况。如表注所示，计数数据需要特别考虑。表注还提到的另一种情况是对所需教育结果或事件的时间进行统计分析，可以使用各种生存分析技术，例如对数秩检验或 Cox 回归。Cox（或比例风险）回归的优点是提供风险比（类似于比值比）。

定性数据分析

定性数据分析可能涉及计数，但不使用统计学显著性检验。它通常通过主题分析，开始对数据进行简化或提取本质。[7, 119] 然后，它继续以增强意义的方式，组织简化的数据或主题。[7] 最后，分析得出结论或对发现提出解释。[7] 在整个过程中，应注意分析的完整性和严谨性，如上所述（参见“定性测量中的信度和效度”）。

任务十：报告结果

评估的最后一步是报告和分发结果。[120] 在规划评估报告时，考虑使用者需求是有帮助的。

报告的及时性可能至关重要。学习者个体受益于形成性评价结果的即时反馈，因此在学习体验尚新鲜的时候处理信息，可以加强课程的后续学习。当评估结果及时送达时，对教师和课程规划者非常有帮助，他们可以为下个课程周期做准备。根据预算周期及时向行政人员报告评估结果，可能会影响到诸如下一年度教育资源分配等重要决定。外部机构，如资助机构或专科委员会，也可能对报告的接收设定截止日期。

报告的格式应根据其用户需求匹配相应的内容、语言和长度。个别学习者、教师和课程开发人员可能希望获得与他们特定（或课程）表现相关的详细评估报告，其中包括测量工具提供的所有相关定量和定性数据。管理人员、院长和系主任可能更喜欢提供背景信息的简要报告，以及与他们各自需求相关的综合评估信息。外部机构和出版商（参见第 10 章）可能会指定他们期望的报告格式。

推荐使用简明扼要、使用通俗易懂语言来展示结果。对于读者来说，特别是在详细和（或）冗长的报告之前，执行摘要可能会有所帮助。具体的示例可以帮助解释和生动地总结定性数据。通过添加描述性统计数据，如百分比分布、均值、中位数和标准差，可以增强整理结果。其他结果可以以表格、图表或图形的方式清晰高效地显示。

> **示例：使用图表交流教育成果。**构建学习曲线（x 轴为努力程度，y 轴为学习结果）以展示学习努力和成果之间的关系，已在多个层面证明非常有用：在学习者个人层面上，用于自主学习和教师直接教学；在课程开发人员和管理人员层面上，用于教育管理和结果跟踪。学习曲线可以用于直观地展示学习的速度（曲线的斜率）、学习更努力的时刻（拐点），以及何时达到掌握（上渐近线）。[121]

面板数据结合使用图和表，越来越多地用于满足使用者的需求，如临床胜任力委员会，以及监管机构的要求，如 ACGME。[122]

结　论

评估不是课程规划的最后一步，而是直接影响课程开发过程中的其他步骤，并应与之协调发展的一个步骤（参见第1章）。它提供了重要的信息，可以帮助个人和项目改善他们的表现。它提供了有助于对个人和课程进行判断和决策的信息。循序渐进的方法可以确保评估满足其使用者的需求，并在方法学严谨性和可行性之间取得平衡。

恭喜你！你已经阅读并思考了对课程开发至关重要的6个步骤。此刻，重读第1章，简要回顾这6个步骤，并反思它们之间的相互作用，将让你有所收获。

致　谢

感谢医学博士、公共卫生学硕士约瑟夫·卡雷斯对本章中所有关于定性评估的部分进行了审查。感谢Ken Kolodner博士对“任务九：数据分析”一节、表7.7、在整个章节中提到的统计学检验，以及通用参考文献中的“统计学”部分的审查和付出。

问　题

对于你正在协调、规划或想要规划的课程，请回答或思考以下问题和提议：

1. 谁将成为你的课程的使用者？

2. 他们需要什么？如何使用评估结果？

3. 在时间、人员、设备、设施、资金和现有数据方面，有哪些资源可用于评估？

4. 确定1～3个关键评估问题。它们与你的课程目标是否一致吗？课程目标或评估问题是否需要改变？

5. 兼顾方法学严谨性和可行性，为每个评估问题命名并绘制最合适的评估设计（参见表7.3和文本）。对你的评估设计而言，哪些问题与效度有关（参见表7.2）？

6. 为你正在设计的评估选择最合适的测量方法（参见表7.4）。测量方法是否与评估问题相一致（你选择的测量项目是否恰当）？基于现有的资源，你是否能够构建和管理目前所需的测量工具？如果不能，你是否需要修改评估问题或选择其他评估方法？就你的测量工具而言，哪些问题与信度和效度相关（参见表7.5）？

7. 在保密性、获取权限、知情同意、资源分配、潜在影响或其他相关因素中，你的评估可能会引起哪些伦理问题？你是否需要咨询你所在的伦理审查委员会？

8. 思考数据收集的过程。谁将负责数据的收集？如何收集数据，从而使资源消耗最小化和应答率最大化？数据收集的相关因素是否会影响你对于测量工具的设计？

9. 如何分析所收集到的数据？基于到你的评估问题，是仅进行描述性统计，还是需要进行统计学显著性检验？功效分析可取吗？是否需要进行统计咨询？

10. 根据使用者的需要，列出你所设想的各种评估报告的目标、内容、格式和时间框架（请参考问题 1 和问题 2）。你将如何确保完成报告？

通用参考文献

全面性的

Fink, Arlene. *Evaluation Fundamentals: Insights into the Outcomes, Effectiveness, and Quality of Health Programs*. 3rd ed. Thousand Oaks, CA: SAGE Publications, 2014.
Reader-friendly, basic comprehensive reference on program evaluation, with examples from the health and social science fields. 273 pages.

Fitzpatrick, Jody L., James R. Sanders, and Blaine R. Worthen. *Program Evaluation: Alternative Approaches and Practical Guidelines*. 4th ed. Upper Saddle River, NJ: Pearson Education, 2011.
Comprehensive text on evaluation methods and a systematic, detailed approach to design, implementation, and reporting of an evaluation. Excellent use of a longitudinal evaluation problem throughout the text. 560 pages.

Green, Lawrence W., and Frances M. Lewis. *Measurement and Evaluation in Health Education and Health Promotion*. Palo Alto, CA: Mayfield Publications, 1986.
Clearly written, comprehensive text with examples from community health and patient education programs with easy applicability to medical education programs. Both quantitative and qualitative methods are included. 411 pages.

Kalet, Adina, and Calvin L. Chou, eds. *Remediation in Medical Education: A Mid-course Correction*. New York: Springer Publishing Co., 2014.
This multiauthored and pithy text brings together the array of potential learner assessment methods in the new era of competency-based education, current understanding of root causes of learner failures, and potential approaches to remediation. There are numerous examples and models that can be transferred to other institutions. 367 pages.

McGaghie, William C., ed. *International Best Practices for Evaluation in the Health Professions*. London, New York: Radcliffe Publishing, 2013.
Multiauthored text encompassing an international group of 69 educational experts. Sixteen chapters cover topics including the need for and methodology of evaluation and specific foci of evaluation, such as clinical competence, knowledge acquisition, professionalism, team performance, continuing education, outcomes, workplace performance, leadership/management, recertification, and accreditation. The final chapter describes a new educational framework of mastery learning and deliberative practice. 377 pages.

Windsor, Richard A. *Evaluation of Health Promotion, Health Education, and Disease Prevention Programs.* 3rd ed. Boston: McGraw-Hill, 2004.
Written for health professionals who are responsible for planning, implementing, and evaluating health education or health promotion programs, with direct applicability to medical education. Especially useful are the chapters on process evaluations and cost evaluation. 292 pages.

测量

DeVellis, Robert F. *Scale Development: Theory and Applications*. 4th ed. Thousand Oaks, CA: SAGE Publications, 2016.
Authoritative text in the Applied Social Research Methods series that provides an eight-step framework for creation and refinement of surveys and scales for use in social sciences research. 280 pages.

Fink, Arlene, ed. *The Survey Kit*. 2nd ed. Thousand Oaks, CA: SAGE Publications, 2002.
Ten user-friendly, practical handbooks about various aspects of surveys, both for the novice and

for those who are more experienced but want a refresher reference. The first book is an overview of the survey method. The other handbooks are "how-to" books on asking survey questions; conducting self-administered and mail surveys; conducting interviews by telephone; conducting interviews in person; designing surveys; sampling for surveys; assessing and interpreting survey psychometrics; managing, analyzing, and interpreting survey data; and reporting on surveys. Ten books, ranging from 75 to 325 pages in length.

Lane, Suzanne, Mark R. Raymond, and Thomas M. Halayna. *Handbook of Test Development*. 2nd ed. Philadelphia, PA: Routledge, 2015.
Up-to-date, research-oriented guide to the latest developments in the field. Thirty-two chapters, divided into five sections, covering the foundations of test development, content definition, item development, test design and form assembly, and the processes of test administration, documentation, and evaluation. 692 pages.

Miller, Delbert Charles, and Neil J. Salkind. *Handbook of Research Design and Social Measurement*. 6th ed. Thousand Oaks, CA: SAGE Publications, 2002.
The most useful part of this textbook is Part 7 (209 pages), selected sociometric scales and indices to measure social variables. Scales in the following areas are discussed: social status; group structure and dynamics; social indicators; measures of organizational structure; community; social participation; leadership in the work organization; morale and job satisfaction; scales of attitudes, values, and norms; personality measurements; and others. 808 pages.

Paniagua, Miguel A., and Kimberly A. Swygert, eds. *Constructing Written Test Questions for the Basic and Clinical Sciences*. 4th ed. Philadelphia: National Board of Medical Examiners, 2016. Accessed September 20, 2021. https://www.bumc.bu.edu/busm/files/2018/10/NBME-Constructing-Written-Test-Questions.pdf.
Written for medical school educators who need to construct and interpret flawlessly written test questions. Frequent examples. 94 pages.

Waugh, C. Keith, and Norman Gronlund. *Assessment of Student Achievement*. 10th ed. Upper Saddle River, NJ: Pearson Education, 2012.
Basic text with review of assessment methods, validity and reliability in planning, preparing and using achievement tests, performance assessments, grading and reporting, and interpretation of scores. 288 pages.

评估设计

Campbell, Donald T., N. L. Gage, and Julian C Stanley. *Experimental and Quasi-experimental Designs for Research*. Boston: Houghton Mifflin, 1963.
Succinct, classic text on research/evaluation designs for educational programs. More concise than the later edition, and tables more complete. Table 1 (p. 8), Table 2 (p. 40), and Table 3 (p. 56) diagram different experimental designs and the degree to which they control or do not control for threats to internal and external validity; pages 5–6 concisely summarize threats to internal validity; pages 16–22 discuss external validity. 84 pages.

Fraenkel, Jack R., Norman E. Wallen, and Helen H. Hyun. *How to Design and Evaluate Research in Education*. 10th ed. New York, NY: McGraw-Hill Education, 2018.
Comprehensive and straightforward review of educational research methods, with step-by-step analysis of research and real case studies. 640 pages.

定性评估

Crabtree, Benjamin F., and William L. Miller. *Doing Qualitative Research*. 2nd ed. Thousand Oaks, CA: SAGE Publications, 1999.
Practical, user-friendly text with an emphasis on using qualitative methods in primary care research. 424 pages.

Denzin, Norman K., and Yvonna S. Lincoln. *Handbook of Qualitative Research*. 5th ed. Thousand Oaks, CA: SAGE Publications, 2017.
Comprehensive text that is useful as a reference to look up particular topics. 992 pages.

Miles, Matthew B., A. Michael Huberman, and Johnny Saldaña. *Qualitative Data Analysis: A Methods Sourcebook*. 4th ed. Thousand Oaks, CA: SAGE Publications, 2019.
Practical text and useful resource on qualitative data analysis. Chapter 11 focuses on drawing and verifying conclusions, as well as issues of reliability and validity. 408 pages.

Patton, Michael Q. *Qualitative Research & Evaluation Methods*. 4th ed. Thousand Oaks, CA: SAGE Publications, 2014.
Readable, example-filled text emphasizing strategies for generating useful and credible qualitative information for decision-making. The three sections of the book cover conceptual issues in the use of qualitative methods; qualitative designs and data collection; and analysis, interpretation, and reporting of such studies. 832 pages.

Richards, Lyn, and Janice M. Morse. *README FIRST for a User's Guide to Qualitative Methods*. 3rd ed. Thousand Oaks, CA: SAGE Publications, 2012.
Readable, introductory book to qualitative research methods. 336 pages.

统计学

Kanji, Gopal K. *100 Statistical Tests*. 3rd ed. Thousand Oaks, CA: SAGE Publications, 2006.
A handy reference for the applied statistician and everyday user of statistics. An elementary knowledge of statistics is sufficient to allow the reader to follow the formulae given and to carry out the tests. All 100 tests are cross-referenced to several headings. Examples also included. 256 pages.

Norman, Geoffrey R., and David L. Streiner. *Biostatistics: The Bare Essentials*. 4th ed. Shelton, CT: People's Medical Publishing House–USA, 2014.
Practical, irreverent guide to statistical tests that explains them with clarity and humor. 438 pages.

Norman, Geoffrey R., and David L. Streiner. *PDQ Statistics*. 3rd ed. Hamilton, ON: B. C. Decker, 2003.
This short, well-written book covers types of variables, descriptive statistics, parametric and nonparametric statistics, multivariate methods, and research designs. The authors assume that the reader has had some introductory exposure to statistics. The intent of the book is to help the reader understand the various approaches to analysis when reading/critiquing the results section of research articles. Useful also for planning an analysis, in order to avoid misuse and misinterpretation of statistical tests. 218 pages.

Shott, Susan. *Statistics for Health Professionals*. Philadelphia: W. B. Saunders Co., 1990.
The author states that after studying this text and working the problems, the reader should be able to select appropriate statistics for most datasets, interpret results, evaluate analyses reported in the literature, and interpret SPSS and SPS output for the common statistical procedures. 418 pages.

评估框架和工具

Association of American Medical Colleges (AAMC). MedEdPORTAL. Available at www.mededportal.org. Search "Directory and Repository for Educational Assessment Measures."
Provides easy to locate, publicly accessible information about assessment instruments.

Pangaro, Louis, and Olle ten Cate. "Frameworks for Learner Assessment in Medicine: AMEE Guide No. 78," *Medical Teacher* 35 (2013): e1197-200. https://doi.org/10.3109/0142159X.2013.788789.

引用文献

1. Jody L. Fitzpatrick, James R. Sanders, and Blaine R. Worthen, "Evaluation's Basic Purpose, Uses, and Conceptual Distinctions," in *Program Evaluation: Alternative Approaches and Practical Guidelines*, 4th ed. (Upper Saddle River, NJ: Pearson Education, 2011), 3–38.

2. John Norcini et al., "2018 Consensus Framework for Good Assessment," *Medical Teacher* 40, no. 11 (2018): 1102–9, https://doi.org/10.1080/0142159x.2018.1500016.
3. C. P. M. Van Der Vleuten et al., "Twelve Tips for Programmatic Assessment," *Medical Teacher* 37, no. 7 (2015): 641–46, https://doi.org/10.3109/0142159x.2014.973388.
4. Dario M. Torre, L. W. T. Schuwirth, and C. P. M. Van der Vleuten, "Theoretical Considerations on Programmatic Assessment," *Medical Teacher* 42, no. 2 (2020): 213–20, https://doi.org/10.1080/0142159x.2019.1672863.
5. Ann W. Frye and Paul A. Hemmer, "Program Evaluation Models and Related Theories: AMEE Guide No. 67," *Medical Teacher* 34, no. 5 (2012): e288–99, https://doi.org/10.3109 /0142159x.2012.668637.
6. Faizal Haji, Marie-Paul Morin, and Kathryn Parker, "Rethinking Programme Evaluation in Health Professions Education: Beyond 'Did It Work?,'" *Medical Education* 47, no. 4 (2013): 342–51, https://doi.org/10.1111/medu.12091.
7. Jennifer Cleland. "Exploring versus Measuring: Considering the Fundamental Differences between Qualitative and Quantitative Research," in *Researching Medical Education*, ed. Jennifer Cleland and Steven J. Durning (Oxford: Wiley Blackwell, 2015), 1–14.
8. Ayelet Kuper, Scott Reeves, and Wendy Levinson. "An Introduction to Reading and Appraising Qualitative Research," *BMJ* 337 (2008): a288, https://www.doi.org/10.1136/bmj.a288.
9. Olle ten Cate, "Nuts and Bolts of Entrustable Professional Activities," *Journal of Graduate Medical Education* 5, no. 1 (2013): 157–58, https://doi.org/10.4300/JGME-D-12-00380.1.
10. Susan R. Swing, "The ACGME Outcome Project: Retrospective and Prospective," *Medical Teacher* 29, no. 7 (2007): 648–54, https://doi.org/10.1080/01421590701392903.
11. Olle ten Cate and Fedde Scheele, "Competency-Based Postgraduate Training: Can We Bridge the Gap between Theory and Clinical Practice?" *Academic Medicine* 82, no. 6 (2007): 542–47, https://doi.org/10.1097/ACM.0b013e31805559c7.
12. Olle ten Cate, "Entrustability of Professional Activities and Competency-Based Training," *Medical Education* 39, no. 12 (2005): 1176–77, https://doi.org/10.1111/j.1365-2929.2005.02341.x.
13. Karen J. Brasel et al. "Entrustable Professional Activities in General Surgery: Development and Implementation," *Journal of Surgical Education* 76, no. 5 (2019): 1174–86, https://doi.org/10.1016/j.jsurg.2019.04.003.
14. "Core Entrustable Professional Activities for Entering Residency (CEPAER)," Association of American Medical Colleges, March 2014, accessed September 16, 2021, https://www.aamc.org/system/files/c/2/484778-epa13toolkit.pdf.
15. David P. Sklar, "Creating a Medical Education Continuum with Competencies and Entrustable Professional Activities," *Academic Medicine* 94, no. 9 (2019): 1257–60, https://doi.org/10.1097/acm.0000000000002805.
16. Olle ten Cate and Carol Carraccio, "Envisioning a True Continuum of Competency-Based Medical Education, Training, and Practice," *Academic Medicine* 94, no. 9 (2019): 1283–88, https://doi.org/10.1097/acm.0000000000002687.
17. Brandon David Moore, *Designing and Aligning Learning Outcome Assessments for Academic Programs: Proficiencies That Students Are Expected to Demonstrate—Learning Institutions Are Expected to Authenticate* (Urbana: University of Illinois and Indiana University), National Institute for Learning Outcomes Assessment, 2020, accessed September 16, 2021, www.learningoutcomesassessment.org/wp-content/uploads/2020/02/AiP-Moore.pdf.
18. Shefaly Shorey et al., "Entrustable Professional Activities in Health Care Education: A Scoping Review," *Medical Education* 53, no. 8 (2019): 766–77, https://doi.org/10.1111/medu.13879.
19. Ayse Atasoylu et al., "Promotion Criteria for Clinician-Educators." *Journal of General Internal Medicine* 18, no. 9 (2003): 711–16, https://doi.org/10.1046/j.1525-1497.2003.10425.x.
20. Brent W. Beasley et al., "Promotion Criteria for Clinician-Educators in the United States and Canada. A Survey of Promotion Committee Chairpersons," *JAMA* 278, no. 9 (1997): 723–28.
21. Victoria M. Fleming et al., "Separate and Equitable Promotion Tracks for Clinician-Educators," *JAMA* 294, no. 9 (2005): 1101–4, https://doi.org/10.1001/jama.294.9.1101.
22. Deborah Simpson et al., "Advancing Educators and Education by Defining the Components and Evidence Associated with Educational Scholarship," *Medical Education* 41, no. 10 (2007):

1002–9, https://doi.org/10.1111/j.1365-2923.2007.02844.x.

23. Jorge G. Ruiz et al., "E-learning as Evidence of Educational Scholarship: A Survey of Chairs of Promotion and Tenure Committees at U.S. Medical Schools," *Academic Medicine* 84, no. 1 (2009): 47–57, https://doi.org/10.1097/ACM.0b013e3181901004.
24. John Norcini et al., "Criteria for Good Assessment: Consensus Statement and Recommendations from the Ottawa 2010 Conference," *Medical Teacher* 33, no. 3 (2011): 206–14, https://doi.org/10.3109/0142159x.2011.551559.
25. Harold G. J. Bok et al., "Programmatic Assessment of Competency-Based Workplace Learning: When Theory Meets Practice," *BMC Medical Education* 13 (2013): 123, https://doi.org/10.1186/1472-6920-13-123.
26. Susan Gearhart et al., "Development of a Train-to-Proficiency Curriculum for the Technical Skills Component of the Fundamentals of Endoscopic Surgery Exam," *Surgical Endoscopy* 32, no. 7 (2018): 3070–75, https://doi.org/10.1007/s00464-017-6018-7.
27. Jori Hall, Melissa Freeman, and Kathy Roulston, "Right Timing in Formative Program Evaluation," *Evaluation and Program Planning* 45 (2014): 151–56, https://doi.org/10.1016/j.evalprogplan.2014.04.007.
28. Harm Peters et al., "Introducing an Assessment Tool Based on a Full Set of End-of-Training EPAs to Capture the Workplace Performance of Final-Year Medical Students," *BMC Medical Education* 19, no. 1 (2019): 207, https://doi.org/10.1186/s12909-019-1600-4.
29. David R. Stead, "A Review of the One-Minute Paper," *Active Learning in Higher Education* 6, no. 2 (2005): 118–31, https://doi.org/10.1177/1469787405054237.
30. Barbara G. Lubejko, "Developing a Program Evaluation Plan: Options and Opportunities," *Journal of Continuing Education in Nursing* 47, no. 9 (2016): 388–89, https://doi.org/10.3928/00220124-20160817-02.
31. Frederic W. Hafferty and Ronald Franks, "The Hidden Curriculum, Ethics Teaching, and the Structure of Medical Education," *Academic Medicine* 69, no. 11 (1994): 861–71, https://doi.org/10.1097/00001888-199411000-00001.
32. Janet P. Hafler et al., "Decoding the Learning Environment of Medical Education: A Hidden Curriculum Perspective for Faculty Development," *Academic Medicine* 86, no. 4 (2011): 440–44, https://doi.org/10.1097/ACM.0b013e31820df8e2.
33. Meghan McConnell, Jonathan Sherbino, and Teresa M. Chan, "Mind the Gap: The Prospects of Missing Data," *Journal of Graduate Medical Education* 8, no. 5 (2016): 708–12, https://doi.org/10.4300/JGME-D-16-00142.1.
34. Joshua R. Lakin et al. "A Curriculum in Quality Improvement for Interprofessional Palliative Care Trainees," *American Journal of Hospice and Palliative Medicine* 37, no. 1 (2020): 41–45, https://doi.org/10.1177/1049909119850794.
35. Brandyn Lau et al., "Individualized Performance Feedback to Surgical Residents Improves Appropriate Venous Thromboembolism Prophylaxis Prescription and Reduces Potentially Preventable VTE: A Prospective Cohort Study," *Annals of Surgery* 264, no. 6 (2016): 1181–87, https://doi.org/10.1097/sla.0000000000001512.
36. Linda Suskie, "Supporting Assessment Efforts with Time, Infrastructure, and Resources," in *Assessing Student Learning: A Common Sense Guide*, 2nd ed., ed. Linda Suskie (San Francisco: Jossey-Bass, 2009), 86–97.
37. Yiqun Lin et al., "Improving CPR Quality with Distributed Practice and Real-Time Feedback in Pediatric Healthcare Providers—a Randomized Controlled Trial," *Resuscitation* 130 (2018): 6–12, https://doi.org/10.1016/j.resuscitation.2018.06.025.
38. Association of American Medical Colleges (AAMC), *MedEdPORTAL*, accessed October 6, 2021, https://www.mededportal.org. Search "critical synthesis package."
39. Toshiko Uchida and Heather L. Heiman, "Critical Synthesis Package: Hypothesis-Driven Physical Examination (HDPE)," *MedEdPORTAL* 9 (2013), https://doi.org/10.15766/mep_2374-8265.9435.
40. Sarah H. Ailey and Beth Marks, "Technical Standards for Nursing Education Programs in the 21st Century," *Rehabilitation Nursing* 45, no. 6 (2020): 311–20, https://doi.org/10.1097/rnj.0000000000000297.

41. Constance Burke, "Diversity and Inclusion: Addressing Underrepresentation of Students with Disabilities in Health Care Education," *Journal of Physician Assistant Education* 30, no. 1 (2019): 61–63, https://doi.org/10.1097/JPA.0000000000000244.
42. Philip Zazove et al., "U.S. Medical Schools' Compliance with the Americans with Disabilities Act: Findings from a National Study," *Academic Medicine* 91, no. 7 (2016): 979–986, https://doi.org/10.1097/ACM.0000000000001087.
43. Lisa M. Meeks and Kurt R. Herzer, "Prevalence of Self-Disclosed Disability among Medical Students in US Allopathic Medical Schools," *JAMA* 316, no. 21 (2016): 2271–72, https://doi.org/10.1001/jama.2016.10544.
44. Lisa M. Meeks et al., "National Prevalence of Disability and Clinical Accommodations in Medical Education," *Journal of Medical Education and Curricular Development* 7 (2020): 1–4, https://doi.org/10.1177/2382120520965249.
45. C. Keith Waugh and Norman E. Gronlund, "Planning for Assessment," in *Assessment of Student Achievement*, 10th ed. (Upper Saddle River, NJ: Pearson Education, 2012), 31–47.
46. Donald B. Yarbrough et al. (Joint Committee on Standards for Educational Evaluation), *The Program Evaluation Standards: A Guide for Evaluators and Evaluation Users, 3rd ed.* (Thousand Oaks, CA: SAGE Publications, 2011), accessed September 18, 2021, www.jcsee.org.
47. David Shih Wu et al., "Narrative Approach to Goals of Care Discussions: A Novel Curriculum," *Journal of Pain and Symptom Management* 58, no. 6 (2019): 1033–39.e1, https://doi.org/10.1016/j.jpainsymman.2019.08.023.
48. Benjamin Roberts et al., "Narrative Approach to Goals of Care Discussions: Adapting the 3-Act Model Training to an Online Format," *Journal of Pain and Symptom Management* 60 (2021): 874–78, https://doi.org/10.1016/j.jpainsymman.2021.02.009.
49. David A. Cook et al., "A Contemporary Approach to Validity Arguments: A Practical Guide to Kane's Framework," *Medical Education* 49, no. 6 (2015): 560–75, https://doi.org/10.1111/medu.12678.
50. Arlene Fink, "Designing Program Evaluations," in *Evaluation Fundamentals: Insights into the Outcomes, Effectiveness, and Quality of Health Programs*, 3rd ed. (Thousand Oaks, CA: SAGE Publications, 2014), 67–100.
51. Jody L. Fitzpatrick, James R. Sanders, and Blaine R. Worthen, "Collecting Evaluative Information: Design, Sampling, and Cost Choices," in Fitzpatrick et al., *Program Evaluation,* 380–417.
52. Jack R. Fraenkel, Norman E. Wallen, and Helen Hyun, "Internal Validity," and "Experimental Research," in *How to Design and Evaluate Research in Education*, 10th ed. (New York: McGraw-Hill Publishing, 2018).
53. Matthew Lineberry, "Validity and Quality" and "Assessment Affecting Learning," in *Assessment in Health Professions Education*, 2nd ed., ed. Rachel Yudowsky, Yoo Soon Park, and Steven M. Downing (New York: Taylor & Francis; 2019), 21–56, 257–71.
54. C. Keith Waugh and Norman E. Gronlund, "Validity and Reliability," in Waugh and Gronlund, *Assessment of Student Achievement*, 48–70.
55. Richard Windsor et al., "Formative and Impact Evaluations," in *Evaluation of Health Promotion, Health Education, and Disease Prevention Programs*, ed. Richard A. Windsor et al. (New York: McGraw-Hill Publishing, 2004), 215–63.
56. Ronald M. Epstein, "Assessment in Medical Education," *New England Journal of Medicine* 356, no. 4 (2007): 387–96, https://doi.org/10.1056/NEJMra054784.
57. "Evaluating Student Learning," in *Student Learning Assessment: Options and Resources* (Philadelphia: Middle States Commission on Higher Education, 2007), 27–53.
58. Donald G. Kassebaum, "The Measurement of Outcomes in the Assessment of Educational Program Effectiveness," *Academic Medicine* 65, no. 5 (1990): 293–96, https://doi.org/10.1097/00001888-199005000-00003.
59. C. Keith Waugh and Norman E. Gronlund, "Performance Assessments," in Waugh and Gronlund, *Assessment of Student Achievement*, 144–74.

60. Eric S. Holmboe, Steven J. Durning, and Richard E. Hawkins, eds., *Practical Guide to the Evaluation of Clinical Competence*, 2nd ed. (Philadelphia: Elsevier, 2018).
61. Bernard Charlin et al., "The Script Concordance Test: A Tool to Assess the Reflective Clinician," *Teaching and Learning in Medicine* 12, no. 4 (2000): 189–95, https://doi.org/10.1207/s15328015tlm1204_5.
62. Eric Steinberg et al., "Assessment of Emergency Medicine Residents' Clinical Reasoning: Validation of a Script Concordance Test," *Western Journal of Emergency Medicine* 21, no. 4 (2020): 978–84, https://doi.org/10.5811/westjem.2020.3.46035.
63. Chris B. T. Rietmeijer et al., "Patterns of Direct Observation and Their Impact During Residency: General Practice Supervisors' Views," *Medical Education* 52, no. 9 (2018): 981–91, https://doi.org/10.1111/medu.13631.
64. Donald I. Kirkpatrick and James D. Kirkpatrick, *Evaluating Training Programs: The Four Levels*, 3rd ed. (San Francisco: Berrett-Koehler, 2006).
65. Clive Belfield et al., "Measuring Effectiveness for Best Evidence Medical Education: A Discussion," *Medical Teacher* 23, no. 2 (2001): 164–70, https://doi.org/10.1080/0142150020031084.
66. Sarah Yardley and Tim Dornan, "Kirkpatrick's Levels and Education 'Evidence,'" *Medical Education* 46, no. 1 (2012): 97–106, https://doi.org/10.1111/j.1365-2923.2011.04076.x.
67. Lynore DeSilets, "An Update on Kirkpatrick's Model of Evaluation: Part Two." *Journal of Continuing Education in Nursing* 49, no. 7 (2018): 292–93, https://doi.org/10.3928/00220124-20180613-02.
68. Example adapted with permission from the curricular project of Michael Melia, MD, Johns Hopkins University School of Medicine, 2016.
69. Ian McDowell, *Measuring Health: A Guide to Rating Scales and Questionnaires*, 3rd ed. (New York: Oxford University Press, 2006).
70. Delbert Charles Miller, "Assessing Social Variables: Scales and Indexes," in *Handbook of Research Design and Social Measurement,* ed. Delbert C. Miller and Neil J. Salkind (Thousand Oaks, CA: SAGE Publications, 2002), 453–660.
71. Carolyn F. Waltz et al., eds., *Measurement of Nursing Outcomes*, 2nd ed., 3 vols. (New York: Springer Publishing Co., 2001–2003).
72. Association of American Medical Colleges (AAMC), MedEdPORTAL, accessed September 20, 2021, www.mededportal.org. Search "Directory and for Educational Assessment Measures Repository."
73. Arlene Fink, "Collecting Information: The Right Data Sources," and "Evaluation Measures," in Fink, *Evaluation Fundamentals*, 119–64.
74. C. Keith Waugh and Norman E. Gronlund, "Writing Selection Items: Multiple Choice," "Writing Selection Items: True-False, Matching, and Interpretive Exercise," "Writing Selection items: Short Answer and Essay," in Waugh and Gronlund, *Assessment of Student Achievement*, 91–143.
75. National Board of Medical Examiners. *NBME Item Writing Guide* (Philadelphia: National Board of Medical Examiners, 2021), accessed September 20, 2021, https://www.nbme.org/item-writing-guide.
76. Lawrence B. Afrin et al., "Improving Oversight of the Graduate Medical Education Enterprise: One Institution's Strategies and Tools," *Academic Medicine* 81, no. 5 (2006): 419–25, https://doi.org/10.1097/01.ACM.0000222258.55266.6a.
77. Lauren B. Meade et al., "Patients, Nurses, and Physicians Working Together to Develop a Discharge Entrustable Professional Activity Assessment Tool," *Academic Medicine* 91, no. 10 (2016): 1388–91, https://doi.org/10.1097/ACM.0000000000001189.
78. American Educational Research Association, American Psychological Association, National Council on Measurement in Education, *Standards for Educational and Psychological Testing* (Washington, DC: American Educational Research Association, 2014).
79. Steven M. Downing, "Validity: On Meaningful Interpretation of Assessment Data." *Medical Education* 37, no. 9 (2003): 830–37, https://doi.org/10.1046/j.1365-2923.2003.01594.x.

80. Steven M. Downing, "Reliability: On the Reproducibility of Assessment Data." *Medical Education* 38, no. 9 (2004): 1006–12, https://doi.org/10.1111/j.1365-2929.2004.01932.x.
81. David A. Cook and Thomas J. Beckman, "Current Concepts in Validity and Reliability for Psychometric Instruments: Theory and Application," *American Journal of Medicine* 119, no. 2 (2006): 166.e7–16, https://doi.org/10.1016/j.amjmed.2005.10.036.
82. Mitchell Goldenberg and Jason Y. Lee, "Surgical Education, Simulation, and Simulators-Updating the Concept of Validity." *Current Urology Reports* 19, no. 7 (2018): 52, https://doi.org/10.1007/s11934-018-0799-7.
83. Thomas M. Haladyna, "Roles and Importance of Validity Studies in Test Development," in *Handbook of Test Development*, ed. Steven M. Downing and Thomas M. Haladyna (Mahwah, NJ: Lawrence Erlbaum Associates, 2006), 739–58.
84. Jim Crossley et al., "Generalisability: A Key to Unlock Professional Assessment," *Medical Education* 36, no. 10 (2002): 972–78, https://doi.org/10.1046/j.1365-2923.2002.01320.x.
85. Geoffrey R. Norman and David L. Streiner, "Principal Components and Factor Analysis: Fooling Around with Factors," in *Biostatistics: The Bare Essentials*, ed. Geoffrey R. Norman and David L. Streiner (Lewiston, NY: B. C. Decker, 2008), 194–209.
86. Armen Aboulian et al., "The Public Mock Oral: A Useful Tool for Examinees and the Audience in Preparation for the American Board of Surgery Certifying Examination," *Journal of Surgical Education* 67, no. 1 (2010): 33–36, https://doi.org/10.1016/j.jsurg.2009.10.007.
87. Tyronne Donnon, Elizabeth O. Paolucci, and Claudio Violato, "The Predictive Validity of the MCAT for Medical School Performance and Medical Board Licensing Examinations: A Meta-analysis of the Published Research," *Academic Medicine* 82, no. 1 (2007): 100–106, https://doi.org/10.1097/01.ACM.0000249878.25186.b7.
88. Kevin Busche et al., "The Validity of Scores from the New MCAT Exam in Predicting Student Performance: Results from a Multisite Study," *Academic Medicine* 95, no. 3 (2020): 387–95, https://doi.org/10.1097/acm.0000000000002942.
89. Carol A. Terregino et al., "The Diversity and Success of Medical School Applicants with Scores in the Middle Third of the MCAT Score Scale," *Academic Medicine* 95, no. 3 (2020): 344–50, https://doi.org/10.1097/acm.0000000000002941.
90. Catherine Reinis Lucey and Aaron Saguil, "The Consequences of Structural Racism on MCAT Scores and Medical School Admissions: The Past Is Prologue," *Academic Medicine* 95, no. 3 (2020): 351–56, https://doi.org/10.1097/ACM.0000000000002939.
91. Reed G. Williams, Debra A. Klamen, and William C. McGaghie. "Cognitive, Social and Environmental Sources of Bias in Clinical Performance Ratings," *Teaching and Learning in Medicine* 15, no. 4 (2003): 270–92, https://doi.org/10.1207/s15328015tlm1504_11.
92. Steven M. Downing and Thomas M. Haladyna, "Validity Threats: Overcoming Interference with Proposed Interpretations of Assessment Data," *Medical Education* 38, no. 3 (2004): 327–33, https://doi.org/10.1046/j.1365-2923.2004.01777.x.
93. Kelsey Ripp and Lundy Braun, "Race/Ethnicity in Medical Education: An Analysis of a Question Bank for Step 1 of the United States Medical Licensing Examination," *Teaching and Learning in Medicine* 29, no. 2 (2017): 115–22, https://doi.org/10.1080/10401334.2016.1268056.
94. Charles M. Maxfield et al., "Awareness of Implicit Bias Mitigates Discrimination in Radiology Resident Selection," *Medical Education* 54, no. 7 (2020): 637–42, https://doi.org/10.1111/medu.14146.
95. David A. Cook et al., "When Assessment Data Are Words: Validity Evidence for Qualitative Educational Assessment." *Academic Medicine* 91, no. 10 (2016): 1359–69, https://doi.org/10.1097/ACM.0000000000001175.
96. Nicholas Mays and Catherine Pope, "Assessing Quality in Qualitative Research," *BMJ* 320, no. 7226 (2000): 50–52, https://doi.org/10.1136/bmj.320.7226.50.
97. Rosaline S. Barbour, "Checklists for Improving Rigour in Qualitative Research: A Case of the Tail Wagging the Dog?" *BMJ* 322, no. 7294 (2001): 1115–17, https://doi.org/10.1136/bmj.322.7294.1115.

98. Mita K. Giacomini and Debra J. Cook, "Users' Guides to the Medical Literature: XXIII. Qualitative Research in Health Care: A. Are the Results of the Study Valid?," *JAMA* 284, no. 3 (2000): 357–62, https://doi.org/10.1001/jama.284.3.357.
99. Mita K. Giacomini and Debra J. Cook, "Users' Guides to the Medical Literature: XXIII. Qualitative Research in Health Care: B. What Are the Results and How Do They Help Me Care for My Patients?," *JAMA* 284, no. 4 (2000): 478–82, https://doi.org/10.1001/jama.284.4.478.
100. David A. Ross et al., "Differences in Words Used to Describe Racial and Gender Groups in Medical Student Performance Evaluations." *PLOS One* 12, no. 8 (2017): e0181659, https://doi.org/10.1371/journal.pone.0181659.
101. "Guiding Principles for Evaluators," American Evaluation Association, accessed September 20, 2021, https://www.eval.org/About/Guiding-Principles.
102. Thomas J. Nasca et al., "The Next GME Accreditation System—Rationale and Benefits," *New England Journal of Medicine* 366, no. 11 (2012): 1051–56, https://doi.org/10.1056/NEJMsr1200117.
103. Arianne Teherani et al. "How Small Differences in Assessed Clinical Performance Amplify to Large Differences in Grades and Awards: A Cascade with Serious Consequences for Students Underrepresented in Medicine," *Academic Medicine* 93, no. 9 (2018): 1286–92, https://doi.org/10.1097/ACM.0000000000002323.
104. Catherine R. Lucey et al., "Medical Education's Wicked Problem: Achieving Equity in Assessment for Medical Learners," *Academic Medicine* 95, no. 12S (2020): S98–S108, https://doi.org/10.1097/ACM.0000000000003717.
105. Mark Feldman et al., "Testing Test-Enhanced Continuing Medical Education: A Randomized Controlled Trial," *Academic Medicine* 93, no. 11S (2018): S30–S36, https://doi.org/10.1097/acm.0000000000002377.
106. Eric J. Warm et al., "Entrusting Observable Practice Activities and Milestones over the 36 Months of an Internal Medicine Residency," *Academic Medicine* 91, no. 10 (2016): 1398–405, https://doi.org/10.1097/acm.0000000000001292.
107. Walter Tavares et al., "Asking for Less and Getting More: The Impact of Broadening a Rater's Focus in Formative Assessment," *Academic Medicine* 93, no. 10 (2018): 1584–90, https://doi.org/10.1097/acm.0000000000002294.
108. Chad S. Kessler et al., "The 5Cs of Consultation: Training Medical Students to Communicate Effectively in the Emergency Department," *Journal of Emergency Medicine* 49, no. 5 (2015): 713–21, https://doi.org/10.1016/j.jemermed.2015.05.012.
109. Ronald J. Markert, "Enhancing Medical Education by Improving Statistical Methodology in Journal Articles," *Teaching and Learning in Medicine* 25, no. 2 (2013): 159–64, https://doi.org/10.1080/10401334.2013.770746.
110. Fink, "Sampling," in Fink, *Evaluation Fundamentals*, 101–18.
111. Jacob Cohen, *Statistical Power Analysis for the Behavioral Sciences* (Hillsdale, NJ: Lawrence Erlbaum Associates, 1988).
112. Heibatollah Baghi, Siamak Noorbaloochi, and Jean B. Moore, "Statistical and Nonstatistical Significance: Implications for Health Care Researchers," *Quality Management in Health Care* 16, no. 2 (2007): 104–12, https://doi.org/10.1097/01.Qmh.0000267447.55500.57.
113. Jack R. Fraenkel, Norman E. Wallen, and Helen Hyun, *How to Design and Evaluate Research in Education*, 10th ed. (New York: McGraw-Hill Publishing, 2018).
114. Fink, "Analyzing Evaluation Data," in Fink, *Evaluation Fundamentals*, 187–216.
115. Donna M. Windish and Marie Diener-West, "A Clinician-Educator's Roadmap to Choosing and Interpreting Statistical Tests," *Journal of General Internal Medicine* 21, no. 6 (2006): 656–60, https://doi.org/10.1111/j.1525-1497.2006.00390.x.
116. Teresa Chan et. al., "Learning Analytics in Medical Education Assessment: The Past, the Present, and the Future," *Academic Emergency Medicine Education and Training* 2, no. 2 (2018): 178–87, https://doi.org/10.1002/aet2.10087.

117. Teresa M. Chan, Jonathan Sherbino, and Matthew Mercuri, "Nuance and Noise: Lessons Learned from Longitudinal Aggregated Assessment Data," *Journal of Graduate Medical Education* 9, no. 6 (2017): 724–29, https://doi.org/10.4300/jgme-d-17-00086.1.
118. Frank T. Materia et al., "Let's Get Technical: Enhancing Program Evaluation through the Use and Integration of Internet and Mobile Technologies," *Evaluation Program and Planning* 56 (2016): 31–42, https://doi.org/10.1016/j.evalprogplan.2016.03.004.
119. Michelle E. Kiger and Lara Varpio, "Thematic Analysis of Qualitative Data: AMEE Guide No. 131," *Medical Teacher* 42, no. 8 (2020): 846–54, https://doi.org/10.1080/0142159X.2020.1755030.
120. Fink, "Evaluation Reports," in Fink, *Evaluation Fundamentals,* 219–46.
121. Martin V. Pusic et al., "Learning Curves in Health Professions Education," *Academic Medicine* 90, no. 8 (2015): 1034–42, https://doi.org/10.1097/acm.0000000000000681.
122. Ashimiyu B. Durojaiye et al., "Radiology Resident Assessment and Feedback Dashboard," *RadioGraphics* 38, no. 5 (2018): 1443–53, https://doi.org/10.1148/rg.2018170117.
123. Michael T. Brannick, H. Tugba Erol-Korkmaz, and Matthew Prewett, "A Systematic Review of the Reliability of Objective Structured Clinical Examination Scores," *Medical Education* 45, no. 12 (2011): 1181–89, https://doi.org/10.1111/j.1365-2923.2011.04075.x.
124. Madalena Patrício et al., "Is the OSCE a Feasible Tool to Assess Competencies in Undergraduate Medical Education?" *Medical Teacher* 35, no. 6 (2013): 503–14, https://doi.org/10.3109/0142159x.2013.774330.
125. Nasir I. Bhatti, "Assessment of Surgical Skills and Competency," *Otolaryngologic Clinics of North America* 50, no. 5 (2017): 959–65, https://doi.org/10.1016/j.otc.2017.05.007.
126. Anthony S. Thijssen and Marlies P. Schijven, "Contemporary Virtual Reality Laparoscopy Simulators: Quicksand or Solid Grounds for Assessing Surgical Trainees?" *American Journal of Surgery* 199, no. 4 (2010): 529–41, https://doi.org/10.1016/j.amjsurg.2009.04.015.
127. Jillian L. McGrath et al., "Using Virtual Reality Simulation Environments to Assess Competence for Emergency Medicine Learners," *Academic Emergency Medicine* 25, no. 2 (2018): 186–95, https://doi.org/10.1111/acem.13308.

第 8 章

课程的维护和改进

保持课程充满活力

David E. Kern，医学博士，公共卫生硕士；Patricia A. Thomas，医学博士，公共卫生硕士

翻译：温丹萍　审校：杨　苗　林常敏

课程的动态性

一门成功的课程是通过持续质量改进流程不断完善的，一成不变的课程将会逐渐丧失活力。一门课程要蓬勃发展，就必须接受持续审核，如第 1 章图 1.1 所示。课程必须对各种反馈与变化做出反应，包括：评估结果与反馈（步骤 6）、社会价值与需求的变化（步骤 1）、知识库与需要掌握的学习材料的变化（步骤 1）、目标学员与机构需求的变

化（步骤 2）、可用教育方法的发展（步骤 4），以及资源（包括师资）方面的变化（步骤 5）。基于审核结果，可能需要增加、修改或删去一些课程目标（步骤 3）。一门成功的课程，需要理解课程、管理变革、维护课程，从而保持课程优势并促进课程进一步改进。创新、与来自其他机构的同行的联络交流以及各种学术活动，也可以使课程不断完善。此外，美国医学教育联络委员会（LCME）[1]之类的认证机构很可能会要求进行持续的课程审核与课程改进。

理解课程

要恰当地培育课程和管理变革，就必须理解该课程及其复杂性。不仅要理解书面课程（written curriculum），还要理解这门课程的学员、教师、教辅人员、课程管理和评估流程以及授课环境。表 8.1 列出了与持续的课程审核有关的各个领域。可以看到，该审核流程包括再次考虑课程开发的几个步骤。表 8.2 列出了评估课程运作情况的一些方法。正式评估（见第 7 章）可就其中一些领域提供客观反馈和有代表性的主观反馈。采用促进非正式信息交流的方法，例如内部审核和外部审核、对课程各部分的观察，以及与学员、教师和教辅人员的个别交流或小组会议，可以丰富对课程的理解。这些方法也有助于建立良好的人际关系来维护和进一步开发课程。

示例：毕业后医学教育（graduate medical education，GME），实习前准备。在某个以患者为中心的医疗之家中，接受内科住院医师培训的住院实习医师参加一门基于连续性实习的门诊课程。为确保课程获得预期成果，该培训项目收集了许多类型的形成性反馈。实习医师要评估每个模块“对于建立初级保健实践的有用性”，阐明每个门诊轮转环节的具体优点或不足之处，并自评各项关键技能的水平。此外也有教师评估，包括迷你临床评估演练和患者医疗记录上的反馈。因为本课程的教师也是住院实习医师持续门诊实习支持项目的参与人员，所以教师了解实践学习环境，并对实习医师基本技能的掌握情况负有责任。教师协调员每年都会对课程的评估结果进行审查，并在每季度至少一次的会议上和指定的教师及临床导师讨论课程可能的更新或变化。教师协调员和课程管理员共同整理门诊课程的更新资料，然后在春季末与所有参与的教师分享，以确保课程的一致性和衔接性。

示例：本科医学教育（undergraduate medical education，UME），临床见习。凯斯・西储大学在 2006 年对四年制医学博士课程进行了重大改革，命名为“西储 2”（Western Reserve 2，WR2）。新课程保留了见习前学习的系统学习方法，强调小组案例学习。在核心临床见习学年，将不同学科（如外科学和急诊医学）进行“配对”，并负责开发跨领域的学科教学和学习方法。随着时间的推移，这方面的努力逐渐减弱，见习又回到了模块教学模式。毕业问卷调查结果显示，学生对见习的满意度不够理想；项目评估显示，在经历和评分的可比性方面存在问题。

表 8.1　评估及潜在变革领域

书面课程或预期课程	
课程目标（步骤 3）	本课程所有相关人员是否都理解并接受这些目标？这些目标是否符合现实条件？根据步骤 1 和步骤 2 的审核结果，是否可以删除某些目标？是否需要修改或增加目标？是否有一些目标与外部要求或认证标准相对应，如“里程碑”或“置信职业行为”（EPAs）（见第 4 章）？课程目标是否可测量？
课程内容（步骤 4）	课程内容量是恰到好处，还是过少或过多？课程内容是否仍然与课程目标相符？是否可以删除某些内容？是否需要更新或添加某些内容？
课程材料（步骤 4）	课程材料能否获取并使用？各部分课程材料有多大用处？能否删除其中一些课程材料？是否应该修改其中一些课程材料？是否应该增加新的课程材料？
教育方法（步骤 4）	教师是否很好地实施了这些教育方法？学员对这些教育方法的反馈是否良好？这些教育方法是否足以实现课程目标？是否需要额外的教育方法来防止学习的退步？这些教育方法是否能够帮助学员在个体医疗和公共医疗方面的相关能力、“里程碑”或“置信职业行为”方面取得进步？是否有新技术 / 新的教育方法可以用于改进课程？
一致性（步骤 5）	书面课程与实际实施的课程是否一致？如果不一致，会出现什么问题？是否需要改变两者之一？
课程环境	
资金支持（步骤 5）	课程的资金来源是什么？资金需求是否因新期望、新增学员以及新技术或新方法而改变？
场所空间（步骤 5）	是否有充足的物理空间或虚拟空间支持开展课程的各种活动？新增的教育方法（如模拟学习、团队学习、跨专业学习、虚拟病人）是否需要相应增加新的空间？对于临床课程，是否有充足的场所能让学员看到患者、查阅参考资料和（或）与导师见面交流？住院医师在临床实践中是否有相应的场所进行已学技能和临床操作的实践？
设备和物资（步骤 5）	是否有充足的设备和物资来支持课程学习，以及支持和强化课程结束后的学习？例如，是否有足够的临床技能场所和资源来支持面谈技巧的学习？新技术 / 新教育方法是否需要额外的设备和物资（例如用于支持解剖教学的虚拟现实资源，或用于支持外科手术技能学习的机器人模拟器）？学员是否能够获取在线学习资源？是否有充足的、容易获取的参考资料 / 电子资源来支持临床实践体验？住院医师在临床实践中是否有相应的设备和支持条件，以便将已学技能和临床操作融入日常实践中？
临床体验（步骤 4、5）	是否有充足、集中的临床体验来支持课程全程的学习？在完成主要课程后，是否有充足的临床体验来强化学习成果？如果患者或病例组合数量不足，是否需要寻找其他临床经验？是否需要开发替代方法，如模拟或虚拟病人？临床实践操作是否能够支持课程目标和总体规划目标（例如效率、成本效益、客户服务、记录保存、转诊医生和会诊医生之间的沟通、跨专业协作和所需服务的提供）？教辅人员是否支持本课程？是否有与本课程相冲突的隐性课程或非正式课程？

续表

学习氛围（步骤4）	学习氛围是合作性还是竞争性的？学习氛围会鼓励学员交流，还是会使他们隐藏自己知识方面的不足？课程是否充分体现以学员为中心、以学员为导向，还是以教师为中心、以教师为导向？是否鼓励和支持学员识别自己与课程相关的学习需求，并追求通过学习满足这些需求？
相关环境（步骤4）	课程中所学能否在学员先前、目前和以后的学习环境中得到支持和强化？如果没有，是否有机会影响这些环境？
课程管理（步骤5）	
时间安排	课程时间安排是否容易理解、准确、符合实际且有助于学习？课程时间计划是否公布得足够早？确实按计划执行了吗？课程调整是如何管理的？如果错过某节课，是否有应对方案？
课程材料的准备及分发/电子发布	课程材料的准备及分发/电子发布是否及时？实施方式是否始终保持一致？
课程评估信息的收集、整理和发布	课程评估信息的收集、整理和发布是否及时？实施方式是否始终保持一致？如果有几种不同的评估表格，是否可以将它们合并为一份，或同时发放，以减轻被调查者的厌倦心理？
沟通	课程的变更及重要资讯是否以方便的、容易理解的且及时的方式传达给每个需要知道的个人？
评估（步骤6）	
一致性	被评估的内容是否与课程的目标、内容和方法相一致？评估内容是否反映了课程的主要重点？
响应率	评估结果是否足以代表学员、教师或课程的其他参与者、受影响者的观点？
准确性	这些评估信息是否可靠、有效？
有用性	评估是否为学员、教师、课程协调员和其他相关人员提供及时、容易理解并且有用的信息？这些信息是否得到使用？又是如何使用的？
教师（步骤2、4、5）	
师资数量/类型	师资数量和类型是否恰当？计划中的课程修订（例如跨专业协作、模拟）是否会产生新的师资需求？
可靠程度/接触的容易程度	教师在履行课程职责方面可靠程度如何？他们花在课程上的时间比预期的多还是少？当学员有疑问，或有个性化需求时，是否容易得到教师的帮助和支持？教师是否安排了讨论的时间？
教学技能/促学技能	教师在评价学员的需求、传授信息、提出问题、提供反馈、促进基于实践的学习和改进、促进自主学习，以及创造开放、诚实、活跃和有趣的学习环境方面的技能如何？教师在合作和跨专业协作方面的工作效果如何？新的教育方法（如在线教学、小组学习、模拟、虚拟现实）是否意味着需要开展新的教师发展项目？
师生关系	师生关系是倾向于命令式还是合作式？是倾向于以教师为中心还是以学员为中心？在临床训练中，学员是否自己诊治患者？学员是否观摩教师诊治患者或开展其他工作的过程？学员是否接触到教师在课程之外的职业生活（例如，临床实践、科研工作、社区工作、持续职业发展）？学员是否了解教师的个人生活状态，以及他们如何平衡职业、家庭和个人生活？教师在这方面是否树立了好榜样？

续表

满意度	教师是否认为其教学得到了足够的认可和回报？教师是否觉得自身的教师角色十分重要？教师是否对教学工作充满热情？教师对临床实践、教学和职业生活总体上满意度如何？
参与度	教师的课程参与度如何？教师是否能及时完成评估表格？是否参加预定的会议？是否为改进课程提供有用的建议？
学员（步骤 2、4、6）	
需求评价	学员先前的培训、准备或期望是否有所改变？
课程目标的达成	认知、情感、精神运动、过程和结果方面的课程目标是否达成？学员是否履行完成课程的义务？
满意度	学员对课程各个方面的满意程度如何？
参与度	学员的课程参与度如何？学员是否及时完成评估表格？是否参加预定的活动和会议？是否完成线上学习环节？是否为改进课程提供有用的建议？
应用度	学员是否将所学内容应用到其他环境或情境中？学员是否将所学内容传授给他人？

表 8.2　课程运行情况的评估方法

正式评估（参见第 7 章“评估与反馈”）
由学员完成的“即时”评估
学员 / 教师 / 职工 / 患者的调查问卷
技能和表现的客观测量结果
学员、教师、职工、患者焦点访谈
其他系统化收集的数据
活动参与 / 完成情况的在线跟踪
非正式评估
定期与学员、教师和职工召开的会议
特别务虚会和战略规划会议
现场考察
对课程实施环节、学员、教师和职工的非正式观察
与学员、教师和职工进行非正式讨论
监控在线论坛 / 讨论区 / 聊天室

2014 年，见习事务助理院长们在每个主要临床附属机构召开教职工大会，以确定临床课程如何更有效地帮助学生为现代住院医师培训和医疗卫生服务做好准备。在这些会议中反复出现的主题是：①需要更多与患者接触的纵向经验，以更好地理解以患者为中心的照护和慢性病的预防与管理；②需要更多与导师接触的纵向经验，以提高评估的质量；③需要更多机会参与跨专业团队的工作；④需要更多的机会在第三学年探索不同的职业选择。根据教师务虚会上的讨论结果，院长们开发了一种混合纵向见习模式，其中包括为期 12 周的克利夫兰诊所门诊见习模块，并连续 2 年进行了试点。教师监测学生和教师的满意度，通过学生日志监测

学生完成患者医疗见习任务（clerkship patient experiences）的能力，并监测学生在美国国家医学考试委员会（National Board of Medical Examiners，NBME）货架考试①中的成绩。由于利益相关方给出了积极的反馈，新见习模式下的学生考试成绩也与传统模块见习模式下的学生考试成绩相当，该见习模式于2017年在勒纳医学院的全体学生中推广应用。[2-3]

电子课程管理系统正越来越多地用于提供协调信息，以便理解和管理聚焦学科的课程，包括它们与其他课程或更大型教育项目的整合，例如整个医学院的课程。[4-5]

变革管理

决策概述及层级

大多数课程都需要在课程中途、周期结束时和（或）学年末进行变革。非正式反馈、评估结果、认证标准、可用技术 / 方法和资源方面的变化，或学员、教师、机构或社会的需求变化（步骤1审核结果）可能会催生这种变革。不过，在耗费资源进行课程变革之前，明智的做法通常是先确定以下几方面内容：①变革的需求是否足够重要（例如，会影响到相当多的人；②知识库或临床方法已经产生重大变化；③外部认证机构要求进行变革）？是否能够借助可用的资源实现该变革？如果不加以解决，这种变革需求是否将持续存在？

此外，思考以下问题也会有所帮助：应该由谁来推动变革？应该在什么级别进行调整？如果是操作层面的一些对课程顺利进行很有必要的小变革，由课程协调员或负责管理课程的核心小组来推动最为高效。而更复杂的、需要深入分析和缜密规划的变革，最好指定一个精心组织的任务组来推动。其他变革需求最好在与学员、教师和（或）职工的会议上讨论解决。在实施重大课程变革之前，明智的做法通常是先确保有广泛的、代表性的支持意见。在全面实施重大或复杂的变革之前先进行试点也是一种有益的做法。

示例：本科医学教育，协调应对课程修订带来的挑战。“西储2”核心临床见习模块课程[2]（见上文的示例）包括一门上课时间在周五下午、上课地点在医学院的必修课程。在该课程中，学生根据自己目前的见习岗位分析相应的临床案例。这些案例由来自各个学科的临床教师开发和教授。这种形式不适合纵向见习（longitudinal clerkship，LC）模式，因为纵向见习模式的课程时间安排不同，学生对各个案例的接触无法达到模块学习模式的同等水准。此外，据临床见习学生反

① 货架考试通常发生在医学院第三年，位于USMLE第1阶段和第2阶段之间，在7个核心临床科室（内科、家庭医学、普通外科、神经科、儿科、妇产科和精神病学）轮转结束时，采用USMLE已经上架、过期的旧题进行的考试。——译者

馈，在许多见习工作中，学生得到指导以及直接观察临床技能操作的机会不够多。最后，学院有意在核心临床见习学年加强卫生系统科学的教学。主管课程事务的副院长找到了一位对临床推理特别感兴趣的见习事务主任，两人一起为周五下午的临床见习学生设计了一门为期12个月的全新课程。这门名为“医学科学与艺术整合课程”的新课程旨在整合学生的基础知识、临床和卫生系统科学方面的知识。该课程采用了一系列用于小组学习的案例，让学生在模拟中心练习临床技能，并以小组形式探讨症状的病理生理学和循证管理，同时对系统问题进行反思。每个小组要绘制“疾病机制”的思维导图。由于所有的学生都有相同的、长达1年的时间接触这一系列案例，纵向见习模式的学生对案例的接触达到了模块学习模式的同等水准。新课程提交给了“西储2”课程委员会，随后提交给医学教育委员会，得到全面批准后于2019—2020年开始实施。[6]

示例：继续医学教育（continuing medical education，CME），应对课程环境的突然变化。某个针对教学技能的纵向教师发展项目重点是以关系为中心的教学、体验式和协作式学习、反思性实践、领导力和卫生专业教育中的职业发展，该项目在很大程度上依赖于面对面的小组学习。由于新冠疫情的影响，不能聚会，并且必须保持社交距离，参与者不可能再面对面学习。在教学设计人员的协助和参与者的努力下，项目教师得以将这个高度互动的课程转移到一个有吸引力的、实用的在线平台。[7]

认证标准

各级认证组织是医学教育课程变革的重要推动力。在美国，国家认证机构体系包括负责本科医学教育认证的美国医学教育联络委员会（LCME）[8]和美国骨科学院认证委员会（Commission on Osteopathic College Accreditation，COCA）[9]，负责毕业后医学教育（住院医师培训和专科医师培训）认证的美国毕业后医学教育认证委员会（ACGME）[10]，以及负责继续医学教育认证的美国继续医学教育认证协会（Accreditation Council for Continuing Medical Education，ACCME）[11]。许多其他国家也有他们自己的认证机构。美国国际医学教育研究促进会（Foundation for Advancement of International Medical Education and Research，FAIMER）负责维护全球的医学教育认证机构名录（Directory of Organizations that Recognize/Accredit Medical Schools，DORA）[12]。世界医学教育联合会（World Federation for Medical Education，WFME）为医学院及其他医学教育机构制定了标准，这些标准反映了全球专家的共识。[13]医学院认证要求中包含这些标准的认证机构，会得到世界医学教育联合会的认可。美国毕业后医学教育国际认证委员会（Accreditation Council for Graduate Medical Education-International，ACGME-I）则为国际住院医师培训和专科医师培训提供认证。[14]课程开发人员应及时了解会影响其课程的最新认证标准，因为课程必须明确地符合这些标准。关注比当前课程时间表更长远的预期也很有帮助。例如，医学院的课程必须符合 LCME 的标准，但也应该注意到 ACGME 通用课程要求（ACGME common program requirements）。课程要求中的 ACGME 六项核心胜任力和最近强调的置信职业行为（EPAs）改变了许多本科课程的教学和评估方法[15-18]（见第 4 章和第 5 章）。在本科医学教育、毕业后医学教育和继续医学教育课程中关注这些通用胜任力，可以提升整个医学教育体系的协调性，也使每个层次的学习能得到进一步强化并增强专业性。面对其他卫生专业的认证机构以及许多国家的政府许可标准，也应考虑到类似的事宜（见第 1 章“与认证的关系”）。

示例：本科医学教育课程，预期新的认证标准即将实施。ACGME 临床学习环境审查（clinical learning environment review，CLER）期望住院医师接受患者安全事件方面的培训，包括知晓如何报告医疗差错和险些出错的情况，接收患者安全报告机构总结，以及“作为团队成员参与真实和（或）模拟的跨专业临床患者安全活动，例如根本原因分析或其他包括分析在内的活动，以及行动计划的制定和实施”。[19] 为了更好地让学生做好准备，一所医学院设计了一门全新的卫生系统科学课程，在见习前课程中进行根本原因分析和“计划–执行–研究–行动”（plan-do-study-act，PDSA）质量改进循环等活动，并在核心见习学年中纳入了报告患者安全事件的主动学习活动。[20]

课程环境变化

课程环境的变化可以为课程创造新的机会，强化既往的学习，帮助学员应用已学内容，同时也对课程协调员提出挑战。扩大班级规模或开设新校区的决定，会极大地影响本科医学教育课程的资源。在本科医学教育和毕业后医学教育中，临床课程经常受到实践发展活动的影响。机构内或机构外的新增资源也可被用于课程。

示例：本科医学教育，课程环境变化。凯斯 · 西储大学全新的本科医学课程（见上文）包含跨专业教育（interprofessional education，IPE），要求每个学生都参与跨专业（interprofessional，IP）团队。[21] 一名协调员受聘监督该项事宜。

强化学习。医学生在一年级的在线 IPE 课程中学习使用了一种自评团队技能的工具；在新的社区教育活动中，教师观察学生表现时和高年级学生自评时也都使用相同的评价工具。

支持和治理。在跨专业与跨学科教研室（https://case.edu/ipe/），一位新的副教务长受聘监督校内的 IPE；两位具有相应硕士学历的项目经理监督 IPE 课程的实施。

挑战：对于一些专业（例如护理专业和社会工作专业）来说，要求学生参与 IPE 的要求颇有挑战性，因为参与 IPE 不能为学位课程增加额外学分。

示例：继续医学教育，应对疾病大流行的挑战。参见上文中“决策概述及层级”小节的示例。

要实现资源的早期应用，有时必须先了解整个课程的背景，并制定战略以实现资源的最佳利用。例如，引入一个似乎很适合新课程的额外软件，可能会因为其他软件要求而被学习者视为额外的负担。

示例：本科医学教育课程，学生电子档案袋。新整合课程的开发人员推荐了一个学生电子档案袋系统，以追踪学生在四年制课程中的能力发展，该系统包括评估、反思性写作以及与学业顾问沟通等功能。该医学院的教育政策与课程委员会指出，这是课程中需要使用的第四个电子系统，建议进一步促进协调和优化编程，以便学生能够更容易地访问该系统，并最大限度地利用该系统。

教师发展

师资对任何课程都是最重要的资源之一。如第6章所述，专门针对课程需要而开展的教师发展活动对课程有益。提供特定内容的培训，或进行时间管理、教学、课程开发、管理或科研技能方面的培训，并且能够同时面向整个机构、区域或国家的教师发展项目（见附录B），也可能对课程有益。如果要引进并有效地利用新教育技术，必然需要制定相应的教师发展计划。

示例：快速转变为线上学习。由于新冠疫情防控要求人们不进行社交聚会、保持社交距离，约翰·霍普金斯大学的本科医学教育和毕业后医学教育的教学不得不快速转变为线上学习。教师发展部为教师创建了一些在线课程，例如“用Zoom进行线上教学”。医学院为有需要的教师提供了信息技术支持。

课程团队的维护

课程团队不仅包括教师，还包括教辅人员和学员，他们都是课程获得成功的关键。因此，关注团队激励、培育和支持的相关流程是很重要的。这些流程包括培训、沟通、利益相关者参与、教师发展、团队活动、表彰认可与庆祝等活动（表8.3）。

示例：毕业后医学教育课程。在门诊部，内科住院医师被分为四个小组，小组每个月举行一次午间例会，当有人因临床工作缺席会议时，组内相互补缺。每个小组都有一名长期关注这些住院医师的教师参与。这些教师组长每个月也举行例会，并每季度与负责指导日常临床课程的导师组开会。跨专业职工也会参与临床前碰头会。另外，有一名门诊住院总医师协调门诊临床学习。

示例：约翰·霍普金斯大学教师发展项目：课程开发培训项目。这些项目包括为期10个月的项目驱动密集课程（创建于1987年）、两天或半天的短期工作坊（创建于20世纪90年代）、在线课程（创建于2017年）以及课程更新项目（实施于2020年）。项目引导者参加每次课程后的汇报会议和至少每年一次的全面规划会议，因此能定期参与项目评估，并且修订和微调自己的技能规划。在引导者培训项目中，10个月纵向项目的毕业生与经验丰富的引导者共同担任项目引导者，以便培养未来的项目引导者。定期的电子通信使引导者能及时了解所有项目进展。分享评估结果，举办年终庆祝活动，包括在年终活动中请纵向项目参与者进行口头摘要报告，并对项目主管、引导者和支持人员的贡献进行表彰认可，这些举措都为所有工作人员提供了积极的反馈。[22]

表8.3 激励、发展和支持课程团队的方法

方法	机制
培训和沟通	
• 目的与目标 • 指南/标准 • 评估结果 • 项目变化 • 以上内容的对应原因 • 学员、教师、职工和患者的经验	• 教学大纲/讲义 • 会议（包括线下和线上会议） • 电子邮件或其他电子通信 • 网站
教师、学员、职工的参与	
• 目的和目标设定 • 指南制定 • 课程变化 • 评估和反馈需求的确定	• 问卷调查/访谈 • 非正式的一对一会议 • 小组会议（包括线下和线上会议） • 线上论坛/讨论区 • 任务小组成员制 • 战略规划
教师发展和团队活动	• 团队教学/协同教学 • 教师发展活动 • 务虚会 • 需求分析/评估任务小组 • 战略规划小组
表彰认可与庆祝活动	• 私人交流 • 公开表彰认可 • 奖励 • 聚会及其他社交集会

课程的生命力

课程应该与学员、教师、机构、患者和社会的需求同步，应该适应知识和实践的变化，并充分利用教育方法和技术领域的新成果。也就是说，课程应该采用持续质量改进流程。一门充满活力的课程会始终与其开设环境保持同步，并持续变化和改进。[1, 23-24]几年之后，课程可能会与最初的课程形式有很大的不同。随着健康需求和社会需求的发展，即使是设计优秀并得到精心维护和不断发展的课程，也可能需要适当缩减规模或终止。

示例：课程进化，以满足社会需求。随着人们越来越清楚地意识到美国医疗体系高价低效的问题，[25]美国内科医学会发起了一个项目，联合 60 多个医学专业协会，以确定哪些检测和操作会给患者带来过高费用和风险，而其益处又未经证实。名为“明智选择”的宣传活动（http://www.choosingwisely.org）为医生和患者提供了相应的在线资源。因此，主管医学教育的副院长要求主管医学院课程的副院长①和住院医师项目主管在临床流行病学和临床决策课程中融入高价值医疗服务的内容，并在合适的情况下加入“明智选择”的相关资源。

示例：不断变化的知识和实践结构。为了适应不断变化的医学知识和实践，医学院对课程进行了调整，重新组织了基础科学的教学，开始从社会学和遗传学的角度讲授医学，并强调受遗传、社会因素和环境因素影响的个体差异。以往的“正常”和“异常”二分法被摒弃。因为新的教学方法模拟了转化研究，基础科学教师对这种方法很满意。2 年临床课程内增加了基础科学教学的时间，使对临床医学有了一定理解的学生回到基础科学的学习中，并加深学生对因果关系的理解。[26]

示例：将新技术的使用纳入内科培训的需求。一家位于城市的学术医疗中心的医学系认识到，在包括内科在内的许多医疗领域中，床旁超声（POCUS）已经成为标准医疗服务的一部分。然而，在医疗服务临床教学中扮演重要角色的内科教师，大多数没有接受过 POCUS 培训（53%），或仅接受过非正式的 POCUS 培训（20%）。90% 的内科教师表示对自己理解和操作超声设备的能力没有信心或者只有一点信心。由一名获得 POCUS 检查技术认证的学术型医院医师（hospitalist）提供小组实操培训后，培训参与者的超声影像判读能力得到了提高。所有参与者都对自己理解和操作超声设备的能力做出中等满意度或更高的评价。[27]

---

① 前者是 vice dean，后者是 associate dean，因中文无对应区分概念，都译为“副院长”，但两者级别不同。——译者

示例：由于医疗卫生环境的变化更换了一门课程。20世纪90年代，限额给付的健康维护组织（health maintenance organization，HMO）保险在美国占主导地位，某住院医师培训项目涉及的大多数社区诊所患者都参加了HMO保险。一门管理式医疗（managed care）课程被引入住院医师培训项目。此后，在社区医院以及全美国参加HMO保险的患者数量下降，于是该课程被重新命名为“医疗实践与卫生系统课程”。课程内容从强调限额给付的医疗转向强调以系统为基础的实践，包括质量改进理论和实践、患者安全、美国健康保险体系，以及卫生系统财务管理、应用与成本，还包括医学信息学、实践管理、公众需求应对、健康的社会决定因素及医疗卫生差异和团队合作。

学术社交、创新与学术活动

课程不仅可以通过改进现有的课程来优化，例如环境变化、新增资源、教师发展和支持课程团队的措施，还可以通过学术社交、持续创新和相关学术活动来优化。

学术社交

负责机构内某一门课程的教师，可以通过与来自其他机构的同行交流而获益并得到鼓舞。[28-29]在准备发表文章或准备报告的过程中，教师往往能提升自己对课程的理解程度和概念的清晰度。文章审稿人的评论，以及文章发表后或报告过程中与同行的交流，可能会带来新的想法和方法。多机构的合作可以超越单一机构的教师能力，产生一些更大的学术成果（见下文），例如注释书目[30]、论文[31-32]、文章[33-34]和课程[35-36]。这种交流与协作的机会可以通过专业会议和专业组织得到。社交媒体平台也越来越多地用于快速分享信息、促进协作、传播成果和建设专业品牌。[37-38]

示例：在线讨论组。DR-ED医学教育工作者电子讨论组（https://omerad.msu.edu/about-us/publications/dr-ed-an-electronic-discussion-group-for-medical-educators）是由密歇根州立大学人类医学院医学教育研究与发展办公室维护的一个电子邮件分发系统。医学教育工作者可以免费订阅。该讨论组促进了医学教育相关问题的讨论和解决，推动了学术社交，并形成一个用于传播医学教育发展和研究相关资源信息的电子论坛。

示例：专业组织。美国医疗保健传播学会（Academy of Communication in Healthcare，https://www.achonline.org/）是致力于改善医疗保健传播和关系的专业学会组织，涵盖了研究人员、教育工作者、执业医师及患者。该学会通过课程、培训项目、会议、兴趣小组和在线资源提供了许多协作、支持的机会，以及个人发展和专业发展的机会。

创新与学术活动

学术研究可以增加教师知识和理解的广度和深度，激发教师和学员的兴奋感，并为学员提供参与学术项目的机会，从而丰富课程。针对课程内容、教学方法和学习方法进行的原创性研究或评论性综述，都是可供选择的学术活动。这样的学术研究不仅可以帮助课程开发人员发表论文，还可以通过其他形式进行传播（见第 9 章）。除了课程的原创开发、实施和评估，学术研究内容还可以来自其他方法。课程一旦开始开发，就为创新提供了持续不断的机会，这些创新又可以成为学术探究的基础。对创新的需求常常来自学习者和教师的评估，以及使用新教育方法的机会。而学术社交和学术研究的习惯往往也能够为创新提供支持。

示例：跨专业教育（IPE）相关主题的系统综述。一家医学院参与 IPE 的教师合作撰写了一篇系统综述，这也是需求评估工作成果的一部分。[39]

示例：关于将最新技术成果整合到本科医学教育课程的解剖学教学的报告。解剖学教师报告并评估了另一所医学院将一种全新的增强现实技术（HoloAnatomy）引入解剖学教学的改革。[40-41]

示例：创新：将高危患者的家庭随访和多学科照护引入住院连续性门诊。一所教学医院的住院实习医师和教师在其内科连续性门诊中引入了家庭随访和多学科照护方法，以便为高使用率的患者提供照护服务。[42-43]随后，作为覆盖整个卫生系统的一项倡议的一部分，他们得到机会为高危患者建立一支稳定的跨学科团队，使得这些高危患者的再次入院率和医疗费用有所下降。[44-45]这些结果都被纳入了学术报告。

示例：创新：关于内科住院医师培训中易感人群照护这一初级保健培养方向的报告。另一家教学医院开发了一个内科住院医师培训项目，以便照护艾滋病病毒感染者和 LGBT 群体（女同性恋、男同性恋、双性恋和跨性别者）的患者。项目开发者就该项目的实施及结果作了报告。[46]

结　论

对课程维护和改进的流程加以关注有助于保持课程的适切性和活力。这些流程有助于课程朝着持续改进的方向发展。

问 题

对于你正在协调、规划或想要规划的课程，请回答或思考以下问题：

1. 作为课程开发人员，你会用什么方法（表 8.2）来理解复杂的课程（表 8.1）？

2. 你会如何实现课程的微小变革？你会如何实现课程的重大变革？哪些变革需要监督委员会的审核？

3. 不断更新的认证标准会影响你的课程吗？

4. 环境或资源的变化会为你的课程提供新的机遇吗？你能推动积极变革、抓住新的机遇吗？环境或资源的变化会带来新的挑战吗？你应该如何应对挑战？

5. 教师发展活动是客观要求还是主观诉求？

6. 你将使用什么方法（表 8.3）来保持教师和教辅人员的积极性和参与度？

7. 你能够如何通过学术社交来加强课程建设，并提升你自己的知识、能力和成果产出？

8. 是否有你可以鼓励、支持或参与其中的相关学术活动，从而加强你的课程建设，帮助其他从事类似工作的同行和（或）提高课程教师或者你自己的专业资质？

通用参考文献

Baker, David P., Eduardo Salas, Heidi King, James Battles, and Paul Barach. "The Role of Teamwork in the Professional Education of Physicians: Current Status and Assessment Recommendations." *Joint Commission Journal on Quality and Patient Safety* 31, no. 4 (2005): 185–202. https://doi.org/10.1016/s1553-7250(05)31025-7.

Review article that describes eight broad competencies of teamwork that may be relevant to sustaining a curricular team: effective leadership, shared mental models, collaborative orientation, mutual performance monitoring, backup behavior, mutual trust, adaptability, and communication.

Duerden, Mat D., and Peter A. Witt. "Assessing Program Implementation: What It Is, Why It's Important, and How to Do It." *Journal of Extension* 50, no. 1 (2012).

Discusses why assessment of program implementation is important (e.g., enhances interpretation of outcome results). Describes five main dimensions of implementation (adherence to operational expectations, dosage, quality of delivery, participant engagement/involvement, and program differentiations—i.e., what components contributed what to the outcomes).

Dyer, W. Gibb, Jeffrey H. Dyer, and William G. Dyer. *Team Building: Proven Strategies for Improving Team Performance*. 5th ed. San Francisco, CA: John Wiley & Sons, 2013.

Practical, easy-to-read book, now in its fifth edition, written by three business professors: a father and his two sons. Useful for leaders and members of committees, task forces, and other task-oriented teams—for anyone engaged in collaboration. 304 pages.

Saunders, Ruth P., Martin H. Evans, and Praphul Joshi. "Developing a Process-Evaluation Plan for Assessing Health Promotion Program Implementation: A How-to Guide." *Health Promotion Practice* 6, no. 2 (2005): 134–47. https://doi.org/10.1177/1524839904273387.

Comprehensive systematic approach to evaluating implementation. Includes a list of useful questions.

Whitman, Neal. "Managing Faculty Development." In *Executive Skills for Medical Faculty*, 3rd ed., edited by Neal Whitman and Elaine Weiss. Pacific Grove, CA: Whitman Associates, 2006.
Managing faculty development to improve teaching skills is discussed as a needed executive function. Five strategies are offered to promote education as a product of the medical school: rewards, assistance, feedback, connoisseurship (developing a taste for good teaching), and creativity. 8 pages.

引用文献

1. Liaison Committee on Medical Education, "Standard 1.1. Strategic Planning and Continuous Quality Improvement," in *Functions and Structure of a Medical School: Standards for Accreditation of Medical Education Programs Leading to the MD Degree*, March 2021, accessed October 1, 2021, www.lcme.org/publications/.
2. Terry M. Wolpaw et al., "Case Western Reserve University School of Medicine and Cleveland Clinic," *Academic Medicine* 85, no. 9 Suppl. (2010): S439–45, https://doi.org/10.1097/ACM.0b013e3181ea37d6.
3. Patricia A. Thomas et al., "Case Western Reserve University School of Medicine, Including the Cleveland Clinic Lerner College of Medicine," *Academic Medicine* 95, no. 9S, (2020): S396–401, https://doi.org/10.1097/acm.0000000000003411.
4. Eilean G. Watson et al., "Development of eMed: A Comprehensive, Modular Curriculum-Management System," *Academic Medicine* 82, no. 4 (2007): 351–60, https://doi.org/10.1097/ACM.0b013e3180334d41.
5. Tahereh Changiz et al., "Curriculum Management/Monitoring in Undergraduate Medical Education: A Systematized Review," *BMC Medical Education* 19, no. 1 (2019): 60, https://doi.org/10.1186/s12909-019-1495-0.
6. Kathryn Miller, Kelli Qua, and Amy Wilson-Delfosse, "Sciences and Art of Medicine Integrated: A Successful Integration of Basic and Health Systems Science with Clinical Medicine during Core Clerkships," *Medical Science Educator* (forthcoming).
7. Example from Johns Hopkins Faculty Development Program in Teaching Skills 2020–21, provided by Rachel Levine, MD, MPH, Co-director.
8. Liaison Committee on Medical Education, *Functions and Structure of a Medical School: Standards for Accreditation of Medical Education Programs Leading to the MD Degree*, March 2021, accessed October 6, 2021, https://lcme.org/publications/.
9. "Commission on Osteopathic College Accreditation (COCA)," American Osteopathic Association, accessed October 2, 2021, https://osteopathic.org/accreditation/.
10. "Common Program Requirements (Residency)," Accreditation Council for Graduate Medical Education, 2020, accessed October 6, 2021, https://www.acgme.org/what-we-do/accreditation/common-program-requirements/.
11. "Accreditation Requirements," Accreditation Council for Continuing Medical Education, accessed October 2, 2021, https://www.accme.org/accreditation-rules/accreditation-criteria.
12. "Directory of Organizations That Recognize/Accredit Medical Schools (DORA)," Foundation for the Advancement of International Education and Research (FAIMER), accessed October 2, 2021, https://www.faimer.org/resources/dora/index.html.
13. "Standards," World Federation for Medical Education, accessed October 2, 2021, https://wfme.org/standards/.
14. "What is Accreditation" and "Accreditation Process," Accreditation Council for Graduate Medical Education–International (ACGME-I), accessed October 2, 2021, https://www.acgme-i.org/.
15. Olle ten Cate, "Nuts and Bolts of Entrustable Professional Activities," *Journal of Graduate Medical Education* 5, no. 1 (Mar 2013): 157–58, https://doi.org/10.4300/jgme-d-12-00380.1.
16. Olle ten Cate and Fedde Scheele, "Competency-Based Postgraduate Training: Can We Bridge the Gap between Theory and Clinical Practice?" *Academic Medicine* 82, no. 6 (2007): 542–47, https://doi.org/10.1097/ACM.0b013e31805559c7.

17. Deborah E. Powell and Carol Carraccio, "Toward Competency-Based Medical Education," *New England Journal of Medicine* 378, no. 1 (2018): 3–5, https://doi.org/10.1056/nejmp1712900.
18. "The Core Entrustable Professional Activities (EPAs) for Entering Residency," American Association of Medical Colleges, March 2014, accessed October 2, 2021, https://www.aamc.org/what-we-do/mission-areas/medical-education/cbme/core-epas.
19. "CLER Pathways to Excellence: Expectations for an Optimal Clinical Learning Environment to Achieve Safe and High-Quality Patient Care," Version 2.0, CLER Evaluation Committee (Chicago: Accreditation Council for Graduate Medical Education, 2019), https://doi.org/10.35425/ACGME.0003.
20. Luba Dumenco et al., "Outcomes of a Longitudinal Quality Improvement and Patient Safety Preclerkship Curriculum," *Academic Medicine* 94, no. 12 (2019): 1980–1987, https://doi.org/10.1097/ACM.0000000000002898.
21. Ellen Luebbers et al., "Back to Basics for Curricular Development: A Proposed Framework for Thinking about How Interprofessional Learning Occurs," *Journal of Interprofessional Care* (2021): 1–10, https://doi.org/10.1080/13561820.2021.1897002.
22. David E. Kern and Belinda Y. Chen, "Appendix A: Longitudinal Program in Curriculum Development," in *Curriculum Development for Medical Education: A Six-Step Approach,* 3rd ed., ed. Patricia A. Thomas et al. (Baltimore: Johns Hopkins University Press, 2016), 257–71.
23. Institute of Medicine, *Improving Medical Education: Enhancing the Behavioral and Social Science Content of Medical School Curricula* (Washington: National Academies Press, 2004).
24. Molly Cooke, David M. Irby, and Bridget C. O'Brien, *Educating Physicians: A Call for Reform of Medical School and Residency* (Stanford, CA: Jossey-Bass, 2010).
25. Institute of Medicine, *The Healthcare Imperative: Lowering Costs and Improving Outcomes: Workshop Series Summary* (Washington, DC: National Academies Press, 2010).
26. Charles M. Wiener et al., "'Genes to Society'—the Logic and Process of the New Curriculum for the Johns Hopkins University School of Medicine," *Academic Medicine* 85, no. 3 (2010): 498–506, https://doi.org/10.1097/ACM.0b013e3181ccbebf.
27. Anna Maw et al., "Faculty Development in Point of Care Ultrasound for Internists." *Medical Education Online* 21 (2016): 33287, https://doi.org/10.3402/meo.v21.33287.
28. Scott E. Woods et al., "Collegial Networking and Faculty Vitality," *Family Medicine* 29, no. 1 (Jan 1997): 45–49.
29. Analia Castiglioni et al., "Succeeding as a Clinician Educator: Useful Tips and Resources," *Journal of General Internal Medicine* 28, no. 1 (2013): 136–40, https://doi.org/10.1007/s11606-012-2156-8.
30. Donna M. D'Alessandro et al., "An Annotated Bibliography of Key Studies in Medical Education in 2018: Applying the Current Literature to Pediatric Educational Practice and Scholarship," *Academic Pediatrics* 20, no. 5 (2020): 585–94, https://doi.org/10.1016/j.acap.2020.01.012.
31. William T. Branch et al., "A Multi-institutional Longitudinal Faculty Development Program in Humanism Supports the Professional Development of Faculty Teachers," *Academic Medicine* 92, no. 12 (2017): 1680–86, https://doi.org/10.1097/acm.0000000000001940.
32. Sara B. Fazio et al., "Competency-Based Medical Education in the Internal Medicine Clerkship: A Report from the Alliance for Academic Internal Medicine Undergraduate Medical Education Task Force," *Academic Medicine* 93, no. 3 (2018): 421–27, https://doi.org/10.1097/acm.0000000000001896.
33. Adina Kalet and Calvin L. Chou, *Remediation in Medical Education: A Mid-course Correction* (New York: Springer, 2014).
34. Auguste H. Fortin VI et al., *Smith's Patient-Centered Interviewing: An Evidence-Based Method,* 4th ed. (New York: McGraw-Hill Education, 2018).
35. James L. Perucho et al., "PrEP (Pre-exposure Prophylaxis) Education for Clinicians: Caring for an MSM Patient," *MedEdPORTAL* 16 (2020): 10908, https://doi.org/10.15766/mep_2374-8265.10908.
36. James E. Power, Lorrel E. B. Toft, and Michael Barrett, "The Murmur Online Learning Experience (Mole) Curriculum Improves Medical Students' Ability to Correctly Identify Cardiac Murmurs," *MedEdPORTAL* 16 (2020): 10904, https://doi.org/10.15766/mep_2374-8265.10904.

37. Howard Y. Liu, Eugene V. Beresin, and Margaret S. Chisolm, "Social Media Skills for Professional Development in Psychiatry and Medicine," *Psychiatric Clinics of North America* 42, no. 3 (2019): 483–92, https://doi.org/10.1016/j.psc.2019.05.004.
38. Merry Jennifer Markham, Danielle Gentile, and David L. Graham, "Social Media for Networking, Professional Development, and Patient Engagement," *American Society of Clinical Oncology Educational Book* 37 (2017): 782–87, https://doi.org/10.1200/edbk_180077.
39. Erin M. Spaulding et al., "Interprofessional Education and Collaboration among Healthcare Students and Professionals: A Systematic Review and Call for Action," *Journal of Interprofessional Care* (2019): 1–10, https://doi.org/10.1080/13561820.2019.1697214.
40. Susanne Wish-Baratz et al., "A New Supplement to Gross Anatomy Dissection: HoloAnatomy," *Medical Education* 53, no. 5 (2019): 522–23, https://doi.org/10.1111/medu.13845.
41. Jeremy S. Ruthberg et al., "Mixed Reality as a Time-Efficient Alternative to Cadaveric Dissection," *Medical Teacher* 42, no. 8 (2020): 896–901, https://doi.org/10.1080/0142159x.2020.1762032.
42. Melissa S. Dattalo et al., "Frontline Account: Targeting Hot Spotters in an Internal Medicine Residency Clinic," *Journal of General Internal Medicine* 29, no. 9 (2014): 1305–7, https://doi.org/10.1007/s11606-014-2861-6.
43. Stephanie K. Nothelle, Colleen Christmas, and Laura A. Hanyok, "First-Year Internal Medicine Residents' Reflections on Nonmedical Home Visits to High-Risk Patients," *Teaching and Learning in Medicine* 30, no. 1 (2018): 95–102, https://doi.org/10.1080/10401334.2017.1387552.
44. Scott A. Berkowitz et al., "Association of a Care Coordination Model with Health Care Costs and Utilization: The Johns Hopkins Community Health Partnership (J-Chip)," *JAMA Network Open* 1, no. 7 (2018): e184273, https://doi.org/10.1001/jamanetworkopen.2018.4273.
45. Shannon M. E. Murphy et al., "Going Beyond Clinical Care to Reduce Health Care Spending: Findings from the J-Chip Community-Based Population Health Management Program Evaluation," *Medical Care* 56, no. 7 (2018): 603–9, https://doi.org/10.1097/mlr.0000000000000934.
46. David A. Fessler et al., "Development and Implementation of a Novel HIV Primary Care Track for Internal Medicine Residents," *Journal of General Internal Medicine* 32, no. 3 (2017): 350–54, https://doi.org/10.1007/s11606-016-3878-9.

第 9 章

推　广

使课程多次发挥作用

David E. Kern，医学博士，公共卫生硕士；Sean A. Tackett，医学博士，公共卫生硕士

翻译：杨婠婠　审校：杨　苗　林常敏

概念界定

推广是指为促进其他人考虑或使用课程或课程相关产品（如需求评价或评估结果）而做出的努力。推广还指将现有课程或部分课程提供给新的学习群体。

推广的必要性

课程或相关工作的推广意义重大，通过推广可以实现以下目标：

- 帮助解决医疗保健问题：正如第 2 章所述，医学教育课程的最终目的是解决某个影响公众或特定人群健康的问题。为了最大限度地发挥课程的积极影响，与致力于解决相同问题的其他人员分享课程或课程相关工作是十分必要的。
- 促进变革：创新课程可以激发人们的兴趣，并促成教育项目和医疗机构的变革。[1] 颠覆性创新能够产生特别的影响，可以从根本上改变教育活动的性质或场所。[2-3] 随着教育理论的不断发展，教学技术中不断出现的新兴概念、全新的教育挑战（参见原著导言部分的表 0.1）、持续发展的学习技术以及不断变化的实践环境，使得许多颠覆性创新成为可能。例如，使用电子系统提升患者治疗成效；研究解决影响健康的社会性决定因素和目标人群的健康需求；提升医疗价值、降低医疗费用；使用高保真模拟器及虚拟现实技术；采用协同性跨专业实践模式；引入胜任力导向教育等。就如同开发在线课程，新兴教育技术使得课程更容易推广到其他机构或国家。[4] 共享创新型教育通过展示医疗保健数据的用途、建立决策支持、培训医疗保健专业人员和领导者、整合患者和社区观点，以及改善组织内部和组织之间的协调及沟通等方法，形成持续学习型的医疗保健系统。[5] 某些创新实践也可能提高学习效率、降低医疗职业教育成本。美国医学会（American Medical Association, AMA）的医学教育加速改革项目（accelerating change in medical education）（https://www.ama-assn.org/education/accelerating-change-medical-education）便是一个很好的案例，它通过结合资助和交流以促进改革，并在医学教育领域共享、推广创新成果。
- 增加合作：课程推广活动能够促使机构内部或不同机构之间关注同一问题的人员展开交流。这种交流将促进合作，由此产生的团队合作可能会开发出个人无法开发的更好的课程或其他产品。
- 避免重复工作：通过课程推广，课程开发人员可以将不同人花费在重复工作上的时间和精力降至最低。否则，其他人可能会将时间和精力浪费在已经完成的工作上。

示例：避免重复工作。所有内科住院医师培训项目必须包括门诊医学培训。在针对内科住院医师项目开发了基于网络的门诊医疗课程后，超过80个住院医师培训项目注册使用了这个课程，随着时间的推移，注册使用这门课程的培训项目逐渐增加到约250个。通过注册使用这门课程，住院医师培训项目负责人可以使用现有资源，而无需每个项目再创建其专属的配套学习资料。此外，用户注册产生的收入让课程开发者得以定期更新课程的主题模块，从而为所有课程用户节省时间。[6-8]

- 向课程开发者提供反馈：课程开发者通过课程推广工作，能够获取来自具有独特视角的人群的有用反馈。这种外部反馈可以促进课程改进和课程进一步发展（见第8章）。
- 帮助课程开发人员获得认可和学术晋升：教师可能需要投入大量的时间及精力进行课程开发，但如果开发课程的这部分工作不被视为重要的学术研究工作，教师将很难实现学术晋升。恰当实施的课程开发工作，在经过推广后，是一种公认的学术研究形式。[9-10]晋升委员会和相关部门负责人称，他们重视临床教师在课程开发方面的成就。[11-14]许多机构正在使用教育档案袋详细记录这些成就，以便支持教师申请学术晋升。[14-16]学术工作的推广程度（尤其是在同行评审领域内），以及在地方、区域、国家甚至国际层面产生的影响，是评判学术工作意义的一个重要标准。

示例：推广的好处。在一场关于高价值医疗服务的会议上，见习主任和其他教师一起测试了在临床见习中将价值讨论引入所有病例和口头汇报的教学方法，最终这种方法在多所医学院校都得到了测试，并被一些院校采用，该工作在多个场合被公开发表和展示。这种全国性公认的工作有利于临床见习主任的学术晋升。[17]

那么，推广是否值得花费所需的时间及精力？在多数情况下，答案是肯定的。即使对于不需要学术晋升的人来说也是值得的。如果课程开发人员适时进行了第2章所述的问题发现和一般性需求评价，那么课程开发也许能解决一个从未被充分解决的重要问题。如果是这样，那么课程就有可能对其他人有用。课程开发人员面临的主要挑战在于确定如何进行课程推广，以及课程开发人员实际可以投入多少时间和精力用于课程推广工作。

推广的规划

课程开发者在开始规划课程之际（即课程实施之前），就应该着手规划课程的推广。[18]为确保课程值得推广，课程开发人员应认真遵循本书所述的课程开发原则，特别是与他们希望推广的部分工作相关的步骤。对整个课程而言，以下每个步骤都与Glassick的学术研究标准有关：[9]步骤1和步骤2涉及充分的准备，步骤3涉及明确的目标，步骤4涉及恰当的方法，步骤6涉及重要结果和反思性评论。

课程开发者也许会发现，提前思考课程有哪些创新点能够促进传播或推广非常有用，因为课程最终的宣传或推广是评判课程工作学术性的最终标准。[9]制定具有连贯性及一致性的推广策略十分重要。推广策略应阐明推广的目的（见上文）、解决参与者和知识产权保护相关的伦理及法律问题、确定要推广的内容、目标推广对象以及推广的场所。另外，有必要对可用于推广的时间和资源进行切实的评估，以确保推广策略的可行性。这些主题将在本章余下部分进行讨论。

创新的推广

如果课程开发者想要推广实际课程的全部或部分内容，那么有必要回顾一下有关创新推广的相关知识。罗杰斯（Rogers）[19]总结得出以下几点影响创新被采纳的可能性和速度的因素：

- 相对优势：创新被认为优于现有实践的程度。
- 兼容性：采用者认为某项创新与以往的经验、信念及价值观相似的程度。
- 简单性：新理念被视为相对容易理解和实施的程度。
- 可试性：创新可以分为多个步骤并由采用者试用的程度。
- 可观察性：创新可以获得他人关注和认可的程度。

其他因素还包括对现有社会关系的影响、可修改性、可逆性、所需的资源（包括金钱、时间或其他资源）、风险/不确定性以及投入[20-21]

示例：基于团队的学习（TBL）模式的推广。TBL是对小组和基于问题的学习（PBL）的改良模式。TBL模式仍鼓励小组成员参与分析和解决问题，但允许一个或几个教师协调员管理多个小组。30多年前开发的用于商学院的TBL模式，目前已被多个国家的医学院采用。虽然现在已有与TBL模式效能有关的指导方针，但是不同教师可以根据不同的目的和主题，对问题导向的练习进行调整。[22-23]由于需要较少的教师资源，TBL比小组学习和PBL学习法更具有优势。

根据罗杰斯[19]所描述的概念模型，个人在决定是否采用一个创新想法之前，会经历几个阶段，主要包括：①了解该创新相关信息；②说服自己这项创新值得考虑；③决定是否采用这项创新；④实施这项创新；⑤确认这项创新值得继续实施下去。

扩散理论及研究的主要启示之一是创新性课程的推广工作不应只局限于让他人知晓这门课程。推广策略应首先包括努力说服特定个人，让他们相信自己需要考虑这一课程创新。这种说服工作最好针对那些最有可能对课程实施做出决定的人，或者是那些最有可能影响其他人对课程创新的态度或行为的人。推广策略还应该包括了解和处理课程迁移在以下三个层面遇到的障碍（困难）或助力因素：体系（环境、文化、沟通过程、外部需求等）、人员（投入、理解、技能或能力）及干预的难易度（复杂性、成本及所需资源等）。[24] 最后，需要对决定实施课程的特定个人提供支持。课程实施的实践和科学研究强调有必要进行准备情况的评估、提供培训、为实施提供必要的系统支持，[25] 以及解决可持续性问题，这为这一领域添加了一种新的视角。[26] 这些工作通常需要有效的人际沟通和持续的跟进。无论采取哪种沟通方式，最好的方式是确定一个人或一个领导团队来指导创新课程向目标机构迁移的工作。

理想情况下，原始课程开发者以及实施团队之间会形成合作关系。合作是一种理想状态，这是因为大多数课程在迁移到其他机构时需要做出更改（即需要对课程进行调整而非直接采用）。此外，持续的合作关系的确立通常会为所有用户带来优化的课程，并刺激产生更多创新和产品。

参与者保护

课程的各组成部分（如患者或见习生的图片或照片，以及学生工作案例）一经共享之后，对参与者的保护也是要考虑的一个问题。对患者的保护应适用《健康保险可携性和责任法案》（Health Insurance Portability and Accountability Act，HIPPA），对学生的保护应适用《家庭教育权和隐私权法案》（Family Educational Rights and Privacy Act，FERPA）。一般情况下，所有患者和学生的信息应进行去识别化处理。有时，学生在见习开始时会签署全面知情同意书，同意将去识别化的信息共享，用于研究或教育目的。若信息无法进行去识别化处理，一般需要签署正式知情同意书。可以咨询教学机构和医疗机构内设置的 HIPPA、FERPA 等法规的合规专员或登记员。

如果课程相关工作可用于教育研究，则需要考虑人文学科的研究规定。除此之外，国际上对医学期刊给出的建议是所有作者都应解决好伦理问题。[27] 大多数期刊都要求作者提供一份声明来说明该研究是否通过独立审查主体的伦理审查。若未通过伦理审查，声明中也应写明原因。如果研究涉及正常的教育实践，或记录了学习者的信息，但信息不具有可识别性，美国人文学科研究的联邦法规将此类教育研究项目归类为法律豁免。[28] 但是，美国的机构审查委员会（Institutional Review Boards，IRB）往往对豁免的内容解释不一。因此，当每个机构的审查委员会需要各自做出决策时，就对多机构间开展的教育研究造成困难。[29] 各国之间对此的规定也有可能不同。[30] 对课程开发人员来说，明智之举是与审查委员会或相关研究伦理委员会提前核实。这些委员会关心学习者、教师、患者或其他人是否会因为参与研究而受到伤害，关心如何使他们获益的可能性大于受到伤害的风险。此外还要考虑一些其他问题，比如知情同意、保密性、鼓励参与课程的激励措施及资金来源等问题。这些问题也应在正式伦理审查申请表中报告。[31] 在实施课程之前，如果计划发表课程相关研究的课程开发者未能就相关问题咨询审查委员会，可能会对课程开发者产生一些不利后果[32]（更多详细信息请参阅第6章实施中的

“学术研究”、第7章评估与反馈中的“任务七：处理伦理问题”）。

知识产权和版权问题

在考虑推广课程相关工作时，课程开发者需要解决知识产权问题，包括课程中涉及的版权内容以及保护自己的知识产权。[33] 在线材料与纸质材料适用同样的版权规定。课程的内部学习者对课程的使用通常属于版权法规定的例外情况，这一般指的是《美国版权法》（US Copyright Law）第107条（《美国法典》第17条）规定的合理使用特权。[34]“合理使用”指的是在未经作者许可时，可以将材料应用于教学、学术研究或教学研究，并且该规定通常意味着材料不可用于商业目的。[35] 近年来，随着网络推广日益便捷，大学进一步限制对这条法律的解释。一旦教学大纲、演示文稿或带图像的多媒体网站等被推广之后，合理使用准则将不再适用。应特别注意，要合理使用有版权的材料，使用者需要进行另外引用，或向图表或图片的发布方征得书面使用许可。开发课程的大学教职工必须熟悉大学的版权政策，并在推广作品之前学习专业知识。

课程开发者可能希望保护他们的新产品免受不可控制的非法使用、变更或推广。其中一种保护方法是对教材授权使用，大多数大学也有专门技术来辅助这一授权过程。最近，人们越来越乐于利用互联网将教育和研究材料分享给所有人。开放获取是指在互联网上免费分享内容。“知识共享”（Creative Commons）是一家设计了多项版权许可的非盈利性组织，它允许内容创作者发布具有一系列版权特权的内容，可在其网站（www.creativecommons.org）获取更多关于根据知识共享授权发布的信息。

大多数大学都拥有多种资源以协助教师理解这些问题。美国版权结算中心（Copyright Clearance Center）[36] 提供了一份十分有用的准则和最佳惯例汇编。此外还有其他可使用的资源，如美国版权局（US Copyright Office）、美国研究图书馆协会（Association of Research Libraries）[37]、美国文学协会（American Library Association，www.ala.org）、大学开发的资源（如由得克萨斯大学维护的“版权速成班课程”[38]），以及 opensource.com 等网站[39]。

推广的内容

制定推广课程工作的计划时，首先需要确定要推广的内容是整门课程、课程的某些部分（比如可重用学习对象，reusable learning objects，RLOs）[40-42]（见第5章），还是课程相关工作。课程开发人员可以参考问题发现和一般性需求评价来确定课程需求的程度，并确定该课程或课程相关工作是否确实能够对该领域做出重要贡献。课程评估的结果也有助于确定课程哪些方面值得推广。

有些情况下，推广工作着力于促使其他网站采用整门课程或课程指南。这经常需要允许这些网站为满足学习者的独特需求做出一些修改。无论是课程开发后还是在课程完善后，或刚开设课程时，线上课程都能够进行很好的推广。

示例：可重用学习对象（RLOs）。针对护理专业学生慢性伤口护理，目前已开发了四种数字化的可重用学习对象用于混合式学习（见第5章）。这四种学习内容包括慢性伤口介绍及病原学、慢性伤口护理评估、慢性伤口护理管理原则和护理后管理。160多位护理专业学生已使用过这些可重用学习对象，并对其给出很高的评分。护理专业学生的慢性伤口护理能力自评分数也得到提高。[43]

示例：整门（完整）课程。自1992年以来，一门名为"治疗者的艺术"的选修课程每年在旧金山加利福尼亚大学开课。这门课程共15小时，持续一个季度，已在90多所医学院（http://www.rishiprograms.org/healers-art/）推广。该课程的教育策略是基于一种结合了成人教育、沉思研究、人文和超个人心理学、认知心理学、形成教育、创意艺术和故事讲述等原则的发现模式。课程讨论了医疗实践的专业性、意义和人的维度。教师发展工作坊、指导手册、课程材料均可帮助教师在所在机构开设该课程。[44-46]

示例：线上课程。可以在线上自定节奏学习课程开发六步法的导论课程[47]，时长共4小时。学生可以在不同时间、不同地点观看这门课程的简明概述。

在其他情况下，应适当限制课程开发过程中产生的可能对他人有价值的产品的推广工作。例如，在进行问题发现与一般性需求评价（步骤1）时，可能会对需要推广的问题产生新的想法。这个想法可能在对某个主题的文献进行综述时产生，或者在对问题的程度进行系统性调查时产生。

示例：步骤1，系统性综述。一个利用社交媒体促进人文主义和专业精神的医学生课程团队，对社交媒体在医学教育中的应用和医学生的同理心培养做了系统性文献综述。[48-49]这些综述有助于确定目前已被使用的一系列方法、效用以及相应的挑战。

示例：步骤1，系统性调查。一名肛肠外科医师和一名小儿泌尿科医师对他们领域内的培训项目主任和项目毕业生进行了调查，以此作为其外科亚专科培训课程模型开发工作的一部分。调查问题包括项目所使用的教学方法和评估方法、对这些方法的评价，以及学生感知的能力进步。调查结果发表了3篇文章，为亚专科培训发展提供了学术信息。[50-52]

针对性需求评价（步骤2）可能会以独特的视角洞察到人们对一门值得推广的课程的需求，因为目标学习者也合理地代表了其他潜在学习者。在这种情况下，需要认真描述需求评价中采用的方法，以便其他团队确定需求评价的结果是否得到有效证据的支撑、评价结果是否适用。

示例：步骤2。一个教师团队调查了内科住院医师项目的目标学习者的先前培训经历、自信心和解读床旁超声（POCUS）图像的能力。根据调查结果，他们为住院医师创建了一门POCUS课程。在这一快速发展的领域，他们采取的需求评估方法被认为对其他POCUS课程开发项目有借鉴价值，得以发表。[53]

在有些情况下，为某一主题制定学习目标（步骤3）本身可能是对一个领域的重要贡献，因此也需要某种程度的推广。

示例：步骤3。美国老年精神病学协会教学和培训委员会（Teaching and Training Committee of the American Association for Geriatric Psychiatry）由教师团队组成。这个教师团队使用系统迭代过程开发了医学生在四个领域的学习目标，并发表了文章解释这些目标以及建议教学准则的合理性。[54]

在一些其他情况下，值得集中推广的是某些教育方法（步骤4）和（或）实施策略（步骤5）。

示例：步骤4和步骤5。8名医学生志愿者参加了2004—2005年试点的哈佛医学院—剑桥联合实习项目。该创新项目的目标是重构临床教育，以解决医学生在医院的实习经验不足的问题，同时提供慢病照护、照护连续性和人文主义的有效学习机会。来自医学院的专职教师与临床医师合作设计了完成此项实习的独特方法。在此过程中，他们需要克服财政、文化、政策和运营方面遇到的各种困难。[55]该课程成为美国纵向整合实习项目的范例。[56]

通常，为一门课程所开发并在实践中得到验证的测量工具，也可以进行推广。然而，大多数情况下，课程评估（步骤6）的结果才是推广工作的重点，因为只有当有证据证明每种方法的效果时，人们才更有可能采用创新方法，或是放弃传统方法。

示例：步骤6：评估工具。临床技能观察性核查表，即客观结构化技术技能评价（DSATS）核查表，是为了实施腹腔镜子宫切除术开发的。清单里提供了内部结构、评价内容以及与其他变量（预测效度或区分效度）效度证据的关系。[57]

示例：步骤6：课程评估。在随机对照设计中，与对照组相比，为护理人员开设的急性疼痛管理线上课程的学习者的知识和自评效果都有所提升，但即时干预后的态度并没有提升。[58]

目标受众

推广的目标受众可能是某人所在机构的其他个人、其他机构的个人或不属于任何特定机构的个人。理想的课程推广的目标受众取决于要推广的课程工作的性质，以及在课程规划时确定的推广理由。例如，一门教授为不同文化背景的城市贫困人口提供初级保健的医学生课程，其理想目标受众可能是大城市的医学院校的教职工和院长。相比之下，一门教授公共健康、健康设施和医疗卫生人员应对疫情的课程，或许更值得广泛推广给不同地区、处于不同层次水平的受众以及各类医疗保健专业人士。

如何进行课程工作的推广

一旦确定了推广的目的和内容、目标受众和可用的资源之后，课程开发者就必须选择最恰当的推广方式（见表 9.1 和下文）。理想的情况下，课程开发人员将使用多种推广模式以期发挥最大的影响力。

展　　示

通常情况下，第一种推广模式是在课程开发背景下向关键人员进行书面或口头展示。这些展示针对的对象是潜在的学习者或需要参与课程的教师，也可针对为课程提供重要支持或提供资源的领导者。

一种向其他地区推广课程相关工作的有效方法，是在地区级、国家级或国际专业协会举办的会议上进行展示。在参与者作为学习者的研讨会或小型课程中展示课程内容或方法比较合适。如果对需求评价或课程评估的结果进行展示，则可采用研究摘要的形式。目前已公开发布了研究展示的一般性准则，[59-63]许多专业组织还提供具体的准则。

表 9.1　推广课程工作的模式

- 向某些机构内的个人和团体展示壁报、口头摘要、研讨会或课程
- 在地区级、国家级和国际专业会议上介绍壁报、口头摘要、研讨会或课程
- 加入一个多机构兴趣小组、工作小组或者专业组织委员会
- 使用数字平台
  向网上教育信息中心提交课程材料
  准备和分发教学视听录制文件
  准备和分发在线教育模块或可重用学习对象（RLOs）
- 在纸质或在线专业期刊发表文章
- 发布手册、书籍或部分书籍章节
- 使用社交媒体
- 准备新闻稿

有时，这些组织也会为创新性课程工作制定另外的格式。[64] 如表 9.2 所示，课程开发六步法比较合适采用摘要的展示形式。

兴趣小组、工作小组和专业组织委员会

在有些情况下，多机构兴趣小组、工作小组和专业组织委员会内部可能进行课程工作的展示、课程合作和文章合作发表、想法和资源互享，以及往来交流。课程开发者可

表 9.2 课程开发摘要展示或手稿的格式

Ⅰ. 导言
- A. 基本原理
  - 1. 问题发现
  - 2. 一般性需求评价
  - 3. 针对性需求评价
- B. 目的
  - 1. 课程目标
  - 2. 评估目标：评估问题

Ⅱ. 材料和方法
- A. 环境
- B. 主题 / 功效分析（若有）
- C. 教育干预
  - 1. 相关具体的可衡量目标
  - 2. 相关的教育策略
  - 3. 资源：教师、其他人员、设备 / 设施、费用 *
  - 4. 实施策略 *
  - 5. 展示或提供教育资料 *
- D. 评估方法
  - 1. 评估设计
  - 2. 评估工具
    - a. 信度测量方法（若有）
    - b. 效度测量方法（若有）
    - c. 展示（或提供）评估工具
  - 3. 数据收集方法
  - 4. 数据分析方法

Ⅲ. 结果
- A. 数据：包括表格、图形、图表等
- B. 统计分析

Ⅳ. 结论和讨论
- A. 总结和讨论研究结果
- B. 对现有知识体系的贡献，与他人研究的比较 *
- C. 工作的优势和不足
- D. 结论 / 启示
- E. 未来研究方向 *

* 此项经常在展示中省略。

以组建或加入这些小组。

示例：兴趣小组和工作小组。美国普通内科学会拥有许多兴趣小组和其他团体，他们定期举行会议、通过电子通信系统联系、共享资源和成果、规划教育事项、协同发表文章。[65]如上文所述，美国老年精神病学协会的教学和培训委员会自建了一个工作小组，并开发和发表了老年精神病学医学生的学习目标和相应的教学策略。[54]美国医学会（AMA）医学教育加速改革项目的医学院指导兴趣小组为实习老师和实习生编制了手册。[66]

电子平台的使用

电子通信系统的出现让课程开发人员有机会和任何使用互联网的人分享课程材料。通过数字媒体，他们可以广泛分享书面课程材料（见上述可重用学习对象的示例）、教学视听录制文件、互动式教学软件以及用于需求评估或课程评估的测量工具。包括MOOC在内的在线模块和课程也被广泛使用。[4]虽然用于实现情感和精神运动目标的人际交往式教育方法不适合转换至电子平台，但随着互动软件、游戏和虚拟现实技术的发展，也出现了越来越多的例外情况。需要特别提醒的是，高校对确保接通线上通信和电子通信负有越来越重的责任，因此课程开发者应检查所用平台是否遵守当前的法律规定和准则。

示例：关于姑息治疗的在线课程。晚期姑息治疗中心（Center to Advance Palliative Care，www.capc.org）拥有关于沟通技巧、疼痛和症状管理以及生前预嘱的线上课程。课程也提供了继续教育和保留证书学分的服务。

MedEdPORTAL（www.mededportal.org）等教育资源交换中心发布PubMed索引的同行评议课程材料，并纳入多种职业领域的课程，这为课程开发者广泛宣传自己的工作创造了机会。通常，关于特定临床领域的教育资源交换中心的信息，可以从专门进行该领域教育活动的专业学会处获得。（有关其他交换中心的信息，请参阅附录B。）

出版物

推广医学教育成果的最传统但还未得到充分使用的方法之一，就是在纸质或电子医学期刊或教科书中发表文章。当课程开发人员试图推广综合课程时，明智之举可能是考虑出版书目或编制使用手册。另外，要呈现需求评价或课程评估的结果，也可以采用原创研究论文的形式（表9.2）。若要呈现问题发现与一般性需求评价的结果，可以采取综述文章或荟萃分析的形式。对于其他类型的工作，例如讨论最合适的学习目标或所需课程的方法，有时可以使用期刊社论或特稿的形式。

许多期刊会考虑来源于课程工作的论文。美国医学院校协会（Association of

American Medical Colleges，AAMC）教育事务小组（Group on Educational Affairs）编写了一份有用的教育学术期刊目录（见通用参考文献）。如果课程开发者想发表与课程工作相关的文章，应该使用良好的科学写作原则来准备稿件。[18, 67] 如果课程工作的结果契合该期刊的目标读者和期刊目标，并且该期刊有发表医学教育文章的记录（表9.3），那么他们的稿件被期刊接收的机会将大大增加。对投稿者来说，JANE（Journal/Author Name Estimator）选刊网（https：//jane.biosemantics.org/）是很有用的资源。在这个网站上，作者可以输入姓名和摘要来搜索稿件，并获取最匹配的期刊、文章和作者。课程开发者可以使用JANE网站选定潜在期刊，从而选取最适合提交自己作品的期刊；表9.3列出了每份期刊发表课程工作论文的倾向、影响因子和SCImago期刊排名（Scimago Journal Rank，SJR）；美国医学院校协会教育学术期刊目录提供了每份期刊的信息描述。稿件的写作应参照期刊提供的作者指南，如果没有作者指南，就参照国际医学期刊编辑委员会（ICMJE）出版的《医学期刊学术著作的实施、报告、编辑和出版推荐规范》。[68] 如果课程评估符合方法严谨性这一通用标准，[69-71] 那么课程评估很可能会被同行评议的期刊发表。表9.4显示了课程文章的审稿人可能参考的标准。表9.4中列出的若干标准已被合并成为一个医学教育研究质量评估工具（medical education research study quality instrument，MERSQI），[69] 并且已在一项研究中显示能够预测论文被接收的可能性。[70] 即使已经发表的课程论文也很难满足所有标准，不过，这些标准可以为有意发表论文的课程开发者提供参照。其他机构也发布了报告对照试验、[72] 系统性综述文章和荟萃分析[73-75]、非随机教育、行为和公共卫生干预措施[76] 的方法学标准。在提高医学研究的质量与透明度网站（Enhancing the Quality and Transparency of Health Research，EQUATOR）（https：//www.equator-network.org），可以一站式购齐这些报告指南。

相较于在传统的订阅式期刊发表文章，越来越多的作者选择在“开放获取期刊”（open access journal）[77-78] 上发表文章。开放获取期刊不对公众获取文章进行收费，比如，不再收取期刊订阅费用和每一次浏览的费用，也解除了大多数版权和授权限制等障碍。他们会以其他方式获取收入，且可能在接收文章之后向作者收取发表费用。一般来说，声誉良好的开放获取期刊在接收文章前会要求进行同行评议。开放获取知识库既接收同行评议过的稿件，也接收未被同行评议的文章稿件。开发获取知识库可能只属于某个学科或某个机构，且其本身并不开展同行评议。在亟需立即推广一种创新模式或创新发现时，一些开发获取期刊可以在编辑部筛选稿件之后、读者和评审委员会成员[79] 评审之前就提供在线发表的机会。合法的开发获取期刊和开发获取知识库为发表文章提供了更多机会，也扫除了读者获取文章的障碍。但是，这些期刊可能未经MEDLINE（医学文献库）等搜索引擎索引，也比那些知名期刊发表的文章影响力更小。课程开发者要特别警惕那些掠夺性收费的期刊，这些期刊不仅收取评审的费用，也会收取发表费用。这些期刊会利用更为知名的期刊名称或网站进行误导，或者使用欺骗行为吸引投稿、介绍编辑委员会或夸大期刊影响力。目前已有发布各种指南和清单帮助鉴别合法的开发获取期刊。[77] 上述的JANE网站也标注了当前在MEDLINE索引的期刊以及开放获取期刊目录（Directory of Open Access Journals，DOAJ）许可的开放获取期刊。

表 9.3 同行评议的期刊和可能发表课程相关工作的网站

期刊名称	N*	%[†]	2 年 IF[‡]	5 年 IF[§]	SJR[‖]	MEDLINE[#]
医学教育期刊						
Academic Medicine	289	27.7	5.4	6.8	2.0	是
Advances in Health Sciences Education	77	22.7	2.5	2.9	1.3	是
Advances in Medical Education and Practice	172	35.5	NA	NA	NA	否
Advances in Physiology Education	76	22.0	1.5	2.2	0.5	是
American Journal of Pharmaceutical Education	256	34.1	2.4	2.5	0.8	是
Anatomical Sciences Education	146	43.3	3.8	3.9	1.1	是
Biochemistry and Molecular Biology Education	94	22.5	0.0	0.9	0.3	是
BMC Medical Education	574	31.0	1.8	2.2	0.8	是
CBE Life Sciences Education	68	16.4	2.2	3.7	1.3	是
Clinical Teacher，*The*	109	24.2	NA	NA	0.4	是
Currents in Pharmacy Teaching and Learning	303	36.7	NA	NA	0.6	否
Education for Primary Care	59	19.3	NA	NA	0.4	是
European Journal of Dental Education	163	36.7	1.1	1.1	0.6	是
International Journal of Medical Education	71	31.6	NA	NA	0.6	是
Internet and Higher Education	7	7.4	5.0	6.5	8.8	否
Journal of Cancer Education	105	10.3	1.6	1.7	0.6	是
Journal of Continuing Education in the Health Professions	28	12.7	1.4	1.6	0.7	是
Journal of Dental Education	235	30.0	1.3	1.4	0.5	是
*Journal of Graduate Medical Education***	NA	NA	NA	NA	0.5	是
Journal of Medical Education and Curricular Development	127	52.0	NA	NA	NA	否
Journal of Nursing Education	140	23.5	1.2	1.5	0.7	是
Journal of Nutrition Education and Behavior	31	5.6	2.5	3.3	0.8	是
Journal of Surgical Education	259	27.0	2.2	2.5	1.0	是
Journal of Veterinary Medical Education	141	41.3	1.2	1.3	0.5	是
*MedEdPORTAL***	NA	NA	NA	NA	0.3	是
Medical Education	115	20.4	4.6	5.5	1.8	是
Medical Education Online	113	35.8	2.0	2.3	1.0	是
Medical Science Educator	166	44.7	NA	NA	0.3	否

续表

期刊名称	*N**	%[†]	2年IF[‡]	5年IF[§]	SJR[‖]	MEDLINE[#]
Medical Teacher	340	35.1	2.7	3.1	1.4	是
Nurse Education in Practice	141	17.6	1.6	2.0	0.9	是
Nurse Education Today	265	19.2	2.5	3.0	1.4	是
Pharmacy Education	61	24.0	NA	NA	0.2	否
Science Education	100	17.8	2.9	3.6	4.5	否
Simulation in Healthcare/Journal of the Society for Simulation in Healthcare	45	16.2	1.8	2.4	0.7	是
Teaching and Learning in Medicine	124	43.1	1.8	2.0	1.6	是
选定的综合性和专业性医学专业期刊						
Academic Emergency Medicine	8	1.1	3.1	3.3	1.2	是
Academic Pediatrics	41	6.2	2.8	3.2	1.3	是
Academic Psychiatry	99	22.3	2.1	2.0	0.8	是
Academic Radiology	60	5.6	2.5	2.4	1.0	是
American Journal of Clinical Pathology	11	1.2	3.0	3.0	1.4	是
American Journal of Hospice and Palliative Care	48	5.3	1.6	1.6	0.8	是
American Journal of Medical Quality	27	6.9	1.4	1.6	0.6	是
American Journal of Medicine	6	0.6	4.5	5.3	1.1	是
American Journal of Obstetrics and Gynecology	11	0.6	6.5	6.1	3.5	是
American Journal of Preventive Medicine	12	0.9	4.4	5.4	2.3	是
American Journal of Roentgenology	5	0.2	3.0	3.2	1.3	是
American Journal of Surgery	83	4.3	2.1	2.4	1.0	是
Anesthesia and Analgesia	7	0.4	4.3	4.1	1.4	是
Annals of Family Medicine	5	1.5	4.7	6.3	1.9	是
Annals of Surgery	15	0.9	10.1	9.3	4.2	是
BMJ Quality & Safety	7	1.4	6.1	7.3	2.5	是
British Journal of Hospital Medicine	5	0.7	0.4	0.4	0.2	是
British Journal of Surgery	8	0.8	5.7	6.1	2.2	是
Canadian Family Physician	24	5.2	3.1	2.8	0.6	是
Clinical Anatomy	32	4.0	2.0	2.1	0.7	是
Evaluation and the Health Professions	5	3.2	1.6	1.9	0.5	是
Family Medicine	122	29.5	1.4	1.4	0.5	是

续表

期刊名称	*N**	%[†]	2年IF[‡]	5年IF[§]	SJR[‖]	MEDLINE[#]
Internet Journal of Allied Health Sciences and Practice，*The*	37	9.0	1.8	NA	0.8	否
Journal of the American College of Surgeons	5	0.5	4.6	4.7	2.3	是
Journal of the American Geriatrics Society	26	1.4	4.2	4.9	2.0	是
Journal of General Internal Medicine	56	3.9	4.6	5.0	1.7	是
Journal of Hospital Medicine	12	1.8	2.2	2.6	1.1	是
Journal of Interprofessional Care	116	16.4	1.7	2.1	0.8	是
Journal of Medical Ethics	15	2.4	2.0	1.9	0.8	是
Journal of the National Medical Association	9	2.8	1.0	0.9	0.3	是
Journal of Pain and Symptom Management	35	2.9	3.1	3.5	1.4	是
Journal of Palliative Medicine	39	3.6	2.2	2.5	1.0	是
Journal of Professional Nursing	86	22.8	2.0	2.1	1.0	是
Journal of Surgical Research	49	1.8	1.8	2.1	0.8	是
Laryngoscope	14	0.4	2.5	2.5	1.2	是
Obstetrics and Gynecology	14	0.9	5.5	5.6	2.7	是
Patient Education and Counseling	49	3.6	2.6	3.4	1.1	是
Postgraduate Medical Journal	30	5.8	1.9	2.4	0.6	是
Progress in Community Health Partnerships	19	7.9	0.8	1.0	0.4	是
Surgery	29	1.7	3.4	3.7	1.5	是
Urology	13	0.6	1.9	2.1	0.9	是
Western Journal of Emergency Medicine	68	9.0	1.8	NA	0.8	是

注：本表格选取了 Web of Science 或 Scimago 中列表里的部分期刊，这些期刊均发表过至少5篇与课程相关的文章。除了考虑上表中列出的期刊外，建议课程开发人员阅读其亚专业领域期刊的作者指南，并回顾 Web of Science 或期刊过去刊发的文章，了解其已经出版的课程相关工作类型（如果有）。本表中数据在2021年5月中旬之前持续有效。NA：不可获取。

N：2016—2020年 Web of Science 搜索列表中与课程相关（搜索关键词“curricul”）的出版物（文章/评论）的数量。

[†]%：2016—2020年 Web of Science 搜索列表中与课程相关的所有出版物（文章/评论）的百分比。

[‡]2年IF：2019年 Web of Science 上的期刊引用报告中显示的2年期刊影响因子（IF）。

[§]5年IF：2019年 Web of Science 上的期刊引用报告中显示的5年期刊影响因子（IF）。

[‖]SJR：2020年 SCImago 期刊排名。

[#]：当前由 MEDLINE 索引，如通过 PubMed 列出在 NCBI 数据库的期刊中。

**：未被 Web of Science 收录。

表 9.4 审查课程论文稿件时可能考虑的标准

基本原理

- 课程或课程相关工作是否有充分理由和记录的需求（问题发现与一般性需求评价）?
- 是否有实施教育干预的理论或实证原理?

环境

- 环境是否描述清晰?
- 该环境是否具有足够的代表性使读者对文章感兴趣（外部效度）?

受试者

- 是否清楚地描述了学习者?［特定职业和专业；教育水平（如三年级医学生、第二年住院医师或执业医师）；目标学习者的需求评估；社会人口学信息；如何招募学习者，以及如何分组，如需分组的话］
- 学习者是否具有足够的代表性说明读者对文章感兴趣（外部效度）?

教育干预

- 相关目标是否明确表达?
- 目标是否有意义? 是否与基本原理、干预和评估一致?
- 是否详细描述了教育内容和方法以便可用于复制（如果书面描述不完整，是否在附录或其他地方提供教育材料）?
- 是否充分描述所需资源（如教师、教师发展、设备）?
- 是否描述了实施过程，包括如何解决遇到的挑战或障碍?

评估方法

- 是否详细描述了方法以便使评估可复制?
- 评估问题是否清晰? 是否明确定义了自变量和因变量?
- 自变量是否有意义? 是否与课程的基本原理和目标相一致（例如，当这些是所期望的或有意义的效应时，衡量的是表现 / 行为而不是技能，或是技能而不是知识）? 是客观测量（首选）还是主观测量? 结果层级中的因变量（患者 / 医疗保健结果＞行为＞技能＞知识或态度＞满意度或看法）是否对潜在不良结果做了评估?
- 评估设计是否清晰且足够回答评估问题? 评估问题和设计能否更有意义?
- 设计是单中心的还是多机构的（后者增强了外部效度）?
- 是否使用了随机化和（或）对照组?
- 是否测量长期和短期效应?
- 是否进行了功效分析，以确定评估可以检测到期望幅度效应的可能性?
- 是否采用盲法，让评估者不了解学习者状态?
- 是否充分详细地描述或展示了测量工具?（如果未能完整描述或展示，是否提供测量工具以资参考?）
- 测量工具是否具有内容效度?（见第 7 章）它们与评估问题是否一致?
- 是否评价了评分者间信度、评分者内部信度和内部一致性效度?（见第 7 章）
- 是否有其他形式的测量工具的效度证据（例如，与其他变量证据之间的关系，如收敛效度和预测效度）?（这些是理想情况，但在课程工作论文上常常无法实现；见第 7 章）
- 信度和效度措施是否足以确保测量工具的准确性? 测量工具是否已用于其他地方? 它们是否达到了普遍接受的程度?（很少能同时满足后两个标准）
- 统计学方法（参数与非参数）是否适合于收集的数据类型（定类型数据、定序型数据、数值型数据：正态分布与偏态数据；小样本量与大样本量）? 具体的统计测试是否适合回答评估的问题? 是否可通过随机分配或适当的统计方法来控制潜在混杂的自变量? 是否妥善处理丢失的数据?
- 整个评估方法是否足够严谨以确保评估的内部效度并促进评估的外部效度结果?
- 是否为定性评估加入“可信度”衡量措施?（见第 7 章）
- 是否描述了数据收集方法?

续表

评估结果
● 回收率是否足够？
● 是否清晰准确地描述或呈现结果？
● 是否评价了教育意义 / 效果大小？（见第7章）
讨论 / 结论
● 关注的结果是否值得发表？（本文的介绍和讨论可以帮助解决这个问题）
● 是否准确描述作品对文献的贡献？
● 是否承认研究方法的优点和局限性？
● 是否基于研究或报告方法或研究得出合理的结论？
摘要
● 摘要写作是否清晰？
● 摘要是否很好地概括了稿件内容？
● 摘要中的数据是否和稿件中的数据一致？

社交媒体和纸质媒体

过去十年来，博客、微型博客、互联网站和播客等社交媒体已经越来越成为增强学术著作影响力或引起他人关注学术著作的重要手段。[80-83]博主的博文可以被关注，并可以统计关注的人数。其他人也能在博文下标记或评论某个人的作品。一般建议个人博文中更多地引用他人的作品，而非自己的作品，以便避免被认为过于自我推广。[80]个人也应该警惕，即使有免责声明，博文中的观点也可能被认为是博主所在单位的观点。[80]目前已发布了医学教育博客和播客质量指标。[82]

课程开发者应该考虑课程工作对大众是否具有足够的吸引力。如果课程工作对大众有足够的吸引力，值得进行课程的媒体发布，课程开发者应该联系本机构的公共事务部门，请求协助新闻发布的准备工作。有时经过新闻发布后，课程开发者会接到采访或被要求在大众出版物上发表文章，这会让更多人关注到课程工作。

所需资源

为确保推广成功，课程开发人员需要确定所需资源。虽然课程工作的推广可以使课程开发者和其他人明显受益，但课程开发者也有必要确保在使用有限的资源时，平衡各种需求。

时间和精力

推广课程工作几乎总是需要负责人付出相当多的时间和精力。除非有推广课程工作的经验，否则实际所需要的时间和精力可能是初始估计值的2倍甚至是4倍，这可能比原先的估计更接近现实情况。社交媒体上的推文、对摘要的展示、研讨会和课程需要相对较少的时间和精力。但是，创建在线模块、教学交互式软件和视听录制需要更多的时间，[4] 并且维护在线资料可能需要额外持续的工作投入。同行评议的出版物也需要大量的时间和精力。

人 员

除了课程开发人员，其他人员也可能对推广工作提供帮助或者必要的支持。为了更广泛地推广，需要创建教学视听录制文件或计算机软件，这可能需要具有适当技术专长的人员参与。[4] 在将需求评价和评估研究变成可以发布的材料的过程中，具有研究和（或）统计专业知识的人员将发挥十分重要的作用。与同事合作分担工作量，可以帮助小组成员保持兴趣和动力，并且可以提供创造性、关键性和支持性的交流，从而产生比个人独自创造更好的作品。为推广课程工作经验不足的人员指定导师会很有帮助。加入专门负责写作的小组也很有用。[84]

设备和设施

推广所需的设备一般很少，通常只需要医疗卫生人员现有的设备，如视听设备或个人电脑。有时可能需要购买软件程序。通常情况下，课程采纳方会负责提供用于展示的设施或场地。此外，有时可能需要一个工作室或模拟设备来开发视听录制文件。

资 金

教师需要有专门的时间完成推广工作；技术顾问可能需要支持；购买必要的新设备或租用设施也可能需要资金。有时教师所在的机构有能力提供资金，有时外部机构可以提供资金（另见第6章和附录B）。资金充足的课程通常比资金不足的课程质量更高，并且在发表课程相关工作时进展更快。[69-70]

如何衡量课程的推广效果和影响力

为了确定推广工作是否对目标受众产生预期的影响，课程开发者应该努力衡量推广的效果。定量和定性测量可以帮助评估课程的推广程度和个人工作的影响力。这些措施可以帮助学术医疗中心的晋升委员会鉴定教育工作者的工作成效。

对于期刊文章，可以通过几种可用的措施衡量文章所在期刊的影响力：

- 期刊影响因子：是最常用的衡量指标。在过去 n 年（2年和5年是最常用的）中发表的文章在给定年份内每篇文章的平均引用次数；可在 Web of Science 的期刊引证报告（Journal Citation Reports，JCR）网站详询。[85]各领域的影响因子各不相同，这取决于该领域引用出版物的人数：例如，医学教育期刊的影响因子将低于大多数临床期刊，大多数亚专科期刊的影响因子低于更通科性的临床领域。

- SCImago 期刊排名（SJR）指标：是期刊科学影响力的衡量标准，其既考虑引用次数，又考虑引用来源期刊的权威性。[86]还考虑了引用和被引期刊的主题密切性，并限制期刊自引。期刊的 SJR 数值表示的是近 3 年内该期刊任一年每篇文章权重引用的平均值。SJR 在各个领域的偏差可能比影响因子小。
- 特征因子得分：是特定期刊过去 5 年发表的文章被引用的次数，引用被引用次数多的期刊对得分的影响大于引用被引用次数少的期刊。在同一期刊中，一篇文章的参考文献用在另一篇文章中，该参考文献不算在特征因子计算中。对特征因子得分按比例进行缩放，以便 JCR 中列出的所有期刊的特征因子得分总和为 100。[85]
- 文章影响分数：期刊的特征因子分数除以同一时间段内的期刊文章数量，对数值进行归一化，使平均分数为 1.00。在 JCR 个人期刊简介中可以查询文章影响分数。[85]
- 被引半衰期：JCR 特定年份内的被引文章的中位年数。JCR 个人期刊简介中可以查询被引半衰期。[85]
- 即时性指数：发布年份每篇文章的平均引用次数。发刊频繁的期刊可能占有优势，这是因为在一年内早发表的文章比晚发表的文章更有可能被引用。在 JCR 个人期刊简介中可以查询即时性指数。[85]

课程开发人员在选择稿件待发表的期刊时，可能会考虑期刊的影响力。然而，这些期刊影响力的衡量标准是不完善的，如果需要考虑的是目标期刊的读者是否对应稿件的期望读者，这些衡量标准并不适合。

文章被他人查看或引用的频率可能是更重要的推广措施。Web of Science[87]、Scopus 数据库（www.scopus.com）或谷歌学术（https：//scholar.google.com）等引用索引提供了期刊文章在参考文献中引用某人成果的次数。这些数据库各自都有些许不同的特征，如谷歌学术可以检索到每篇文章相对更多的引用信息。[88]这些数据库还可以提供一种称为 h 指数的测量方法。h 值等于一名作者被引用 n 次或以上的论文数（n）。例如，h 指数 20 意味着 20 篇论文被引用 20 次及以上。因此 h 指数既反映了作者发表的论文数量，也反映了每篇论文的引用次数。该指数的制定是为了改进简单的衡量标准，如引用或出版物的总数。[89]相比于初学者，h 指数更适用于已经发表论文有一段时间的作者。它最好与出版物清单一起使用，并附上每篇文献的引用次数，因为它不区分具有相同 h 指数的作者，可能其中一个作者某些论文的引文数量远远多于 h，而另一个作者的引文数量只是稍多于 h。此外，指数只适用于比较在同一领域工作的研究者，如教育领域。理想的 h 指数在不同领域有很大差异，如医学生教育、生物化学和临床心脏病学研究。

对于课程资料，可以记录被其他人请求或访问的次数，这一点在线资料能够简单实现，因为可以建立一个访问和完成的跟踪机制。例如，MedEdPORTAL（www.

mededportal.org）是被医学文献库（MEDLINE）索引、同行评议的卫生专业教学期刊资源，它由美国医学院校协会和美国口腔医学教育协会（American Dental Education Association）共同发行，为作者提供使用情况报告，其中包含总下载次数、下载原因及下载用户的角色、附属机构和国家。[90] 对于其他形式的推广方式，可以通过各种方式衡量其影响力。比如，对于书籍，可以记录销售量、书评及与书目相关的信息。谷歌学术提供书目和期刊文章的引用量，Scopus 也提供引用量，但是相对较少。对于研讨会和展示，可以记录同行评议和请求访问的人数及位置。对于线上研讨会和网络研讨会，可以向会议主持人获取观众群体的特点，比如学习者的类型（如学生、实习生、医疗卫生专业人士）、地理位置或者其他收集到的人口统计数据。另一种衡量推广效果的标准是对作品的媒体报道，即通过互联网搜索该作品的新闻报道来进行评估。

幸运的是，目前已有新的软件度量标准，用来衡量一个人的作品（例如，书籍、展示、数据集、视频和期刊文章）在社交媒体、报纸、政府文件和参考管理器中被下载或被引用的频率，而不仅仅是被期刊文章引用。例如，Altmetric 网（www.altmetric.com）[91-92] 开发的一种方法提供分数等定量和定性信息，衡量网络对某人文章的关注。在线关注信息包括（但不限于）F1000（Faculty of 1000）的同行评议、维基百科和公共政策文件上的引用量、研究博客上的讨论、主流媒体报道、文献管理器的书签以及互联网上被人提及的次数。某些期刊索引的文章目前也提供替代指标数据。

以上大多数措施都提供了关于作品推广的定量信息。课程开发者可以收集更多的定性信息，包括他人如何使用或评价课程开发思路和课程材料等定性信息。Friesen 等介绍了使用多种灰色指标（grey metrics）对课程开发影响力进行定性描述的价值，这些灰色指标包括个人工作成果被广泛应用、被译为不同语言、个人贡献被政策采纳、对课程影响力的正式认可、他人进行磋商和展示的邀约，以及他人的赏识之词。[93] 最后，课程开发者可以使用系统评估策略直接评估自己工作成果的影响力或推广效果。

> **示例：课程推广效果的系统性评估策略。**一门为内科住院医师项目开发的门诊医学在线课程，现在约有 250 名住院医师注册使用。课程开发者定期收集模块使用和住院医师表现等信息，并定期对每个地点的课程主任或课程管理人员进行调查，以此评估课程的使用情况。[6-8] 经过精心的组织安排，课程可以生成与每个模块相关的报告。[94-96]

结 论

推广课程或课程开发过程的产品，对于课程开发者、课程本身以及其他人都是十分有价值的。必须制定一个连贯的推广策略，用于明确推广的目的、解决参与人员和知识产权保护相关的伦理和法律问题、确定推广的内容、厘清目标受众并确定推广场景。此外，为确保推广策略可行，很有必要切实评估可用于推广的时间和资源。

问　题

对于你正在协调、规划或想要规划的课程，请回答或考虑以下问题：

1. 你想要推广部分或全部工作的原因是什么？

2. 你希望在你的课程开发过程中采取哪些步骤将一种值得推广的独立的产品推广给其他个人和团体？

3. 描述一个推广策略（目标受众，推广模式），以实现你想推广部分或全部工作的理由。通常这需要不止一种推广模式（见表 9.1）。

4. 评估实施课程推广策略所需要的资源，如时间和精力、人员、设备 / 设施和资金等。策略是否可行？你是否需要导师、顾问或同事来帮助你制定或执行推广策略？你的推广计划是否需要更改或放弃？

5. 有什么简单的策略可用来衡量你的推广工作的影响力？要考虑你的推广目标并记录推广程度和推广影响力的重要性。

6. 想象一下推广成功后的乐趣和回报，你是否愿意为实现某个推广目标投入必要的时间和精力？

通用参考文献

AAMC-Regional Groups on Educational Affairs (GEA): Medical Education Scholarship, Research, and Evaluation Section. “Annotated Bibliography of Journals for Educational Scholarship.” Accessed October 4, 2021. https://www.aamc.org/system/files/2019-11/prodev-affinity-groups-gea-annotated-bibliography-journal-educational-scholarship-110619.pdf.

This bibliography, compiled by medical educators in the AAMC’s Group on Educational Affairs, lists over 100 journals and repositories, with structured annotations, including descriptions, topics, types of manuscripts, and audience.

Garson, Arthur, Jr., Howard P. Gutgesell, William W. Pinsky, and Dan G. McNamara. “The 10-Minute Talk: Organization, Slides, Writing, and Delivery.” *American Heart Journal* 111, no. 1 (1986): 193–203. https://doi.org/10.1016/0002-8703(86)90579-x.

Classic, and still useful, article that provides practical instruction on giving 10-minute oral presentations before a professional audience.

Gutkin, Stephen W. *Writing High-Quality Medical Publications: A User’s Manual*. Boca Raton, FL: CRC Press, 2018.

Discusses the process of writing and reviewing manuscripts and appropriate use of statistical tests. Also has consensus criteria and checklists for quality. 506 pages.

Kern, David E., William T. Branch, Michael L. Green, et al. “Making It Count Twice: How to Get Curricular Work Published.” May 14, 2005. Accessed October 5, 2021. www.sgim.org/File%20Library/SGIM/Communities/Education/Resources/WG06-Making-it-Count-Twice.pdf.

Practical tips from the editors of the first medical education issue of the *Journal of General Internal Medicine* on planning curricular work so that it is likely to be publishable, on preparing curriculum-related manuscripts for publication, and on submitting manuscripts to journals and responding to editors’ letters. 33 pages.

Rogers, Everett M. *Diffusion of Innovations*, 5th ed. New York: Free Press, 2003.
Classic text that presents a useful framework for understanding how new ideas are communicated to members of a social system. 551 pages.

Westberg, Jane, and Hilliard Jason. *Fostering Learning in Small Groups: A Practical Guide*. New York: Springer Publishing, 2004.
Practical book, drawing on years of experience, on practical strategies for planning and facilitating small groups. Can be applied to giving workshops. 288 pages.

Westberg, Jane, and Hilliard Jason. *Making Presentations: Guidebook for Health Professions Teachers*. Boulder, CO: Center for Instructional Support, Johnson Printing, 1991.
User-friendly resource for health professionals on all aspects of preparing and giving presentations, stage fright, audiovisuals, and strategies to enhance presentations. 89 pages.

引用文献

1. Barbara F. Sharf et al., “Organizational Rascals in Medical Education: Midlevel Innovation through Faculty Development,” *Teaching and Learning in Medicine* 1, no. 4 (1989): 215–20, https://doi.org/10.1080/10401338909539414.
2. Neil Mehta et. al., “Just Imagine: New Paradigms for Medical Education,” *Academic Medicine* 88, no. 10 (2013): 1418–23, https://doi.org/10.1097/ACM.0b013e3182a36a07.
3. Malathi Srinivasan, “Disruptive and Deliberate Innovations in Healthcare,” *Journal of General Internal Medicine* 28, no. 9 (2013): 1117–18, https://doi.org/10.1007/s11606-013-2550-x.
4. Belinda Y. Chen et al., “From Modules to MOOCs: Application of the Six-Step Approach to Online Curriculum Development for Medical Education,” *Academic Medicine* 94, no. 5 (2019): 678–85, https://doi.org/10.1097/acm.0000000000002580.
5. Institute of Medicine, *Best Care at Lower Cost: The Path to Continuously Learning Health Care in America* (Washington, DC: The National Academies Press, 2013), https://doi.org/10.17226/13444.
6. Stephen D. Sisson et al., “Multicenter Implementation of a Shared Graduate Medical Education Resource,” *Archives of Internal Medicine* 167, no. 22 (2007): 2476–80, https://doi.org/10.1001/archinte.167.22.2476.
7. Stephen D. Sisson and Deepan Dalal, “Internal Medicine Residency Training on Topics in Ambulatory Care: A Status Report,” *American Journal of Medicine* 124, no. 1 (2011): 86–90, https://doi.org/10.1016/j.amjmed.2010.09.007.
8. Stephen D. Sisson, Amanda Bertram, and Hsin-Chieh Yeh, “Concurrent Validity between a Shared Curriculum, the Internal Medicine In-Training Examination, and the American Board of Internal Medicine Certifying Examination,” *Journal of Graduate Medical Education* 7, no. 1 (2015): 42–47, https://doi.org/10.4300/jgme-d-14-00054.1.
9. Charles E. Glassick, “Boyer's Expanded Definitions of Scholarship, the Standards for Assessing Scholarship, and the Elusiveness of the Scholarship of Teaching,” *Academic Medicine* 75, no. 9 (2000): 877–80, https://doi.org/10.1097/00001888-200009000-00007.
10. Deborah Simpson et al., “Advancing Educators and Education by Defining the Components and Evidence Associated with Educational Scholarship,” *Medical Education* 41, no. 10 (2007): 1002–9, https://doi.org/10.1111/j.1365-2923.2007.02844.x.
11. Ayese A. Atasoylu et al., “Promotion Criteria for Clinician-Educators,” *Journal of General Internal Medicine* 18, no. 9 (2003): 711–16, https://doi.org/10.1046/j.1525-1497.2003.10425.x.
12. Brent W. Beasley et al., “Promotion Criteria for Clinician-Educators in the United States and Canada: A Survey of Promotion Committee Chairpersons,” *JAMA* 278, no. 9 (1997): 723–28.
13. Maryellen E. Gusic et al., “Evaluating Educators Using a Novel Toolbox: Applying Rigorous Criteria Flexibly across Institutions,” *Academic Medicine* 89, no. 7 (2014): 1006–11, https://doi.org/10.1097/acm.0000000000000233.

14. Michael S. Ryan et al., "How Are Clinician-Educators Evaluated for Educational Excellence? A Survey of Promotion and Tenure Committee Members in the United States," *Medical Teacher* 41, no. 8 (2019): 927–33, https://doi.org/10.1080/0142159x.2019.1596237.
15. Claudia Lucy Dalton, Anthony Wilson, and Steven Agius, "Twelve Tips on How to Compile a Medical Educator's Portfolio," *Medical Teacher* 40, no. 2 (2018): 140–45, https://doi.org/10.1080/0142159x.2017.1369502.
16. Kanade Shinkai et al., "Rethinking the Educator Portfolio: An Innovative Criteria-Based Model," *Academic Medicine* 93, no. 7 (2018): 1024–28, https://doi.org/10.1097/acm.0000000000002005.
17. Eileen M. Moser et al., "SOAP-V: Introducing a Method to Empower Medical Students to Be Change Agents in Bending the Cost Curve," *Journal of Hospital Medicine* 11, no. 3 (2016): 217–20, https://doi.org/10.1002/jhm.2489.
18. David E. Kern et al., "Making It Count Twice: How to Get Curricular Work Published," May 14, 2005, www.sgim.org/File%20Library/SGIM/Communities/Education/Resources/WG06-Making-it-Count-Twice.pdf.
19. Everett M. Rogers, *Diffusion of Innovations*, 5th ed. (New York: Free Press, 2003), 219–66.
20. Ross C. Brownson et al., "Implementation, Dissemination, and Diffusion of Public Health Innovations," in *Health Behavior and Health Education*, 5th ed., ed. Karen Glanz, Barbara K. Rimer, and K. Viswaneth (San Francisco: Jossey-Bass Public Health, 2015), 301–25.
21. James W. Dearing and Jeffrey G. Cox, "Diffusion of Innovations Theory, Principles, and Practice," *Health Affairs* 37, no. 2 (2018): 183–90, https://doi.org/10.1377/hlthaff.2017.1104.
22. Annette W. Burgess, Deborah M. McGregor, and Craig M. Mellis, "Applying Established Guidelines to Team-Based Learning Programs in Medical Schools: A Systematic Review," *Academic Medicine* 89, no. 4 (Apr 2014): 678–88, https://doi.org/10.1097/acm.0000000000000162.
23. Tyler Reimschisel et al., "A Systematic Review of the Published Literature on Team-Based Learning in Health Professions Education," *Medical Teacher* 39, no. 12 (2017): 1227–37, https://doi.org/10.1080/0142159x.2017.1340636.
24. Liesbeth Geerligs et al., "Hospital-Based Interventions: A Systematic Review of Staff-Reported Barriers and Facilitators to Implementation Processes," *Implementation Science* 13, no. 1 (2018): 36, https://doi.org/10.1186/s13012-018-0726-9.
25. Kylie Porritt et al., eds., *JBI Handbook for Evidence Implementation,* JBI, 2020, accessed October 3, 2021, https://jbi-global-wiki.refined.site/space/JHEI.
26. Stephanie Koh et al., "An Orientation for New Researchers to Key Domains, Processes, and Resources in Implementation Science," *Translational Behavioral Medicine* 10, no. 1 (2020): 179–85, https://doi.org/10.1093/tbm/iby095.
27. "Protection of Research Participants," International Committee of Medical Journal Editors (ICMJE), accessed October 3, 2021, http://www.icmje.org/recommendations/browse/roles-and-responsibilities/protection-of-research-participants.html.
28. Electronic Code of Federal Regulations (e-CFR), "Protection of Human Subjects," accessed October 3, 2021, https://ecfr.federalregister.gov/current/title-34/subtitle-A/part-97?toc=1.
29. Ann Schwartz et al., "The Emergence and Spread of Practice-Based Medical Education Research Networks," *Academic Medicine* 95, no. 11S, (2020): S12–13, https://doi.org/10.1097/acm.0000000000003641.
30. "International Compilation of Human Research Standards," Office for Human Research Protections, HHS, accessed October 3, 2021, https://www.hhs.gov/ohrp/international/compilation-human-research-standards/.
31. Laura W. Roberts et al., "An Invitation for Medical Educators to Focus on Ethical and Policy Issues in Research and Scholarly Practice," *Academic Medicine* 76, no. 9 (2001): 876–85, https://doi.org/10.1097/00001888-200109000-00007.
32. John M. Tomkowiak and Anne J. Gunderson, "To IRB or not to IRB?" *Academic Medicine* 79, no. 7 (2004): 628–32.
33. "Copyright Essentials," Copyright Clearance Center, accessed October 3, 2021, http://www.copyright.com/wp-content/uploads/2020/12/Copyright-Essentials.pdf.
34. "Copyright Law of the United States (Title 17)," US Copyright Office, accessed October 3, 2021, https://www.copyright.gov/title17/.

35. "Fair Use Index," US Copyright Office, accessed October 3, 2021, https://www.copyright.gov/fair-use/index.html.
36. "Using Course Management Systems: Guidelines and Best Practices for Copyright Compliance," Copyright Clearance Center, accessed October 3, 2021, https://www.copyright.com/wp-content/uploads/2015/04/Using-Course-Management-Systems.pdf.
37. "Copyright and Fair Use/Fair Dealing," Association of Research Libraries, accessed October 3, 2021, https://www.arl.org/category/our-priorities/advocacy-public-policy/copyright-and-fair-use/.
38. "Copyright Crash Course," University of Texas, accessed October 3, 2021, http://copyright.lib.utexas.edu.
39. "What Is Open Source?" Opensource.com, accessed October 3, 2021, https://opensource.com/resources/what-open-source.
40. Jorge G. Ruiz, Michael J. Mintzer, and S. Barry Issenberg, "Learning Objects in Medical Education," *Medical Teacher* 28, no. 7 (2006): 599–605, https://doi.org/10.1080/01421590601039893.
41. Diane M. Billings, "Using Reusable Learning Objects," *Journal of Continuing Education in Nursing* 41, no. 2 (2010): 54–55, https://doi.org/10.3928/00220124-20100126-08.
42. Ehsan Khan, Maggie Tarling, and Ian Calder, "Reusable Learning Objects for Nurse Education: Development, Evaluation, Challenges and Recommendations," *British Journal of Nursing* 28, no. 17 (2019): 1136–43, https://doi.org/10.12968/bjon.2019.28.17.1136.
43. Catherine Redmond et al., "Using Reusable Learning Objects (RLOs) in Wound Care Education: Undergraduate Student Nurse's Evaluation of Their Learning Gain," *Nurse Education Today* 60 (2018): 3–10, https://doi.org/10.1016/j.nedt.2017.09.014.
44. Michael W. Rabow, Judith Wrubel, and Rachel N. Remen, "Authentic Community as an Educational Strategy for Advancing Professionalism: A National Evaluation of the Healer's Art Course," *Journal of General Internal Medicine* 22, no. 10 (2007): 1422–28, https://doi.org/10.1007/s11606-007-0274-5.
45. Michael W. Rabow, Maya Newman, and Rachel N. Remen, "Teaching in Relationship: The Impact on Faculty of Teaching 'the Healer's Art,'" *Teaching and Learning in Medicine* 26, no. 2 (2014): 121–28, https://doi.org/10.1080/10401334.2014.883982.
46. Michael W. Rabow et al., "Insisting on the Healer's Art: The Implications of Required Participation in a Medical School Course on Values and Humanism," *Teaching and Learning in Medicine* 28, no. 1 (2016): 61–71, https://doi.org/10.1080/10401334.2015.1107485.
47. "Med Ed Curriculum Development," Johns Hopkins School of Medicine, accessed May October 4, 2021, https://learn.hopkinsmedicine.org/learn/course/external/view/elearning/9/curriculum-development-for-medical-education.
48. Christine C. Cheston, Tabor E. Flickinger, and Margaret S. Chisolm, "Social Media Use in Medical Education: A Systematic Review," *Academic Medicine* 88, no. 6 (2013): 893–901, https://doi.org/10.1097/ACM.0b013e31828ffc23.
49. Samantha A. Batt-Rawden et al., "Teaching Empathy to Medical Students: An Updated, Systematic Review," *Academic Medicine* 88, no. 8 (2013): 1171–77, https://doi.org/10.1097/ACM.0b013e318299f3e3.
50. Susan L. Gearhart et al., "Teaching and Assessing Technical Proficiency in Surgical Subspecialty Fellowships," *Journal of Surgical Education* 69, no. 4 (2012): 521–28, https://doi.org/10.1016/j.jsurg.2012.04.004.
51. M. Francesca Monn et al., "ACGME Core Competency Training, Mentorship, and Research in Surgical Subspecialty Fellowship Programs," *Journal of Surgical Education* 70, no. 2 (2013): 180–88, https://doi.org/10.1016/j.jsurg.2012.11.006.
52. Ming-Hsein Wang et al., "Pediatric Urology Fellowship Training: Are We Teaching What They Need to Learn?" *Journal of Pediatric Urology* 9, no. 3 (2013): 318–21, discussion 22, https://doi.org/10.1016/j.jpurol.2012.03.015.
53. Mohammed Elhassan et al., "Internal Medicine Residents' Point-of-Care Ultrasound Skills and Need Assessment and the Role of Medical School Training," *Advances in Medical Education and Practice* 10 (2019): 379–86, https://doi.org/10.2147/amep.S198536.
54. Kirsten M. Wilkins et al., "Six Things All Medical Students Need to Know about Geriatric Psychiatry (and How to Teach Them)," *Academic Psychiatry* 41, no. 5 (2017): 693–700, https://

doi.org/10.1007/s40596-017-0691-7.

55. Barbara Ogur et al., "The Harvard Medical School-Cambridge Integrated Clerkship: An Innovative Model of Clinical Education," *Academic Medicine* 82, no. 4 (2007): 397–404, https://doi.org/10.1097/ACM.0b013e31803338f0.
56. Judith N. Hudson et al., "Longitudinal Integrated Clerkships," *Medical Teacher* 39, no. 1 (2017): 7–13, https://doi.org/10.1080/0142159x.2017.1245855.
57. Mona M. Savran et al., "Objective Assessment of Total Laparoscopic Hysterectomy: Development and Validation of a Feasible Rating Scale for Formative and Summative Feedback," *European Journal of Obstetrics & Gynecology and Reproductive Biology* 237 (2019): 74–78, https://doi.org/10.1016/j.ejogrb.2019.04.011.
58. Jebog Yoo et al., "Development and Evaluation of a Web-Based Acute Pain Management Education Program for Korean Registered Nurses: A Randomized Controlled Trial," *Nurse Education in Practice* 38 (2019): 7–13, https://doi.org/10.1016/j.nepr.2019.05.013.
59. Arthur Garson Jr. et al., "The 10-Minute Talk: Organization, Slides, Writing, and Delivery," *American Heart Journal* 111, no. 1 (1986): 193–203, https://doi.org/10.1016/0002-8703(86)90579-x.
60. Kurt Kroenke, "The 10-Minute Talk," *American Journal of Medicine* 83, no. 2 (1987): 329–30, https://doi.org/10.1016/0002-9343(87)90704-2.
61. Philip E. Bourne, "Ten Simple Rules for Making Good Oral Presentations," *PLoS Computational Biology* 3, no. 4 (2007): e77, https://doi.org/10.1371/journal.pcbi.0030077.
62. Thomas C. Erren, "Ten Simple Rules for a Good Poster Presentation," *PLoS Computational Biology* 3, no. 5 (2007): e102, https://doi.org/10.1371/journal.pcbi.0030102.
63. Wendy H. Vogel and Pamela H. Viale, "Presenting with Confidence," *Journal of the Advanced Practitioner in Oncology* 9, no. 5 (2018): 545–48.
64. "AMEE Fringe" and "PechaKucha 20×20™," AMEE Conferences, accessed October 4, 2021, https://amee.org/conferences/amee-2018/abstracts.
65. "Communities," Society of General Internal Medicine, accessed October 4, 2021, https://www.sgim.org/communities.
66. "Coaching/Coachee Handbooks for Educators and Students," Accelerating Change in Medical Education, American Medical Association, accessed October 4, 2021, https://www.ama-assn.org/education/accelerating-change-medical-education/academic-coaching-medical-education.
67. Stephen W. Gutkin, *Writing High-Quality Medical Publications: A User's Manual* (CRC Press, 2018).
68. "Recommendations for the Conduct, Reporting, Editing, and Publication of Scholarly Work in Medical Journals," International Committee of Medical Journal Editors (ICMJE), December 2019, accessed October 4, 2021, www.icmje.org.
69. Darcy A. Reed et al., "Association between Funding and Quality of Published Medical Education Research," *JAMA* 298, no. 9 (2007): 1002–9, https://doi.org/10.1001/jama.298.9.1002.
70. Darcy A. Reed et al., "Predictive Validity Evidence for Medical Education Research Study Quality Instrument Scores: Quality of Submissions to JGIM's Medical Education Special Issue," *Journal of General Internal Medicine* 23, no. 7 (2008): 903–7, https://doi.org/10.1007/s11606-008-0664-3.
71. Darcy Reed et al., "Challenges in Systematic Reviews of Educational Intervention Studies," *Annals of Internal Medicine* 142, no. 12 Pt. 2 (June 21, 2005): 1080–9, https://doi.org/10.7326/0003-4819-142-12_part_2-200506211-00008.
72. Consolidated Standards of Reporting Trials (CONSORT), accessed October 4, 2021, www.consort-statement.org.
73. David Moher et al., "Preferred Reporting Items for Systematic Reviews and Meta-analyses: The PRISMA Statement," *PLoS Medicine* 6, no. 7 (2009): e1000097, https://doi.org/10.1371/journal.pmed.1000097.
74. Morris Gordon and Trevor Gibbs, "STORIES Statement: Publication Standards for Healthcare Education Evidence Synthesis," *BMC Medicine* 12 (2014): 143, https://doi.org/10.1186/s12916-014-0143-0.
75. Risha Sharma et al., "Systematic Reviews in Medical Education: A Practical Approach: AMEE Guide 94," *Medical Teacher* 37, no. 2 (2015): 108–24, https://doi.org/10.3109/0142159x.2014

.970996.
76. Don C Des Jarlais et al., "Improving the Reporting Quality of Nonrandomized Evaluations of Behavioral and Public Health Interventions: The TREND Statement," *American Journal of Public Health* 94, no. 3 (2004): 361–66, https://doi.org/10.2105/ajph.94.3.361.
77. Eileen F. Baker et al., "Open Access Medical Journals: Promise, Perils, and Pitfalls," *Academic Medicine* 94, no. 5 (2019): 634–39, https://doi.org/10.1097/acm.0000000000002563.
78. Peter Suber, "Open Access Overview," accessed October 4, 2021, http://legacy.earlham.edu/~peters/fos/overview.htm.
79. MedEdPublish, an Official AMEE Journal, accessed October 4, 2021, https://www.mededpublish.org/home.
80. Howard Y. Liu, Eugene V. Beresin, and Margaret S. Chisolm, "Social Media Skills for Professional Development in Psychiatry and Medicine," *Psychiatry Clinics of North America* 42, no. 3 (2019): 483–92, https://doi.org/10.1016/j.psc.2019.05.004.
81. Heather J. Logghe et al., "The Academic Tweet: Twitter as a Tool to Advance Academic Surgery," *Journal of Surgical Research* 226 (2018): viii–xii, https://doi.org/10.1016/j.jss.2018.03.049.
82. Michelle Lin et al., "Quality Indicators for Blogs and Podcasts Used in Medical Education: Modified Delphi Consensus Recommendations by an International Cohort of Health Professions Educators," *Postgraduate Medical Journal* 91, no. 1080 (2015): 546–50, https://doi.org/10.1136/postgradmedj-2014-133230.
83. Nathan Evaniew et al., "The Scholarly Influence of Orthopaedic Research According to Conventional and Alternative Metrics: A Systematic Review," *Journal of Bone and Joint Surgery Reviews* 5, no. 5 (2017): e5, https://doi.org/10.2106/jbjs.Rvw.16.00059.
84. Alisha H. Redelfs, Juan Aguilera, and Sarah L. Ruiz, "Practical Strategies to Improve Your Writing: Lessons Learned from Public Health Practitioners Participating in a Writing Group," *Health Promotion Practice* 20, no. 3 (2019): 333–37, https://doi.org/10.1177/1524839919838398.
85. "Journal Citation Reports," Web of Science, accessed February 12, 2022, https://www.webofscience.com/wos/woscc/basic-search.
86. "Scimago Journal and Country Rank," Scimago, accessed February 12, 2022, https://www.webofscience.com/wos/woscc/basic-search.
87. "Author Search," Web of Science, accessed October 5, 2021, https://apps.webofknowledge.com.
88. Abhaya V. Kulkarni et al., "Comparisons of Citations in Web of Science, Scopus, and Google Scholar for Articles Published in General Medical Journals," *JAMA* 302, no. 10 (2009): 1092–96, https://doi.org/10.1001/jama.2009.1307.
89. J. E. Hirsch, "An Index to Quantify an Individual's Scientific Research Output," *Proceedings of the National Academies of Science of the United States of America* 102, no. 46 (2005): 16569–72, https://doi.org/10.1073/pnas.0507655102.
90. "MedEdPORTAL Author Handbook," MedEdPORTAL, accessed October 5, 2021, https://www.adea.org/uploadedFiles/ADEA/Content_Conversion_Final/mededportal/Documents/authorhandbook2012.pdf.
91. "What Are Altmetrics?," accessed October 25, 2021, https://www.altmetric.com/about-altmetrics/what-are-altmetrics.
92. Margaret S. Chisolm, "Altmetrics for Medical Educators," *Academic Psychiatry* 41, no. 4 (2017): 460–66, https://doi.org/10.1007/s40596-016-0639-3.
93. Farah Friesen et al., "Approaching Impact Meaningfully in Medical Education Research," *Academic Medicine* 94, no. 7 (2019): 955–61, https://doi.org/10.1097/acm.0000000000002718.
94. Stephen D. Sisson and Amanda Bertram, "Changes in Knowledge of Diabetes Guidelines during Internal Medicine Residency Training," *Primary Care Diabetes* 4, no. 3 (2010): 193–95, https://doi.org/10.1016/j.pcd.2010.06.002.
95. Jessie K. Marshall et al., "Residents' Attitude, Knowledge, and Perceived Preparedness toward Caring for Patients from Diverse Sociocultural Backgrounds," *Health Equity* 1, no. 1 (2017): 43–49, https://doi.org/10.1089/heq.2016.0010.
96. Carl G. Streed Jr. et al., "Assessment of Internal Medicine Resident Preparedness to Care for Lesbian, Gay, Bisexual, Transgender, and Queer/Questioning Patients," *Journal of General Internal Medicine* 34, no. 6 (2019): 893–98, https://doi.org/10.1007/s11606-019-04855-5.

第 10 章

大型项目的课程开发

Patricia A. Thomas，医学博士；David E. Kern，医学博士，公共卫生硕士

翻译：马思瑶　审校：杨　苗　林常敏

序　言

到目前为止，本书主要聚焦于较小规模课程项目的开发，这些小项目通常包含在较大的教育项目中。然而，随着教育者经验的积累和兴趣的扩展，他们将进一步成为大型教育项目的负责人——这样的大型项目往往需要学员多年的学习才能完成，例如学位课程、住院医师或专科医师培训项目、认证项目和认证维持项目等。

大型教育项目本身具有复杂性，并且当前许多大型项目也需要进行系统的课程开发。胜任力导向教育（见第 4 章）对医学专业提出了新要求，要求医学教育者重新审视教育目标、教学方法和评估方法。对缩短医疗培训周期和减少培训成本的重视推动建立了一些新的项目结构，例如，美国的综合学士学位和医学学位课程[1-2]以及 0 ＋ 5 个外科亚专科培训项目[3-4]等。新的教学内容的引进也助力了大型教育项目的结构性变革，例如，在眼科综合实习中引进卫生系统科学[5]和以社区为基础的家庭住院医师项目，以关照医疗水平较低的人群并强调医疗公平[6]。在 21 世纪初期，出现了许多关于医学教育如何更好解决社会医疗保健需求的、具有“里程碑”意义的白皮书、认证报告和共识报告。[7-16]这些指南和报告指出，医学教育界需要通过课程的重新设计来满足新项目目标，这些建议推动了整个医学教育课程的更新。

作为新课程设计范例之一，整合课程已经成为许多医学专业的常规课程。[17-19]整合课程是把多种课程按照主题进行整合，比如以伦理学或老年病学为主题，或者把主要学科，比如解剖学、生理学和病理生理学整合到课程的同一个单元之中。以上这些例子都属于横向整合。而纵向整合则是指对临床学科的整合，包括将从前属于高年级课程的患者医疗和管理课程整合到基础科学、社会科学和卫生系统科学这些低年级的课程中去，并在高年级教学中回顾基础科学知识。[19-20]哈登（Harden）之前描述过从孤立的、基于学科的课程逐步整合为跨学科（或真实世界体验）课程的连续过程，并将其称之为 11 级阶梯。[21]随着课程设计逐渐升级，对核心课程组织构架、教师的广泛参与、课程规划的内容专家和强有力的沟通等方面的需求也进一步扩大。[17, 21]

本章以六步法模型为框架，讨论大型教学项目的课程开发、维护和优化。本章的讨论建立在第 2 ～ 7 章的基础上，将引用其内容为本章涉及的各步骤提供详细的解释。

虽然六步法课程设计良好，但是大型项目的成功设计和实施还有一些特殊问题需要考虑，如外部认证体系、课程整合和课程映射（curriculum mapping）、资源利用和持续规划等。管理上，需要配置并维护由教学人员和利益相关者组成的合作团队，并使用现代组织管理方法，其中一种做法是积极监测该计划的各种要素。如下文所述，课程映射作为跟踪目标、方法、内容和评价的一致性的手段，是大型和长期项目进行高效课程开发和管理的关键所在。表 10.1 突出展示了六步法中的这些要素。

表 10.1　大型教学项目的开发与维护的特殊事项

步骤 1：问题发现与一般性需求评估：了解社会需求、医务人员胜任力需求和认证要求

- 了解满足目标人群医疗保健需求所需要的毕业生数量、分布和能力
- 了解监管和认证机构的要求和标准
- 预测毕业生所需要的新胜任力

步骤 2：针对性需求评价：协同机构使命，选录学员，评估生源质量和学习环境

- 描绘愿景：沟通项目需求，描述项目特性
- 理解该项目所在机构的使命
- 招募和选择可能符合计划要求的学员，优化专业学习的社区保障并满足所服务人群的需求
- 评估不同学员的知识、技能、自主学习的准备程度、对学习方法的熟悉程度以及其他需求
- 评估学员的灵活性和自主学习能力
- 评估影响学员幸福度的系统性因素
- 评估以下内容与教学项目任务和目标的一致程度：
  - 机构（大学、学校和卫生系统）的政策和程序
  - 临床、研究和商业使命的目标
  - 机构文化（如隐性课程和非正式课程）
- 评估各类利益相关者：管理者、教师、工作人员和其他需要提供资源或支持的人员，需要参与的人员或以其他方式影响教学项目的人员
- 评估教学器材、电子设备与教学资源是否充足

步骤 3：目的与目标：确定目标的优先级，确定掌握程度分级，确保一致性

- 将项目的使命和目标与社会需求和外部标准 / 需求相匹配
- 有效地向所有利益相关者传达项目目标
- 确保不同层次的目的和目标（例如，项目、课程、学年）协调一致
- 对学员预期的掌握水平达成共识
- 强调核心思想
- 在胜任力导向的框架中工作（胜任力、里程碑、置信职业行为）
- 检查教学策略和评价与目标的一致性
- 使用课程映射和管理系统来帮助完成以上目标

步骤 4：教育策略：调整和整合教育内容并选择教育方法

- 将教育内容和方法与机构和项目的价值观、使命及其目的相联系
- 使用课程映射和管理系统来支持内容的统筹与整合
- 提供教育策略，以支持不同学员的需求和发展水平，确保实现预期的里程碑、胜任力和置信职业行为
- 将教育策略、机构资源和可行性结合起来进行统筹
- 纳入在线学习

步骤 5：实施：建立管理体系，确保质量和分配资源

- 建立参与性、透明性和公平性兼具的有效领导团队和治理结构
- 满足独特的管理需求：综合、跨学科和跨专业的教育项目；适用于地理位置分散的校园
- 使用课程映射和管理系统做出数据驱动的决策
- 将质量保障纳入管理机制中
- 奖励教职员工的努力
- 继任管理者培养计划
- 保障课程时间和设施需求
- 了解和管理资金来源

步骤 6：评估与反馈：支持胜任力发展和自适应性的医学教育项目

- 随时间推移追踪个人和学生群体的胜任力发展
- 管理来自各方的、多样的评估数据
- 使用评估数据修改和优化教育项目

步骤 1：问题发现与一般性需求评价：了解社会需求、医务人员胜任力需求和认证要求

训练有素的医疗卫生人员的不足，是许多人在呼吁医学教育改革时经常会提到的。对于小型课程项目，医学学位教育或认证项目的领导者需要关注如何满足或现有项目尚未满足的社会健康需求。对于大型项目来说，则需要关注其培养的医疗保健人员是否与目标人群当前和未来的医疗保健需求相匹配。[14，22] 教学项目是否能够培养足够的、致力于服务目标人群的毕业生？毕业生的能力与社会卫生保健需求是否匹配？

如果毕业生的能力与当前和预期的劳动力需求之间不匹配，那么项目负责人需要了解造成这种不匹配的根本原因。[22] 例如，医学院的学制长度和成本；[15，23-24] 毕业后医学教育主要在住院环境下培训，但最迫切培养的是学员在门诊中诊治慢性疾病的能力；[14，25] 升学压力使毕业生缺乏同情心；[26-27] 某些独立的培训项目使毕业生对其他医疗卫生人员如何提供优质照护认识不足；[28-29] 缺乏行为和群体健康培训，导致毕业生在管理人群健康、慢病照护或易感人群方面具有短板；[30] 以及缺少能够展示系统思考、群体管理、优质照护和人文关怀的临床榜样。[31] 了解这些问题产生的根源，将使课程开发者在决定课程中需要涉及的领域时更具策略性。

课程与培养合适、熟练的医疗保健人员之间的诸多差距，与专业知识、态度和心理认知技能的关系不大，而与教育项目课程中的通用技能和行为关系较大，如适应性问题的处理、人文关怀、质量持续改进的责任感及共同的跨专业（指包含多种医疗卫生或社会照护专业人员）[13] 价值观等。教育项目要想培养这些通用技能，领导团队需要厘清问题和差距（即总体需求评价），构思问题的解决方案，并基于有限修业年限的教育项目进行具有连贯性、发展性的课程开发。

第 2 章将认证机构和标准称为步骤 1 的**资源**。对于大型项目，对认证和监管委员会的关注不是可有可无的，而是一种必然要求。项目负责人需要深入理解与项目匹配的认证标准的要求和意图。

真正有远见的医学教育领导者不仅要了解当前的公众健康问题，还要对未来公众健康问题有所预见。人口结构的不断变化、全球互联互通的提升、信息共享机会的增加以及社交媒体的传播力都要求新一代医疗卫生工作者掌握新内容和新技能。医学教育领导者可以通过阅读医学期刊、建立职业关系网以及关注认证和监管标准来了解最新的社会需求。

步骤 2：针对性需求评估

结合步骤 1，步骤 2 最终将形成课程或项目的简明愿景，激励利益相关者创建并推行，且逐步描绘出项目特性。

协同机构使命

正如第2章所指出的，项目领导者需要明确项目是否契合其所在机构的使命和愿景。公立学校或住院医师项目的最初使命重点可能是为特定的目标人群（如农村或医疗条件较差的城市人口）提供医疗服务。其他学校或项目可能会选择把重点放在对下一代医生科学家的培养上。完成不同的使命需要使用不同的方法，协调机构使命有助于教育项目在步骤5中得到机构的支持，以及得到充足的资源支持（如下文所述）。

选录学员

对于许多较小规模课程的开发者而言，其特定课程的学员已经经过了筛选。而在较大规模课程项目的设计中，选录学员则是具有重大意义的步骤。特定课程的学员选录将对项目的教育效果产生深远影响。在美国医疗保健变革进程中，为了实现更具获得性、更低成本和更高质量的医疗保健服务，选录合适的学生进入医学院已被视为关键的一步。[32-33]同样地，住院医师培训项目对毕业生的选录对于各学科的影响也十分深远，有数十年之久。美国毕业后医学教育认证委员会（ACGME）现已要求住院医师培训项目应当系统地培养更多元化的医务工作者。[34]

医学院招生委员会不仅要考查学生的学术技能，还要考查其人际交往与自我完善的能力。在评估申请者的申请资格和个人特质的同时，招生委员会还必须着眼于建立一个能完成机构使命的最佳学习共同体。许多教育项目都在为实现性别、种族和民族的多元化而做出努力，以便更好地反映出医学院所服务的目标人群或者地区的特点。有证据表明，学生群体的多元性更有利于培养满足目标人群需求的医务工作者。[34-38]然而，实现医学院招生的多元化一直是一个挑战。[37]为了确保招收到多元且优质的学生，学校必须创建一个尽可能避免歧视的选录流程。避免歧视的措施包括对那些在学校中尚未占据一席之地的学生群体进行积极选录，对评审委员会进行教育来减少其潜意识中的偏见和过度重视标准化考试所造成的错误，以及对评审委员会进行监管来确保其人员构成的多元性。[39]

除了招生之外，本科医学教育和毕业后医学教育项目都有能力也有责任对其项目进行规划，确保建立一个兼容并包的学习环境，并资助录取的学员，使其学业有成。[34, 40]

残疾人士在医学专业中代表名额不足的情况正逐步得到正视，多方呼吁让这一群体得以从事医疗卫生行业。[41-42]2019年只有4.9%的美国医学生自我报告为残疾人士，其中大多数的自陈残疾者未具明显残疾，如注意力不足/过度活跃症（ADHD），学习障碍，心理障碍；行动不便，视觉和听力障碍，以及其他功能障碍在自陈残疾者中占少数。[43]促进残疾人士从事医疗卫生行业的原因如下：他们能够改善残疾人群的医疗照护，在日常互动中教化身边的同侪，并且他们的加入有利于学校履行《美国残疾人法案》所规定的避免歧视的法律义务。对医学院校而言，招收残疾人士的障碍之一是规定的技术标准未能与时俱进地利用科技来支持行动不便或感官障碍的学员。[44-45]一旦学校或教育项目承诺招收残疾学员，法律要求学校为这些学生提供适配的设施来保证平等的学习体验。[46]招收残疾学员所需做好的准备不只包括在招生环节招收残疾学员，还要求制定清晰的政策来规范残疾报告、保障配套设施和获得师生支持，以及关注教学和评价方法[42]（参见通用参考文献中 Meeks 和 Neal-Boylan 的条目）。

评估目标学员

对于大型项目，步骤 2 的复杂性会随着学员的数量和多元性而增加，因为教育项目必须竭力保证每一位学员都有在学业上取得成功的机会。一般来说，美国医学院的新生入学年龄可以从 22 岁到 40 岁不等，这意味着同班同学在入学前所具备的医学院预科教育经历和生活阅历都各有不同。然而，班级中的每名学生都应当在较短时间内掌握多个领域的技能。在本科医学教育（UME）阶段，为了满足学员需求，学校需要为非理工科背景的学员提供补充课程，为不熟悉新教学方法的部分学员提供辅导，或为学员布置更灵活的课程作业来检验其之前学过的知识。毕业后医学教育（GME）项目招收各医学院的毕业生，这些医学院的课程安排、教学方法和评价系统都不尽相同。（新冠疫情造成了 2020 年的教育中断，这进一步加剧了学员在准备住院医师培训中的差异性，也促使了工具包的产生，这种工具包能指导本科和毕业后医学教育工作者评估并处理住院医师培训项目的准备工作。）[47]护理项目的学员资历更具有差异性，既有本科毕业的学士，也有研究生项目中处于职业生涯中期的专业人士。所有医学教育项目的招生情况都和 10 年前大不相同，当今的医学生具备了新技能：他们在本科阶段经历了团队学习和“翻转课堂”，具有国际交流经验，并通晓科学技术和社交媒体。学生群体的新变化对教育者提出了新要求，我们需要重新评估项目的总体教育理念和教学方法，使之适应未来招生的新学情。[48-49]当前的教育项目是否能充分了解并接纳学生的个人素质、文化身份和生活经验？学生群体对学习责任归属的预期有无改变？如果确有改变，那么管理者是否已经阐明？此外，评估系统是否反映了这些改变？

步骤 2 对于专科委员会认证和认证项目的维护也是一种挑战，该项目的参与者有着跨越数十年的不同教育背景和各种不同的实践模式。[50]

示例：参与认证维护（MOC）。美国医学专业委员会于 2000 年设立了认证维护，将专科委员会认证的模式从自我主导的终身学习和再认证，变为持续提升能力和全程监管问责的新认证模式。2003 年，美国家庭医学委员会（ABFM）首次采用了认证维护来替换医师文凭的授予。7 年后，一项对参与者的分析发现，91% 的有效持有委员会认证的家庭医生都仍在参与认证维护项目。然而，服务于医疗水平较低地区、单独执业的医生和国际医学毕业生不太愿意参与认证维护项目。[51]该分析所得数据推动了美国家庭医学委员会进一步研究认证维护项目参与度较低的根本原因，并找到提升项目参与度的措施。[52]

一篇针对认证维护项目实施情况的报告发现，对其参与者来说，最佳的教育实践活动应根据个体学员的需求来设置，强调学习者驱动和以学习者为中心，并加入刻意练习和反思性实践[53]（见第5章）。

评估目标学习环境

大型项目的目标学习环境可能有多种不同的场地：既包括教室、小组学习空间、实验室、虚拟学习平台和报告厅（以上环境基本处于项目的掌控之下），还包括办公室和临床实践、临床场所和工作人员以及相关的卫生系统（此类环境较难得到项目的掌控）。在这种种不同的学习环境中，教育管理者需要理解并强化与项目中不同利益相关者的沟通，让各方代表参与课程设计和质量管控，明确教育目标，并提供资源和绩效反馈。特别是对于大型教育项目而言，如果未能积极地或充分地同这些教育合作者密切联系，就会形成一种隐性的或"附带"的课程，从而破坏正式课程的目标。对学习环境的持续分析可能会发现值得多加关注的因素。

研究表明50%的医学生和60%的住院医师过度劳累，其中30%有抑郁症状，而每10名医学生中就有1人有自杀倾向。[54] Dyrbye、Lipscomb和Thibault阐述了多种影响学员幸福感的系统层面的因素，包括工作强度、找寻工作意义、灵活性和可控感、足够多元的组织文化、教学指导与教学支持、奖励合作而非竞争的学习环境和评分方案、教师的教学行为、社会支持、家庭和个人休假政策和教育债务。[54] 正如笔者所建议的，提升学员幸福感需要重新设计并监管这个复杂系统中的全部领域。[54]

在UME和GME阶段，医疗系统对医学教育而言至关重要，但其可能成为教育项目不平等的合作伙伴。教育项目管理者需要正视其从属医疗系统的使命、政策、程序和文化。为满足认证标准，临床从属协议中规定了"创建和维护良好学习环境的共同责任"。[55] 然而，从属协议可能难以灵活地应对教育使命与临床使命之间的冲突，因此需要建立应对机制，使管理者能够解决出现的冲突问题。一个典型的冲突案例是在限制工时的同时，将电子病历（EMR）引入学术医疗中心和GME培训。住院医师常常苦于职场中时间管理的冲突：既不允许医师使用"复制、粘贴"功能，又要求他们在有限的工时内完成任务。同时，敦促医师使用"账单式"术语而不是更具描述性的语言，也会造成沟通方面的冲突。医学生的教育也受到了影响。在迅速变化的卫生系统环境中，为了协调教育使命和教育目标，往往需要评估并更新教育项目。

示例：卫生系统政策与教育项目目标之间的矛盾。医学院校有责任教授学生关于电子病历的技能。卫生系统的来源、信息的完整性、患者的隐私以及对账单式语言的遵从经常阻碍了医学生在临床轮转期间使用电子病历（EMR）。2014年北美医学院报告显示，有108所医学院允许学生在住院轮转期间输入和修改电子病历信息，但仍有47所医学院仅对学生开放"只读"权限。[56] 除了阻碍学生在电子病历方面获得训练和提升能力，这些政策还将职业素养问题引入了学习环境，因为学生们找到了访问电子病历信息的其他方式。

2018年，美国联邦医疗保险与医疗补助服务中心发布了新的指导方针，允许临床教师验证（而不是重新记录）学生录入的EMR文档的账单属性，从而促进了多个医疗系统中学生电子病历录入。随着学生在EMR中的角色扩大，医学院教育项目增设了教授EMR技能的工作坊，并模拟了适宜的学习环境来帮助学生为未来临床轮转中的EMR做好准备。[57-58]

另外，评估学习环境与学习设施是否充足有关。认证标准规定医学教育项目必须具备足够的建筑和设施以支持项目运转。班级规模的扩大、技术增强型学习方法（如虚拟现实技术）的引进以及主动学习和线上学习方法的更多使用，都会淘汰现存教学设施。住院医师培训项目需要足够的空间来布置线下和线上会议室、呼叫室以及临床场景中可安全保存个人物品的储物柜。开展线上学习可能需要提供个人设备，并且还受到机构资源的驱动，如信息技术（IT）支持、宽带的联通、隐私和安全标准、教学设计支持和教师发展（见第5章）。

步骤3：目的与目标

确定目标的优先级

凭借其规模和持续时间，大型和（或）综合项目通常具有宽泛的多维目标。这导致总体项目目标的编写可能会困难重重，尤其是当内容专家和其他利益相关者要求包含额外的内容时。企图在列表中反映大型项目的所有内容可能会导致学习目标列表的冗长和臃肿，而这样的目标列表对学员和教师都没有好处。此外，让目标列表囊括所有潜在的可衡量指标可能会导致项目核心价值或项目目标的丢失（例如，问题解决能力、批判性思维和自主学习），并可能无意中倾向于提升可评测的内容的优先级。[59-60]如果教育项目开发者企图以详细的可评测目标来描述整个项目的终极目标，那么这些目标可能会太过超前，以致申报项目的学员无法得知该项目的教学预期。

在一个长期项目中建立一座沟通的桥梁，桥的一端连接教育项目的总体目标，如“培养无私、忠诚、业务熟练和知识渊博的，以及最能满足州和当地社区需求的医学生毕业生”，[61]桥的另一端则连接详细可测量的课程或教育活动目标等实际上多个层次的目标。应该针对个别教育活动（如讲座或模拟活动）、一门课程、一个模块或轮转、一年或“里程碑”课程以及最终为了该计划的总结性目标或胜任力而编写不同层次的目标。深入到具体事件使不同层次传达了越来越具体的针对性，个体朝项目总目标迈进又使不同层次日益包容和整合教学内容，最后这些不同层次共同形成了一张指导教师和学员实现项目总体目标的蓝图。

确定掌握程度分级

在界定学员水平等级的过程中，知识领域问题一直是个难题。21世纪，医学知识量经历了指数级的飞速变化。以学科为基础的教师往往担心没有足够时间完成学科教学任务，但这是高等教育可能一直存在的问题。历史上，学科专家和那些主张课程内容必须具备相关性的学者一直存在矛盾冲突。[60, 62] 与其比较学科之间的教学时间比重问题，我们不如后退一步并反思教育项目的总体目标。例如，Tanner 和 Tanner 不是将课程定义为一个知识体系的呈现，而是“重构知识和经验，使学员在后续知识和经验的掌控能力上有所进步”。[59] 有了这个总体目标，教学内容覆盖全部学科知识就不太合适了。Tyler 向大型教育项目的内容专家提出了一个具有挑战性的问题：“你的课程对于那些不会在此领域成为专家的年轻人有什么帮助？”[60]

在确定目标之前，教师需要就掌握程度达成共识（即项目期望学员掌握的合理内容量），而这需要在专业性和通识性之间达到平衡。考虑到项目使命和总目标的存在，需要进行优先级排序。

示例：医学硕士学位的知识掌握水平。一所医学院计划开设一门新的医师助理（PA）理学硕士学位课程。美国某州大学董事会要求所有的学位课程都必须达到研究生水平。现有的研究生药理学课程主要是为专注于如药物开发等主题的博士生设计的，并不能很好地满足 PA 课程中学生需要掌握更多实用处方知识的需求。药理学教授与 PA 项目领导合作，共同设计了一门针对医师助理的药理学课程，课程包含合适的内容和掌握水平。

好消息是，真正的专业知识应该是基于对高深的思想和概念的深刻理解。[63] 那么教育项目应该在项目目标和学习目标中把这些高深思想阐述清楚，并在新的环境下提供反复应用这些概念的机会。这种对于知识和学习本质的理解的变化，已经指导了许多长期的教育项目，强调了核心思想，使学生免于对细枝末节知识点的死记硬背。整合跨学科的核心概念并明确它们之间的关系，有利于做出复杂的临床决策和构建专业知识[64-65]（见第5章）。

示例：作为本科医学教育（UME）课程目标的“为未来学习做准备”。在课程改革过程中，医学院教师挑战了本科医学教育学习与评估的“2＋2”模式，并设计了新的教学方法来培养学生获得适合的专业知识。“为未来学习做准备”是一种能够在临床实践中从实践中学习、高效利用资源、发现新的问题解决策略的能力。见习前课程结构化为 72 个案例，每周 1 个案例，案例的复杂度随时间递增。在每个临床场景中，学员以小组形式工作，通过嵌入式问题引导学员进行案例的探索，然后由专业教师指导。基础科学不再作为一门独立的学科来教授，而是作为临床场景中出现的临床体征和症状的因果机制来教授。具有挑战性的案例允许学生尝试多种解决方案时有机会体验“有益的失败”。[66] 这些案例按顺序组织成具有渐进复杂性的模块，最终呈现出螺旋式课程。[21, 67]

确保一致性

由于利益相关方的复杂性和数量，大型项目的课程常常处于偏离其预期目标和目的的状态。项目目标一经采纳，确保该项目的实施与其预期目标和目的具有一致性就很重要了。有时，学习理论、教育方法和课程各个要素内容会先于项目总目标得到改进和提升，项目总体目标则有必要随之改变和更新。在上面的示例中，教师有目的地帮助学习者在多变和复杂的临床情境下为未来学习做好准备。在新课程中，教学方法、学生评价和学生体验与“为未来学习做准备”的目标保持一致[66-67]（见第 5 章）。

医学教育转向使用胜任力导向的教育框架，这有助于阐明适当水平的教育项目目标（见第 4 章）。以“里程碑”、置信职业行为（EPAs）等胜任力领域表述项目预期目标（见第 4 章）。然而在大型教育项目中落实胜任力导向的教学方法并非易事。胜任力导向教育需要课程开发者投入大量精力以理解各种胜任力发展的本质，创造在多种教育场景中习得技能的机会（步骤 4），以及评价每个学员的“里程碑”实现情况（步骤 6）。

无论项目的教育目标是以胜任力还是以其他核心思想为框架，课程开发者都需要证明教学策略和课程各组成部分的评价同项目的教育目标具有一致性。如下文所述，这项确保一致性的任务现在经常通过课程映射软件得以实现。

步骤 4：教育策略

第 5 章将教育策略定义为内容和方法。一个教育项目采用的教育策略最能传达该项目的核心价值观。

示例：内科住院医师培训和以患者为中心的医疗照护。内科住院医师培训项目引入了一个独特的住院服务轮转制，在这种轮转中，小组照顾的患者人数较少，但在照护每个病患时都要求加入若干以患者为中心的活动。这些活动包括用药调整、同门诊医生沟通、出院后电话随访和多学科医疗团队的参与。每个住院医师都参与到以患者为中心的医疗照护中，并借此感受到项目使命与目标中所蕴含的以患者为中心的价值观。[68]

越来越多的人意识到远程医疗是普及医疗保健服务的有力工具。课程承诺让学员胜任远程医疗，这传达了该教育项目对普及医疗保健服务做出的承诺。[69]

示例：为弱势人群提供远程医疗的跨专业轮转。医学院和药学院合作为医学和药学专业的学生开发了远程医疗轮转计划，以帮助 COVID-19 易感人群和难以及时得到医疗服务的患者。轮转的目标包括：①参与跨专业协作并练习特定的沟通技巧；②进行用药调整并提供药物咨询；③在全球大流行的背景下，回顾社会卫生决定因素及其对慢性病的影响；④进行抑郁症、家庭暴力和烟草使用情况的健康筛查；

⑤为弱势人群提供电话外援服务。参与的教师根据他们的患者队列确定患者。学生们参加跨专业会议，共同进行患者访视，并筛查心理健康问题。[70]

调整和整合教育内容

大型项目中教育内容的决定需要遵循前文所讨论的教学目的与目标。通常的举措是决定该项目想让学员掌握的“重要概念”，然后在具有时间限制的课程、模块或轮转中制定更多具体的学习目的与目标。在每门课程或模块中，更小的活动，如讲座、小组会议或模拟练习将有更具体的学习目标和内容。这些更具体的学习目标应该支持课程、模块或轮转学习目的与目标的发展，而这些又反过来支持总体项目目标的实现和学员能力的发展。这种关系被称为课程映射。

课程映射是一个将内容映射到课程并进行调整，以期最大限度地减少差距和不必要冗余的系统。在大型综合医学教育项目中，越来越多采用课程映射软件进行绘制。通常将课程活动输入日历，识别每个事件中的关键概念或关键词，并追踪教学方法。将事件及其目标与更高阶的目标相关联，比如课程目标与下一个较高级别的课程目标相关联，如年度目标或“里程碑”目标等。整个课程被纳入课程管理软件时，可以横跨多门课程、轮转和年份对课程内容进行识别和量化。[71-72]

世界医学教育联合会（WFME）[73]和医学教育联络委员会（LCME）[74]都制定了课程管理系统的认证标准。目前有专门的课程管理系统，美国医学院校协会（AAMC）负责维护其课程清单，[75]但大多数本科医学教育项目都根据各个项目和目标定制了课程管理系统。了解内容在哪里教授不仅对课程领导者至关重要，也关乎每名教师和学生。跨学科教师教授综合课程的主要挑战之一是以适当的顺序呈现教学内容并提供合适的“脚手架”以辅助学生学习[17, 76]（见第5章）。有效的课程管理系统使学习者和教师能够对课程学习的有效性做出数据驱动的决策。[76]

示例：使用课程映射来提高本科医学教育质量。一所新医学院校开设了综合临床演示课程，使用了课程映射软件并将其完全纳入课程审查过程。该软件的可视化功能有助于识别课程中不必要的冗余和重要空缺。例如，通过软件分析，发现肾脏课程在尿失禁的药物管理方面存在欠缺，血液学课程中主要组织相容性复合物部分有冗余内容。这两个问题后来都由医学教育办公室处理。[77]

选择教学方法

为大型项目选择教育方法需要关注项目的核心价值、学员的需求、长期项目的发展性、学习方法的有效性、教学方法和教学目标的一致性、可用的经验和教师的专业知识以及资源的可及性等方面。教学方法的选择将对大型项目产生重大的影响。这些教学方法的选择向学员强有力地传递了关于课程核心价值的信息。大型综合项目的教学方法较其具体教学内容更容易被人熟知。例如，麦克马斯特大学 Michael G. DeGroote 医学院以培养批判性思维的问题导向学习而被世人熟知；弗吉尼亚大学的“下一代”（“NxGen”）课程与约翰·霍普金斯大学的“从基因到社会”课程因强调系统思维而广为人知；盖辛格联邦医学院开设一门以社区为基础的体验式课程来推动基于社区的照护。

如上文和第 5 章所述，学员的多元性也推动了对教育方法多样化的需求，使得每个学员都具有学业成功的最大可能性。教育方法的灵活性体现了对个体学员的喜好和需求的尊重，但在教学情境飞速变化时，这种灵活性所提供的帮助可能是多余的。在 COVID-19 疫情期间，面授和临床学习的急停正属于教学情境飞速变化的例子之一，新的教学情境要求大多数本科医学教育课程暂时转换为在线学习。由于学员是不断变化的，课程领导者需要了解每批新生的需求。

关注课程的发展性是长期课程项目的另一个问题。Grow 将自主学习分为不同阶段，从被动学习者到乐学者、参与者，最终发展成自主学习者。[78] 相应地，指导老师在各阶段的工作方式以及教学方法也应随之改变。在短期教育项目中很少见到这种发展，但在较长期的项目中，预测到并鼓励自主学习是非常重要的，这将促进医学专业人员的终身学习能力的培养。因此，在医学教育项目中仅依赖一种方法显然是不合适的。例如，课程开发人员可能会兴奋地引入一种新的主动学习方式，如在虚拟现实模拟体验中实践。然而，课程的新学员可能从来没有体验过模拟教学，需要为这种新的教学方法做好准备，以良好的状态和动力去适应新的方法。即便如此，随着时间的推移，这些学员还是可能会对模拟教学感到厌倦，渴望真正的临床体验。因此，在毕业后医学教育阶段，即使每年的轮转周而复始地进行着，依然需要关注学习者的责任感，确保其责任感在整个课程中持续成长。

教学方法的可行性通常决定了它是否能在较大项目中被采用（见下文步骤 5）。在小规模的试点项目中可能有效的方法，在扩大到整个班级或学年时可能无法奏效。标准化病人或模拟中心时间等条件可能会受到限制；现有会议室的数量可能不能满足跨专业举办小组会议的需求；可能需要任命额外的教师，将其从其他职责中解放出来，并接受新教学方法的培训；引入一种新的方法可能会破坏课程的其他组成部分，并且在过渡期间可能会有短暂的功能衰减。由于上述所有原因，教学方法的改变应该配备强有力的评价计划，以帮助项目管理者理解该改变对所有利益相关者的正面和负面影响（见下文步骤 6）。

如果一个项目预计广泛使用在线学习，则必须在计划或学校层面考虑许多问题，并且通常需要有明确的政策来解决。学生学习需要哪些个人设备？谁决定个人设备的规格？在线学习时，特别是学生需要在家学习时，互联网如何接入？学生加载到教学设备上的软件是否受限制？这些设备会用于考试吗？谁将为硬件、软件和 IT 问题提供支持？学校是否有关于（在线、校园、课堂）职业行为、安全和通信的在线学习政策？临床附属机构在远程访问电子病历和其他临床系统时有什么要求？应对这些问题需要许多利益相关者的投入，以协调有效地适应在线学习。

步骤5：实施

大规模、综合和较长期的项目通常被形容成具有许多运动部件的复杂机器。实施这些课程需要关注这些运动部件的许多细节，深刻理解连贯整体，领会其对更大机构的影响和与更大机构的关系，如整个大学或卫生系统或该项目毕业生所服务的人群。熟悉项目运作的管理者需要能够将实施细节委托给适当的个人和团体，同时关注各利益相关者的观点。例如，医学院课程的利益相关者可以包括关注毕业生的职业选择和人口健康效果的政府资助方、关注国内排名和声誉的大学领导及校友、关注学术自由的教师、关注改变工作流程和技能的工作人员，以及关注住院医师胜任力和责任感的住院医师培训项目主管。教育项目管理者也同样需要为当前的学员和他们的患者负责，这些人常被视为这个复杂系统中最脆弱的参与者。

建立管理体系

在这些复杂的系统中，仅由个人或单个领导者来监督项目的实施情况是不够的。这些项目需要有效的管理结构。[79]项目管理对学员来说常常是隐形的，但其对课程质量和教学成果具有重要意义。对于大型综合项目来说，需要精心构建项目管理，使其反映学校或项目的核心价值观。传统的等级制、官僚治理形成了中央集权和统一决策，强调标准化。扁平化或网格化的治理结构使教师和学生得以分享权力和参与决策，促进了创新与变革。治理结构有力地传达了项目系统对学生、教师和管理之间关系的价值观。

在以学科为基础的医学院课程中，学科课程由各系管理。课程名称通常反映了该系的名称，如“药理学”和“儿科学”。系主任指定课程领导并分配教师的教学工作。系内教师确定课程内容和方法；教学预算包含在系的预算内。

在20世纪，以器官系统为基础的课程是跨较长时间（例如1年的课程）整合学科的第一步。如今，在伦理学、患者安全和临床推理等领域，4年的课程整合已实现。随着课程的高度整合，管理和决策不再局限于单个系。综合框架中的课程模块是由跨学科的教师设计的，他们需要确定适当的目标水平、计划教学内容和教学方法并进行审查评估。这项工作可能是乏味且有争议的，但对课程的成功至关重要。如果没有实现真正的整合，学生将难以体验到发展性的或“脚手架”式的学习内容，而苦于脱节和碎片化的学习内容。[17]纠正这一点也可能会有问题，因为整合课程设计的一个意外后果是课程不再反映特定学科的内涵，导致学科管理与课程管理的脱节。

整合课程的经验是，需要以透明的、参与式的、公平的方式构建课程管理。有效的治理包括稳健的项目评价和质量保证过程，这些过程为个体教师、他们的学术主管、课程和内容领导者，以及教学和评价的预算过程提供绩效反馈（见步骤6）。这种信息流是透明度和公平性的有力支持。在北美，医学教育联络委员会（LCME）要求教育项目构建集中的课程治理机构，使其具有实施和维护高质量课程的权力和资源。[74]学校往往通过构建课程治理机构以体现课程的“结构”。例如，可能有一个小组委员会，它反映了课程的主要内容领域或能力，如基础科学、临床科学、卫生系统科学和论文要求。这些小组委员会由跨学科的设计团队组成，这些小组负责监控相关内容领域的目标、方法和评价。其他学校采用组合式的结构，结合选出的和指定的教师来监管课程。

为应对日益增长的医护人员需求以及医学生人数的增加，许多医学院校正在开发地理分布的校园。这类校园的管理对于学校发展、项目维护和教学质量而言同样至关重要。[80]

将医学专业教育转向跨专业健康教育需要在更高级别的管理层上开展大量工作。美国医学研究所将促进或干扰跨专业教育发展的因素分为专业文化、机构文化、劳动力政策和融资政策。[81] 每一个影响因素不仅需要在学校层面得到解决，还需要在大学、社区和国家层面都得到解决，这要求利益相关者的广泛参与以及坚定而有效的领导。2019 年医学专业认证合作报告指出，在协作环境中发挥领导力以推进工作具有重要意义，报告还详细列举了几个教育机构致力于跨专业教育（IPE）协作实践的例子。[82]

确保质量

大型课程中的一个常见问题是谁可以访问项目结果的数据，包括学习者表现、教师和课程或轮转表现以及毕业生成果，以及谁有权根据这些数据采取行动。持续的质量改进对于大型课程是非常重要的，这个角色经常由另一个监督学生评价、成绩和项目评估的同行委员会组成（参见前文讨论过的课程映射与课程管理）。对于学员的评价、晋级和补习，教育项目需要明确政策和指导方针并对其进行广泛宣传，项目还需要提供教师指导、测试选择和住宿的其他资源（参见通用参考文献中 Kalet 和 Chou 的条目）。参与式领导力的第一步是在治理结构中接纳或广泛代表利益相关者，这是课程成功革新的关键特征[83]（见第 8 章）。

以下是参与式领导力被广泛使用的例子：人们越来越认识到，为学生提供指导和建议以及非正式课程是整个课程的组成部分之一，尤其是在涉及学生专业发展能力的领域时（见第 5 章）。为此，一些医学院建立了一种称为学习共同体的纵向师生结构，以帮助学生形成职业身份、保持身心健康，为学生提供学术和职业咨询，有时还教授临床技能和人文课程。[84] 同样，在毕业后医学教育阶段也使用了纵向辅导项目来促进学生的专业发展。[85-86] 那些负责专业发展和职业身份认同的管理人员至少需要了解课程的流程、工作要求和里程碑，并应积极参与到课程和项目的规划和管理中去。

在毕业后医学教育阶段，质量监督的作用通常落在一个项目副主管身上，负责持续监控项目的成效。住院医师项目在其管理结构中增加能代表更多利益相关者的人员，包括护理人员和医院行政管理人员。委员会认证项目则将患者和主张维护患者利益的人士纳入其监管团队。

分配资源

人事、时间、设施和资金是新课程、正在进行的课程和变革中的课程共同面临的问题。人事问题指的是确定适当的教师领导和实施课程，需要有一个完整的程序，认可并奖励教师在教学中做出的努力，[87-89]并设定员工的工作流程，最大限度地利用现有的资源。教育领导者可能需要招募和支持不受他们监管控制的个人，这需要一定的政治技巧。

具有远见卓识的领导者也会认识到在复杂的课程中对于重要的教育角色应为其准备继任培养计划。[90-91]继任培养计划意味着通过公开、公平的选拔过程，确定能够最终担任领导角色的教师或员工，并为其提供发展领导力或高级教育者技能的机会。医学教学人员可能缺少参加领导力培训的途径，或者并未想过要培训领导力，那么鼓励领导力发展的责任可能会落在项目主任身上。许多大学和卫生系统都在当地开设了促进领导力发展的技能培训；如果所在地区没有类似培训，教师可以向其所在的专业协会申请获得领导力培训（教师发展机会见附录B）。

课程时间的分配包括监管正式和非正式的课程时间，以确保学生有足够的时间进行自主学习、反思和其他丰富的活动，并明确解决许多人认为在课程中时间占比等同于重要性的观点。再者，课程管理系统在跟踪项目层面的信息方面（如每周正式课程学时或教学与主动学习的时长）非常有帮助，并识别教师或学生组织“可选”课程时的冲突。

如前文所述，设施对课程的有效性非常重要，也会对学习环境产生影响。如果设施与教学任务或学员数量不匹配，教育方法（如沉浸式模拟或基于团队的学习）可能会失败。大型项目需要构建策略和机制，以确保有效使用和分配设施资源。当虚拟学习空间变得与现实学习空间一样重要时，教学设施必须包括最佳信息技术的访问权限和虚拟学习环境的建设。

在项目层面最重要的任务应该是教育项目中的资金分配。尽管美国和国外都呼吁增加对医学专业教育的投资，但几十年来，财务模式一直没有改变。[14, 92-93]医学教育的研究和开发经费比生物医学研究少，几乎没有外部资金可用于资助正在进行的核心课程功能（“筹资渠道”见附录B）。在保守的财政政策背景下，国家资助日益压缩。然后，课程必须由学费、慈善事业资助或临床收入来资助。鉴于美国医学院毕业生的平均负债水平，限制学费进一步上涨的压力巨大。[24]在一个项目中决定承担新的成本必须经过仔细衡量，确保实现以最低成本提供高质量教育的目的。

美国的住院医师教育主要通过医疗保险和医疗补助向医院系统支付的资金，资金的额度是使用复杂公式根据住院床日计算而来的。退伍军人健康管理局、卫生资源和服务管理局也为毕业后医学教育提供了重要的财政支持。最后，一些项目得到了州政府、医疗行业和私人资助的支持。[14]这种财务模式导致了意想不到的后果，例如缺乏对非住院医师培训的支持，促使人们呼吁重组该系统。[14, 93]

步骤 6：评估与反馈

与较小的课程一样，大型教育项目必须有一个总体的评价计划，并且必须实时监控评价。

支持胜任力发展

在管理学员方面，已经转向胜任力导向框架的教育项目需要跟踪多个学员在较长一段时间内的胜任力发展情况，这往往需要进行各种评价。对学员的程序性评价是一种系统设计，定期进行高利害评估并持续收集低利害评估数据。随着时间的推移，高利害决策将得到丰富多样的评估数据的支持。其双重目标是既通过评估过程推动学习，又以此促进做出稳健的决策。[94]一项针对程序性评价的审查发现，程序性评价最常在工作场所或临床项目中得以实施，虽然它支持双重目标，但信息过载、工作量过多和缺乏支持性人际关系等问题可能会减弱评价效果。[95]

胜任力评估的其他方法包括采用学习档案袋来跟踪学习者的成就和文件[96-98]（见第 7 章）。电子档案袋允许个人学习者上传“展品”（即胜任力成就的文件），与教师评估人员共享，并接收反馈。[96, 99]

示例：使评价系统与项目目标保持一致，为未来课程学习做准备。课程对评价系统进行重组，以提高为学生提供反馈的频率和有用性。持续评价采用了低利害的周测验以及叙述性反馈。学生访问“电子档案袋”，定期与学业导师一起审查他们的学业进展，然后在课程的关键点提交反思性的个人学习计划。学生能够更早地、频繁地获得有关改善学习行为的反馈和指导。学生进展委员会审查一系列数据，并做出关于学生在该项目中进展的重要决策。[67]

当对评估和评价系统收集来的数据进行管理时，通常使用各种数据分析技术（包括自然语言处理和数据可视化），电子系统可以全局角度或项目级别对学习者里程碑的实现情况进行跟踪（学习分析）。[100]

自适应性的医学教育项目

关于项目评价，评价数据应设计为自适应性或学习性系统提供支持。较大的医学专业教育项目不仅生成学员的表现数据，还生成学员和教师满意度、环境调查、教师时间、教学预算、房间利用率、模拟空间、与同行机构和项目的基准、候选人对项目的兴趣以及未参加项目者调查等数据。这些数据所面临的挑战在于如何将其转化为“可操作的情报”，以便及时补救，支持持续质量改进（CQI），并确定该项目是否做好变革的准备以应对快速变化的医疗保健环境。[101]虽然仪表板可用于实时监控项目的关键绩效指标，最重要的是，该项目应让广泛的利益相关者群体来综合、分析和解释数据，以实现持续质量改进（CQI）和创新[101-104]（另见第7章的“总论”部分）。

课程改进和大型教育项目更新的导向

在过去20年中，美国医学教育中广泛进行的重大改革可能是颠覆性和资源密集型的，并且需要更多利益相关者的创造性参与。在课程改革中，领导者对管理改革过程中的氛围和期望以及确保改革的成功实施有重要作用。

因此，了解促进组织变革成功的因素是课程领导者的一个重要品质。[105-106]这些因素包括：

- 建立并交流共同的愿景和理念
- 关键利益相关者的合作与参与
- 对数据的开放性和多元化的视角
- 灵活性
- 有效领导团队的形成
- 为他人实现愿景提供必要的支持/保护
- 从成功开始，即使是微小的成功，并基于这些成就开展多样的活动
- 保持制度文化、政策和程序的一致性；改革的制度化
- 与所有利益相关者保持全程有效沟通

熟悉利益相关者群体及其需求也是重要的，而从多个角度理解内部组织则对此大有助益。Bolman 和 Deal 称这些观点为“框架”，并将组织框架描述为如下内容：①结构：正式角色和关系；②人力资源：组织的人员需求，如开发、培训和奖励；③政策，如资源配置的需要；④基于象征意义或价值观。[107]当冲突和障碍影响组织运作时，如果能够从多个视角来看待当下的情境，就能够更深入地理解根本原因并提出创造性的解决方案。

许多领导技能与大型教育项目的主管有关，其中一些已在本章的前几节中提及，包括：成为有效的变革推动者（见第6章）[108-109]、沟通[110-111]、动机[112-113]、合作[114-116]、团队工作[111，117-118]、授权[119-120]、反馈[121-122]、指导[123-125]、冲突管理[126-127]和继任规划[91，128]。

有效的领导者还能认识到不同的管理风格和管理方法，以及医疗保健和教育组织的复杂性（见通用参考文献中的“领导力”部分）。[129]他们能够将自己的方法与情境需求相匹配，并让员工和利益相关者参与进来，根据变化采用创造性、创新性的应对措施。领导风格会对组织氛围产生影响，这可能会导致一个有效的、适应性强的学习型组织，也可能导致一个在变化面前陷入困境和瘫痪的组织。与那些更有权威性的领导者相比，具有远见、包容性、善于交际和热心支持的领导者更能创造积极的学习氛围。[130-131]

示例：运用组织理解和领导力技巧解决课程改革中的冲突。一所医学院规划了一门新课程，预期提高其毕业生的系统思维，课程包括开设更多的社会科学和行为科学课程。给基础学科分配的学时较少，这引起了基础学科教师的担忧：课程没那么严格，恐将有损学校声誉，即不再看重研究和发现的核心价值。认识到关于时间分配的讨论实际上是基于价值观的，院长通过象征性和基于价值的术语阐明新课程的愿景去回应教师的担忧，并提出新的研究要求和研究计划以加强医生科学家队伍建设。[132]

由于有效监督大型教育项目和组织变革需要应用广泛的技能，上述领域的管理者需要不断在其领域中谋求自身能力的发展。如前所述，领导力开发项目可以在当地许多大学和专业协会中进行（见附录B）。

结　论

大型、纵向项目的规模和复杂性极具挑战，因此最有用的方法也许是把它们看作复杂的系统或组织。有效的系统和结构是确保项目目标达成的关键。组织发展领域有助于教育者理解课程体系的本质和功能。应用六步法的特定模式可以为开发、实施、维护和强化大型或纵向项目提供基础。

问　题

对于你正在协调、规划或想要规划的项目，请回答或思考以下问题与提示：

1. 请给出证据以表明该项目能促进社会医疗需求和完成机构使命。你认为在医疗服务领域未来将发生怎样的变化？你的课程将如何应对这些变化？

2. 描述你的项目中学员的人口学统计、准备或动机的变化趋势。如何组织你的学员选录过程来为你的项目招募优秀学员、形成最佳学习共同体？你需要了解学员的哪些个人特质以满足他们的学习需求？

3. 描述该项目所处的学习环境。该环境中有哪些利益相关者？如何监测学员的学习体验、学习福祉和潜在课程？

4. 描述该项目的教育目标是如何制定的，以及它们如何与国家要求的胜任力框架相对应。你是否已为该项目制定了多层次的目标？

5. 该项目中主要使用哪种教育方法？是否传达了该项目的核心价值观？采用多样化的教育方法是否有助于所有学习者达到预期的胜任力水平？这些教育方法是否能够应对不断变化的情境？

6. 是否有对课程进行监测的体系，以确保目标、方法和评估的一致性，内容的有序安排和协调，以及达成纵向和横向的课程整合？

7. 描述课程的管理方式，以及如何确保管理的透明度、参与性和公平性。

8. 描述如何培养、支持和奖励在你的项目中承担教学工作的教职员工。如何监测教职员工的需求和实际教学工作，以确保有适当的、相应的支持？

9. 学习者和项目成果的信息如何用于提高项目的质量？项目评估体系是否足够强大，可以进行基于数据的决策？

10. 如果正在进行课程改革，请注意任何影响其成功的冲突或障碍。领导者、教职员工和学生可以如何解决这些问题？

通用参考文献

Bland, Carole J., Sandra Starnaman, Lisa Wersal, Lenn Moorhead-Rosenberg, Susan Zonia, and Rebecca Henry. "Curricular Change in Medical Schools." *Academic Medicine* 75, no. 6 (2000): 575–94. https://doi.org/10.1097/00001888-200006000-00006.

This systematic study of the published literature on medical curricular change, although looking at twentieth-century reforms, has not been replicated, and its lessons are still timely. The authors synthesized their review into characteristics that contribute to success. These include the organization's mission and goals, history of change, politics, organizational structure, need for change, scope and complexity of the innovation, cooperative climate, participation, communication, human resource development, evaluation, performance dip, and leadership.

Bolman, Lee G., and Terrence E. Deal. *Reframing Organizations: Artistry, Choice, and Leadership*. 6th ed. San Francisco: Jossey-Bass, 2017.

An updated synthesis of the authors' framework for organization theory, with examples. The four frames discussed are (1) the Structural Frame, the social architecture of the organization; (2) the Human Resource Frame, the properties of people and organizations; (3) the Political Frame, the allocation of resources and struggles for power; and (4) Organizational Symbols and Culture. The book concludes with Leadership in Practice. 526 pages.

Hafferty, Frederick W., and Joseph F. O'Donnell, eds. *The Hidden Curriculum in Health Professional Education*. Lebanon, NH: Dartmouth College Press, 2014.

This book examines the history, theory, methodology, and application of hidden curriculum theory in health professional education. Includes chapters devoted to professional identity formation, social media, and longitudinal integrated clerkships. 322 pages.

Institute of Medicine. *Graduate Medical Education That Meets the Nation's Health Needs.* Washington, DC: National Academies Press, 2014.

The Institute of Medicine committee's report proposes significant revisions to rectify current shortcomings and to create a GME system with greater transparency, accountability, strategic direction, and capacity to innovate.

Interprofessional Education Collaborative Expert Panel. *Core Competencies for Interprofessional Collaborative Practice: Report of an Expert Panel: 2016 Update*. Washington, DC: Interprofessional Education Collaborative, 2016. Accessed October 8, 2021. https://www.ipecollaborative.org/ipec-core-competencies.

The Interprofessional Education Collaborative consists of multiple health professions educational organizations. In 2011, the IPEC consensus report described the need for development of collaborative practice and proposed four competency domains—roles and responsibilities, shared values and ethics, interprofessional communication, and teamwork—and learning objectives within each domain. The 2016 update recognized the overarching domain of interprofessional collaboration and modified the competencies to more directly address the Triple Aim.

Kalet, Adina, and Calvin C. Chou, eds. *Remediation in Medical Education: A Mid-course Correction*. New York: Springer Publishing, 2014.

This multiauthor text collates the literature and experience to date in the context of defined competencies for physicians, the limitations of assessment, and approaches to remediation. One section, authored by a student affairs dean, looks at program-level issues such as privacy, technical standards, fitness for duty, and the official academic record.

Meeks, Lisa M., and Leslie Neal-Boylan, eds. *Disability as Diversity: A Guidebook for Inclusion in Medicine, Nursing and the Health Professions.* New York: Springer International Publishing, 2020.

Intended for deans, student affairs faculty, disability officers, and program leaders, this text provides practical examples and best practices for planning and implementing an inclusive learning environment for students with disability, including writing policy, addressing the learning climate, maintaining accreditation standards, and remaining compliant with the Americans with Disabilities Act.

领导力

Goleman, Daniel. "Leadership That Gets Results." *Harvard Business Review*, March–April 2000. Accessed April 16, 2021. https://hbr.org/2000/03/leadership-that-gets-results.

Describes different management styles (coercive, authoritative, affiliative, democratic, pacesetting, coaching—Hay Group) and the importance of being able to flex one's management style. Also discusses emotional intelligence.

Merton, Robert K. "The Social Nature of Leadership." *American Journal of Nursing* 69, no. 12 (1969): 2614. https://doi.org/10.2307/3421106.

A good article on the relational aspects of leadership. Distinguishes authority from leadership. Authority involves the legitimated rights of a position that require others to obey; leadership is an interpersonal relation in which others comply because they want to, not because they have to.

Northouse, Peter G. *Leadership: Theory and Practice*. 8th ed. SAGE Publications, 2018.

Comprehensive text on classic and contemporary approaches to leadership, described in a reader-friendly, evidence-based manner. Includes chapters on trait, skills, behavioral, and situational approaches; transformational, authentic, servant, and adaptive leadership; path-goal theory; and leader-member exchange theory, as well as chapters on team leadership, gender, and culture.

Palmer, Parker. "Leading from Within." In *Let Your Life Speak: Listening for the Voice of Vocation*. San Francisco: John Wiley & Sons, 2000. Accessed April 16, 2021. http://www.couragerenewal.org/PDFs/Parker-Palmer_leading-from-within.pdf.

Describes inner work and knowledge that is an underpinning of enlightened, enabling leadership. Discusses undesirable shadows that leaders can cast: personal insecurity (can lead to behaviors that deprive others of their identities to buttress one's own); belief that the universe is a battleground (can lead to unnecessary competition when what is needed is collaboration); functional atheism (belief that ultimate responsibility for everything rests on oneself, which leads to burnout, depression, despair, imposition of one's will on others, lack of empowerment of others); fear of chaos (leads to excessive control); and denial of death/fear of failure (leads to maintaining/resuscitating things that are no longer alive or needed). Palmer advocates for doing the inner work that promotes a work environment embodying collaboration, respect, empowerment, flexibility, enjoyment.

组织和文化变革

Kotter, John P. *Leading Change*. Boston: Harvard Business School Press, 2012.

An excellent book on leading change in today's fast-paced, global market. Although oriented toward business, it is applicable to most organizations. Based on his years of experience and study, Dr. Kotter, professor emeritus at Harvard Business School, discusses eight steps critical to creating enduring *major change in organizations*.

Westley, Frances, Brenda Zimmerman, and Michael Q. Patton. *Getting to Maybe: How the World Is Changed*. Toronto: Random House Canada, 2006.

This book is complementary to Kotter's work. It focuses on complex organizations and social change, and it addresses change that occurs from the bottom up as well as from the top down. Richly illustrated with real-world examples, it explains an approach to complex, as distinct from simple or complicated, problems.

尝试进行制度 / 文化变革的范例

Cottingham, Ann H., Anthony L. Suchman, Debra K. Litzelman, Richard M. Frankel, David L. Mossbarger, Penelope R. Williamson, DeWitt C. Baldwin, and Thomas S. Inui. "Enhancing the Informal Curriculum of a Medical School: A Case Study in Organizational Culture Change." *Journal of General Internal Medicine* 23, no. 6 (2008): 715–22. https://doi.org/10.1007/s11606-008-0543-y.

The Indiana University School of Medicine (IUSM) culture change initiative to improve the informal or hidden curriculum.

Krupat, Edward, Linda Pololi, Eugene R. Schnell, and David E. Kern. "Changing the Culture of Academic Medicine: The C-Change Learning Action Network and Its Impact at Participating Medical Schools." *Academic Medicine* 88, no. 9 (2013): 1252–58. https://doi.org/10.1097/ACM.0b013e31829e84e0.

Pololi, Linda H., Edward Krupat, Eugene R. Schnell, and David E. Kern. "Preparing Culture Change Agents for Academic Medicine in a Multi-institutional Consortium: The C-Change Learning Action Network." *Journal of Continuing Education in Health Professions* 33, no. 4 (2013): 244–57. https://doi.org/10.1002/chp.21189.

These two papers present a culture change project shared by five medical schools. Institutional leadership and faculty met regularly as a consortium to create a learning community that would foster a collaborative, inclusive, and relational culture in their constituent institutions.

引用文献

1. Marlene P. Ballejos et al., "Combined Baccalaureate/Medical Degree Students Match into Family Medicine Residencies More than Similar Peers: A Matched Case-Control Study," *Family Medicine* 51, no. 10 (2019): 854–57, https://doi.org/10.22454/FamMed.2019.110812.
2. Ellen M. Cosgrove et al., "Addressing Physician Shortages in New Mexico through a Combined BA/MD Program," *Academic Medicine* 82, no. 12 (2007): 1152–57, https://doi.org/10.1097/acm.0b013e318159cf06.
3. Mohamed A. Zayed, Ronald L. Dalman, and Jason T. Lee, "A Comparison of 0+5 Versus 5+2 Applicants to Vascular Surgery Training Programs," *Journal of Vascular Surgery* 56, no. 5 (2012): 1448–52, https://doi.org/10.1016/j.jvs.2012.05.083.
4. Adam Tanious, "Traditional (5+2) Versus Integrated (0–5) Vascular Surgery Training: The Effect on Case Volume and the Trainees Produced," *Seminars in Vascular Surgery* 32, no. 1–2 (2019): 27–29, https://doi.org/10.1053/j.semvascsurg.2019.05.004.
5. Thomas A. Oetting et al., "Integrating the Internship into Ophthalmology Residency Programs," *Ophthalmology* 123, no. 9 (2016): 2037–41, https://doi.org/10.1016/j.ophtha.2016.06.021.
6. Lawrence Family Medicine Residency, "Developing Physician Leaders for Underserved Communities," accessed October 7, 2021, https://glfhc.org/residency/curriculum/.
7. Kenneth M. Ludmerer, "The History of Calls for Reform in Graduate Medical Education and Why We Are Still Waiting for the Right Kind of Change," *Academic Medicine* 87, no. 1 (2012): 34–40, https://doi.org/10.1097/acm.0b013e318238f229.
8. Susan E. Skochelak, "A Decade of Reports Calling for Change in Medical Education: What Do They Say?" *Academic Medicine* 85 (2010): S26–33, https://doi.org/10.1097/acm.0b013e3181f1323f.
9. Molly Cooke, David M. Irby, and Bridget C. O'Brien, *Educating Physicians: A Call for Reform of Medical School and Residency* (San Francisco: Jossey-Bass, 2010).

10. Thomas J. Nasca et al., "The Next GME Accreditation System—Rationale and Benefits," *New England Journal of Medicine* 366, no. 11 (2012): 1051–56, https://doi.org/10.1056/nejmsr1200117.
11. Jason Russell Frank, Linda Snell, and Jonathan Sherbino, *CanMEDS 2015 Physician Competency Framework*, (Ottawa: Royal College of Physicians and Surgeons of Canada, 2015).
12. Julio Frenk et al., "Health Professionals for a New Century: Transforming Education to Strengthen Health Systems in an Interdependent World," *The Lancet* 376, no. 9756 (2010): 1923–58, https://doi.org/10.1016/s0140-6736(10)61854-5.
13. Interprofessional Education Collaborative, *Core Competencies for Interprofessional Collaborative Practice: 2016 Update* (Washington, DC: Interprofessional Education Collaborative, 2016), accessed October 7, 2021, https://www.ipecollaborative.org/ipec-core-competencies.
14. Committee on the Governance and Financing of Graduate Medical Education; Board on Health Care Services; Institute of Medicine; Jill Eden, Donald Berwick, and Gail Wilensky, eds., *Graduate Medical Education That Meets the Nation's Health Needs* (Washington, DC: National Academies Press, 2014), https://doi.org/10.17226/18754.
15. Institute of Medicine (US) Committee on the Robert Wood Johnson Foundation Initiative on the Future of Nursing, at the Institute of Medicine, *The Future of Nursing: Leading Change, Advancing Health* (Washington, DC: National Academies Press, 2011), accessed October 7, 2021, https://www.ncbi.nlm.nih.gov/books/NBK209885/.
16. Ryan L. Crass and Frank Romanelli, "Curricular Reform in Pharmacy Education through the Lens of the Flexner Report of 1910," *American Journal of Pharmaceutical Education* 82, no. 7 (2018): 6804, https://doi.org/10.5688/ajpe6804.
17. Jessica H. Muller et al., "Lessons Learned about Integrating a Medical School Curriculum: Perceptions of Students, Faculty and Curriculum Leaders," *Medical Education* 42, no. 8 (2008): 778–85, https://doi.org/10.1111/j.1365-2923.2008.03110.x.
18. Theo J. Ryan et al., "Design and Implementation of an Integrated Competency-Focused Pharmacy Programme: A Case Report," *Pharmacy* 7, no. 3 (2019): 121, https://doi.org/10.3390/pharmacy7030121.
19. David G. Brauer and Kristi J. Ferguson, "The Integrated Curriculum in Medical Education: AMEE Guide No. 96," *Medical Teacher* 37, no. 4 (2014): 312–22, https://doi.org/10.3109/0142159x.2014.970998.
20. Richard Hays, "Integration in Medical Education: What Do We Mean?" *Education For Primary Care* 24, no. 3 (2013): 151–52, https://doi.org/10.1080/14739879.2013.11494358.
21. R. M. Harden, "The Integration Ladder: A Tool for Curriculum Planning and Evaluation," *Medical Education* 34, no. 7 (2000): 551–57, https://doi.org/10.1046/j.1365-2923.2000.00697.x.
22. Melanie Raffoul, Gillian Bartlett-Esquilant, and Robert L. Phillips, "Recruiting and Training a Health Professions Workforce to Meet the Needs of Tomorrow's Health Care System," *Academic Medicine* 94, no. 5 (2019): 651–55, https://doi.org/10.1097/acm.0000000000002606.
23. James J. Youngclaus, Sarah A. Bunton, and Julie Fresne, *An Updated Look at Attendance Cost and Medical Student Debt at U.S. Medical Schools* (Washington, DC: Association of American Medical Colleges, 2017), accessed October 7, 2021, https://www.aamc.org/data-reports/analysis-brief/report/updated-look-attendance-cost-and-medical-student-debt-us-medical-schools.
24. Monique Simone Pisaniello et al., "Effect of Medical Student Debt on Mental Health, Academic Performance and Specialty Choice: A Systematic Review," *BMJ Open* 9, no. 7 (2019): e029980, https://doi.org/10.1136/bmjopen-2019-029980.
25. American College of Osteopathic Internists, *White Paper: The Phoenix Physician* (American College of Osteopathic Internists, 2011), accessed October 7, 2021, https://www.acoi.org/public/acoi-position-statements/the-phoenix-physician-white-paper.
26. Adam J. McTighe et al., "Effect of Medical Education on Empathy in Osteopathic Medical Students," *Journal of Osteopathic Medicine* 116, no. 10 (2016): 668–74, https://doi.org/10.7556/jaoa.2016.131.
27. Melanie Neumann et al., "Empathy Decline and Its Reasons: A Systematic Review of Studies with Medical Students and Residents," *Academic Medicine* 86, no. 8 (2011): 996–1009, https://doi.org/10.1097/acm.0b013e318221e615.

28. George E. Thibault, “Reforming Health Professions Education Will Require Culture Change and Closer Ties Between Classroom and Practice,” *Health Affairs* 32, no. 11 (2013): 1928–32, https://doi.org/10.1377/hlthaff.2013.0827.
29. Tanya Rechael Lawlis, Judith Anson, and David Greenfield, “Barriers and Enablers that Influence Sustainable Interprofessional Education: A Literature Review,” *Journal of Interprofessional Care* 28, no. 4 (2014): 305–10, https://doi.org/10.3109/13561820.2014.895977.
30. Patricia A. Cuff and Neal A. Vanselow, eds., *Improving Medical Education: Enhancing the Behavioral and Social Science Content of Medical School Curricula* (Washington, DC: National Academies Press, 2004).
31. Jed D. Gonzalo, Anna Chang, and Daniel R. Wolpaw, “New Educator Roles for Health Systems Science,” *Academic Medicine* 94, no. 4 (2019): 501–6, https://doi.org/10.1097/acm.0000000000002552.
32. Kelly E. Mahon, Mackenzie K. Henderson, and Darrell G. Kirch, “Selecting Tomorrow’s Physicians,” *Academic Medicine* 88, no. 12 (2013): 1806–11, https://doi.org/10.1097/acm.0000000000000023.
33. Rachel H. Ellaway et al., “A Critical Scoping Review of the Connections between Social Mission and Medical School Admissions: BEME Guide No. 47,” *Medical Teacher* 40, no. 3 (2017): 219–26, https://doi.org/10.1080/0142159x.2017.1406662.
34. Alda Maria R. Gonzaga et al., “A Framework for Inclusive Graduate Medical Education Recruitment Strategies,” *Academic Medicine* 95, no. 5 (2020): 710–16, https://doi.org/10.1097/acm.0000000000003073.
35. Cynthia X. Yuen and Donovan Lessard, “Filling the Gaps: Predicting Physician Assistant Students’ Interest in Practicing in Medically Underserved Areas,” *Journal of Physician Assistant Education* 29, no. 4 (2018): 220–25, https://doi.org/10.1097/jpa.0000000000000219.
36. Somnath Saha, “Student Body Racial and Ethnic Composition and Diversity-Related Outcomes in US Medical Schools,” *JAMA* 300, no. 10 (2008): 1135, https://doi.org/10.1001/jama.300.10.1135.
37. John K. Iglehart, “Diversity Dynamics—Challenges to a Representative U.S. Medical Workforce,” *New England Journal of Medicine* 371, no. 16 (2014): 1471–74, https://doi.org/10.1056/nejmp1408647.
38. Ben Kumwenda et al., “Relationship between Sociodemographic Factors and Specialty Destination of UK Trainee Doctors: A National Cohort Study,” *BMJ Open* 9, no. 3 (2019): e026961, https://doi.org/10.1136/bmjopen-2018-026961.
39. Association of American Medical Colleges, *Roadmap to Diversity and Educational Excellence: Key Legal and Educational Policy Foundations for Medical Schools*, 2nd ed. (Washington, DC: Association of American Medical Colleges, 2014).
40. “LCME Consensus Statement Related to Satisfaction with Element 3.3, Diversity/Pipeline Programs and Partnerships,” Liaison Committee on Medical Education, March 2015, accessed October 7, 2021, https://lcme.org/publications/.
41. Lisa M. Meeks, Kurt Herzer, and Neera R. Jain, “Removing Barriers and Facilitating Access,” *Academic Medicine* 93, no. 4 (2018): 540–43, https://doi.org/10.1097/acm.0000000000002112.
42. Lisa M. Meeks et al., “Realizing a Diverse and Inclusive Workforce: Equal Access for Residents with Disabilities,” *Journal of Graduate Medical Education* 11, no. 5 (2019): 498–503, https://doi.org/10.4300/jgme-d-19-00286.1.
43. Lisa M. Meeks et al., “Change in Prevalence of Disabilities and Accommodation Practices among US Medical Schools, 2016 vs. 2019,” *JAMA* 322, no. 20 (2019): 2022, https://doi.org/10.1001/jama.2019.15372.
44. Laura B. Kezar et al., “Leading Practices and Future Directions for Technical Standards in Medical Education,” *Academic Medicine* 94, no. 4 (2019): 520–27, https://doi.org/10.1097/acm.0000000000002517.
45. Raymond H. Curry, Lisa M. Meeks, and Lisa I. Iezzoni, “Beyond Technical Standards: A Competency-Based Framework for Access and Inclusion in Medical Education,” *Academic Medicine* 95, no. 12S (2020): S109–12, https://doi.org/10.1097/acm.0000000000003686.
46. Philip Zazove et al., “U.S. Medical Schools’ Compliance with the Americans with Disabilities Act,”

Academic Medicine 91, no. 7 (2016): 979–86, https://doi.org/10.1097/acm.0000000000001087.

47. "Transition in a Time of Disruption: Practical Guidance to Support the Move from Undergraduate Medical Education to Graduate Medical Education," AACOM, AAMC, ACGME, ECFMG/FAIMER, March 2021, accessed October 7, 2021, https://www.acgme.org/covid-19/transition-to-residency/.
48. Laura Hopkins et al., "To the Point: Medical Education, Technology, and the Millennial Learner," *American Journal of Obstetrics and Gynecology* 218, no. 2 (2018): 188–92, https://doi.org/10.1016/j.ajog.2017.06.001.
49. Valerie N. Williams et al., "Bridging the Millennial Generation Expectation Gap: Perspectives and Strategies for Physician and Interprofessional Faculty," *The American Journal of the Medical Sciences* 353, no. 2 (2017): 109–15, https://doi.org/10.1016/j.amjms.2016.12.004.
50. David G. Nichols, "Maintenance of Certification and the Challenge of Professionalism," *Pediatrics* 139, no. 5 (2017): e20164371, https://doi.org/10.1542/peds.2016-4371.
51. Imam M. Xierali et al., "Family Physician Participation in Maintenance of Certification," *Annals of Family Medicine* 9, no. 3 (2011): 203–10, https://doi.org/10.1370/afm.1251.
52. Paul V. Miles, "Maintenance of Certification: The Profession's Response to Physician Quality," *Annals of Family Medicine* 9, no. 3 (2011):196–97, https://doi.org/10.1370/afm.1254.
53. Ligia Cordovani, Anne Wong, and Sandra Monteiro, "Maintenance of Certification for Practicing Physicians: A Review of Current Challenges and Considerations," *Canadian Medical Journal* 11, no. 1 (2020): e70–80, https://doi.org/10.36834/cmej.53065.
54. Liselotte N. Dyrbye, Wanda Lipscomb, and George Thibault, "Redesigning the Learning Environment to Promote Learner Well-Being and Professional Development," *Academic Medicine* 95, no. 5 (2020): 674–78, https://doi.org/10.1097/acm.0000000000003094.
55. Liaison Committee on Medical Education, "Standard 1.4," in *Functions and Structure of a Medical School: Standards for Accreditation of Medical Education Programs Leading to the MD Degree*, March 2021, accessed October 7, 2021, http://www.lcme.org/publications/.
56. AAMC Curriculum Inventory Report, *EHR System Use by Medical Students: Number of Medical Schools with Level of Medical Student Access to Electronic Health Record System by Academic Year*, Association of American Medical Colleges, (2014), accessed October 7, 2021, https://www.aamc.org/data-reports/curriculum-reports/interactive-data/ehr-system-use-medical-students.
57. Jillian Zavodnick and Tasha Kouvatsos, "Electronic Health Record Skills Workshop for Medical Students." *MedEdPORTAL* 15, no. 1 (2019), https://doi.org/10.15766/mep_2374-8265.10849.
58. Akshay Rajaram et al., "Training Medical Students and Residents in the Use of Electronic Health Records: A Systematic Review of the Literature" *Journal of the American Medical Informatics Association* 27, no. 1 (2020): 175–80, https://doi.org/10.1093/jamia/ocz178.
59. Daniel Tanner and Laurel Tanner, *Curriculum Development* (Upper Saddle River, NJ: Pearson Merrill / Prentice Hall, 2007).
60. Ralph W. Tyler, *Basic Principles of Curriculum and Instruction* (Chicago, IL: University of Chicago Press, 2013).
61. Association of American Medical Colleges, *Learning Objectives for Medical School Education: Guidelines for Medical Schools,* 1998, accessed October 7, 2021, https://www.aamc.org/what-we-do/mission-areas/medical-education/msop.
62. Greer Williams, *Western Reserve's Experiment in Medical Education and Its Outcome* (New York: Oxford University Press, 1980).
63. John D. Bransford, Ann L. Brown, and Rodney R. Cocking, eds., *How People Learn: Brain, Mind, Experience and School: Expanded Edition* (Washington, DC: National Academies Press, 2000).
64. Nicole N. Woods, Lee R. Brooks, and Geoffrey R. Norman, "The Role of Biomedical Knowledge in Diagnosis of Difficult Clinical Cases," *Advances in Health Sciences Education* 12, no. 4 (2007): 417–26, https://doi.org/10.1007/s10459-006-9054-y.57.
65. Nicole N. Woods and Maria Mylopoulos, "On Clinical Reasoning Research and Applications: Redefining Expertise," *Medical Education* 49, no. 5 (2015): 543, https://doi.org/10.1111/medu.12643.
66. Maria Mylopoulos et al., "Preparation for Future Learning: A Missing Competency in Health

Professions Education?" *Medical Education* 50, no. 1 (2015): 115–23, https://doi.org/10.1111/medu.12893.

67. Kulamakan Kulasegaram et al., "The Alignment Imperative in Curriculum Renewal," *Medical Teacher* 40, no. 5 (2018): 443–48, https://doi.org/10.1080/0142159x.2018.1435858.
68. Laura Hanyok et al., "The Johns Hopkins Aliki Initiative: A Patient-Centered Curriculum for Internal Medicine Residents," *MedEdPORTAL* 8, no. 1 (2012), https://doi.org/10.15766/mep_2374-8265.9098.
69. Shayan Waseh and Adam P. Dicker, "Telemedicine Training in Undergraduate Medical Education: Mixed-Methods Review," *Journal of Medical Internet Research Medical Education* 5, no. 1 (2019): e12515, https://doi.org/10.2196/12515.
70. Christopher A. Bautista et al., "Development of an Interprofessional Rotation for Pharmacy and Medical Students to Perform Telehealth Outreach to Vulnerable Patients in the COVID-19 Pandemic," *Journal of Interprofessional Care* 34, no. 5 (2020): 694–97, https://doi.org/10.1080/13561820.2020.1807920.
71. R. M. Harden, "AMEE Guide No. 21: Curriculum Mapping: A Tool for Transparent and Authentic Teaching and Learning," *Medical Teacher* 23, no. 2 (2001): 123–37, https://doi.org/10.1080/01421590120036547.
72. Tahereh Changiz et al., "Curriculum Management/Monitoring in Undergraduate Medical Education: A Systematized Review," *BMC Medical Education* 19, no. 1 (2019), https://doi.org/10.1186/s12909-019-1495-0.
73. World Federation for Medical Education, *Basic Medical Education WFME Global Standards for Quality Improvement* (Copenhagen, Denmark: WFME, 2015).
74. Liaison Committee on Medical Education, "Standard 8.1," in *Functions and Structure of a Medical School: Standards for Accreditation of Medical Education Programs Leading to the MD Degree*, March 2021, accessed October 7, 2021, http://www.lcme.org/publications/.
75. "Association of American Medical Colleges (AAMC) Curriculum Inventory," accessed October 7, 2021, https://www.aamc.org/what-we-do/mission-areas/medical-education/curriculum-inventory.
76. Eilean G. S. Watson et al., "Development of eMed: A Comprehensive, Modular Curriculum-Management System," *Academic Medicine* 82, no. 4 (2007): 351–60, https://doi.org/10.1097/acm.0b013e3180334d41.
77. Ghaith Al-Eyd et al., "Curriculum Mapping as a Tool to Facilitate Curriculum Development: A New School of Medicine Experience," *BMC Medical Education* 18, no. 1 (2018), https://doi.org/10.1186/s12909-018-1289-9.
78. Gerald O. Grow, "Teaching Learners to Be Self-Directed," *Adult Education Quarterly* 41, no. 3 (1991): 125–49, https://doi.org/10.1177/0001848191041003001.
79. Oscar Casiro and Glenn Regehr, "Enacting Pedagogy in Curricula: On the Vital Role of Governance in Medical Education," *Academic Medicine* 93, no. 2 (2018): 179–84, https://doi.org/10.1097/acm.0000000000001774.
80. David Snadden et al., "Developing a Medical School: Expansion of Medical Student Capacity in New Locations: AMEE Guide No. 55," *Medical Teacher* 33, no. 7 (2011): 518–29, https://doi.org/10.3109/0142159x.2011.564681.
81. IOM (Institute of Medicine), *Measuring the Impact of Interprofessional Education on Collaborative Practice and Patient Outcomes* (Washington, DC: National Academies Press, 2015).
82. Health Professions Accreditors Collaborative, *Guidance on Developing Quality Interprofessional Education for the Health Professions* (Chicago, IL: Health Professions Accreditors Collaborative, 2019), accessed October 7, 2021, https://healthprofessionsaccreditors.org/wp-content/uploads/2019/02/HPACGuidance02-01-19.pdf
83. Karen E. Pinder and Jennifer A. Shabbits, "Educational Leadership During a Decade of Medical Curricular Innovation and Renewal," *Medical Teacher* 40, no. 6 (2018): 578–81, https://doi.org/10.1080/0142159x.2018.1440079.
84. Robert Shochet et al., "Defining Learning Communities in Undergraduate Medical Education: A National Study," *Journal of Medical Education and Curricular Development* 6 (2019), https://doi.org/10.1177/2382120519827911.

85. Kerri Palamara et al., "Professional Development Coaching for Residents: Results of a 3-Year Positive Psychology Coaching Intervention," *Journal of General Internal Medicine* 33, no. 11 (2018): 1842–44, https://doi.org/10.1007/s11606-018-4589-1.
86. Kevin Parks, Jennifer Miller, and Amy Westcott, "Coaching in Graduate Medical Education," in *Coaching in Medical Education: A Faculty Handbook*, ed. Nicole Deiorio and Maya Hammoud (American Medical Association, 2017), 50–54.
87. Daniel Weber et al., "Current State of Educational Compensation in Academic Neurology," *Neurology* 93, no. 1 (2019): 30–34, https://doi.org/10.1212/wnl.0000000000007664.
88. Linda Regan, Julianna Jung, and Gabor D. Kelen, "Educational Value Units: A Mission-Based Approach to Assigning and Monitoring Faculty Teaching Activities in an Academic Medical Department," *Academic Medicine* 91, no. 12 (2016): 1642–46, https://doi.org/10.1097/acm.0000000000001110.
89. Steven Stites et al., "Aligning Compensation with Education: Design and Implementation of the Educational Value Unit (EVU) System in an Academic Internal Medicine Department," *Academic Medicine* 80, no. 12 (2005): 1100–106, https://doi.org/10.1097/00001888-200512000-00006.
90. Sandra K. Collins and Kevin S. Collins, "Changing Workforce Demographics Necessitates Succession Planning in Health Care," *Health Care Manager* 26, no. 4 (2007): 318–25, https://doi.org/10.1097/01.hcm.0000299249.61065.cf.
91. Michael Timms, *Succession Planning That Works: The Critical Path of Leadership Development* (Victoria, BC: FriesenPress, 2016).
92. Kieran Walsh, "Medical Education: The Case for Investment," *African Health Sciences* 14, no. 2 (2014): 472, https://doi.org/10.4314/ahs.v14i2.26.
93. Institute of Medicine (US) Division of Health Sciences Policy, "Financing Medical Education," in *Medical Education and Societal Needs: A Planning Report for the Health Professions* (Washington, DC: National Academies Press, 1983), accessed April 16, 2021, https://www.ncbi.nlm.nih.gov/books/NBK217691/.
94. L. Schuwirth, C. van der Vleuten, and S. J. Durning, "What Programmatic Assessment in Medical Education Can Learn from Healthcare," *Perspectives on Medical Education* 6, no. 4 (2017): 211–15, https://doi.org/10.1007/s40037-017-0345-1.
95. Suzanne Schut et al., "Where the Rubber Meets the Road—an Integrative Review of Programmatic Assessment in Health Care Professions Education," *Perspectives on Medical Education* 10, no. 1 (2020): 6–13, https://doi.org/10.1007/s40037-020-00625-w.
96. Jan Van Tartwijk and Erik W. Driessen, "Portfolios for Assessment and Learning: AMEE Guide No. 45," *Medical Teacher* 31, no. 9 (2009): 790–801, https://doi.org/10.1080/01421590903139201.
97. Tracey McCready, "Portfolios and the Assessment of Competence in Nursing: A Literature Review," *International Journal of Nursing Studies* 44, no. 1 (2007): 143–51, https://doi.org/10.1016/j.ijnurstu.2006.01.013.
98. Hayley Croft et al., "Current Trends and Opportunities for Competency Assessment in Pharmacy Education—a Literature Review," *Pharmacy* 7, no. 2 (2019): 67, https://doi.org/10.3390/pharmacy7020067.
99. Elaine F. Dannefer, "Beyond Assessment of Learning toward Assessment for Learning: Educating Tomorrow's Physicians," *Medical Teacher* 35, no. 7 (2013): 560–63, https://doi.org/10.3109/0142159x.2013.787141.
100. Teresa Chan et al., "Learning Analytics in Medical Education Assessment: The Past, the Present, and the Future," *AEM Education and Training* 2, no. 2 (2018): 178–87, https://doi.org/10.1002/aet2.10087.
101. Constance M. Bowe and Elizabeth Armstrong, "Assessment for Systems Learning: A Holistic Assessment Framework to Support Decision Making across the Medical Education Continuum," *Academic Medicine* 92, no. 5 (2017): 585–92, https://doi.org/10.1097/ACM.0000000000001321.
102. Jeremy A. Epstein, Craig Noronha, and Gail Berkenblit, "Smarter Screen Time: Integrating Clinical Dashboards into Graduate Medical Education," *Journal of Graduate Medical Education* 12, no. 1 (2020): 19–24, https://doi.org/10.4300/jgme-d-19-00584.1.

103. Brent Thoma et al., "Developing a Dashboard to Meet Competence Committee Needs: A Design-Based Research Project," *Canadian Medical Education Journal* 11, no. 1 (2020): e16–34, https://doi.org/10.36834/cmej.68903.
104. Christy Boscardin et al., "Twelve Tips to Promote Successful Development of a Learner Performance Dashboard within a Medical Education Program," *Medical Teacher* 40, no. 8 (2017): 855–61, https://doi.org/10.1080/0142159x.2017.1396306.
105. Frances Westley, Brenda Zimmerman, and Michael Q. Patton, *Getting to Maybe: How the World is Changed* (Toronto: Random House Canada, 2006).
106. John P. Kotter, *Leading Change* (Boston, MA: Harvard Business Review Press, 2012).
107. Lee G. Bolman and Terrence E. Deal, *Reframing Organizations: Artistry, Choice and Leadership* (Hoboken, NJ: Jossey-Bass, 2017).
108. Debra E. Meyerson and Maureen A. Scully, "Tempered Radicalism and the Politics of Ambivalence and Change," *Organization Science* 6, no. 5 (1995): 585–600, https://doi.org/10.1287/orsc.6.5.585.
109. Herb A. Shepard, "Rules of Thumb for Change Agents," in *Organization Development and Transformation*, 6th ed., ed. Wendell L. French, Cecil Bell, and Robert A. Zawacki (New York: McGraw-Hill/Irwin, 2005), 336–41.
110. John P. Kotter, "Leading Change: Why Transformation Efforts Fail," *Harvard Business Review*, May-June 1995, https://hbr.org/1995/05/leading-change-why-transformation-efforts-fail-2.
111. Ken Blanchard, Donald Carew, and Eunice P. Carew, *The One Minute Manager Builds High Performing Teams* (New York: Harper Collins, 2009).
112. Kara A. Arnold, "Transformational Leadership and Employee Psychological Well-Being: A Review and Directions for Future Research," *Journal of Occupational Health Psychology* 22, no. 3 (2017): 381–93, https://doi.org/10.1037/ocp0000062.
113. Matthew R. Fairholm, "Themes and Theory of Leadership: James MacGregor Burns and the Philosophy of Leadership (Working Paper CR01-01)," January 2001, https://www.researchgate.net/publication/283049025_Themes_and_Theories_of_Leadership.
114. Gilbert Steil and Nancy Aronson, *The Collaboration Response: Eight Axioms That Elicit Collaborative Action for a Whole Organization, a Whole Community, a Whole Society* (Scotts Valley, CA: CreateSpace Independent Publishing Platform, 2017).
115. Joe Raelin, "Does Action Learning Promote Collaborative Leadership?" *Academy of Management Learning & Education* 5, no. 2 (2006): 152–68, https://doi.org/10.5465/amle.2006.21253780.
116. Morten Hansen, *Collaboration: How Leaders Avoid the Traps, Build Common Ground, and Reap Big Results* (Boston: Harvard Business Review Press, 2009).
117. David P. Baker, Rachel Day, and Eduardo Salas, "Teamwork as an Essential Component of High-Reliability Organizations," *Health Services Research* 41, no. 4p2 (2006): 1576–98, https://doi.org/10.1111/j.1475-6773.2006.00566.x.
118. Patrick Lencioni, *Overcoming the Five Dysfunctions of a Team: A Field Guide for Leaders, Managers, and Facilitators* (San Francisco: Jossey-Bass, 2005).
119. Ken Blanchard and Spencer Johnson, *The New One Minute Manager* (New York: William Morrow, 2015).
120. Richard A. Luecke and Perry McIntosh, *The Busy Manager's Guide to Delegation*, WorkSmart Series (New York: Amacom, 2009).
121. Rachel Jug, Xiaoyin "Sara" Jiang, and Sarah M. Bean, "Giving and Receiving Effective Feedback: A Review Article and How-To Guide," *Archives of Pathology & Laboratory Medicine* 143, no. 2 (2019): 244–50, https://doi.org/10.5858/arpa.2018-0058-ra.
122. Christopher J. Watling and Shiphra Ginsburg, "Assessment, Feedback and the Alchemy of Learning," *Medical Education* 53, no. 1 (2018): 76–85, https://doi.org/10.1111/medu.13645.
123. John Sargeant et al., "Facilitated Reflective Performance Feedback," *Academic Medicine* 90, no. 12 (2015): 1698–706, https://doi.org/10.1097/acm.0000000000000809.
124. J. Preston Yarborough, "The Role of Coaching in Leadership Development," *New Directions for Student Leadership* 158 (2018): 49–61, https://doi.org/10.1002/yd.20287.

125. Deepa Rangachari et al., "Clinical Coaching: Evolving the Apprenticeship Model for Modern Housestaff," *Medical Teacher* 39, no. 7 (2016): 780–82, https://doi.org/10.1080/0142159x.2016.1270425.
126. Kenneth W. Thomas, *Introduction to Conflict Management: Improving Performance Using the TKI* (Mountain View, CA: CPP, 2002).
127. Roger Fisher, William L. Ury, and Bruce Patton, *Getting to Yes: Negotiating Agreement Without Giving In* (New York: Penguin Books, 2011).
128. Sandra K. Collins and Kevin S. Collins, "Succession Planning and Leadership Development: Critical Business Strategies for Healthcare Organizations," *Radiology Management* 29, no. 1 (2007): 16–21.
129. Zakaria Belrhiti, Ariadna Nebot Giralt, and Bruno Marchal, "Complex Leadership in Healthcare: A Scoping Review," *International Journal of Health Policy and Management* 7, no. 12 (2018): 1073–84, https://doi.org/10.15171/ijhpm.2018.75.
130. Daniel Goleman, Richard E. Boyatzis, and Anne McKee, *Primal Leadership: Realizing the Power of Emotional Intelligence* (Boston: Harvard Business Review Press, 2002).
131. Daniel Goleman and Richard E. Boyatzis, "Social Intelligence and the Biology of Leadership," *Harvard Business Review*, September 2008, https://hbr.org/2008/09/social-intelligence-and-the-biology-of-leadership.
132. Charles M. Wiener et al., "'Genes to Society'—the Logic and Process of the New Curriculum for the Johns Hopkins University School of Medicine," *Academic Medicine* 85, no. 3 (2010): 498–506, https://doi.org/10.1097/ACM.0b013e3181ccbebf.

第 11 章

处理社区需求和健康公平的课程

Heidi L. Gullett，医学博士，公共卫生硕士；Mamta K. Singh，医学博士，理学硕士；
Patricia A. Thomas，医学博士
翻译：赖佩芳　审校：杨　苗　林常敏

在形形色色的不公平中，医疗卫生领域的不公平是最骇人听闻、最不人道的。

——马丁·路德·金

教育可以发挥工具作用，帮助年轻一代融入现有制度规则，促进他们对规则的遵从；也可以“践行自由”，推动人类发挥批判性和创造性去应对现实，探索如何参与世界的重大变革。

——理查德·肖尔

序言：卫生系统科学、定义和统一语言、健康公平课程的当务之急

在一个经典的寓言故事中，一位目击者发现有人被冲到河流下游，便跳进河中施救，却随即发现河里还有很多人需要救援。这位目击者多番奋力救援之后，终于来到上游，试图查明众多人坠河的原因。[1] 正如这个寓言故事所描述的一样，医学教育的传统目标在于传授技巧，用以在疾病发生的具体情境为单个患者提供医疗服务（即一次只拯救一位失足坠河的人）。对上游状况的关注一直以来被归入公共卫生及预防医学的领域。这种对待医疗卫生的割裂方式，已导致个人、社区及群体间的健康结局呈现明显差异，未达到最佳效果。

健康公平是每个人都有公正、公平的机会达到最佳健康状态。[2] 在本章中，我们将**社区**定义为通过价值观、特质、兴趣、地理和（或）社会关系以某种方式联结起来的个人、家庭、群体的任何组合关系。[3] 为了促进个体和社区的健康公平，医疗卫生人员必须有效处理所有的健康决定因素。这些决定因素通常分为以下三类：①下游，即个体的迫切健康需求，例如在患急性病和慢性病时有机会获取优质医疗服务；②中游，即对于个体而言的中间决定因素，例如人们的生活和工作环境、教育、就业、住房、营养、公共安全、交通（称为健康的社会性决定因素，SDOH）；③上游，即结构性决定因素或社区条件，如公共政策、经济阶层，以及基于种族、性别、国家、性取向、宗教、移民

身份、残障、语言等的偏见。[3-6]这些不同的决定因素是各个复杂、动态的系统之间互相依存的组成部分。越来越多的证据表明，这些决定因素对个体和社区健康产生关键影响，[9-11]对变革型的卫生系统和医学教育提出了多种需求。[12-14]

对群体健康、公共卫生以及健康的社会决定因素（SDOH）等的研究加深了人们对健康公平的理解，这些要素共同形成一个新兴的研究和教学领域——卫生系统科学（HSS）。[15]卫生系统科学已成为一种概念性方法，有助于理解健康决定因素、医疗服务方式、医疗卫生人员提供和改善医疗服务的协作方式。[15]卫生系统科学的研究领域还包括：卫生系统改进、医疗价值、医疗卫生结构和过程、医疗卫生政策、临床信息学、健康技术。[15]无论哪个领域，卫生系统科学课程要求学习者在分析临床问题时养成系统思维（systems thinking，ST）习惯，提升自己作为领导者、权利倡导者和促变者的职业认同，致力于改善患者、社区和群体的健康。卫生系统科学立足于基础科学和临床科学并对其进行扩充，将临床医生的视野从个体患者拓展至社区和人群。与传统医学课程的教学不同，卫生系统科学的教学需要克服一系列障碍、利用独特的资源、开发综合的课程，包括体验式学习环境、注重学习者反思及指导。[16]

用于解决卫生系统科学复杂性（特别是健康公平）的课程，要求学习者养成系统思维。系统思维属于与卫生系统科学关联的领域，是指一种理解系统各个组成部分及其联系性、系统运作和演变方式的综合方法。[15, 17]处理这种复杂性的课程要求教育者和学习者对个体患者和人群采取全面的方法，理解医疗的广泛系统和背景。展现这种能力的医疗卫生人员能够理解整体状况和系统各个组成部分之间的依存关系，他们对患者更有影响力，也更能表现出同理心。[18]虽然系统思维是一种基础概念，但是不应孤立地传授它。[19]系统思维的学习方式是非正式、实验性的。[19]可将系统思维视为一种特定场景中的学习策略、分析方法，或用于解决问题、包含模式和习惯的统一语言（表 11.1）。然而，它不是一门课程或一个特定的教学计划。[20]正如健康公平课程的其他环节一样，

表 11.1　系统思考者的习惯

- 设法理解整体情况
- 观察系统内要素如何逐渐变化，产生不同的模式和趋势
- 改变视角，增进理解
- 探讨因果关系时，认识到时间上的延误造成的影响
- 考虑心智模型如何影响现实和未来
- 充分考虑问题，避免草率决策
- 借助对系统结构的理解识别可能的杠杆作用
- 认识复杂因果关系中的循环属性
- 意识到系统结构决定系统行为
- 考虑行为的短期、长期及非预期后果
- 检查结果，根据需要改变行动，即“逐次趋近法”
- 呈现和检验假设
- 关注累积效应及其变化速度
- 在系统内部和系统之间建立有意义的联系

来源：经许可改编自 Habits of a Systems Thinker®，Waters Center for Systems Thinking，WatersCenterST.org.

系统思维的培养需要贯穿整个课程及融入医疗机构文化。

本章将使用六步模型作为开发、实施、评估健康公平课程的系统方法，强调它们的独特挑战（表 11.2）。由于使用统一语言对此至关重要，本书作者在表 11.3 中列出术语词汇表。读者如欲了解每个步骤的背景知识、深入讨论及相关资源，不妨参考本书第 2 ～ 7 章。

表 11.2　开发健康公平课程的考虑因素

步骤 1：问题识别和一般需求评估：明确表达健康问题及教育差距

问题识别

- 确定群体健康结局及不同群体间健康结局的差异
- 描述群体健康结局的历史背景，包括医学在解决健康结局中的作用
- 描述医学社会责任的历史及其对社会、患者、医疗卫生人员和教育工作者的影响
- 确定在个体、机构 *、群体、地方、区域、州、国家、国际各层面上影响健康结局的系统性议题及各种健康决定因素

当前方法

- 确定个人偏见和结构性 / 系统性偏见之间的交集及其在个体和群体层面对健康结局的影响
- 通过结构化的社区健康 / 人群评估，调查当地机构和学校课程任务与社会 / 社区需求的一致性
- 描述相关利益相关者——决策者、卫生系统领导、社区组织、团体领袖和有影响力的公众人物如何处理（或未能处理）健康差距
- 描述医学教育工作者和教育机构处理公平、多样性及包容性的具体措施，或他们在这些方面的不足之处

理想方法

- 确立以促进健康公平为价值观的全国性示范机构，这体现在它们的机构组成、具有包容性的组织价值观，以及对公平、多样性及包容性的关注上
- 吸纳非传统医疗卫生合作伙伴和利益相关者，例如公共卫生部门、社区组织、政策组织、慈善家
- 汇总和使用表达平等、多样性、包容性的统一词汇，其中包括机构领导层和教师的专业发展
- 处理关于公平、多样性、包容性的认证标准及社会责任
- 检索和回顾有效整合此类内容的国家级示范性健康公平课程
- 确定在医疗卫生专业连续体内针对健康公平已颁布的胜任力、教育策略、评估、评价方式

步骤 2：针对性需求评估：遴选学习者，评估学习者和学习环境

- 评估组织文化及对公平、多样性和包容性的准备程度或现有承诺
- 认可机构为促进医疗人员结构多样化所做的努力，包括招收、遴选学习者及构建多元的机构社区
- 评估目标学习者的文化态度、先前知识、生活经验、显性和隐性偏见、同理心、对待贫困的态度
- 系统检查现有课程，以消除结构性种族主义
- 确定个体和结构性 / 系统性偏见的交集及其对当地学习者、教师、工作人员、学习环境的影响，确定与公平、多样性和包容性有关的现有当地课程、学习者体验、学习环境
- 评估内部变革管理过程，持续确保公平的学习环境

步骤 3：目的、目标和胜任力

- 确保健康公平的目的和具体、可衡量的目标符合步骤 1 所确定的社会需要、组织价值观和使命
- 列出基于公平的目的和目标，阐明概念，促进变革能动性，同时最大限度地减少偏见
- 评估目的和目标，确保其符合步骤 2 所述的学习者生活经验
- 识别系统思维、变革能动性、以公平为基础的医疗卫生实践活动
- 促使非传统的卫生专业合作者和利益相关者（包括学习者）参与审查课程目的、目标和课程活动
- 确保目的和目标与外部要求一致

续表

步骤 4：教育策略：协调和整合课程、选择方法

- 开展课程活动，强调涵盖系统思维、权利倡导能力和变革能动性，尽量减少偏见
- 描述健康的结构性和社会性决定因素所处的历史背景
- 提供框架和工具促使学习者挑战假设、理解不同的视角
- 培养跨文化交流技能、文化谦逊和文化安全
- 提升学习者对隐性偏见及其对临床医疗影响的意识，讲授偏见的心理学基础
- 促进用于解决问题的系统思维方法
- 为学习者提供纵向的真实体验，以培养对弱势群体的同理心、信任感，促成与他们的伙伴关系
- 考虑采用纵向组合模式，在职业认同形成过程中构建对健康公平的反思和承诺
- 评估课程内容，使其符合步骤 2 所述的学习者生活经验及步骤 3 所确定的目的和目标
- 将课程内容、胜任力发展与社会 / 社区、学校 / 项目以及学习者需求紧密联系起来

步骤 5：实施

- 预测实施过程中来自教师和学生的障碍，以及囿于资源的障碍
- 招聘非传统的教师加入课程的教学团队
- 评估在正式课程中解决健康公平的机会成本
- 在医学教育院校内部的招生、学习环境、教师发展、课程设置、学生事务方面共享体现公平、多样性、包容性的资源
- 建立行之有效的治理结构，与多样性、跨学科、非传统的课程团队互相配合
- 与社区伙伴合作时采用社区参与的原则；通过分享课程和成果，鼓励社区参与课程
- 提升全体教师在促进公平学习环境方面的技能
- 通过健全的项目评估设计，制定试点和逐步实施创新内容
- 筹划对教师及参与课程的利益相关课程负责人进行正式认可及表彰

步骤 6：评估与反馈

- 采用涵盖学习者评价和项目成果的课程框架，将课程评价要素与社会 / 社区、学校 / 项目及学习者需求相结合
- 筹划适时性和终结性的学习者评价
- 确定课程内容、方法和评价中持续评价偏见的机制
- 评价学习者在知识、偏见、反思能力、自我意识、系统思维和结构性能力等方面发生的变化
- 评价体现文化谦逊、结构性能力、反思能力、权利倡导能力和系统思维的实践行为
- 在医学教育连续体中的胜任力评价保持公平性、多样性及包容性
- 测量和报告健康公平课程对社区的“附加价值”
- 评价和监督内部机构及教育课程的社会责任
- 兼容并包全面的评价数据来源（包括非传统数据），在课程质量上精益求精

* 机构指大学、卫生系统、社区组织或政府

表 11.3 卫生系统科学和教育公平相关术语

权利倡导能力：推动社会、经济、教育和政治变革的行动，这些变革可减少由专业知识界定的痛苦及对人类健康和幸福的威胁（经修订的定义）。[21]

社区：“通过价值观、特质、兴趣、地理位置和（或）社会关系以某种方式联结起来的个体、家庭、群体的任何组合关系。”[3]

社会参与的医学教育（community-engaged medical education，CEME）：通过积极的社区参与，使社区需求与课程的学习目标相一致。[23]

续表

社区参与："地理相邻、有特殊利益或相似情况的群体为解决各种影响其福祉的问题而展开合作的过程。"[22]
文化素养：一整套沟通技巧和实践行为，旨在推动多元文化交往中以患者为本的照护。[24]
文化谦逊：包括"终生致力于自我评估和自我批判"、分析和纠正医患关系中的权力动态，以及与社区发展"互利伙伴关系"的准则框架。[25]
文化安全：超越文化素养训练的范畴，聚焦于医患关系中的结构性、社会和权力不平等，鼓励医护人员挑战这些权力关系的系统思维范例。[26]
多样性："构成一个社区、国家和群体的不同背景和种族。"[27]
健康的下游决定因素：个体的迫切健康需求，例如在患急性病和慢性病时有机会获得优质医疗服务。[3]
医疗差距：医疗质量方面的种族和族裔差异，这些差异排除了医疗资源获取相关因素或临床需求、偏好和干预措施的适当性等考虑因素。[29]
健康差距：社会弱势群体之间的系统性健康差异；[11]"一种与社会、经济和（或）环境不利因素密切相关的特定健康差异"。[30]
健康公平：让每个人达到最佳健康状态的公平机会；[2]"所有人达到最高的健康水平"，[30]这需要"平等地重视每个人，全社会持续努力，解决可避免的不平等及历史上和当下的不公正，消除健康差距和医疗差距。"[30]
健康不公平：健康结局的差异，其根源在于系统和结构内部的偏见导致原本根据系统性病因可以预防的不公正健康结局。[11]
卫生系统科学（health systems science，HSS）："研究如何提供医疗保健、医疗卫生人员如何合作提供医疗服务、卫生系统如何改善患者照护和医疗卫生服务的科学。"[15]
内隐联想测试（implicit association test，IAT）：一种测量工具，用来"测量人们可能不愿或不能报告实情的态度和信念"。[31]
包容性："指如何利用多样性创建一个公正、公平、健康、运作良好的组织或社区，让所有身处其中的个体都获得尊重、充分参与、受到激励，并重视他们实现机构和社会目标所做的贡献。"[32]
个人种族主义："故意对某个人表达基于种族的成见、仇恨或偏见的公然或隐秘行为。"[27]
机构种族主义：机构内部或机构之间的政策和做法，这些政策和做法有意或无意地制造了对某个种族群体长期有利或不利的结果。[27]
健康的中游决定因素：个体的中介因素，如人们生活和工作的环境、教育、就业、住房、营养、公共安全及交通（称为健康的社会决定因素）。[3]
健康的社会决定因素（SDOH）："影响多种健康风险和结果的生活、学习、工作和休闲环境。"[3-30]
结构性能力：医疗卫生专业人员具有的技能，这种技能使他们能够意识到临床表现可反映社会因素（如压力、食品不安全、环境暴露、教育不足、住房和种族）所致的下游影响。[33]
健康的结构性决定因素：社区环境，如公共政策、经济阶层和偏见。[4]
结构性种族主义："是一种制度，其中的公共政策、制度实践、文化表征及其他规范协同作用，以多种方式（往往是强化的方式）持续造成种族不平等"；[27]"是一种制度，凭借对个体外表的社会化解读（如'种族'）进行机会操控和价值分配，不公平地使一些个体和社区处于不利地位，通过损耗人力资源削弱整个社会的力量"。[34]
系统思维（ST）："一种学习、解决问题、理解世界的变革型方法"（见表 11.1"系统思考者的习惯"）。[20]
医学领域代表性不足（underrepresented in medicine，URM）："相对于其在总人口中所占比重而言，某些种族和族裔群体在医疗行业未被充分代表。"[35]
健康的上游决定因素：结构性决定因素或社区环境，如公共政策、经济阶层以及基于种族、性别、原籍国、性取向、宗教、移民身份、残障和语言的偏见。[3-6]

步骤1：问题识别和一般需求评估：清晰表达健康问题及教育差距

步骤1是识别及分析健康需求（参见第2章）。在健康公平的背景下，需要清晰描述不同群体的健康结局，突出健康差距、当前数据、趋势、不同个体及人群的已知健康决定因素。一般需求评估要求评估解决健康公平问题的现行手段及理想措施。健康公平议题特有的利益相关者包括决策者和卫生系统领导者、存在健康需求的社区、公共卫生专业人士。一般需求评估源自现有方法和理想方法之间的主要差距，可为该领域的课程开发提供论据。

健康问题：历史背景和原因

健康公平课程的普遍关注问题是由偏见和资源分配不公导致的不同患者群体之间的系统性健康差异。[6]在人均医疗成本位居全球第一的美国，少数族裔的慢性病患病率、过早死亡率、婴儿死亡率都高于白种人。[3]几十年来，黑种人的预期寿命远低于白种人，而黑种人的婴儿死亡率也高于白种人。原住民的死亡率比白种人高50%，他们的婴儿死亡率是白种人的1.5倍。[3, 36]新冠疫情揭开了严峻的现实，暴露了健康差距的复杂性和随之而来的脆弱性，表现为有色人种社区发病率和死亡率异常升高。[37]疫情发生1年后，美国的白种人预期寿命缩短0.8年，而拉美裔预期寿命缩短1.9年，黑种人预期寿命缩短2.7年。[38]

历史上对健康公平的社会关注可追溯到19世纪鲁道夫·魏尔肖（Rudolph Virchow）等的社会医学著作，随后涌现出一系列的倡议。[39]世界卫生组织（WHO）在1946年首次处理“社会状况”的议题，此后在1978年推出“人人享有健康”（health for all）的基本策略，催生了探讨群体疾病模式的若干区域性活动。1992年，世卫组织欧洲区域办事处发布了《公平和健康的概念和原则》（*Concepts and Principles of Equity and Health*），描述了7个主要的健康决定因素。[9]2002年，美国国家科学院医学研究所发布了《不平等医疗》（*Unequal Treatment*），总结了美国少数群体和多数群体患者在健康状况和健康结局方面的差异。[29]2000年，美国卫生与公众服务部发起“健康国民倡议”（Healthy People Initiative），提出缩小健康差距的目标；2010年，该目标调整为消除健康差距。[40]

尽管受到这些关注，但是减少健康差距方面的努力一直进展甚微。[41]这在一定程度上是因为社会对健康不公平的反应主要针对政策层面，如保障住房安全和营养、教育、医疗获取机会以及就业机会平等。举例而言，2010年《患者保护和平价医疗法案》（Patient Protection and Affordable Care Act，ACA）为2000万美国人提供医疗保险并使其可以获得医疗服务，这一举措是医疗系统的积极改革，但力度还不够。

此外，公共卫生教育和医学教育在历史上的分歧，导致医学院课程强调个体，而公共卫生教育关注群体，从而阻碍了对健康不公平的积极响应。[42-44] 这种不同学科间的二分法造成职业认同上的极化思维，而现实中无论是个体还是群体，都生活在包含多种健康决定因素的复杂动态系统中。

到了 21 世纪，呼吁医学教育承担**社会责任**的诉求不绝于耳。[29, 45-46] 世界卫生组织（WHO）将医学院的社会责任定义为“教育、研究和服务活动旨在解决其授命服务的社区、区域或国家优先关注的健康问题上的责任”。[47] 2012 年公布了一套关于医学院社会责任的标准，其中记录了组织社会责任方案，也记录了医学院通过在社区医疗中提供教育、研究、服务、毕业生和建立伙伴关系所能发挥的积极影响。[48]

为了有理有据地倡导加强健康公平课程，可以先呈现多个层面的数据，例如来自个体、机构（大学、卫生系统、社区组织或政府）、群体、地方、区域、州、国家和（或）国际各层面的数据。群体健康的三个关键指标——婴儿死亡率、年龄调整死亡率和预期寿命是最受关注的健康结局。医疗保健系统、地区、州和地方医疗卫生部门定期进行的周期性社区健康需求评估为社区群体健康结局提供了绝佳的数据来源。[16, 49-50] 在很多情况下，这种评估采用健康公平的视角，为因地制宜的课程开发提供了独特的平台。[51-52]

示例：用于支持健康公平课程需求和连接更广泛社区健康改善规划的数据。为强调在医学院课程改革中解决健康公平的重要性，一位教育工作者使用多个数据来源突出显示当地社区的健康差距问题：来自公共卫生和医疗保健系统社区的综合健康评估结果、国家和区域的数据结果，以及来自美国医疗保健研究与质量局（Agency for Healthcare Research and Quality，AHRQ）《国家卫生保健质量和差距报告》的医疗卫生结局所呈现的趋势。[51-52] 这些数据以当地为例，证实了与医学院和学术医学中心相邻的两个邮政编码地区在预期寿命上存在显著差异。[51]

现有方法：结构性问题和利益相关者的响应

一些目标方法已经回应了健康差距的一些根本原因，但很少能抓住该问题的历史背景、复杂性、互依关系和动态性质。这些方法并未显示出对健康差距的影响，倒也不足为奇。其中一种解释健康差距上游原因的方法是考察个人偏见和系统偏见的交汇点，以及它们对个体和群体的影响。

示例：描述个体偏见和系统偏见对社区健康的影响。为医学生开设的健康公平课程介绍了“红线”（“redlining”，即拒绝贷款）对当地社区建筑环境的影响。研究者利用地图显示健康结局不佳的社区可追溯到 20 世纪 30 年代被银行划“红线”（即被拒绝发放贷款）的历史。“红线”是联邦住房管理局（FHA）基于种族歧视拒绝对特定社区发放抵押贷款的做法。[53] 尽管这种做法在民权时代已经不合法，但是“红线”的遗留问题导致种族隔离、投资减少、贫困加剧和失业。在健康问题方面，“红线”导致预期寿命缩短，婴儿死亡率、癌症发病率、儿童铅中毒和哮喘增加，难以获取医疗服务。[54]

现有方法考虑的是各种利益相关者（包括患者或健康公平背景下的存在健康需求的社区、医疗卫生人员、医学教育工作者和全社会）如何解决一个特定的议题。使命宣言可以表明一个机构（如区域卫生系统、专业团体或教育组织）目前与社会需求和已确定的社区需求之间保持一致性。有些卫生系统最近通过建立政府与私营机构的伙伴关系，处理健康的上游和中游决定因素（如住房、教育、交通和建筑环境），认可了他们在满足所服务社区的需求中发挥的作用。[55-56]其他卫生系统也借助数据来监测和处理社区层面的新需求，致力于追踪患者健康的社会决定因素。[57]

示例：学术医疗中心承诺结束种族主义。Froedtert 健康（Froedtert Health）与威斯康星医学院携手合作，共同参与了一项结束种族主义的全面计划，其使命宣言中的行动方案如下：

“1. 以尊严和尊重待人

2. 审视我们自己的偏见

3. 衡量、追踪和审查我们的政策和实践，以满足所有服务对象的需求

4. 引领社区变革。”[58]

这些举措也是全国 #123 公平计划（equity campaign）的一部分，该计划由美国医院协会（American Hospital Association，AHA）和美国医学院校协会（AAMC）及其他各方联合发起，致力于增加种族、族裔、语言偏好和其他社会人口数据的收集和使用。这些努力旨在加强文化胜任力培训、增加领导力和治理层面的多样性，推动社区合作。[59]

医疗卫生行业在回应健康差距时，重点强调在个人层面上为所有患者提供公平和基于证据的医疗。最新研究显示，不论在患者和医护人员个体层面，[60]还是卫生系统层面，都存在不平等的医疗，因此医疗卫生行业开始强调要提供符合文化习惯的医疗，例如在执照和资格认证的要求方面就有这样的要求。2005 年，新泽西州是 5 个州里率先要求所有内科医生必须接受文化胜任力培训才能获得执照的州。大多数大型医疗保健系统纷纷仿效，要求所有医护人员接受文化胜任力培训。医学继续教育机构也寻求有效的文化胜任力培训，但也注意到行为改变所需克服的重重障碍。[61]关于这种培训的有效性，有证据表明医护人员的知识和技能有所提高，而患者健康结局的改善则缺乏证据。[62-63]

医学教育课程在课程设计、学习环境、挑选学习者和学员方面存在一些问题。尽管有明确证据表明，各个系统内的社会环境和结构深刻影响个体和群体健康，但是传统的医学教育并未讲授这种健康的上游决定因素所带来的影响，也很少有医学教育项目强调用系统思维（ST）方法来解决问题。

大多数健康教育工作者通过健康的社会决定因素（SDOH）课程介绍健康差距。[64]

美国医学院校协会的课程目录报告（curriculum inventory report）显示，87% 的院校要求第一学年学习“健康的社会决定因素”（SDOH）这门课，24% 的院校要求第三学年加入 SDOH 的内容（可能是因为课程认证要求纳入该内容）。[64] SDOH 内容最常见的局限是它的内容在教学大纲中优先级较低，也缺少垂直和纵向整合，因此该领域仍然亟待课程开发。[65-66]

健康的社会决定因素（SDOH）未能充分融入课程体系的一个例子是，将种族作为生物学（race as biology）呈现，这个例子也常被用来说明结构性种族主义在医学教育中根深蒂固。[67] 例如，一门病理生理学课程呈现特定疾病患病率、起病时间、生存时间的种族差异，这也暗示着这些差异存在生物学基础。这些课程很少提供另一种解释，即在种族主义社会中，黑种人、原住民或有色人种的生活经历往往有其终生压力、医疗资源获取以及影响健康结局的其他因素所造成的自身后果。长此以往，这些呈现方式强化了学生关于种族差异的先入之见，加剧了刻板印象和偏见。[68]

医学教育中结构性种族主义（structural racism）的另一个例子发生在临床技能的教学和评估中。传统的医学教导学生，病史应包括种族记录，其信息来源则是流于主观、经常不够准确的观察。这种在病历陈述中加入医护人员描述的种族信息的做法，为医疗服务中的“种族形象”（racial profiling）和偏见提供了可乘之机，可能使医生个体形成长期偏见。[68-71] 另一种可取的做法是除非有清晰有力的理由，否则尽量不记录种族信息，而是鼓励探讨患者所描述的身份、血统、文化信仰和与健康相关的行为。[69]

对当前医学教育的另一个批评是，它没有培养出满足社会医疗卫生需求的从业者。医学人才培养首先需要挑选那些愿意倾力为日益多样化的群体提供医疗服务的学习者。教育机构力图增加学生的多样性主要有以下几个原因。[72-76] 首先，有充分证据显示，医疗卫生人员分布不均、专业需求不匹配。[77] 然而，在医学领域中代表性不足（URM）的学生更有可能报告他们对帮助弱势群体和从事初级保健工作感兴趣。[78] 此外，越来越多的证据表明，患者和医护人员的种族一致性在解决健康差距方面至关重要。[79] 医学领域代表性不足（URM）学习者提升了教育课程的质量，这包括在对同伴态度方面的教育结果。[80-81] 让越来越多的医学领域代表性不足（URM）学习者参与医学教育课程，已成为促进健康公平的一个立意明确的目标。[82]

促进医疗卫生专业多样性的努力一直步履维艰；偶有成功案例，却充满变数。在美国，虽然医学院的女性入学人数已与男性入学人数持平，但“黑人或非裔美国人”和“美国印第安人或阿拉斯加原住民”入学人数却保持不变。[83] 自 1978 年以来，黑人男性申请者的数量呈下降趋势。在 2019 学年度，黑人或非裔美籍申请人占申请人总数的 8.4%，西班牙裔、拉丁裔或西班牙血统申请人占 6.2%。[83] 黑人或非裔美国男性进入医疗卫生行业，似乎格外背负来自结构性种族主义和刻板印象的重压。[84] 关于其他形式的多样性（如性少数和性别少数群体、残障人士、初代大学生和教育弱势群体），目前数据仍然较少。

理想的方法

健康公平课程若扎根于致力于公平性、多样性和包容性（EDI）的机构文化，就能获得蓬勃发展。健康公平培训的基本前提是，每位医疗卫生人员能认识到不公平现象，并能充当权利倡导者和变革推动者。公平性、多样性和包容性（EDI）的统一语言和词汇，以及对概念的一致理解，需要机构和学校层面的参与，以及与学生事务部门、教师事务部门和伙伴组织密切联系。广泛参与有助于更好地了解个人偏见和系统偏见的交汇点及其对个体和群体健康结局的影响。因此，理想的方法是先确定将公平性、多样性和包容性（EDI）融入组织价值观和实践的机构典范。除了采用公平性、多样性和包容性（EDI）视角进行自我反思之外，推动公平文化最理想的机构做法还包括：共同设计机构政策、流程和行为规范，由社区成员和领导层广泛代表，用心倾听和重视各种意见。[85]在后续步骤中，这些机构还可以为有效的课程实例提供数据来源，示范如何将内容整合到上述领域。

示例：培育公平的组织价值观的机构。加州大学旧金山分校设立了一个战略目标，旨在创造和维持公平性、多样性和包容性的环境。它首先发布了一份传播包容性目标的使命宣言，注重招募多样化的教师、住院医师和学生；在网站和社交媒体上广泛体现多样性；解决教师在工作量和薪酬方面的公平问题。该机构还致力于传授和采用富有多样性和包容性的统一语言，促进学生、教师和管理部门之间的对话。这一战略举措的内容还包括：向教师和学生传授文化谦逊；加强学生团体的合作、信任和凝聚力；认识到隐性偏见在学生评估中产生的影响。[86-87]

认证标准中的核心专业价值观包括公平性、多样性和包容性、权利倡导能力，这也是课程开发的强大资源。在几乎所有医疗卫生专业的认证标准和胜任力框架中，都涵盖了针对群体健康、社区需求、领导力以及弱势群体权利主张的指导。[88-93]举例而言，植根于健康公平的公共卫生认证标准已经发生转变，这使它“自然而然地与改善群体健康的目标保持一致，从个体健康行为和风险因素转向审查社会性和结构性背景，因为它们影响了整个群体并造成迥异的分布结果”。[94]

一项系统综述分析了提高医疗卫生从业人员多样性的干预措施，发现有几项倡议可以影响入学学生的多样性，包括在录取过程中采用计分制、权衡非学术标准与学术标准、纳入整体评估、提供申请协助。[95]（医学院校和培训项目可在AAMC网站上获得整体评估工具和资源。）强化课程和外展课程也产生了一些影响。[95]耐人寻味的是，一个课程项目若能强调健康差距方面的培训、尊重帮助弱势群体的意愿，它可能会对医学领域代表性不足（URM）申请人更有吸引力。[96]

示例：解决招生过程中的隐性偏见。由于认识到隐性种族偏见可能影响录取决定，医学院招生委员会的所有成员都在线完成了黑人-白人内隐联想测试（IAT）。[31]结果显示，所有群体都对白人有强烈的偏好，其中男性教职员工的这种偏好最强烈。在内隐联想测试之后展开的一项问卷调查表明，48% 的招生委员会成员在下一个周期面试申请人时能警惕 IAT 结果的潜在影响，21% 的成员认为这种警觉将影响下一个周期的录取决定。因此，下一级新生成为了该校历史上最具有多样性的班级。[97]

虽然单一举措已初具影响，但大多数综述研究的结论是，多样化的尝试需从多个维度考虑，通过招生、教师招聘、员工支持和留用、机构文化等途径解决从招生渠道到入学人才库的一系列问题。[59, 95, 98-99]

对理想方法的分析，包括在整个医学专业教育连续体中，从公开发表的胜任力要求、教育策略、评价和评估方法中提炼确定最佳实践和共同主题。这是医学教育中一个快速发展的领域；这类信息包括新近的教育类会议摘要、线上资源，如 MedEdPORTAL 和已出版的文献。

示例：公开发表的学习目标和胜任力。一所荷兰医学院为了创建一门更加“关注多样性”（diversity-responsive）的课程，采取三阶段的多种教学方法的模式。这些教育工作者通过访谈利益相关者，进行定性分析，并借助文献检索，制定基本的学习目标。这种分析得出了三个首要的学习目标：医生处理多样性所需的医学知识、与来自多元社会文化背景的患者有效沟通所需的医患沟通能力，以及反思能力（注重自我意识的批判性思维）。[100]

在教育策略方面，医学教育的重点已从传授跨文化交际技能转向教育学习者了解医疗保健系统之外的社会结构因素，正是这些因素导致健康不平等长期存在。[33] 将健康的社会决定因素（SDOH）知识学习和临床接触中的知识运用串联起来的能力被称为结构化胜任力（structural competency）。结构性胜任力使医疗卫生人员者认识到临床表现可代表社会因素的下游影响，例如压力、不安全食品、环境暴露、教育不足、住房和种族主义。[33] 这种临床接触的整体观反映了由卫生系统科学（HSS）产生的系统思维（ST），即能够意识到“具有多向因果关系的互依网络”。[7, 15, 33]

示例：构建结构性胜任力的工具。为了解决个体临床接触中存在的健康差距，开发了一种名为结构化脆弱性评估工具（structural vulnerability assessment tool）的临床工具，用以加强临床医生对于有危险行为的患者进行社会病史采集的能力。该工具让临床医生了解潜在的社会服务资源和权利倡导需求，借此改善针对个体的医疗，并收集卫生系统所需的群体数据。[101]

学习者的态度和偏见也可能构成学习这一内容的障碍。课程的第一步通常是在跨文化交际训练中加入察觉隐性偏见的练习。与单独的练习不同，将服务弱势群体的临床经验、理论讲授和自我反思结合起来的综合方法最有可能强化学生的意识和知识。[102-103] 在这些环境中培养出来的学习者更有可能进入初级保健领域并在医疗服务不足的社区执业。[104]

> **示例：结构性胜任力住院医师课程。**一个内科住院医师项目开发了一个纵向课程，重点关注结构性胜任力、结构性种族主义、隐性偏见、微歧视和文化谦逊。教育工作者在课程评估中采用先前验证过的工具，即临床文化胜任力问卷（clinical cultural competency questionnaire），其中加入了从结构性胜任力文献中开发的其他问题。[105-106]

为了响应对社会责任的需求，许多医疗卫生专业院校将主要目标设定为培养满足美国和世界其他地区弱势群体需求的医疗卫生从业者。[107-108]完备的课程已为那些对健康公平和医疗服务不足群体感兴趣的学习者开发了专门的课程。这些课程通常有纵向的课程线索和基于社区的实习，以支持知识、态度和社会责任实践技能的培养。[107，109]

> **示例：解决健康公平的综合课程。**A.T. 斯蒂尔大学骨科医学院阐述了一个使命宣言，即培养医生和领导者为医疗服务不足群体提供服务。它的招生对象集中来自该医学院及其伙伴社区医疗卫生中心所服务的社区。学生们被录取后就开始学习以健康公平为基础的课程，并在第2～4学年完成课程所包含的社区实习。在社区长期生活和工作的过程中，学生将逐渐深刻地理解影响健康的系统和结构，成长为训练有素的“具有社区意识的医生”。[110]

健康公平课程的一般需求分析

总之，健康公平课程的一般需求评估将提供关于健康差距的重要群体数据，并找出社会、机构、社区、患者和从业者等层面不平等的结构性原因。在培训未来医护人员时需要处理教育差距。确定教育差距是当务之需，它可能包括以下几个方面：充分了解健康的社会决定因素（SDOH）和造成健康不平等的结构性因素；用系统思维（ST）方法分析临床表现，包括患者的疾病背景（辅助性结构性胜任力）；意识到自己的隐性偏见和行为；致力于促进健康公平；利用这些技能有效地促进变革；以患者为中心的跨文化交际技能。

步骤 2：针对性需求评估

这一步骤确定和评估目标学习者和学习环境，它是开发健康公平课程的关键步骤。在一个对学生、患者和社区不公平的学习环境中，尝试围绕健康公平展开富有意义的学习，可能带来灾难性的结果。与传统基础科学或临床科学的课程不同，健全的健康公平课程需要在三个层面上推进工作：①机构组成（学生、教师和工作人员的多样性）；

②包容性的组织价值观和教育环境；③课程对上游决定因素（如结构性种族主义）和中游决定因素（如社会决定因素）的全面关注。[111] 如第 3 章所述，在此步骤中多次使用针对性的需求评估，可能产生定性和定量数据。健康公平课程的目标需求评估方法应考虑以下因素。

由于机构设置对于提供有效的健康公平课程至关重要，步骤 2 应首先评估机构和学校 / 项目的首要任务，衡量其是否与社会 / 社区需求保持一致，是否致力于公平性、多样性和包容性（EDI）。这种评估可能需与其他机构部门携手合作，全面分析学习环境的所有要素，包括机构政策、流程和行为规范。[85]

> **示例：种族主义的制度评估。**2019 年，波士顿大学医学院医学教育委员会委托一个由学生和教职员工组成的垂直整合小组（vertical integration group，VIG）评估系统性种族主义如何影响波士顿大学医学院的学习氛围。垂直整合小组（VIG）的总结报告强调了课程的优势（如用人口数据和个人叙述来呈现种族健康差距）和劣势（如将种族作为病理的风险因素）。这些创举孕育了机会，有助于进一步纵向呈现反种族主义课程，并提出对相关胜任力的建议。[112]

虽然不是每一所学校 / 项目都承诺履行社会责任，但通过评估项目多大程度上符合社会责任标准，可看出学习环境对健康公平课程的接受程度。北美的医学院校可利用 AAMC 任务管理工具（AAMC mission management tool），它自 2009 年起每年发布一次。[113] 该工具使用多源数据，对院校在选定任务领域的表现进行基准测试，包括为满足国家的优先健康需求输送毕业生就业人才、培养多样化的医生队伍、培养满足社区需求的医生。

遴选学习者

目标学习者可能包括本科生或研究生、受训从业者、教师、工作人员或社区成员。正如第 3 章中所述，他们是“通过深入学习，最有可能促成问题解决的群体”。正如上文指出的，遴选合适的学习者加入课程或学校，可能对健康公平课程的教育结果产生深远的影响。因此，步骤 2 应包括：评估地方机构在提升医疗卫生人员多样性方面的努力和成效。

评估目标学习者

一旦选定了目标学习者，课程开发人员就必须确定系统思维（ST）技能及公平性、多样性和包容性（EDI）相关的学习者生活经验。由于缺少正式的系统思维（ST）评估工具，教育工作者可能会转而通过个人陈述或对面试问题的回答来了解申请人的系统思维（ST）技能。这些叙述使教育工作者得以管窥学习者如何将看似毫不相干的事件联系起来，在解决问题时采取整体方法或理解复杂性。对公平性、多样性和包容性（EDI）

而言，生活经验尤为重要，URM 学习者经历过偏见和歧视的比例异常高，而那些来自于多数群体的学习者可能对这些概念有不同的理解。即使是水平较高的学习者也可能缺乏自我意识或自我反思能力，或高估自己的学识。[114]与医疗卫生课程中的大多数话题不同，种族主义、贫困和不平等的话题可能会让学习者情绪激动和反应激烈，以致他们不愿意参加调查，甚至不愿意加入小组讨论、分享生活经验。这种目标评估方法需要密切关注心理安全和文化谦逊。

示例：开发和验证对医学生文化态度的调查表。一项调查旨在了解医学生对他们在医学院就读期间可能遇到的社会文化问题的态度。调查主题包括对患者的检查、跨文化交际、种族和族裔议题的讨论、与多元性取向个体的互动、与机构代表的互动、对替代医学（alternative medicine）的了解，以及对不同肤色群体皮肤状况的识别。调查对象是即将入学的医学生，并对其心理测量特性进行评估。白人学生和 URM 学生的回答有显著差异。[115-116]

也许是由于学习者的这种脆弱性，已出版的文献鲜少探讨医疗卫生人员对健康公平的知识和态度，因而也缺少经过验证的有效测量工具。一些工具被用于评估学习者对贫困的态度，包括在护理教育中使用的贫困态度量表（attitude toward poverty scale）、贫困的系统和个人责任量表（systems and individual responsibility for poverty scale，SIRP scale），以及在医疗卫生行业中得到验证的市中心态度评估工具（inner city attitudinal assessment tool, ICAAT）。[117-119]一份经过验证的医学生对医疗服务不足的态度（medical student attitude toward the medically underserved，MSATU）问卷反复表明，从第一学年到最后一学年的专业院校学习中，医科生和口腔科学生（而不是药学生）的态度逐渐恶化，显示出他们在服务弱势群体方面决心减弱、成效不足。[120-125]

对目标学习者的评估，应该阐明如何理解当地现有（或缺乏）的课程与关于系统偏见、公平、多样性和包容性（EDI）、系统思维（ST）和卫生系统科学（HSS）的学习者经验之间的交汇点。

评估目标学习环境

目标学习环境包括正式课程、非正式课程和隐性课程。AAMC 建议采用文化胜任力培训评估工具（tool for assessing cultural competency training，TACCT）（https://www.aamc.org/media/20841/download）来理解正式课程。[126]该工具调查了五个领域：①基本原理、定义和背景；②文化胜任力的主要方面；③医疗决策模式化 / 僵化的影响；④健康差距；⑤跨文化临床技能。在理想情况下，文化胜任力培训评估工具（TACCT）由教师和学生共同完成，以确定正式课程中的内容差距。鉴于此，健康公平课程的开发人员不仅应评估这些领域是否具有代表性，还应评估它们的纵向和横向整合程度，以及课程是否将培养系统思维（ST）和权利倡导能力作为核心专业价值。

正式课程可能还需要仔细检查是否存在结构性种族主义的迹象，例如将种族作为生物学的表述。一项对 63 个已发表的虚拟病人教学案例的综述研究发现，在呈现种族和文化时，存在 6 个常见的陷阱，包括：①将种族作为遗传风险因素而非社会性或结构性风险因素；②缺乏对上游因素的呈现；③对非西方文化和有色人种的简化主义和本质主义描绘；④医护人员忽略或描绘处理疾病的社会性和结构性原因时的挫败感；⑤缺乏对健康差距和医学隐性偏见的批判性反思；⑥患者、医生和医护人员的少数族裔身份不能与美国人口比例相匹配。[68] 该研究的作者提出了一个应对这些陷阱的指南，供教学案例的作者参考。

理解非正式课程和隐性课程可能更具挑战性。这包括澄清目标学习者所察觉到的问题，考量个人和系统偏见之间的交汇点，以及公平性、多样性和包容性（EDI）要素及其对学习环境的影响。

> **示例：住院医师对学习环境的体验。**一项定性研究考察了 27 名参加一个全国会议的 URM 住院医师的培训经历。该研究发现了三个主题："日常此起彼伏的微歧视和偏见，少数族裔住院医师担任种族 / 族裔形象大使，以及在被视为'他者'的情况下调和个人身份与职业身份的挑战"。[127]

> **示例：医学生对学习环境的体验。**一项对 2016 年和 2017 年超过 27 000 万份毕业问卷的分析发现，女性、多种族群体、性少数群体和性别少数群体的医学生遭受虐待的比例高于同龄人。虐待包括因性别、性取向或种族而遭到公开羞辱、受到攻击性言论、被剥夺机会或受到较低的评价。URM 女性报告自己受到虐待和歧视的发生率最高。[128]

在步骤 2 结束时，课程开发人员考察了与公平性、多样性和包容性（EDI）相关的当地机构历史和文化、对招募和留用多样性教育团队的承诺、解决偏见的现有基础设施及确保公平学习环境的流程。课程开发人员调查了学习者、课程和学习环境，获知接受能力和潜在障碍，以解决一般需求评估中确定的教育差距。

步骤 3：目的、目标和胜任力

健康公平课程的目的和目标需契合步骤 1 中所确定的社会需求和步骤 2 中所确定的相关机构使命。如下几个例子所示，在解决健康公平所需涵盖的广泛领域方面，目前已经达成共识。这些领域包括：

1. 了解健康的社会决定因素（SDOH）和导致健康不平等的结构性因素
2. 意识到自己的隐性偏见和行为
3. 采用系统思维（ST）方法理解疾病的背景
4. 培养以患者为中心的跨文化交际技巧

5. 致力于促进健康公平

制定目标、编写实例的过程充满挑战，既要尊重学习者的生活经验，尽量减少偏见，在帮助有需要的社区时增强变革能动性和自我效能，又要处理隐性课程。

示例：制定满足社会需求的医学教育目标。由普通内科医学会教育工作者组成的一支特别工作队采用了审查和达成共识的程序，为种族和健康差距的教学提供了建议。[129] 该工作组将建议浓缩为一个广泛的目标：在专业角色的范围内不断增强对于消除健康不平等的承诺。它建议学习以下三个方面的内容：

1. 识别临床接触中医疗从业者和患者可能表现出的不信任、偏见和僵化等态度。

2. 认识与健康差距的存在、程度、根本原因和潜在解决办法相关的知识。

3. 培养跨文化、跨语言、跨素养的有效沟通技能。

这一框架随后被用于创建一门面向健康差距教育者的全国性师资培训课程，以及一门面向住院医师的纵向健康差距课程。[130-131]

示例：医学学生纵向健康公平和社会正义课程的学习目标。医学生纵向健康公平和社会正义课程的临床前实习阶段学习目标也体现了这些学习内容。

“1. 认识并适当处理自己的偏见。

2. 描述性别、种族/族裔、性取向、文化、宗教、社会经济地位、残障、文化水平和健康差距对健康状况的影响。

3. 描述健康的社会决定因素，认识到医疗卫生政策和社区伙伴关系对群体健康的影响。

4. 培养进一步理解多元文化和信仰体系如何看待健康和疾病所必备的技能。

5. 表现出对终身学习、社会公正和社区服务的热忱。”[132]

以下例子阐明了如何根据在步骤2中确定的学习者生活经验评价和调整目的与目标。这些目的和目标还需要契合学习者满足社会需求的能力，如尽量减少偏见和培养变革能动性。清晰的目标将指导步骤4中的教学设计。

示例：撰写基于公平的目的和目标，在促进变革的同时尽量减少偏见：健康公平环节。在为医学生开发健康公平课程时，教育工作者留意到，教师和住院医师团队领导者也需这一课程。根据不同的“学习者”及其生活经历制定了教育目标：

“在活动结束时，学习者能够：

1. 识别和分析隐性偏见和结构性种族主义在临床场景中的影响。

2. 描述结构性种族主义的历史背景和当前作用及其对医疗保健系统的影响。

3. 利用基于证据的工具来识别和减轻隐性偏见的影响。

4. 运用新掌握的策略来防止和减轻机构层面的结构性种族主义，减少隐性偏见对患者照护和跨专业关系的影响。”[133]

在上述两个例子中，学习者都参与了课程的规划。让学习者参与制定教学计划有助于确定课程重点，避免冗余，确保课程满足学习者的需求和期望。在制定课程宗旨和目标时，争取多学科参与也有所助益。例如，患者、社区领袖以及来自社会学、社会工作、心理学、人类学、公共卫生和法律领域的专家可以帮助制定目标，使学习者深入理解种族主义的历史背景、偏见和健康的结构性决定因素。

示例：非传统利益相关者的参与。一门课程的教师团队为医学生和住院医师设计了一套课程，鼓励以患者为中心，对跨国患者（即生活在美国但与原籍社区有密切联系的患者）提供文化敏感的医疗服务。教师们对跨国患者进行一对一访谈和焦点小组访谈，制作了反映患者和医护人员面临的挑战的教学小品。从这些访谈中形成的课程目标有两个：①“通过考察基于第一手经验的引语和叙述，增强他们（学习者）对跨国社区背景的意识”；②“在医疗访谈中引出相关的移民史及患者的价值观和目标”。[134]

步骤 1 应提供健康公平课程胜任力的关键示例，例如系统思维、变革能动性、基于公平的卫生专业实践的要素。现有公共卫生和预防医学项目可以作为创建胜任力框架的资源。步骤 3 中的目的和目标应与理想方法中确定的胜任力和内容相一致。

示例：群体健康教学的跨专业胜任力图。一所医学院的社区和家庭医学系在社区参与方面有着悠久的历史，它力图加强对努力改善当地社区健康的未来医疗卫生人员的培训。一组跨专业的教师对已发表文献中的胜任力展开综述研究，并绘制了群体健康胜任力的分布图。该图详细描述了四个胜任力领域——公共卫生实践、社区参与、批判性思维和团队能力，并从 3 个培训层面（医学生、医师助理学生和家庭医学住院医师）编写了学习目标。

最后，课程目的和目标需符合外部需求。例如，AAMC 最近推出新的胜任力倡议，致力于开发多样化、公平和包容（DEI）的胜任力框架，它将在涵盖学生、住院医师和教师的教育连续体中实行分层。[137]

步骤 4：教育策略：协调和整合教学内容、选择教学方法

健康公平课程中的批判教学法

步骤 4 将说明实现已确定的课程目的和目标所需内容和方法。如第 5 章所述，在确定教学内容和教学方法时，必须仔细考虑和应用学习理论。我们可将健康公平课程建立在弗莱雷（Freire）的批判教学法基础上，这样学习者能够重新思考社会和政治规范，

并积极参与社会变革。[138] 批判教学法的基础是在学习共同体内展开对话，社区的不同个体将先前的经验和知识引入讨论。学生既往的知识和（或）生活经验对健康公平课程的真实性至关重要。由于健康公平课程涉及道德和伦理领域，大多数教育者努力建立一种纵向整合课程，促使学习者反复重温这些概念，反思其在临床工作中的意义及对职业认同形成的影响。这些纵向课程中包含了特别能促进目标健康公平胜任力的教育方法，这将在下文展开讨论。

文化胜任力、文化谦逊、文化安全及对偏见的意识

文化胜任力（cultural competence）是一套沟通技巧和实践行为，在多元文化交流中促进以患者为中心的医疗。[24] 一项系统综述考察了医疗卫生专业的文化胜任力培训，发现有各种方法可以实现知识、态度和技能方面的目标。[139] 其中包括讲座、讨论、案例、文化沉浸、访谈其他文化群体以及角色扮演。干预时间短则几小时，长则几周。这些培训项目改善了医护人员的知识、态度和技能，其中一些项目提高了患者的满意度，但没有任何一个项目对患者结局有影响。[139] 此外，将文化胜任力训练聚焦在个体接诊上可能固化临床接诊中事不关己的“他者”模式。[26，140] 有人建议将这些概念纳入更大的文化谦逊框架中，其中包括终生致力于自我评价和自我批判，分析和纠正医患关系中的权力动态，以及与社区发展互利的伙伴关系。[25]

文化安全是系统思维（ST）的另一个例子，它超越了文化胜任力培训的范畴，关注医患关系中的结构性、社会性和权力不平等，鼓励医护人员挑战这些权力变化。[26] 它的结果是促进了患者的安全感和共同决策。一项综述研究回顾了44份关注原住民群体的国际出版物，发现文化安全培训和实际应用能改善医患关系、健康结局、服务原住民群体的兴趣，也能使更多的原住民进入医疗卫生行业。[141] 一项针对文化安全的文献综述分析了59篇相关论文，这项研究发现，为了提供文化安全的医疗服务，医疗卫生从业者、组织和系统必须建立挑战权力结构的机制，并将临床文化安全活动与实现健康公平紧密联系起来。[26]

如上所述，许多健康公平课程都有态度上的目标，包括能够意识到隐性偏见、挑战人们视其为异己的成见。用以实现这一目标的策略源于社会认知心理学和人类学，包括通过学习医疗卫生中偏见的历史依据，强化旨在减少偏见的内在动机；通过内隐联想测试等工具认识自己的隐性偏见；[31] 理解偏见的心理基础；增强服务社会弱势群体的信心（通常通过直接接触患者）。[142]

培养系统思维习惯

健康公平课程经常采用纵向体验式学习，强调患者的生活经历，促进对结构性和健康的社会决定因素（SDOH）的讨论，以展示历史政策或社区结构如何影响健康。这样的课程设计使教育者和学习者认识到生物-心理-社会健康模型不同维度的动态相互作用。可以通过临床病例讨论、概念映射或系统思维框架来表达这种复杂性，鼓励学习者

阐明健康的决定因素不仅仅局限于生理。许多医疗卫生人员使用系统思维（ST），但不一定如此定义它。反思和概念映射等教学方法使这种隐性思维受到瞩目，因为学习者借此能讨论并绘制出各个部分之间的关系及其与整体的关系。

健康的社会性和结构性决定因素

关于健康差距、历史背景和健康的社会决定因素（SDOH）的较低阶知识可以通过阅读、多媒体形式和讲座来呈现。对于更高阶的认知目标，例如分析健康的社会决定因素（SDOH）和临床接触中的结构化脆弱性产生的影响（即应用 ST），课程通常借助各种工具或框架展开基于案例的讨论，鼓励学习者挑战假设并考虑其他不同观点。

示例：使用工具了解患者的观点。在一个基于住院医师的健康差距的课程专题系列研讨班中，有一节关于语言、文化适应和移民健康的专题学习，要求住院医师们在参加研讨班前观看一部纪录片——《非自然的原因：成为美国人》（*Becoming American*）（unnaturalcauses.org）。在学完关于移民健康的理论知识后，住院医师们练习运用便于记忆的 ETHNIC（即 explanation、treatment、healers、negotiate、intervention 和 collaboration 的首字母，分别代表解释、治疗、疗愈、协商、干预、合作）方式来引出和融入患者的观点。[131，143]

示例：使用工具挑战假设。为临床学习阶段学生举办了三次互动工作坊，将健康公平和社会正义课程延伸至临床学习阶段。教育工作者以之前关于无意识偏见的讲座为基础，建立了一个名为 CHARGE2 的框架，用来描述医疗从业者在临床接触中解决无意识偏见的可行尝试。这个框架开门见山地提出一个问题："改变你的环境：是否存在另一种可能的视角？"[144]

倡导和承诺促进健康公平

几乎每一门健康公平课程都认识到，学习者与弱势群体接触的纵向真实体验有助于实现健康公平目标，促成学习者长期致力于解决健康差距。服务弱势群体的过程为学习者提供了真实的体验，可以培养同理心、信任感和文化谦逊，同时巩固与弱势群体的伙伴关系。方法包括社区服务性学习、连续性诊所，或在医疗保险不足的、难民 / 移民群体的诊所做纵向实习，或参与基于社区的权利倡导活动。拥有弱势群体和（或）农村地区临床经验的医学生更有可能最终从事初级保健工作，并在医疗服务不足的地区行医。[145]

示例：医学口译员的早期培训和口译服务的使用。在一个关于患者导航的项目中，大一和大二的医学生与新抵达的难民家庭配对，开始使用医学翻译服务，包括当面口译和电话口译。教师示范并直接教授如何正确使用受过医学培训的口译员所提供的服务，包括通过与患者保持眼神交流、进行非语言交流、进行简短直接的语言交流等方式，确保口译准确无误，以及使用患者偏好的语言翻译并事先印好的材料。[146]

服务性学习（service learning）过往单独采用以下三种方式之一：社区和学校的健康教育、社区诊所实习或参与社会正义活动和慈善活动。新近的趋势是特意让这些活动方式互相重合。**关键服务性学习**（critical service learning）包括对社区活动的社会正义取向；任务形式通常包括布置给学生通过权利倡导活动或项目来回应社会不公正现象的任务。关键服务性学习可能尤其有助于激发学生形成变革推动者的自我身份认同。[148]

示例：护理教育中的关键服务性学习。在社区成员要求获得更多早期心脏筛查时，一门护理教育课程筹划建立了一个社区心脏筛查诊所。社区护理专业的学生在完成了社会正义和健康方面的强化课程后，作为跨学科小组成员至少工作32小时，工作内容包括进行心脏筛查并向社区成员报告心脏风险，然后就治疗和随访监测提供咨询建议。随后，学生们与教师、同伴和社区成员展开结构化的讨论。社区成员就健康不平等的根本原因提供了当地社区的知识和视角。学生们被要求提交反思日志，并在正式的口头报告中描述他们提供的护理服务、服务需求、需求背后的不公平，以及护士在响应需求时充当的角色。学生的反思日志表明，他们加深了对服务对象的理解，重新定位了他们与服务对象的权力变化，以及在建立真实关系方面的进展。关于护士在社会正义中的角色和责任，学生们的想法也发生了转变。[149]

上述例子阐述了许多健康公平课程力图培养的权利倡导能力，并举例说明了成功的权利倡导能力培训项目的特征：结合批判性的自我反思、跨学科工作、团队协作和体验式学习。[150]与职业认同形成的其他方面一样，习得权利倡导能力的最佳方式是与榜样/导师的社会化互动和体验式学习。[151]

许多纵向课程采用个人学习档案来形成反思性实践，追踪对健康公平的承诺，并指导职业身份认同。这包括要求学生正式创建一份承诺公平性、多样性和包容性（EDI）的个人声明。

在健康公平课程中尽量减少偏见

在健康公平课程中，相关活动应强调系统思维（ST）和变革能动性的总体概念，同时尽量减少对偏见的强化。这需要在提出问题和建议解决方案之间审慎保持平衡，例如举例说明已成功解决健康差距问题的社区，在描述风险因素和描述社区优势之间保持平衡，并凸显社会变革领导者的典范作用。[152]

随着教学设计的完成，还须使内容与方法在多个层面上互相一致，以确保符合步骤2中确定的学习者生活经验，以及步骤3中设立的目的和目标。

步骤 5：实施

障碍、资源和非传统的专业知识

步骤 5 的所有要素（参见第 6 章）以及一些其他的考虑因素都适用于健康公平课程。卫生系统科学（HSS）的典型障碍在于课程时间和资源有限，与其他课程内容存在竞争。卫生系统科学（HSS）和健康公平机构的专业知识经常跨多个机构部门，因此确定课程的管理“总部”，将关系到课程能否持续实施。如上述步骤 4 所示，健康公平通常表现为总体课程框架中的一条纵向主线或一门课程，课程内部的管理方法需要透明、有参与性和公平合理（详见第 10 章）。

课程的资源应早在步骤 2 就已确定好，一开始就要获得机构领导者的支持。医疗机构越来越关注公平性、多样性和包容性（EDI），其中一些机构已承诺为公平性、多样性和包容性（EDI）领域的转型投入资金和精力。健康公平课程是这种机构文化重置的重要组成部分，但其他许多领域，包括招生和教师 / 工作人员招聘和发展，以及学生和教师事务也都需要投入努力。需要在不同机构之间共享资源；理想的情况是，课程教师主动与其他机构领导者合作，以充分利用现有资源。

卫生系统科学（HSS）和健康公平课程的一个独到之处是，它们通常能利用培训课程或学校之外的专业知识和资源。[16] 这些课程可以利用其他专业院校的教师、卓越的医疗卫生中心、政府或行业领导者提供所需的专业知识。学生和社区成员在强调课程需求、实施目标需求评估以及担任教师和导师方面发挥了重要作用。这些参与者的多样性丰富了课程内容，但对于来自各方的不同意见，既要充分倾听和尊重，又要合理协调，颇具挑战性。

社区参与的医学教育

社区成员丰富了需求评估的内涵，提供了社区关于健康和医疗卫生的主要观点。他们充当课程设计顾问和授课教师，发掘可以帮助体验式学习的社区合作伙伴和导师。社区需求与课程学习目标的结合被称为社区参与的医学教育（community-engaged medical education，CEME）。[23] 基于社区的教育将社区视为一个目的地或学习场所；与此形成鲜明对比的是，社区参与的医学教育（CEME）体现了一种相互依存、互利双赢的关系。[23] 考虑到教育过程需要为社区增加价值，催生了步骤 4 中描述的患者导航项目、健康指导和关键服务性学习等体验模式。CEME 的成功实施，需要在学术 / 医疗卫生机构与其所服务的社区之间展开更广泛的合作，在合作中了解历史背景，寻求改善社区健康的举措。[153] 真正的社区参与是一个建立信任、利用资源的复杂而充满挑战的过程。AAMC 和疾病控制和预防中心（Centers for Disease Control and Prevention）专门为机构社区参与开发了资源。[22, 154] 课程的教师团队至少须在与社区伙伴的对话中树立文化谦逊和反思实践的榜样，并确保社区成员的工作获得认可。

惠及所有人的教师发展

为处理目标学习环境的问题，无论教学内容是什么，教师发展中心都应该培养每位教师创建包容和公平的学习环境必备的技能。在医学教育领域，随着学员的日益多样化，所有授课教师都需要这些技能。教师发展可以围绕以下几方面展开：养成对自己隐性偏见和教学行为的批判性反思习惯，审查评分和评估中的结构性问题，提出面向多样化学生群体的有效教学策略，提出识别和解决学习环境中微歧视的操作方案。[155-156]

试行和逐步实施

鉴于健康公平课程的复杂性，试行和逐步实施的方式可谓明智。“精心挑选”的志愿者学生可能有更深层次的动机和（或）更丰富的健康问题背景，对课程的首次实施也更能接受和适应。

示例：为社区选修课和服务性学习招募志愿者。在完成第一年的社区实地体验后，医学生可在不同的临床环境中选读基于社区的各种选修课。其中包括一间由学生开办的跨专业免费诊所、重症监护室的质量改进小组、老年家庭护理、退伍军人“门诊实践”和难民诊所。这促使学生们积极寻求其他的社区体验，包括在青少年司法系统的志愿服务和高中生辅导。这些试点项目为卫生系统科学（HSS）服务性学习的要求铺平了道路，也为课程中的社区早期参与奠定了基础。

步骤6：评估与反馈

最后一步是评价学习者和课程是否实现课程目的和学习目标。

保持目的、目标、方法和评估之间的一致性对于制定有效的学习者评估方案至关重要。项目评估的柯克帕特里克框架（Kirkpatrick framework）是健康公平课程的一个实用工具，因为它提醒课程开发者将影响当地卫生系统和社区的结果纳入评估。Kirkpatrick框架描述了课程评估的四个层次：①学习者满意度；②知识、态度和技能的变化；③实践行为的变化；④真实世界的项目成果。[157]

学习者满意度

第一个层次（level 1）即学习者满意度，可通过现有的学员评估系统（例如课程结束、轮转结束和临床实习结束时的评估）简单直接地进行测量。健康公平课程锐意创新，带给学习者意想不到的体验，因此需要灵活和反应迅速。为了根据反馈及时做出调整，课程负责人还应考虑采用实时的学习者反馈。

测量学习者的变化

第二个层次（level 2）测量学习者态度、知识和技能的变化，可以使用传统的问卷调查方法和态度工具（见上文的步骤 2）、知识测试和与真实或标准化病人的技能演示（参见第 7 章）。

示例：测量学生的结构性技能。范德堡大学的教师开设了一门 36 学分的医学预科专业——医学、健康与社会（medicine，health and society，MHS），该专业用跨学科的方法培养结构性能力，即理解结构性因素如何影响健康的能力。有一项名为“健康调查的结构性基础”的新研究，评估了学生的分析能力，调查对象包括医学、健康与社会（MHS）专业，医学预科科学专业和一年级大学生；与对照组的学生相比，医学、健康与社会（MHS）专业的学生识别结构性因素和健康结局的比例更高、方式更深入，并表现出对结构性种族主义和健康差距有更高的意识。[158]

示例：患者导航项目中的概念图。作为患者导航项目的一部分，低年级医学生利用呈现给他们的复杂病例场景开发概念图，识别导致患者临床表现的因素。学生们开展小组合作，从系统到个体层面为所呈现的病例场景绘制可视化效果，然后进行系统思维（ST）汇报和反思，以清晰地呈现不同因素如何互相联系。为示范系统思维（ST），学生们进而评估这些概念图的相互联系和因果循环，阐明不同层面的复杂性和交叉性。

可以使用文献中效度可靠的评价工具来评估系统思维（ST）、文化胜任力、同理心 / 同情心、职业素养和团队合作。[159-160] 关于文化胜任力，在已发表的工具中有 20 多种自填式、经验证有效的评估方法。[161] 其中有一些以自我效能理论为基础，可以转化为临床实践行为。[162]

评估实践行为

第三个层次（level 3）即实践行为变化，通常可借助从业者自我报告进行测量。然而，更严格的方法涉及对实践的直接观察或审查。

示例：测量性史记录中实践行为的变化。性与性别少数（SGM）患者在预防保健、心理健康、癌症、药物使用和暴力方面显示出很大的健康差距和较差的结果。结构性障碍以及医护人员和患者在临床接触中的个人态度和行为可能造成健康差距（通常与隐瞒病史有关）。[163] 在一项调查研究中，大多数接受调查的医生报告自己不具备治疗性与性别少数（SGM）患者的技能。[164] 一个内科住院医师项目设计了一项包括三个阶段性史记录的简短干预措施。住院患者干预前和干预后的图表审计显示，性史记录方面的情况有所改善（从干预前的22%提高到干预后的31%）。[165]

因为健康公平课程的宗旨通常包括传授系统思维（ST）习惯，培养为患者、社区和群体积极倡导权利的职业认同，所以评价方案应包括对学习者这类能力成就的洞察。

评估反思能力和职业认同形成

加强反思能力和反思性实践是许多课程的目的，可以嵌入文化谦逊、权利倡导能力和结构性胜任力的框架中。[166-167]虽然以往通常借助自我报告问卷评估反思能力，[156]但是鼓励和跟踪反思能力更常见的方式是反思写作、写日志或保留个人学习档案。[156，167-170]（参见第7章）。评价量规和定性分析证实了学习档案袋评价的有效性。[171-174]

示例：关注医疗服务不足群体的纵向整合式见习（longitudinal integrated clerkship，LIC）中的反思写作。在公立安全网络医院（public safety-net hospital）和社区卫生服务中心工作过的医学生们参加了为期11个月的纵向整合式见习（LIC）。他们被要求在见习期间提交3篇反思文章，并对具体的提示做出回应。研究人员随后对提交的文章进行归纳分析。通过分析45篇文章，确定了6个主题，即对服务不足群体的医疗服务、联合治疗、谦逊和感激、利他主义、复原力和进取心。作者的结论是，从反思文章中可以观察到学生的职业认同建构。[175]

学习者焦点小组访谈结合定性分析，可以提供关于健康公平课程中学习者体验的丰富信息——学习者在课程中的收获及其对自身专业发展的看法。[176]

评估课程对于社区的附加价值

虽然第四个层次（level 4）通常是课程评估中最具挑战性的级别，但这应该是精心设计的健康公平课程的自然产物。当社区活动的设计初衷是为社区或社区合作者的使命“增加价值”时，评价方案无疑应考虑方便这些信息的收集。[177]（参考上文步骤4中的“关键服务性学习”示例。）患者导航项目可以跟踪已完成的预约、对治疗建议的依从性和患者满意度。学生开办的诊所记录了癌症筛查率和慢性疾病指标的改善，以及医疗保险获取机会的增多。[178-181]学生健康教练可以监测患者的满意度和行为变化。[182]通过在评估中跟踪、分析和传达这些结果，加强了课程中的社区参与。

学校的社会责任评估标准正处在制定阶段。[12，29，47，183]具有社会责任使命的学校和课程在记录群体健康结局时可能遇到难题，但还是设法成功记录了相关结果，包括招聘更多弱势群体学生进入医疗卫生行业，更多人选择从事初级保健职业，以及毕业生最终选择在医疗服务不足的地区行医。[45，176，184]

示例：健康公平综合课程毕业生的职业选择。以色列一所医学院在成立之初的使命就是人文主义和面向社区的初级保健。随后发现，有一半的校友投身社会医学、在健康不平等领域工作，而在研究型的医学院中，这类校友只占 30%。[107]

结　论

下一代医疗卫生人员必须具备为个体和群体提供医疗服务的能力。群体健康课程的固有内容是认识到各个群体和社区之间的健康差距不能仅用生物学来解释。这需要理解健康的系统性和结构性决定因素，以便了解健康差距和医疗卫生人员的权利倡导能力工具。这一艰巨的任务要求学习者同时具备关于内容和过程的专业知识，才能理解和改变导致当代健康不平等的系统和结构。这里概述的六步教学法为医学教育工作者提供了一套系统的方法，推动创新性的健康公平课程开发，培养下一代医疗卫生的促变者。

问　题

假设你正在开发与你的学校 / 培训项目所在的社区相关的健康公平课程：

1. 描述你的机构历史、使命和对健康公平的承诺。你所在的机构有关于公平性、多样性和包容性（EDI）的使命宣言吗？如果有，目前有哪些推动这一使命的机构活动？谁负责这些活动？

2. 描述你所在机构支持健康公平课程的资源。你所在的机构是否有旨在改善社区健康的外部合作关系？是否有其他专业教师、政府官员或卫生系统领导者或研究中心可以在健康公平课程的开发和实施中担任专家？社区成员能否在本课程的开发和实施中担任专家？

3. 你如何定义焦点社区？你所在的当地社区和医学院校所服务的各个群体之间有区别吗？通过考察地理、种族 / 族裔、社会经济地位等方面，可以了解群体和当地社区的哪些健康结局？是否有社区健康评估 / 数据（来自公共卫生、医疗保健系统、基于社区的组织或其他）用来详细说明地方 / 区域 / 州 / 地域社区的健康结局以及健康差距的根本原因或历史背景？

4. 描述你的课程采用什么方法为现代医疗保健系统的实践和持续改进培养医疗卫生专业人员。开设卫生系统科学（HSS）课程了吗？如果没有，可以利用哪些机会在现有的课程中整合卫生系统科学（HSS）？卫生系统科学（HSS）课程如何与基础科学课程和临床科学课程相结合？

5. 在公平性、多样性和包容性方面，学习者如何体验当前的课程和学习环境？

6. 你的课程目前是否教授健康的社会决定因素？如果是，这些内容是如何横向和纵向整合的？

7. 在你的课程中，教师和学生目前缺少哪些公平性、多样性和包容性（EDI）方面的新能力？你的课程将处理哪些知识、技能、态度和行为？

8. 你的项目 / 课程是否会在教授健康公平时采用纵向方法？什么样的教育方法能与技能、态度和行为方面的成效保持一致？

9. 你的学校 / 课程目前是否有基于社区参与的活动？如果有，能否将它们精心塑造成为学生的关键服务性学习机会，或成为学生帮助弱势群体的纵向“增值”体验？

10. 目前有哪些推动公平性、多样性和包容性（EDI）的教师发展活动？你的课程中需要发展哪些新的教师技能？

11. 你是否能够确定愿意参加试行新课程的学习者？

12. 你会记录哪些课程结果？这些结果如何与课程的目的和目标保持一致？它们如何支持胜任力的达成？

通用参考文献

American Medical Association. “Organizational Strategic Plan to Embed Racial Justice and Advance Health Equity.” Accessed October 7, 2021. https://www.ama-assn.org/about/leadership/ama-s-strategic-plan-embed-racial-justice-and-advance-health-equity.

This plan was initiated by the AMA's Health Equity Task Force with the launch of the AMA Center for Health Equity. With multiple stakeholder voices both inside and outside the AMA, this plan provides an inclusive three-year map with five strategic approaches to advance a health equity agenda. In addition to helpful historical discussion, the plan provides specific actions and accountability for racial justice while discussing other forms of equity.

Dankwa-Mullan, Irene, Eliseo J. Perez-Stable, Kevin L. Gardner, Xinzhi Zhang, and Adelaida M. Rosario, eds. *The Science of Health Disparities Research*. Hoboken, NJ: Wiley Blackwell, 2021.

A comprehensive text providing details on conducting clinical and translational health disparities studies. This 26-chapter textbook provides an all-inclusive view on the topic, ranging from basic definitions of health disparity science to conceptual frameworks for identifying disparities. The book provides a practical guide for new areas of research, capacity-building strategies, and tools to advance health equity.

National Academies of Sciences, Engineering, and Medicine. *Communities in Action: Pathways to Health Equity*. Washington, DC: National Academies Press, 2017. https://doi.org/10.17226/24624.

This report provides a review of the health disparities within the United States and discusses factors that cause such disparities, called determinants of health. It recognizes that community-wide problems, such as poverty, poor education, and inadequate housing, play a larger role in an individual's health than behavior. This report outlines these structural barriers to health equity coupled with solutions that guide a community as to what they can do to promote health for all.

National Collaborating Centre for Determinants of Health. “Let's Talk: Moving Upstream.” Antigonish, NS: National Collaborating Centre for Determinants of Health, St. Francis Xavier University, 2014. Accessed October 7, 2021, https://nccdh.ca/resources/entry/lets-talk-moving-upstream.

The purpose of this publication is to use the classic public health parable to reframe the health inequities discussion into “upstream, midstream, and downstream” causes. This practical publication serves as a communication tool for public health teams and provides a guide for standard language. It helps teams to ask appropriate questions so they can identify the level of the root causes and respective strategies and resources that would be the most effective to address a given cause.

Plack, Margaret M., Ellen F. Goldman, Andrea R. Scott, and Shelley B. Brundage. *Systems Thinking in the Healthcare Professions: A Guide for Educators and Clinicians*. Washington, DC: George Washington University, 2019. Accessed October 7, 2021. https://hsrc.himmelfarb.gwu.edu/cgi/viewcontent.cgi?article=1000&context=educational_resources_teaching.
A thorough overview for health professional educators on how to integrate and assess systems thinking in their curriculum. This readable monograph uses a step wise approach from competency to assessment of systems thinking skills and provides instructional examples for course and clinical educators.

Skochelak, Susan E., Maya M. Hammoud, Kimberly D. Lomis, Jeffrey M. Borkan, Jed D. Gonzalo, Luan E. Lawson, and Stephanie R. Starr S, eds. *Health Systems Science*, Second Edition. St. Louis, MO: Elsevier, 2021.
A comprehensive textbook that reviews the emerging field of HSS and all the different domains of HSS that impact health care delivery at the patient and population level. The book offers challenges and solutions to a complicated health care system and practical exercises and learning strategies for the health care educator teaching HSS.

Waters Center for Systems Thinking. Accessed October 7, 2021. https://waterscenterst.org/.
An internationally recognized and practical website dedicated to dissemination of systems thinking knowledge and skills for all walks of life. The website provides resources to individuals and organizations on how to leverage systems thinking and apply it to their daily work. It also has important tools such as the 12 Habits of a Systems Thinker and practical exercises on how to teach and evaluate systems thinking.

引用文献

1. National Collaborating Centre for Determinants of Health, "Let's Talk: Moving Upstream," (Antigonish, NS: National Collaborating Centre for Determinants of Health, St. Francis Xavier University, 2014), accessed October 7, 2021, https://nccdh.ca/resources/entry/lets-talk-moving-upstream.
2. Paula Braveman et al., "What Is Health Equity? And What Difference Does a Definition Make?" (Princeton, NJ: Robert Wood Johnson Foundation, 2017), accessed October 7, 2021, https://nccdh.ca/resources/entry/what-is-health-equity-and-what-difference-does-a-definition-make.
3. National Academies of Sciences, Engineering, and Medicine, *Communities in Action: Pathways to Health Equity* (Washington, DC: National Academies Press, 2017), https://doi.org/10.17226/24624.
4. Brian C. Castrucci and John Auerbach, "Meeting Individual Social Needs Falls Short of Addressing Social Determinants of Health," Health Affairs Blog, 2019, accessed October 7, 2021, https://www.healthaffairs.org/do/10.1377/hblog20190115.234942.
5. Commission on Social Determinants of Health, *Closing the Gap in a Generation: Health Equity through Action on the Social Determinants of Health: Final Report of the Commission on Social Determinants of Health* (Geneva, World Health Organization, 2008), accessed October 7, 2021, https://www.who.int/publications/i/item/WHO-IER-CSDH-08.1.
6. Paula A. Braveman et al., "Health Disparities and Health Equity: The Issue Is Justice," *American Journal of Public Health* 101, no. Suppl 1 (2011): S149–55, https://doi.org/10.2105/ajph.2010.300062.
7. Peter S. Hovmand, *Community Based System Dynamics* (New York: Springer, 2014).
8. John A. Powell, *Structural Racism: Building upon the Insights of John Calmore*, 86 N.C. L. Rev. 791 (2008), accessed October 7, 2021, https://scholarship.law.unc.edu/nclr/vol86/iss3/8.
9. Margaret Whitehead, "The Concepts and Principles of Equity and Health," *International Journal of Health Services* 22, no. 3 (1992): 429–45, https://doi.org/10.2190/986L-LHQ6-2VTE-YRRN.
10. Julian T. Hart, "The Inverse Care Law," *The Lancet* 1, no. 7696 (1971): 405–12, https://doi.org/10.1016/s0140-6736(71)92410-x.
11. Paula A. Braveman et al., "Socioeconomic Disparities in Health in the United States: What the Patterns Tell Us," *American Journal of Public Health* 100, no. S1 (2010): S186–96, https://

doi.org/10.2105/ajph.2009.166082.

12. Charles D. Boelen et al., "Accrediting Excellence for a Medical School's Impact on Population Health," *Education for Health (Abingdon)* 32, no. 1 (2019): 41–48, https://doi.org/10.4103/efh.EfH_204_19.
13. Donald M. Berwick and Jonathan A. Finkelstein, "Preparing Medical Students for the Continual Improvement of Health and Health Care: Abraham Flexner and the New 'Public Interest,'" *Academic Medicine* 85, no. 9 Suppl (2010): S56–65, https://doi.org/10.1097/ACM.0b013e3181ead779.
14. Hilary S. Daniel, Sue S. Bornstein, and Gregory C. Kane, "Addressing Social Determinants to Improve Patient Care and Promote Health Equity: An American College of Physicians Position Paper," *Annals of Internal Medicine* 168, no. 8 (2018): 577–78, https://doi.org/10.7326/M17-2441.
15. Susan E. Skochelak et. al., *Health Systems Science*, 2nd ed. (St. Louis, MO: Elsevier, 2021).
16. Mamta K. Singh, Heidi L. Gullett, and Patricia A. Thomas, "Using Kern's Six-Step Approach to Integrate Health Systems Science in Medical Education," *Academic Medicine* 96, no. 9 (2021), 1282–90, https://doi.org/10.1097/ACM.0000000000004141.
17. Peter M. Senge, *The Fifth Discipline: The Art and Practice of the Learning Organization* (New York: Doubleday/Currency, 2006).
18. Thelma P. Quince et al., "Undergraduate Medical Students' Empathy: Current Perspectives," *Advanced Medical Education Practice* 7 (2016): 443–55, https://doi.org/10.2147/amep.S76800.
19. Margaret M. Plack et al., "Systems Thinking and Systems-Based Practice across the Health Professions: An Inquiry into Definitions, Teaching Practices, and Assessment," *Teaching and Learning in Medicine* 30, no. 3 (2018): 242–54, https://doi.org/10.1080/10401334.2017.1398654.
20. "Habits of a Systems Thinker," Waters Center for Systems Thinking, accessed October 7, 2021, https://waterscenterst.org/.
21. Mark A. Earnest, Shale L. Wong, and Steven G. Federico, "Perspective: Physician Advocacy: What Is It and How Do We Do It?" *Academic Medicine* 85, no. 1 (2010): 63–67, https://doi.org/10.1097/ACM.0b013e3181c40d40.
22. Center for Disease Control and Prevention, *Principles of Community Engagement*. 2nd ed. (Atlanta: CDC/ATSR Committee on Community Engagement, 2011), accessed May 31, 2021, https://www.atsdr.cdc.gov/communityengagement/index.html.
23. Roger Strasser et al., "Putting Communities in the Driver's Seat: The Realities of Community-Engaged Medical Education," *Academic Medicine* 90, no. 11 (2015): 1466–70, https://doi.org/10.1097/ACM.0000000000000765.
24. Cayla R. Teal and Richard L. Street, "Critical Elements of Culturally Competent Communication in the Medical Encounter: A Review and Model," *Social Science & Medicine* 68, no. 3 (2009): 533–43, https://doi.org/10.1016/j.socscimed.2008.10.015.
25. Melanie Tervalon and Jann Murray-García, "Cultural Humility versus Cultural Competence: A Critical Distinction in Defining Physician Training Outcomes in Multicultural Education," *Journal of Health Care for the Poor and Underserved* 9, no. 2 (1998): 117–25, https://doi.org/10.1353/hpu.2010.0233.
26. Elana Curtis et al., "Why Cultural Safety Rather Than Cultural Competency Is Required to Achieve Health Equity: A Literature Review and Recommended Definition," *International Journal of Equity in Health* 18, no. 1 (2019): 174, https://doi.org/10.1186/s12939-019-1082-3.
27. "11 Terms You Should Know to Better Understand Structural Racism," Aspen Institute, accessed October 7, 2021, https://www.aspeninstitute.org/blog-posts/structural-racism-definition/.
28. "Health Inequities and Their Causes," World Health Organization, accessed October 7, 2021, https://www.who.int/features/factfiles/health_inequities/en/.
29. Institute of Medicine, *Unequal Treatment: Confronting Racial and Ethnic Disparities in Health Care* (Washington, DC: National Academies Press, 2003), https://doi.org/10.17226/10260.
30. "Healthy People 2020: Disparities," Office of Disease Prevention and Health Promotion, accessed October 7, 2021, https://www.healthypeople.gov/2020/about/foundation-health-measures/Disparities.

31. Project Implicit, accessed October 7, 2021, https://implicit.harvard.edu/implicit/takeatest.html.
32. "Diversity and Inclusion, Definitions of," in *The Sage Encyclopedia of Intercultural Competence*, ed. Janet M. Bennett (Thousand Oaks, CA: SAGE Publications, 2015), 267–69.
33. Jonathan M. Metzl and Helena Hansen, "Structural Competency: Theorizing a New Medical Engagement with Stigma and Inequality," *Social Science & Medicine* 103 (2014): 126–33, https://doi.org/10.1016/j.socscimed.2013.06.032.
34. Camara P. Jones, "Toward the Science and Practice of Anti-racism: Launching a National Campaign against Racism," *Ethnicity & Disease* 28, no. Suppl 1 (2018): 231–34, https://doi.org/10.18865/ed.28.S1.231.
35. "Underrepresented in Medicine Definition," Association of American Medical Colleges, accessed October 7, 2021, https://www.aamc.org/what-we-do/equity-diversity-inclusion/underrepresented-in-medicine.
36. Gopal K. Singh et al., "Social Determinants of Health in the United States: Addressing Major Health Inequality Trends for the Nation, 1935–2016," *International Journal of Maternal Child Health and AIDS* 6, no. 2 (2017): 139–64, https://doi.org/10.21106/ijma.236.
37. Jarvis T. Chen and Nancy Krieger, "Revealing the Unequal Burden of COVID-19 by Income, Race/Ethnicity and Household Crowding: US County versus Zip Code Analyses," *Journal of Public Health Management and Practice*, 27 Suppl 1 (2020): S43–56, https://doi.org/10.1097/PHH.0000000000001263.
38. Theresa Andrasfay and Noreen Goldman, "Reductions in 2020 US Life Expectancy Due to COVID-19 and the Disproportionate Impact on the Black and Latino Populations," *Proceedings of the National Academy of Sciences* 118, no. 5 (2021): e2014746118, https://doi.org/10.1073/pnas.2014746118.
39. Elizabeth Fee and Ana Rita Gonzalez, "The History of Health Equity: Concept and Vision," *Diversity & Equality in Health and Care* 14, no. 3 (2017): 148–52, https://diversityhealthcare.imedpub.com/the-history-of-health-equity-concept-and-vision.pdf.
40. "Healthy People 2010," Centers for Disease Control and Prevention, accessed October 7, 2021, https://www.cdc.gov/nchs/healthy_people/hp2010.htm.
41. Frederick J. Zimmerman and Nathaniel W. Anderson, "Trends in Health Equity in the United States by Race/Ethnicity, Sex, and Income, 1993–2017," *JAMA Network Open* 2, no. 6 (2019): e196386, https://doi.org/10.1001/jamanetworkopen.2019.6386.
42. Institute of Medicine, *Primary Care and Public Health: Exploring Integration to Improve Population Health* (Washington, DC: National Academies Press, 2012), https://doi.org/10.17226/13381.
43. Harvey V. Fineberg, "Public Health and Medicine: Where the Twain Shall Meet," *American Journal of Preventive Medicine* 41, no. 4 Suppl 3 (2011): S149–51, https://doi.org/10.1016/j.amepre.2011.07.013.
44. A. M. Brandt and M. Gardner, "Antagonism and Accommodation: Interpreting the Relationship between Public Health and Medicine in the United States During the 20th Century," *American Journal of Public Health* 90, no. 5 (2000): 707–15, https://doi.org/10.2105/ajph.90.5.707.
45. The Association of Faculties of Medicine in Canada, *The Future of Medical Education in Canada: A Collective Vision for MD Education,* (Ottawa: AFMC, 2010), accessed October 7, 2021, https://cou.ca/wp-content/uploads/2010/01/COU-Future-of-Medical-Education-in-Canada-A-Collective-Vision.pdf.
46. Robert F. Woollard, "Caring for a Common Future: Medical Schools' Social Accountability," *Medical Education* 40, no. 4 (2006): 301–13, https://doi.org/10.1111/j.1365-2929.2006.02416.x.
47. Charles Boelen, Jeffrey E. Heck, and the World Health Organization, Division of Development of Human Resources for Health, "Defining and Measuring the Social Accountability of Medical Schools," 1995, accessed October 7, 2021, https://apps.who.int/iris/handle/10665/59441.
48. James Rourke, "Social Accountability: A Framework for Medical Schools to Improve the Health of the Populations They Serve," *Academic Medicine* 93, no. 8 (2018): 1120–24, https://doi.org/10.1097/acm.0000000000002239.
49. "Community Health Assessment Toolkit," Association for Community Health Improvement, accessed October 7, 2021, https://www.healthycommunities.org/resources/community-health-assessment-toolkit.

50. "Mobilizing for Action through Planning and Partnerships (MAPP)," National Association of County and City Health Officials, accessed October 7, 2021, https://www.naccho.org/programs/public-health-infrastructure/performance-improvement/community-health-assessment/mapp.
51. Health Improvement Partnership–Cuyahoga, accessed October 7, 2021, https://hipcuyahoga.org.
52. "2018 National Healthcare Quality and Disparities Report," Agency for Healthcare Research and Quality, accessed October 7, 2021, https://www.ahrq.gov/research/findings/nhqrdr/nhqdr18/index.html.
53. "Cuyahoga Place Matters: History Matters Report," Kirwan Institute for the Study of Race and Ethnicity, accessed October 7, 2021, https://kirwaninstitute.osu.edu/research/cuyahoga-placematters-history-matters-report.
54. Anthony Nardone, Joey Chiang, and Jason Corburn, "Historic Redlining and Urban Health Today in U.S. Cities," *Environmental Justice* 13, no. 4 (2020): 109–19, https://doi.org/10.1089/env.2020.0011.
55. "Clark-Fulton MetroHealth EcoDistrict," MetroHealth, accessed October 7, 2021, https://www.metrohealth.org/transformation/transformation-blog/clark-fulton-metrohealth-ecodistrict.
56. East Baltimore Development, Inc., accessed October 7, 2021, www.ebdi.org.
57. "Care Process Model: Social Determinants of Health," Intermountain Healthcare, accessed October 7, 2021, https://intermountainhealthcare.org/ckr-ext/Dcmnt?ncid=529732182.
58. "Our Commitment to End Racism in Health Care," Froedtert and Medical College of Wisconsin, accessed October 7, 2021, https://www.froedtert.com/end-racism.
59. "American Hospital Association #123forEquity Campaign to Eliminate Health Care Disparities," AHA Institute for Diversity and Health Equity, accessed October 7, 2021, https://ifdhe.aha.org/123forequity.
60. Kevin A. Schulman et al., "The Effect of Race and Sex on Physicians' Recommendations for Cardiac Catheterization," *New England Journal of Medicine* 340, no. 8 (1999): 618–26, https://doi.org/10.1056/nejm199902253400806.
61. Robert C. Like, "Educating Clinicians about Cultural Competence and Disparities in Health and Health Care," *Journal of Continuing Education in the Health Professions* 31, no. 3 (2011): 196–206, https://doi.org/10.1002/chp.20127.
62. Lidia Horvat et al., "Cultural Competence Education for Health Professionals," *Cochrane Database of Systematic Reviews*, no. 5 (2014), https://doi.org/10.1002/14651858.CD009405.pub2.
63. Stephanie M. Shepherd, "Cultural Awareness Workshops: Limitations and Practical Consequences," *BMC Medical Education* 19, no. 1 (2019): 14, https://doi.org/10.1186/s12909-018-1450-5.
64. "Curriculum Reports: Social Determinants of Health by Academic Level," AAMC, accessed October 7, 2021, https://www.aamc.org/data-reports/curriculum-reports/interactive-data/social-determinants-health-academic-level.
65. Joy H. Lewis et al., "Addressing the Social Determinants of Health in Undergraduate Medical Education Curricula: A Survey Report," *Advances in Medical Education and Practice* 11 (2020): 369–77, https://doi.org/10.2147/amep.S243827.
66. George E. Thibault, "Reforming Health Professions Education Will Require Culture Change and Closer Ties between Classroom and Practice," *Health Affairs* 32, no. 11 (2013): 1928–32, https://doi.org/10.1377/hlthaff.2013.0827.
67. Christina Amutah et al., "Misrepresenting Race—the Role of Medical Schools in Propagating Physician Bias," *New England Journal of Medicine* 384 (2021): 872–78, https://doi.org/10.1056/NEJMms2025768.
68. Aparna Krishnan et al., "Addressing Race, Culture, and Structural Inequality in Medical Education: A Guide for Revising Teaching Cases," *Academic Medicine* 94, no. 4 (2019): 550–55, https://doi.org/10.1097/acm.0000000000002589.
69. Kimberly D. Acquaviva and Matthew Mintz, "Perspective: Are We Teaching Racial Profiling? The Dangers of Subjective Determinations of Race and Ethnicity in Case Presentations," *Academic Medicine* 85, no. 4 (2010): 702–5, https://doi.org/10.1097/ACM.0b013e3181d296c7.
70. Kelly M. Hoffman et al., "Racial Bias in Pain Assessment and Treatment Recommendations, and False Beliefs about Biological Differences between Blacks and Whites," *Proceedings of the National Academy of Sciences* 113, no. 16 (2016): 4296–301, https://doi.org/10

.1073/pnas.1516047113.

71. Donna Cormack et al., "Ethnic Bias amongst Medical Students in Aotearoa/New Zealand: Findings from the Bias and Decision Making in Medicine (BDMM) Study," *PLOS One* 13, no. 8 (2018): e0201168, https://doi.org/10.1371/journal.pone.0201168.
72. Liaison Committee on Medical Education, *Functions and Structure of a Medical School: Standards for Accreditation of Medical Education Programs Leading to the MD Degree*, March 2021, accessed October 7, 2021, https://lcme.org/publications/.
73. Association of American Medical Colleges (AAMC), *Roadmap to Diversity and Educational Excellence: Key Legal and Educational Policy Foundations for Medical Schools*. 2nd ed. (Washington, DC: AAMC, 2014), accessed October 7, 2021, https://store.aamc.org/roadmap-to-diversity-and-educational-excellence-key-legal-and-educational-policy-foundations-for-medical-schools-pdf.html.
74. Doreen C. Parkhurst, Gerald Kayingo, and Shani Fleming, "Redesigning Physician Assistant Education to Promote Cognitive Diversity, Inclusion, and Health Care Equity," *Journal of Physician Assistant Education* 28 Suppl 1 (2017): S38–42, https://doi.org/10.1097/jpa.0000000000000128.
75. Ryan L. Crass and Frank Romanelli, "Curricular Reform in Pharmacy Education through the Lens of the Flexner Report of 1910," *American Journal of Pharmaceutical Education* 82, no. 7 (2018): 6804, https://doi.org/10.5688/ajpe6804.
76. Institute of Medicine (US) Committee on the Robert Wood Johnson Foundation Initiative on the Future of Nursing, "Transforming Education: The Need to Increase Diversity of the Nursing Workforce," in *The Future of Nursing: Leading Change, Advancing Health* (Washington, DC: National Academies Press, 2011), accessed October 7, 2021, https://www.ncbi.nlm.nih.gov/books/NBK209885/.
77. Committee on the Governance and Financing of Graduate Medical Education; Board on Health Care Services; Institute of Medicine; Jill Eden, Donald Berwick and Gail Wilensky, eds., *Graduate Medical Education That Meets the Nation's Health Needs* (Washington, DC: National Academies Press, 2014), accessed June 1, 2021, https://doi.org/10.17226/18754.
78. Samantha Saha et al., "Student Body Racial and Ethnic Composition and Diversity-Related Outcomes in US Medical Schools," *JAMA* 300, no. 10 (2008): 1135–45, https://doi.org/10.1001/jama.300.10.1135.
79. Brad N. Greenwood et al., "Physician-Patient Racial Concordance and Disparities in Birthing Mortality for Newborns," *Proceedings of the National Academy of Sciences* 117, no. 35 (2020): 21194–200, https://doi.org/10.1073/pnas.1913405117.
80. Louis W. Sullivan and Ilana Suez Mittman, "The State of Diversity in the Health Professions a Century after Flexner," *Academic Medicine* 85, no. 2 (2010): 246–53, https://doi.org/10.1097/ACM.0b013e3181c88145.
81. Gretchen Guiton, Mitchell J. Chang, and LuAnn Wilkerson, "Student Body Diversity: Relationship to Medical Students' Experiences and Attitudes," *Academic Medicine* 82, no. 10 (2007): S85–88, https://doi.org/10.1097/ACM.0b013e31813ffe1e.
82. Cyndy R. Snyder, Bianca K. Frogner, and Susan M. Skillman, "Facilitating Racial and Ethnic Diversity in the Health Workforce," *Journal of Allied Health* 47, no. 1 (2018): 58–65.
83. "Diversity in Medicine: Facts and Figures 2019," Association of American Medical Colleges, accessed October 7, 2021, https://www.aamc.org/data-reports/workforce/report/diversity-medicine-facts-and-figures-2019.
84. Association of American Medical Colleges (AAMC), *Altering the Course: Black Males in Medicine* (Washington, DC: AAMC, 2015), accessed October 7, 2021, https://store.aamc.org/altering-the-course-black-males-in-medicine.html.
85. Saleem Razack and Ingrid Philibert, "Inclusion in the Clinical Learning Environment: Building the Conditions for Diverse Human Flourishing," *Medical Teacher* 41, no. 4 (2019): 380–84, https://doi.org/10.1080/0142159X.2019.1566600.
86. Tomas Diaz, J. Renee Navarro, and Esther H. Chen, "An Institutional Approach to Fostering Inclusion and Addressing Racial Bias: Implications for Diversity in Academic Medicine," *Teaching and Learning in Medicine* 32, no. 1 (2020): 110–16, https://doi.org/10.1080/1040

1334.2019.1670665.

87. Arianne Teherani et al., "How Small Differences in Assessed Clinical Performance Amplify to Large Differences in Grades and Awards: A Cascade with Serious Consequences for Students Underrepresented in Medicine," *Academic Medicine* 93, no. 9 (2018): 1286–92, https://doi.org/10.1097/ACM.0000000000002323.
88. "Common Program Requirements (Residency)," Accreditation Council for Graduate Medical Education, 2020, accessed October 7, 2021, https://www.acgme.org/what-we-do/accreditation/common-program-requirements/.
89. "Diversity, Equity and Inclusion in Academic Nursing: AACN Position Statement," American Association of Colleges of Nursing, 2017, accessed October 7, 2021, https://www.aacnnursing.org/News-Information/Position-Statements-White-Papers/Diversity.
90. Jason R. Frank, Linda Snell, and Jonathan Sherbino, eds., *CanMEDS 2015 Physician Competency Framework* (Ottawa: Royal College of Physicians and Surgeons of Canada, 2015), accessed October 7, 2021, http://canmeds.royalcollege.ca/uploads/en/framework/CanMEDS%202015%20Framework_EN_Reduced.pdf.
91. General Medical Council, *Outcomes for Graduates 2018*, accessed October 7, 2021, https://www.gmc-uk.org/-/media/documents/dc11326-outcomes-for-graduates-2018_pdf-75040796.pdf.
92. "PharmD Program Accreditation," Accreditation Council for Pharmacy Education, accessed October 7, 2021, https://www.acpe-accredit.org/pharmd-program-accreditation/.
93. Interprofessional Education Collaborative, *Core Competencies for Interprofessional Collaborative Practice: 2016 Update* (Washington, DC: Interprofessional Education Collaborative, 2016), accessed October 8, 2021, https://www.ipecollaborative.org/ipec-core-competencies.
94. Public Health Accreditation Board, "Advancing Health Equity in Health Department's Public Health Practice," accessed October 7, 2021, https://www.phaboard.org/wp-content/uploads/HIP-Paper-Final.pdf.
95. Kristen Simone et al., "What Are the Features of Targeted or System-Wide Initiatives That Affect Diversity in Health Professions Trainees? A BEME Systematic Review: BEME Guide No. 50," *Medical Teacher* 40, no. 8 (2018): 762–80, https://doi.org/10.1080/0142159X.2018.1473562.
96. Monica B. Vela et al., "Improving Underrepresented Minority Medical Student Recruitment with Health Disparities Curriculum," *Journal of General Internal Medicine* 25, no. Suppl 2 (2010): S82–85, https://doi.org/10.1007/s11606-010-1270-8.
97. Quinn Capers IV et al., "Implicit Racial Bias in Medical School Admissions," *Academic Medicine* 92, no. 3 (2017): 365–69, https://doi.org/10.1097/acm.0000000000001388.
98. Alda Maria R. Gonzaga et al., "A Framework for Inclusive Graduate Medical Education Recruitment Strategies: Meeting the ACGME Standard for a Diverse and Inclusive Workforce," *Academic Medicine* 95, no. 5 (2019): 710–16, https://doi.org/10.1097/acm.0000000000003073.
99. Kelly E. Mahon, Mackenzie K. Henderson, and Darrell G. Kirch, "Selecting Tomorrow's Physicians: The Key to the Future Health Care Workforce," *Academic Medicine* 88, no. 12 (2013): 1806–11, https://doi.org/10.1097/acm.0000000000000023.
100. M. E. Muntinga et al., "Toward Diversity-Responsive Medical Education: Taking an Intersectionality-Based Approach to a Curriculum Evaluation," *Advances in Health Sciences Education* 21, no. 3 (2016): 541–59, https://doi.org/10.1007/s10459-015-9650-9.
101. Philippe Bourgois et al., "Structural Vulnerability: Operationalizing the Concept to Address Health Disparities in Clinical Care," *Academic Medicine* 92, no. 3 (2017): 299–307, https://doi.org/10.1097/ACM.0000000000001294.
102. Allison A. Vanderbilt et al., "Curricular Integration of Social Medicine: A Prospective for Medical Educators," *Medical Education Online* 21 (2016): 30586, https://doi.org/10.3402/meo.v21.30586.
103. Valarie B. Jernigan et al., "An Examination of Cultural Competence Training in US Medical Education Guided by the Tool for Assessing Cultural Competence Training," *Journal of Health Disparities Research and Practice* 9, no. 3 (2016): 150–67.
104. Lynn M. VanderWielen et al., "Health Disparities and Underserved Populations: A Potential Solution, Medical School Partnerships with Free Clinics to Improve Curriculum," *Medical*

Education Online 20 (2015): 27535, https://doi.org/10.3402/meo.v20.27535.

105. Nicole Mareno, Patricia L. Hart, and Lewis VanBrackle, "Psychometric Validation of the Revised Clinical Cultural Competency Questionnaire," *Journal of Nursing Measurement* 21, no. 3 (2013): 426–36, https://doi.org/10.1891/1061-3749.21.3.426.
106. Erica V. Tate and Melanie Prestidge, "Evaluating the Effectiveness of a Structural Competency and Bias in Medicine Curriculum for Internal Medicine Residents," *Journal of General Internal Medicine* 35, no. 1 (2020): 725, https://doi.org/10.1007/s11606-020-05890-3.
107. Keren Dopelt et al., "Reducing Health Disparities: The Social Role of Medical Schools," *Medical Teacher* 36, no. 6 (2014): 511–17, https://doi.org/10.3109/0142159x.2014.891006.
108. World Summit on Social Accountability, *Tunis Declaration,* 2017, accessed October 7, 2021, http://thenetworktufh.org/wp-content/uploads/2017/06/Tunis-Declaration-FINAL-2.pdf.
109. Carole Reeve et al., "The Impact of Socially-Accountable Health Professional Education: A Systematic Review of the Literature," *Medical Teacher* 39, no. 1 (2017): 67–73, https://doi.org/10.1080/0142159x.2016.1231914.
110. Richard VanEck, Heidi L. Gullett, and Kimberly Lomis, "The Power of Interdependence: Linking Health Systems, Communities, and Health Professions Educational Programs to Better Meet the Needs of Patients and Populations," *Medical Teacher* 43, no. sup2 (2021): S32–38, https://doi.org/10.1080/0142159X.2021.1935834.
111. Sharon Parsons, "Addressing Racial Biases in Medicine: A Review of the Literature, Critique, and Recommendations," *International Journal of Health Services* 50, no. 4 (2020): 371–86, https://doi.org/10.1177/0020731420940961.
112. Kaye-Alese Green, Racism in Medicine Vertical Integration Group, "Is Race a Risk Factor? Creating Leadership and Education to Address Racism: An Analytical Review of Best Practices for BUSM Implementation," 2020, accessed October 7, 2021, https://www.bumc.bu.edu/busm/files/2021/06/Racism-in-Medicine-VIG-Final-Report-ExecSummary.pdf.
113. "Mission Matters: Trends in Graduates Practicing in Primary Care, Rural and Underserved Areas, and In State," 2020, Association of American Medical Colleges, accessed October 7, 2021, https://www.aamc.org/media/47636/download.
114. Rose Anne C. Illes et al., "Culturally Responsive Integrated Health Care: Key Issues for Medical Education," *The International Journal of Psychiatry in Medicine* 50, no. 1 (2015): 92–103, https://doi.org/10.1177/0091217415592368.
115. Juanyce Deanna Taylor, "Critical Synthesis Package: Cultural Attitudes Survey," MedEdPORTAL 9 (2013), https://doi.org/doi:10.15766/mep_2374-8265.9477.
116. L. S. Robins et al., "Development and Evaluation of an Instrument to Assess Medical Students' Cultural Attitudes," *Journal of American Medical Women's Association* 53, no. 3 Suppl (1998): 124–27.
117. Wendy L. Sword et al., "Baccalaureate Nursing Students' Attitudes toward Poverty: Implications for Nursing Curricula," *Journal of Nursing Education* 43, no. 1 (2004): 13–19, https://doi.org/10.3928/01484834-20040101-05.
118. Melissa Ehmke and Ericka Sanner-Stiehr, "Improving Attitudes toward Poverty among DNP Students: Implementing a Community Action Poverty Simulation©," *Journal of the American Association of Nurse Practitioners* 33, no. 2 (2020): 150–57, https://doi.org/10.1097/jxx.0000000000000361.
119. Rachel Shor, Jenna M. Calton, and Lauren B. Cattaneo, "The Development of the Systems and Individual Responsibility for Poverty (SIRP) Scale," *Journal of Community Psychology* 46, no. 8 (2018): 1010–25, https://doi.org/10.1002/jcop.22088.
120. Sonia J. S. Crandall, Robert J. Volk, and Vicki Loemker, "Medical Students' Attitudes toward Providing Care for the Underserved: Are We Training Socially Responsible Physicians?" *JAMA* 269, no. 19 (1993): 2519–23, https://doi.org/10.1001/jama.1993.03500190063036.
121. Delese Wear and Mark G. Kuczewski, "Perspective: Medical Students' Perceptions of the Poor: What Impact Can Medical Education Have?" *Academic Medicine* 83, no. 7 (2008): 639–45, https://doi.org/10.1097/ACM.0b013e3181782d67.
122. Sonia J. Crandall et al., "A Longitudinal Comparison of Pharmacy and Medical Students' Attitudes toward the Medically Underserved," *American Journal of Pharmaceutical Educa-*

tion 72, no. 6 (2008): 148, https://doi.org/10.5688/aj7206148.

123. Mina Habibian, Hazem Seirawan, and Roseann Mulligan, "Dental Students' Attitudes toward Underserved Populations across Four Years of Dental School," *Journal of Dental Education* 75, no. 8 (2011): 1020–29.
124. Mark B. Stephens et al., "Medical Student Attitudes toward the Medically Underserved: The USU Perspective," *Military Medicine* 180, no. 4 Suppl (2015): 61–63, https://doi.org/10.7205/milmed-d-14-00558.
125. Sonia J. Crandall et al., "Medical Students' Attitudes toward Underserved Patients: A Longitudinal Comparison of Problem-Based and Traditional Medical Curricula," *Advances in Health Sciences Education* 12, no. 1 (2007): 71–86, https://doi.org/10.1007/s10459-005-2297-1.
126. Désirée A. Lie et al., "Revising the Tool for Assessing Cultural Competence Training (TACCT) for Curriculum Evaluation: Findings Derived from Seven US Schools and Expert Consensus," *Medical Education Online* 13 (2008): 1–11, https://doi.org/10.3885/meo.2008.Res00272.
127. Aba Osseo-Asare et al., "Minority Resident Physicians' Views on the Role of Race/Ethnicity in Their Training Experiences in the Workplace," *JAMA Network Open* 1, no. 5 (2018): e182723, https://doi.org/10.1001/jamanetworkopen.2018.2723.
128. Katherine A. Hill et al., "Assessment of the Prevalence of Medical Student Mistreatment by Sex, Race/Ethnicity, and Sexual Orientation," *JAMA Internal Medicine* 180, no. 5 (2020): 653–65, https://doi.org/10.1001/jamainternmed.2020.0030.
129. Wally R. Smith et al., "Recommendations for Teaching about Racial and Ethnic Disparities in Health and Health Care," *Annals of Internal Medicine* 147, no. 9 (2007): 654–65, https://doi.org/10.7326/0003-4819-147-9-200711060-00010.
130. Paula T. Ross et al., "A Strategy for Improving Health Disparities Education in Medicine," *Journal of General Internal Medicine* 25 Suppl 2 (2010): S160–63, https://doi.org/10.1007/s11606-010-1283-3.
131. Ashley H. Noriea et al., "Development of a Multifaceted Health Disparities Curriculum for Medical Residents," *Family Medicine* 49, no. 10 (2017): 796–802.
132. Michelle DallaPiazza, Manasa S. Ayyala, and Maria L. Soto-Greene, "Empowering Future Physicians to Advocate for Health Equity: A Blueprint for a Longitudinal Thread in Undergraduate Medical Education," *Medical Teacher* 42, no. 7 (2020): 806–12, https://doi.org/10.1080/0142159x.2020.1737322.
133. Joanna Perdomo et al., "Health Equity Rounds: An Interdisciplinary Case Conference to Address Implicit Bias and Structural Racism for Faculty and Trainees," MedEdPORTAL 15 (2019): 10858, https://doi.org/10.15766/mep_2374-8265.10858.
134. Triveni DeFries et al., "Health Communication and Action Planning with Immigrant Patients: Aligning Clinician and Community Perspectives," MedEdPORTAL 11 (2015), https://doi.org/doi:10.15766/mep_2374-8265.10050.
135. "The Preventive Medicine Milestone Project: Public Health and General Preventive Medicine," the Accreditation Council for Graduate Medical Education and the American Board of Preventive Medicine, July 2015, accessed October 7, 2021, https://www.acgme.org/Portals/0/PDFs/Milestones/PreventiveMedicineMilestones-PublicHealthandGeneralPreventiveMedicine.pdf.
136. Victoria S. Kaprielian et al., "Teaching Population Health: A Competency Map Approach to Education," *Academic Medicine* 88, no. 5 (2013): 626–37, https://doi.org/10.1097/ACM.0b013e31828acf27.
137. "Competencies Across the Learning Continuum Series: New and Emerging Areas in Medicine," Association of American Medical Colleges, accessed October 7, 2021, https://www.aamc.org/what-we-do/mission-areas/medical-education/cbme/competency.
138. Paul Freire, *Pedagogy of the Oppressed*, trans. M. B. Ramos (New York: Herder and Herder, 1970).
139. Mary Catherine Beach et al., "Cultural Competence: A Systematic Review of Health Care Provider Educational Interventions," *Medical Care* 43, no. 4 (2005): 356–73, https://doi.org/10.1097/01.mlr.0000156861.58905.96.
140. Zinzi D. Bailey et al., "Structural Racism and Health Inequities in the USA: Evidence and Interventions," *The Lancet* 389, no. 10077 (2017): 1453–63, https://doi.org/10.1016/s0140

-6736(17)30569-x.

141. Donna L. M. Kurtz et al., "Health Sciences Cultural Safety Education in Australia, Canada, New Zealand, and the United States: A Literature Review," *International Journal of Medical Education* 9 (2018): 271–85, https://doi.org/10.5116/ijme.5bc7.21e2.
142. Diana M. Burgess et al., "Reducing Racial Bias among Health Care Providers: Lessons from Social-Cognitive Psychology," *Journal of General Internal Medicine* 22, no. 6 (2007): 882–87, https://doi.org/10.1007/s11606-007-0160-1.
143. Fred A. Kobylarz, John M. Heath, and Robert C. Like, "The ETHNIC(S) Mnemonic: A Clinical Tool for Ethnogeriatric Education," *Journal of the American Geriatrics Society* 50, no. 9 (2002): 1582–89, https://doi.org/10.1046/j.1532-5415.2002.50417.x.
144. Michelle DallaPiazza et al., "Exploring Racism and Health: An Intensive Interactive Session for Medical Students," MedEdPORTAL 14 (2018), https://doi.org/doi:10.15766/mep_2374-8265.10783.
145. Ryan William Raymond Guilbault and Joseph Alexander Vinson, "Clinical Medical Education in Rural and Underserved Areas and Eventual Practice Outcomes: A Systematic Review and Meta-analysis," *Education for Health (Abingdon)* 30, no. 2 (2017): 146–55, https://doi.org/10.4103/efh.EfH_226_16.
146. Heidi L. Gullett, "Students as Patient Navigators: Case Western Reserve University School of Medicine," in *Value-Added Roles for Medical Students*, ed. Jed D. Gonzalo (Philadelphia: Elsevier, 2021).
147. Trae Stewart and Zane C. Wubbena, "A Systematic Review of Service-Learning in Medical Education: 1998–2012," *Teaching and Learning in Medicine* 27, no. 2 (2015): 115–22, https://doi.org/10.1080/10401334.2015.1011647.
148. Tania D. Mitchell, "Traditional vs. Critical Service-Learning: Engaging the Literature to Differentiate Two Models," *Michigan Journal of Community Service Learning* 14, no. 2 (2008): 50–65, accessed October 7, 2021, https://files.eric.ed.gov/fulltext/EJ831374.pdf.
149. Angela Gillis and A. MacLellan Marian, "Critical Service Learning in Community Health Nursing: Enhancing Access to Cardiac Health Screening," *International Journal of Nursing Education Scholarship* 10, no. 1. (2013): 63, https://doi.org/10.1515/ijnes-2012-0031.
150. Martha E. Gaines et al., "Medical Professionalism from the Patient's Perspective: Is There an Advocate in the House?" in *Patient Care and Professionalism*, ed. Catherine D. DeAngelis (New York: Oxford University Press, 2013), 1–18.
151. Richard L. Cruess et al., "Reframing Medical Education to Support Professional Identity Formation," *Academic Medicine* 89, no. 11 (2014): 1446–51, https://doi.org/10.1097/acm.0000000000000427.
152. George Rust and Joedrecka S. Brown Speights, "Creating Health Equity Curricula," *Family Medicine* 50, no. 3 (2018): 242–43, https://doi.org/10.22454/FamMed.2018.397067.
153. Syed M. Ahmed et al., "Towards a Practical Model for Community Engagement: Advancing the Art and Science in Academic Health Centers," *Journal of Clinical and Translational Science* 1, no. 5 (2017): 310–15, https://doi.org/10.1017/cts.2017.304.
154. "Community Engagement Toolkits," Association of American Medical Colleges, accessed October 7, 2021, https://www.aamc.org/what-we-do/mission-areas/medical-research/health-equity/community-engagement/toolkits.
155. "Creating a Positive Classroom Climate for Diversity," UCLA Diversity & Faculty Development, accessed October 7, 2021, https://equity.ucla.edu/wp-content/uploads/2019/12/CreatingaPositiveClassroomClimateWeb-2.pdf.
156. Shane L. Rogers et al., "Applications of the Reflective Practice Questionnaire in Medical Education," *BMC Medical Education* 19, no. 1 (2019): 47, https://doi.org/10.1186/s12909-019-1481-6.
157. James D. Kirkpatrick and Wendy Kayser Kirkpatrick, *Kirkpatrick's Four Levels of Training Evaluation* (Alexandria, VA: Association for Talent Development Press, 2016).
158. Jonathan M. Metzl, Juleigh Petty, and Oluwatunmise V. Olowojoba, "Using a Structural Competency Framework to Teach Structural Racism in Pre–Health Education," *Social Science & Medicine* 199 (2018): 189–201, https://doi.org/10.1016/j.socscimed.2017.06.029.
159. Patricia A. Carney et al., "Tools to Assess Behavioral and Social Science Competencies in

Medical Education: A Systematic Review," *Academic Medicine* 91, no. 5 (2016): 730–42, https://doi.org/10.1097/ACM.0000000000001090.

160. Mary A. Dolansky et al., "Development and Validation of the Systems Thinking Scale," *Journal of General Internal Medicine* 35 (2020): 2314–20, https://doi.org/10.1007/s11606-020-05830-1.

161. S. Osmancevic et al., "Psychometric Properties of Instruments Used to Measure the Cultural Competence of Nurses: A Systematic Review," *International Journal of Nursing Studies Advances* 113 (2021):103789, https://doi.org/10.1016/j.ijnurstu.2020.103789.

162. Zuwang Shen, "Cultural Competence Models and Cultural Competence Assessment Instruments in Nursing: A Literature Review," *Journal of Transcultural Nursing* 26, no. 3 (2015): 308–21, https://doi.org/10.1177/1043659614524790.

163. Adekemi O. Sekoni et al., "The Effects of Educational Curricula and Training on LGBT-Specific Health Issues for Healthcare Students and Professionals: A Mixed-Method Systematic Review," *Journal of the International AIDS Society* 20, no. 1 (2017): 21624, https://doi.org/10.7448/IAS.20.1.21624.

164. Robert Li Kitts, "Barriers to Optimal Care between Physicians and Lesbian, Gay, Bisexual, Transgender, and Questioning Adolescent Patients," *Journal of Homosexuality* 57, no. 6 (2010): 730–47, https://doi.org/10.1080/00918369.2010.485872.

165. Danielle F. Loeb et al., "Modest Impact of a Brief Curricular Intervention on Poor Documentation of Sexual History in University-Based Resident Internal Medicine Clinics," *Journal of Sexual Medicine* 7, no. 10 (2010): 3315–21, https://doi.org/10.1111/j.1743-6109.2010.01883.x.

166. Candice Chen and Andrea Anderson, "How Should Health Professionalism be Redefined to Address Health Equity?," *AMA Journal of Ethics* 23, no. 3 (2021): E265–70, https://doi.org/10.1001/amajethics.2021.265.

167. Karen Mann, Jill Gordon, and Anna MacLeod, "Reflection and Reflective Practice in Health Professions Education: A Systematic Review," *Advances in Health Sciences Education* 14, no. 4 (2009): 595–621, https://doi.org/10.1007/s10459-007-9090-2.

168. Hedy S. Wald et al., "Fostering and Evaluating Reflective Capacity in Medical Education: Developing the Reflect Rubric for Assessing Reflective Writing," *Academic Medicine* 87, no. 1 (2012): 41–50, https://doi.org/10.1097/ACM.0b013e31823b55fa.

169. Frances K. Wong et al., "Assessing the Level of Student Reflection from Reflective Journals," *Journal of Advanced Nursing* 22, no. 1 (1995): 48–57, https://doi.org/10.1046/j.1365-2648.1995.22010048.x.

170. Tracy Moniz et al., "Considerations in the Use of Reflective Writing for Student Assessment: Issues of Reliability and Validity," *Medical Education* 49, no. 9 (2015): 901–8, https://doi.org/10.1111/medu.12771.

171. Jan Van Tartwijk and Erik W. Driessen, "Portfolios for Assessment and Learning: AMEE Guide No. 45," *Medical Teacher* 31, no. 9 (2009): 790–801, https://doi.org/10.1080/01421590903139201.

172. Carol Carraccio and Robert Englander, "Evaluating Competence Using a Portfolio: A Literature Review and Web-Based Application to the ACGME Competencies," *Teaching and Learning in Medicine* 16, no. 4 (2004): 381–87, https://doi.org/10.1207/s15328015tlm1604_13.

173. Jeremy H. Neal and Laura D. M. Neal, "Self-Directed Learning in Physician Assistant Education: Learning Portfolios in Physician Assistant Programs," *Journal of Physician Assistant Education* 27, no. 4 (2016): 162–69, https://doi.org/10.1097/jpa.0000000000000091.

174. Eric S. Holmboe, Stephen J. Durning, and Richard E. Hawkins, *Evaluation of Clinical Competence*, 2nd ed. (Philadelphia: Elsevier, 2018).

175. Jennifer Adams et al., "Reflective Writing as a Window on Medical Students' Professional Identity Development in a Longitudinal Integrated Clerkship," *Teaching and Learning in Medicine* 32, no. 2 (2020): 117–25, https://doi.org/10.1080/10401334.2019.1687303.

176. Karen Sokal-Gutierrez et al., "Evaluation of the Program in Medical Education for the Urban Underserved (PRIME-US) at the UC Berkeley–UCSF Joint Medical Program (JMP): The First 4 Years," *Teaching and Learning in Medicine* 27, no. 2 (2015): 189–96, https://doi.org/10.1080/10401334.2015.1011650.

177. Jed D. Gonzalo, ed., *Value-Added Roles for Medical Students* (Philadelphia: Elsevier, 2021).
178. Sabrina Khalil et al., "Addressing Breast Cancer Screening Disparities among Uninsured and Insured Patients: A Student-Run Free Clinic Initiative," *Journal of Community Health* 45, no. 3 (2020): 501–5, https://doi.org/10.1007/s10900-019-00767-x.
179. Corley Rachelle Price et al., "Enhancing Adherence to Cervical Cancer Screening Guidelines at a Student-Run Free Clinic," *Journal of Community Health* 45, no. 1 (2020): 128–32, https://doi.org/10.1007/s10900-019-00724-8.
180. Phillip Gorrindo et al., "Medical Students as Health Educators at a Student-Run Free Clinic: Improving the Clinical Outcomes of Diabetic Patients," *Academic Medicine* 89, no. 4 (2014): 625–31, https://doi.org/10.1097/acm.0000000000000164.
181. Sunny D. Smith et al., "Longitudinal Hypertension Outcomes at Four Student-Run Free Clinic Sites," *Family Medicine* 49, no. 1 (2017): 28–34.
182. Chalee Engelhard et al., "The Implementation and Evaluation of Health Professions Students as Health Coaches within a Diabetes Self-Management Education Program," *Currents in Pharmacy Teaching and Learning* 10, no. 12 (2018): 1600–608, https://doi.org/10.1016/j.cptl.2018.08.018.
183. Simone J. Ross et al., "The Training for Health Equity Network Evaluation Framework: A Pilot Study at Five Health Professional Schools," *Education for Health (Abingdon)* 27, no. 2 (2014): 116–26, https://doi.org/10.4103/1357-6283.143727.
184. Anneke M. Metz, "Medical School Outcomes, Primary Care Specialty Choice, and Practice in Medically Underserved Areas by Physician Alumni of MEDPREP, a Postbaccalaureate Premedical Program for Underrepresented and Disadvantaged Students," *Teaching and Learning in Medicine* 29, no. 3 (2017): 351–59. https://doi.org/10.1080/10401334.2016.1275970.

附录 A

课程示例

翻译：刘　寅　审校：周玉皆

本附录提供三门课程作为范例，这些课程都是采用六步法进行课程开发，进而展示不同的学员水平和课程持续性。第一门课程（跨学科医学专题：高价值医疗）聚焦医学生，第二门（赞比亚神经病学住院医师培训计划）关于住培医师，最后一门（肯尼迪 · 克里格课程：培训一线医生以改善行为、情绪和发育障碍儿童的医疗）则是关于教师，适用于跨学科的学员。课程展示了一系列用于课程开发的资源、资金和时间。读者可以通过回顾这些范例以了解课程开发过程的各个步骤如何相互关联并整合起来。

跨学科医学主题：高价值医疗

Amit K. Pahwa，医学博士

2014年，美国医学院校协会（AAMC）建议将具有成本效益的诊断测试作为医学生一项核心的置信职业行为（EPA）。[1]高价值医疗（high-value care，HVC）被美国医学研究所定义为对患者的最佳照护，即以适当的成本获取最佳结局。[2]HVC课程简介于2015年制定，作为约翰·霍普金斯大学医学院（Johns Hopkins University School of Medicine，JHUSOM）学生的选修课程。本课程作为一个示例介绍了如何根据国家和地域的需求来开发和调整临床前课程。

步骤1：问题识别和一般性需求评估

作者在该步骤进行了文献检索。该步骤所学到的内容被他人总结后发表，列于引用文献中，这成为了与步骤1相关学术贡献的示例。

问题识别	社会难以承受不断上涨的医疗费用。成本压力归结于技术、人口因素和财政的限制。金融、卫生、政策专家和患者一直在努力寻找如何在控制总体支出的同时，在保持预期寿命和生活质量方面取得成果。尽管大多数是必需的，但据估计仍有近20%的医疗支出并非必要。[3-4]医生负责安排患者的检查和治疗。需要提升对医生、住院医师和患者的教育，使其了解实践HVC及减少不必要的检查和治疗的重要性。[5-6]研究表明，在高利用率的地区接受培训的住院医师会在低利用率地区花费更多。[7]在医疗保健强度较高的环境中，医学生观察到浪费行为。[8]2014年，AAMC建议即将毕业的医学生能够在制定诊断计划时纳入成本意识和成本效益原则。[1]
目前方法	基于AAMC 2014年课程清单，多数医学院校设置了关于HVC的必修课程，但对临床诊疗的影响尚不明确。[9]之前的课程针对临床轮转期间的学生。[10]然而，美国近一半的内科主任认为，应在临床轮转前就引入HVC概念。[11]先前发布的课程没有为一年级或进入临床前的医学生提供有效的HVC课程。[10]虽然像明智选择STARS（学生和学员倡导资源管理）这样的项目正在授权一年级医学生在各自的机构开始整合HVC课程，但这一举措直到本课程推出后才开始。[12]
理想方法	理想方法应包括有效的知识迁移、反思性实践和支持性临床环境。[13]正在努力通过基于价值的质量改进来改变这些环境。然而，既然环境变化需要时间，一种理想的补充方法是使临床学生能够识别低价值和高价值医疗的案例。例如，在发生低价值医疗时，一些内科见习生被赋予对住院团队进行教育的任务。[10]因此，有理由相信在进入临床前去教授这部分概念有助于对学生临床轮转期间的行为进行塑造。为了保留培训效果并最终改变现状，教学必须贯穿始终，而非依靠一次性训练。[14]这是基于间隔学习是知识传递最有效的方式之一的观点。[15]核心知识可以促进刻意练习，这是达到精通所必需的。[16]将HVC概念纳入临床前课程可以让学习者对这些概念进行反复练习，然后进行反馈，从而成为临床培训环境变化的一部分。

步骤2：目标学习者的需求评估

目标学习者	在该步骤中，作者评估了HVC课程的充分性。JHUSOM的使命之一是“培养临床医生去践行以患者为中心的医学这一最高标准”，学校的目标之一是让毕业生“在预防、诊断和管理疾病的数据收集、组织、解释和临床决策方面都表现出最有效和最高效的水平”。因此，这两者都是在校学生的共同学习目标，并且都涉及HVC的理念。在本课程开始前，只有内科核心见习才拥有正式的HVC课程。内科见习后，仅有33%的学生认为他们的HVC教育是合适的，68%的学生愿意增加额外的HVC培训。因此，我们尝试寻找机会去向见习生介绍HVC概念。
目标环境	在医学院的第一年，在主课的间歇，学生参加了一个名为“跨学科医学主题”（topics in interdisciplinary medicine，TIME）的系列课程，为期3或4天，包括医疗差距、营养、全球健康、灾难医学和疼痛等主题。学生希望增加学期间主题，我们借机申请是否可以将HVC课程作为选修课，院长们态度积极。一年级医学生还参加了纵向门诊见习（longitudinal ambulatory clerkship，LAC），包含每周真实患者的门诊课程，可以在这一年期间观察低价值或高价值医疗，并反思真实的患者场景以运用于课堂学习。 设施/资源：拥有多名愿意通过讲座进行分享的本地专家。此外，拥有可容纳100人、配备现代化视听设备的演讲厅，以及多个可容纳15人小组的讨论室。 第一年，20名学生参加了试点。随后，120名学生中有60人报名。

步骤3：目的和目标

目的	鉴于LAC现有的临床经验、临床医学基础课程中沟通和共同决策技能的教学以及现有的医学见习HVC课程，学期间选修课程的基本目的是： 1. 了解医疗费用对患者和社会的经济负担。 2. 改善学生对医务人员减少不必要检测责任的态度。 3. 使学生理解HVC并倡导其在临床轮转中实践。
具体的可衡量目标	在学期间HVC课程结束时（“何时”），所有参加过该课程的一年级医学生（“谁”）将能够做到以下几点： 目标1 a. 识别健康和健康照护之间的区别。 b. 根据疾病的患病率和验前概率解释实验室和影像学检查结果。 c. 确定门诊环境中资源过度利用的三个常见医疗问题，并制定减少资源过度利用的方法。 目标2 a. 评价医生在减少医疗资源过度利用方面的作用。 b. 描述医疗保险和医疗补助服务中心（Centers for Medicare & Medicaid Services，CMS）创新中心如何改变政府支付医疗费用的方式。 c. 识别每个医疗保险受益人支出的地域差异原因。 目标3 a. 描述保险公司和受益人如何支付医疗费用。 b. 展示减轻患者的药物经济负担的能力。

步骤4：教育策略

为了达到更高阶的认知学习目标，主要的教育策略是讲座和小组应用练习。第一年，课程分配了16个课时，其中讲座9个课时，小组练习7个课时。讲座用于传授基础知识，而小组练习则有助于强化这些概念。

教育内容	讲座被用来实现低阶认知目标1a、1b、2a、2b、2c和3a。 目标1a：约翰·霍普金斯大学公共卫生学院的卫生经济学家讨论卫生经济理论，涉及格罗斯曼模型，将医疗外的投入纳入健康。（1小时） 目标1b：一名放射科医生聚焦过度利用影像。一位病理学家专注于实验室检查的过度利用和诊断局限性。（2小时） 目标2a：ABIM基金会（发起“明智选择”项目的组织）执行副总裁就“明智选择”如何促进医生与价值对话发表演讲。（1小时） 目标2b：CMS创新中心的前主任总结创新中心正在测试的不同医疗支付模式，更强调价值而非数量。（1小时） 目标2c：达特茅斯研究所的一名成员讨论了美国医疗利用方面的巨大地区差异，尽管每个地区的人口有相似之处。（1小时） 目标3a：一家健康保险公司的前董事描述了医疗保健费用如何在受益人和保险公司之间分配。一位药剂师概述了药物成本对患者和医疗保健行业的影响。这些讲座中的信息为学生提供了继续实现高阶认知目标3b所必需的背景知识。（3小时）
教育方法	互动小组会议被用来实现一些高阶认知学习目标，并强化讲师教授的材料。 目标1c：6～10名学生组成小组，在一名教师引导下，在纵向门诊见习期间、既往见习经历或与家庭成员在一起时，回忆观察医务人员进行“不必要的”检查或治疗的具体次数。作为团队，他们选择了一项测试或治疗并采用适当方法来帮助医务人员减少不必要的项目。随后每组向引导者进行展示，基于产生影响的可行性和可能性评选出一个“最佳项目创意”。（3小时） 目标3b：学生需要估算抽样患者的年度医疗支出和保险公司的部分。采用保险市场最常见的青铜级和银级保险计划对2名患者进行比较：一名相对健康，另一名患有糖尿病。在时间允许的前提下，可以使用约翰·霍普金斯医学院为不在父母保险范围内的医学生提供的保险计划。在药剂师授课后，学生会收到一份患者的药物清单，需要对推荐治疗进行替换以降低患者的自付费用。（4小时）

虽然教育策略保持不变，但多年来根据评估数据对课程的某些部分进行了改进（见下文“步骤6：评估和评价”及“课程维护和提升”）。

步骤5：实施

资源	小组/大班授课的教室 4天，16小时 授课教师（10名） 小组教学指导教师（每6～8名学生配备一名教师） 进行客观结构化临床考试（OSCE）的模拟中心

续表

支持	课程主任的薪资支持（相当于0.1个全职） 外来讲者的预算（2500美元）
管理	一名教师担任课程主任 课程办公室的行政人员负责安排和沟通
障碍	仅有几个月的时间来实施课程 课程仅16小时，学生的资料和时间均有限 标准化病人预算过高，无法评价课程中的沟通技能 教师时间无法保证（学期间时间已被学术日程占满） 许多课程资料必须新建
介绍	首次课程被认为是试点 针对性需求评估中试用评估工具，并为课程开发提供了宝贵的见解

该课程最初于2015年6月在JHUSOM作为学期间课程实施。一年级学生可以选择参加这门课程或关于疼痛的学期间课程。自此，该课程一直作为全球健康学期间课程的替换方案。大约50%的学生会选择HVC课程。

步骤6：评估和评价

用户	评估的用户包括学生、课程主任、教师和医学生课程办公室
使用	• 学生——评估学习目标的个人完成情况，并为课程改进提供反馈 • 课程主任——评估学生对课程的体验和态度 • 教师——评估学生对课程的体验和态度 • 医学生课程办公室——评估课程在为医学生提供教育方面的成功
资源	• 课程主任获机构资助，为课程的开发和实施提供受保护的时间 • 通过医学生课程办公室进行数据的整理和分析 • 虽然缺乏专门针对HVC的新标准化病人评估的资源，但可以从已经计划用于LAC的另一个标准化病人评估中获得一些与HVC相关的数据。在一次标准化病人的接诊中，学生问诊一名因提重物而患有急性腰背拉伤的患者，患者询问是否需要摄片。纵向见习协调员收集并分享场景中学生的反应。标准化病人的接诊和问题在本课程的第一次更新前制定
评估问题	1. 完成学期间课程的学生在课程前后的知识测验分数提高了多少？ 2. 相较其他课程，完成HVC课程的学生是否将HVC原则纳入背痛的标准化病人处理中？ 3. 学生能否综合HVC课程来识别低价值医疗实例，并教授他人提供更高价值医疗的方法？ 4. 相较其他课程，HVC的课程质量怎样？
评估设计	1. O_1…………X…………O_2 2. E　　　　X…………O 　C　　　　　…………O 3.　　　　　X…………O 4.　　　　　X…………O

续表

测量方法	1. 测验——在课程之前和之后各进行一次为时 1 小时、20 题的开卷测验。问题由讲师或课程主任撰写。 2. 标准化病人——在接诊期间，标准化病人询问是否需要摄片，回复被划分为五类。标准化病人不向学生提供任何反馈。 3. 创智赢家——6 ～ 10 名学生组成小组，在课程结束时展示一种减少不必要检查或治疗的方法。 4. 整体课程评估——从所有学期间使用的标准化课程结业问题中收集数据： ● 是否获得明确的学习目标？ ● 可否根据这些学习问题评估表现？ ● 是否有足够的时间完成课外作业？ ● 是否促进终身学习习惯的发展？ ● 课程的组织如何？ ● 课程质量如何？
伦理考量	所有数据均存储于受密码保护的设备中，只有课程负责人才有权访问。学员会被提前告知他们的个人评估数据将如何用于课程。 所有数据都经过去标识化处理，并且仅进行汇总分析，机构审查委员会已批准该计划研究。
数据收集	收集评估数据作为结课评估和前后测验。根据学校政策，要求班级的 25% 参与结课评估。课堂上的所有学生都必须参加课前测验和创智赢家。标准化病人数据由 LAC 协调员从学校在线记录系统中获取。
数据分析	对测验进行了心理测量分析。 使用卡方独立性检验分析标准化病人的反应。

多年来，学生对课程的评价正面积极，90% 的学生将课程质量评为良好或优秀。虽然为背痛的标准化病人摄片的学生比例没有差异，但参加 HVC 课程的学生更有可能向患者安抚这只是背部拉伤，并更少向导师求助。89% 的学生将课程评为优秀或认为在 HVC 实践中擅长培养终身学习习惯。

课程维护和提升

课程的基本目的是让学生了解 HVC 并能够在临床轮转中进行实践，每年会根据反馈进行调整以更接近这一目的。

回顾前两年的课程评估，关于医生和实验室检查区域差异的讲座不受欢迎，随之被替换。关于实验室检查的讲座过于侧重统计，与临床相关性较低，因此根据反馈重新设计。邀请了一位内科医师教育者对后续课程进行更新，提供了更多的临床相关讲座，并已成为评分最高的讲座之一。进一步回顾发现，“明智选择”讲座的内容与学习目标不符，而且并非是由医生授课。在随后的几年中，该讲座根据课程目标重新调整并由医生授课。

第二年后，TIME 课程从 4 个半天缩减为 3 个半天，需要将一些课程资料转移到课外作业。在时间压缩前，在面对面的课程中有足够的时间来完成它们。这一变化既不影响课程的总体评分，也不影响学生对课后作业量适当性的评分。

计时的开卷测验旨在模拟即时搜索和回忆 HVC 相关知识。学生的成绩确实有所提高，测试前平均得分为 46%，测试后平均得分为 73%（$p < 0.001$）。然而，心理测量学分析显示该测验可靠性和区分度较弱，学生也认为缺乏开卷测试的意义。因此，作为终结性评价，该测验被取消。相反，最初设计为形成性评价的小组活动工作表有助于终结性评价。

从第三年开始，主要评价学生的创智赢家活动，因此需要制定一个规则，包括以下 5 点：

1. 背景问题总结得很好
2. 干预具有可行性和创造性
3. 明确的结果
4. 清晰的表达
5. 全体成员发言

两名未参与指导的教师对每次展示进行评分。取消测验也使学生能够专注于小组展示，这些课程总体上每年都变得更加丰富。

课程架构在过去三年中一直保持，并持续荣获学生的最高评分。

传　播

课程的教学成果已在全国专业会议上以海报和口头形式展示。该数据还发表在《临床教师》（*The Clinical Teacher*）期刊上。[17] 一位教师在他的机构中根据这门课程创立了卫生系统课程。另一家机构采用创智赢家来进行 HVC 课程的评估。

引用文献

1. Drafting Panel for Core Entrustable Professional Activities for Entering Residency, *Core Entrustable Professional Activities for Entering Residency: Faculty and Learners' Guide*, accessed July 5, 2015, https://www.aamc.org/what-we-do/mission-areas/medical-education/cbme/core-epas/publications.
2. Institute of Medicine, *Best Care at Lower Cost: The Path to Continuously Learning Health Care in America* (Washington, DC: National Academies Press, 2013), https://doi.org/10.17226/13444.
3. OECD, *Fiscal Sustainability of Health Systems: Bridging Health and Finance Perspectives* (Paris: OECD Publishing, 2015), https://doi.org/10.1787/9789264233386-en.
4. OECD, *Tackling Wasteful Spending on Health* (Paris: OECD Publishing, 2017), https://doi.org/10.1787/9789264266414-en.
5. M. Behmann, I. Brandes, and U. Walter, "[Teaching Health Economics, Health-Care System and Public Health at German Medical Faculties]," [in German], *Gesundheitswesen* 74, no. 7 (2012): 435–41, https://doi.org/10.1055/s-0031-1280847.
6. Raymond Oppong, Hema Mistry, and Emma Frew, "Health Economics Education in Undergraduate Medical Training: Introducing the Health Economics Education (HEE) Website," *BMC*

Medical Education 13 (2013): 126, https://doi.org/10.1186/1472-6920-13-126.

7. Candice S. Chen et al., "Spending Patterns in Region of Residency Training and Subsequent Expenditures for Care Provided by Practicing Physicians for Medicare Beneficiaries," *JAMA* 312, no. 22 (2014): 2385–93, https://doi.org/10.1001/jama.2014.15973.
8. Andrea N. Leep Hunderfund et al., "Role Modeling and Regional Health Care Intensity: U.S. Medical Student Attitudes toward and Experiences with Cost-Conscious Care," *Academic Medicine* 92, no. 5 (2017): 694–702, https://doi.org/10.1097/acm.0000000000001223.
9. "Curriculum Inventory," Association of American Medical Colleges, accessed September 10, 2014, https://www.aamc.org/what-we-do/mission-areas/medical-education/curriculum-inventory.
10. G. Dodd Denton et al., "Abstracts from the Proceedings of the 2014 Annual Meeting of the Clerkship Directors of Internal Medicine (CDIM)," *Teaching and Learning in Medicine* 27, no. 3 (2015): 346–50, https://doi.org/10.1080/10401334.2015.1044752.
11. Danelle Cayea et al., "Current and Optimal Training in High-Value Care in the Internal Medicine Clerkship: A National Curricular Needs Assessment," *Academic Medicine* 93, no. 10 (2018): 1511–16. https://doi.org/10.1097/acm.0000000000002192.
12. Karen B. Born et al., "Learners as Leaders: A Global Groundswell of Students Leading Choosing Wisely Initiatives in Medical Education," *Academic Medicine* 94, no. 11 (2019): 1699–703, https://doi.org/10.1097/acm.0000000000002868.
13. Lorette A. Stammen et al., "Training Physicians to Provide High-Value, Cost-Conscious Care: A Systematic Review," *JAMA* 314, no. 22 (2015): 2384–400, https://doi.org/10.1001/jama.2015.16353.
14. Prathibha Varkey et al., "A Review of Cost-Effectiveness, Cost-Containment and Economics Curricula in Graduate Medical Education," *Journal of Evaluation in Clinical Practice* 16, no. 6 (2010): 1055–62, https://doi.org/10.1111/j.1365-2753.2009.01249.x.
15. S. Barry Issenberg et al., "Features and Uses of High-Fidelity Medical Simulations That Lead to Effective Learning: A BEME Systematic Review," *Medical Teacher* 27, no. 1 (2005): 10–28, https://doi.org/10.1080/01421590500046924.
16. William C. McGaghie et al., "Medical Education Featuring Mastery Learning with Deliberate Practice Can Lead to Better Health for Individuals and Populations," *Academic Medicine* 86, no. 11 (2011): e8–9, https://doi.org/10.1097/ACM.0b013e3182308d37.
17. Christopher Steele et al., "Novel First-Year Curriculum in High-Value Care," *Clinical Teacher* 16, no. 5 (2019): 513–18 https://doi.org/10.1111/tct.12989.

赞比亚神经病学住院医师培训项目

Deanna Saylor，医学博士，健康科学硕士

引　言

应赞比亚大学医学院（University of Zambia School of Medicine，UNZA-SOM）的要求，作者于2015年在赞比亚创建首个神经病学住院医师培训项目。该项目恰与赞比亚卫生部开始在赞比亚境内培训专科医生的倡议相吻合。作为该倡议的一部分，当地公共卫生、医疗和政府官员意识到赞比亚人口中神经系统疾病的巨大负担以及神经科医生的短缺。当该神经病学住院医师培训项目于2018年在UNZA-SOM和赞比亚卢萨卡大学教学医院（university teaching hospital，UTH）启动时，并没有赞比亚的神经科医生，神经系统疾病的医疗照护只能由全科医生和内科医生提供。

步骤1：问题识别和需求评估

为完成该步骤，作者进行了文献回顾并对重点大学和政府官员进行访谈。

问题识别	据全球疾病负担研究，神经系统疾病（如脑卒中、癫痫、脑膜炎、神经病变、痴呆、帕金森病）是导致伤残调整生命年的主要原因，也是全球第二大死亡原因。[1]与高收入国家相比，[2]中低收入国家（low- and middle- income countries，LMICs）的神经系统疾病绝对负担高出6倍，但中等收入国家治疗这部分患者的资源却最少。[3]高收入国家平均每10万人中就有5名或更多的神经科医生，而低收入和中低收入国家平均每10万人中仅分别有0.03名和0.13名神经科医生。非洲的情况尤其糟糕，那里的神经科医生人均人口比例（0.04/10万）为世界上所有地区中最低。[3]不幸的是，由于非洲大陆的神经病学住院医师培训项目很少，这种情况短时间无法改变。[4]在赞比亚，神经系统疾病的负担尤其沉重，仅脑卒中就是第七大死因，而艾滋病、结核病、糖尿病和道路交通事故等其他主要死因往往与神经系统并发症有关。[5]赞比亚有1700万人口，但缺乏赞比亚本土的神经科执业医生；所有神经科专科医疗均由居住在赞比亚的三名外籍神经科医生和间断短期访问的医生提供。这种医疗大多数是在门诊提供的，因此大多数需要住院治疗的患者无法获得专业的神经系统医疗照护。
目前方法	在包括赞比亚在内的大多数非洲国家，神经系统疾病患者由非内科医护人员、全科医生和内科医师照料，他们主要由非神经科医师来教授神经病学知识。如果医生想获取神经病学方面的专业培训，则需要获得政府资助或个人基金才能前往国际其他地区学习。这些国际项目通常位于医疗资源更好的环境，其中与学员的所在国相比，神经系统疾病谱差异较大（如更多的自身免疫性神经系统疾病和更少的神经系统传染病）。在国际环境中培训，增加了学员不返回本国执业的机会。非洲建立的现有少数的神经病学培训项目，以及非洲以外中低收入国家也存在类似情况，大量参加过国际培训的神经病学专家回国后开启了当地的毕业后培训。[6]这些项目在本地毕业生成长为教师之前，通常需要接受大量外部资助。[7-8]在赞比亚，政府无法为当地和国际培训提供赞助。

续表

理想方法	神经病学住院医师培训将使学员能够利用当地医疗卫生环境中的可用资源获得诊断和管理当地人群中最常见的神经系统疾病谱的经验。[9] 当地临床培训也将对神经系统疾病的治疗产生直接影响。理想的培训计划应在住院医师医学教育中采用现代教育策略，包括强调临床推理和床旁教学、[10-12] 基于案例的学习[13] 和体验式学习，[14] 并将应用传统（例如书面和口头）考试和较新的评估形式（例如学习档案袋、[15] 客观结构化临床考试或 OSCEs[16] 及个性化学习目标和自我评估[17]）针对基于胜任力[18] 和里程碑[19] 框架进行评价。课程需要实现所有这些，同时优化使用有限的资源，并遵守地方法规，例如 UNZA 参议院和住院医师教育办公室以及教育部高等教育局制定的法规。例如，赞比亚的住院医师需要通过硕士学位课程提供教育，这些课程规定了毕业生每年将完成的标准课程，并为每门课程指定正式的终结性评价。理想情况下，该计划最终将变得在当地具有可持续性，通过引导学习者满足人口需求并帮助参与者发展教学和学术能力，为国家神经病学教育、研究和政策制定做出贡献。这种适用于赞比亚的理想方法可以作为其他中低收入国家寻求神经病学或其他医学专科领域能力建设的范例。

步骤 2：目标学习者的需求评估

目标学习者	目标学习者是 2018 年首次参加 UNZA 的神经病学住院医师项目即神经病学医学硕士（master of medicine in neurology，MMED）课程的学员。由于神经病学在赞比亚被认为是内科的一个专科，MMED 神经病学培训计划的构建与其他已建立的专科培训计划相同。因此学员首先完成 3 年的住院医师内科培训，然后再完成 2 年专门的神经病学住院医师培训。
目标环境	UNZA-SOM 住院医师培训项目的临床环境是赞比亚卢萨卡 UTH 的住院病房和门诊诊所。UTH 是赞比亚的国家转诊医院和基层教学医院。该医院拥有 1655 张病床，56 个病区，每年出入院 20 000 人次，是一家大型高质量的医院，服务于卢萨卡地区以及从赞比亚各地的基层卫生保健中心、一级和二级医院转诊来的患者。神经病病例情况不确定，项目启动时缺乏专门的神经病学医疗服务。因此，培训计划的启动恰逢 UTH 创建神经病学住院和咨询服务。
需求评估 / 目标学习者	对内科住培医师学员的非正式调查显示，他们对临床神经病学较为恐惧，[20] 对目前的神经病学培训表示不满。谈话确定了 3 名内科住培医师，如果获得批准，他们有意向转入神经病学培训项目。
需求评估 / 目标环境	作者会见了 UNZA-SOM 和 UTH 医学系的临床和医学教育负责人并获得了他们的支持，他们都确认赞比亚缺乏神经病学方面的正规培训机会，并且神经病学专家的需求未得到满足。 缺乏资金支持该计划的教育工作者，但赞比亚卫生部将在培训期间支付学习者的工资。 作者会见了 UNZA-SOM 传染病项目主任，这是赞比亚开发的第一个住院医师培训项目。该计划的课程文件为 UNZA 理事会（UNZA 住院医师医学培训计划的认证机构）所期望的格式和内容提供了模板。

步骤 3：目的和目标

目的	课程的总体目的是培训神经病学医生，他们将： – 有效评估、诊断和管理广泛的神经系统疾病，包括卒中、癫痫、脑膜炎 / 脑炎、其他感染（例如结核病、疟疾和艾滋病）的神经系统并发症、运动障碍、头痛和神经病变； – 在制定与神经系统疾病有关的公共卫生政策方面发挥重要作用； – 开展相关研究项目，获取当地信息，最好是在区域和国际上传播； – 教授医学生、住院医师和基层医务人员评估和治疗赞比亚人群中最常见的神经系统疾病。
目标	在计划结束时，住院医师将能够做到： 1. 描述赞比亚常见神经系统疾病的发病率和患病率、这些疾病的最常见危险因素以及罹患这些疾病的风险最高的人群。 2. 掌握神经系统临床评估，包括神经系统体格检查，以定位神经系统内的病理过程。 3. 明确常见神经系统诊断程序的适当应用和局限性，包括脑电图（electroencephalogram，EEG）、神经传导和肌电图（nerve conduction studies and electromyography，NCS/EMG）、计算机断层扫描（computed tomography，CT）、磁共振成像（magnetic resonance imaging，MRI）和腰椎穿刺（lumbar puncture，LP），以及能够在临床环境中适当地解读数据。 4. 描述用于治疗神经系统疾病的药物的作用机制、适应证和常见风险。 5. 展示足够的临床专业知识，以便在赞比亚作为神经科医生独立执业。 6. 描述如何使用当地流行病学数据来倡导公共卫生政策，在当地有限的神经系统医疗资源下使得最大数量的神经系统疾病患者受益。 7. 完成他们选择的神经病学主题的学术项目，并在区域或国家会议和（或）在医学期刊上发表。 8. 熟练地向医学生、内科学员、其他医生和其他非神经科医务人员传授神经系统疾病的流行病学、诊断和管理知识。

步骤 4：教育策略

在步骤 1 的理想方法中确定的教育原则指导下，并符合当地要求，UNZA-SOM MMED 神经病学计划的最终结构包括在内科 3 年培训后进行 2 年神经病学培训，将其作为 UNZA-SOM 内科医学硕士课程的一部分。为期 2 年的 UNZA-SOM 神经病学课程被细分为 4 门课程。

其中一门“神经科学和神经解剖学导论”课程在第一年的上半年进行传统的大班授课和每周基于案例的讨论。另外 3 门课程以临床为导向：第一年上半年开设了“临床神经病学导论”，下半年开设了“神经病学原理与实践导论”，第二年开设了“神经病学导论原理与实践”。这三门以临床为导向的课程采用了多种教学方法：

临床查房	与神经病学教师进行每日临床查房是主要的教育方法，包括有意向的床旁教学及神经系统疾病诊断和管理的讨论，重点是临床推理、资源利用的公共卫生方法，以及采用高收入国家的临床实践指南。住院医师在医学生的床旁教学中发挥了主要作用。
一对一授课	导师在每周门诊期间提供即时的个性化反馈。
大班授课	大班授课是面对面进行的，线上平台允许国际专家为神经病学学员提供专业教学。
临床病例会议	每周召开 5 次病例会议，重点关注临床病例的管理：①讨论本周在住院病房或门诊遇到的复杂病例；② NCS/EMG 复查；③ EEG 复查；④神经放射学会议；⑤儿科神经病学病例会议。会议由当地和来访的教师主导，包括案例本身以及住院医师的演讲和教学技巧。
期刊研读会	住院医师主持每周一次的会议，讨论临床神经病学的最新刊物。会议的重点是对文献进行严格评价，并由神经病学教师主持。
研究方法研讨会和论文项目	每周会议包括一个关于临床或公共卫生研究主题的小型讲座，以及神经病学住院医师为他们所需的 MMED 论文项目而进行的工作进展情况介绍。鼓励住院医师选择解决当地相关的神经病学公共卫生问题的论文项目。

步骤 5：实施

该课程于 2016 年获得 UNZA 理事会和赞比亚卫生部的批准，于 2018 年招收了第一批学员并全面实施。

支持	MMED 神经病学计划得到了 UNZA-SOM 和 UTH 内科领导以及赞比亚卫生部的大力支持。
管理	没有为该计划提供行政支持，作者承担了所有行政职责。UNZA-SOM 住院医师办公室为所有住院医师医学教育课程注册成绩提供支持，并确保学员满足所有 UNZA 毕业要求。
障碍	实施的主要障碍是开发、启动和维护 MMED 神经病学计划所需的高水平的外部人员支持。由于没有赞比亚当地的神经科医生，也没有资金支持国际教师，该方案在很大程度上依赖于作者的努力和志愿访问教师的努力，以满足最初几年的教学义务和行政要求。其他障碍包括： – 有限的资金和行政支持。 – 大量患者需要每日查房才能有效治疗且留给临床教学的时间更少。 – 神经病学基础知识薄弱。最初的学习者群体需要额外的教学来获得与其他环境中的早期神经病学学员一致的基础知识。然而，随着 UNZA-SOM 的本科医学生在临床前和临床期间通过接触 MMED 神经病学计划获得更多接触临床神经病学的机会，这一障碍有望减少。
引入	MMED 神经病学课程于 2015 年开始开发，在 2018—2019 学年全面推出，并计划继续进行。

步骤 6：评估

用户	– 神经病学学员 – MMED 神经病学计划主任和教师 – UNZA-SOM 和 UTH 医学系领导 – 赞比亚卫生部
用途	– 使神经病学学员能够实现学习目标的形成性信息 – 对项目的优势和劣势进行形成性评价，以指导项目领导者和教师改进课程 – 为利益相关者（包括赞比亚卫生部官员以及 UNZA-SOM 和 UTH 的部门领导）提供关于该计划的有效性和对患有神经系统疾病的赞比亚人群临床医疗的影响的总结性信息 – 提供总结性信息，以证明继续支持的价值，为未来的捐赠和筹资机制提供援助申请，并便于传播。
资源	作者通过约翰·霍普金斯大学教师发展计划获得了课程设计、实施和评估方面的指导。此外，对全球神经病学研究感兴趣的本科医学生和神经病学住院医师自愿抽出时间来支持项目评估。
评估问题、设计和测量方法	有关一些最重要的评估问题的示例以及回答这些问题的方法，请参见表 A.1。
数据分析	使用描述性统计分析定量数据。使用主题编码分析，从对调查问题的开放式回答和个人深度访谈中获得定性数据。
结果报告	撰写本文时正在收集和分析结果，并计划提交稿件至同行评议期刊。

表 A.1　课程评估计划

评估问题	评估设计	评估测量	数据收集
MMED 神经病学计划毕业生是否具备在当地有限环境资源下为神经系统疾病患者提供适当和高质量医疗所需的知识和临床技能？	X…………O	– 笔试 – 口试 – 客观结构化临床考试 – 评估口头陈述和书面临床文件 – 基于胜任力的个性化学习计划和策略 – 每月临床评估 – 知识自我评估 – 里程碑评估	匿名分数报告，作为 MMED 神经病学计划的一部分
MMED 神经病学计划毕业生是否对教育质量、临床技能以及神经病学医生独立实践的准备情况感到满意？	X…………O	电子调查	调查软件
从 MMED 神经病学计划教师和毕业生的角度来看，课程内容、授课和评估方法的哪些部分最优？哪些需要改进？	X…………O	电子调查	调查软件

续表

评估问题	评估设计	评估测量	数据收集
毕业生的职业规划有哪些，如执业模式（公立、私立和混合，门诊和住院）？未来专科培训和教学角色如何？	X…………O	毕业生年度调查，评估当前执业、实践模式和教学参与度	调查软件
该计划是否重视完成学术活动和研究方法培训，使毕业生在毕业后继续从事研究或其他学术活动？	X…………O	毕业生年度调查，评估当前就业、实践模式和研究/学术活动成果（如获取资助、稿件发表、会议报告）	调查软件
MMED 神经病学计划是否增加了赞比亚神经系统疾病患者获得专科医疗的机会？	X…………O	临床日志	回顾神经病学住院和门诊临床日志，确定 6 个月内入院和就诊患者次数，同 UTH 总住院和门诊就诊人数比较
MMED 神经病学计划的整体表现是否令主要获益者和资助者满意？	X…………O	深度访谈和匿名调查	与主要计划参与者、受益人和利益相关者的访谈；调查软件

课程维护和提升

在最初 2 年（$n = 7$ 名学员），学员的评价都是积极的。访问教师对学员的知识、临床技能和临床决策印象深刻，访问教师完成的临床评估将学员列为各个领域的优秀学员。所有评估（例如笔试、口试、OSCEs 和临床评估；见表 A.1）的通过率为 100%，学员在反馈会议上对他们的培训和个人成长表示满意。特别是，学员强调床旁教学和临床推理作为该计划的优势。线上讲座的增加有助于弥补之前识别出的一个薄弱领域——有几个神经病学领域没有涵盖在教学课程中，由于当地没有具有专科知识的教师。此外，学术成果很丰硕，受训人员在国家、区域和国际学术会议上发表口头摘要和海报。一些以学员为第一作者的学术稿件被提交给国际同行评议期刊。

之前的证据表明，MMED 神经病学计划满足了约 1500 名住院患者的临床需求，使新的神经病学服务成为 UTH 第二繁忙的医疗服务。此外，每年完成约 2500 次神经系统问题的门诊就诊。部门和医院领导对培训和临床护理的质量感到满意，并继续支持进一步完善和巩固这些成果的努力。几名神经病学住院医师从内科培训项目转入该项目，这表明接受更多神经病学教学的医学生和住院医师对于神经病学的恐惧也可能有所减少。

除了计划在第二年增加线上讲座外，还增加了关于患者与医生沟通和以患者为中心的照护、医生健康和教学技能的迷你课程，旨在更有力地实现教育目标和目的。作为新的远程神经病学计划的一部分，学员还接受了使用远程神经病学平台评估患者的针对性培训。

该计划还得到了慈善捐助者、国际非政府组织（如脑炎协会）以及成人和儿科神经病学教师的支持，他们通过美国神经病学全球健康部和美国神经病学协会国际外展委员会自愿担任教学教师。

课程维护和提升的预期挑战集中在缺乏对项目主管和教师的专项资金和行政支持上。值得注意的是，由于该项目是在公立医院进行的，那里的医疗服务基本上是免费的，因此临床医疗量并未转化为项目收入。因此，缺乏教学活动和项目领导的资金可能会继续威胁保持高水平的项目质量。由于当地毕业生被期望进入教师队伍并承担更大的领导责任，因此该计划可以在依赖外部支持的情况下实现自我维持。外部教师的持续指导和教师发展计划有望激励毕业生继续积极参与 MMED 神经病学计划。

传　　播

该课程的基本原理和总体概念在南非神经病学协会年会上提出，并作为 2020 年美国神经病学学会年会和美国神经病学协会年会的线上摘要。在撰写本文时，作者已发表了一篇稿件[21]并正在撰写其他几篇稿件，突出课程创新和提升，以使在资源丰富的环境中建立的教学和评估方法适应赞比亚当地情况及其相关资源限制。尽早将该课程架构进行传播的目的是使得同样缺乏神经病学住院医师培训的机构审阅这种模式的可行性。由于第一批毕业生最近才毕业，因此仍在收集有关学员表现和满意度以及利益相关者满意度的大量定量和定性数据。一旦收集到更多项目住院医生的数据，作者计划在同行评议的医学教育和神经病学期刊上寻求更多的发表机会。

引用文献

1. Valery L. Feigin et al., “Global, Regional, and National Burden of Neurological Disorders, 1990–2016: A Systematic Analysis for the Global Burden of Disease Study 2016,” *The Lancet Neurology* 18, no. 5 (2019): 459–80, https://doi.org/10.1016/S1474-4422(18)30499-X.
2. Jerome H. Chin and Nirali Vora, “The Global Burden of Neurologic Diseases,” *Neurology* 83, no. 4 (2014): 349–51, https://doi.org/10.1212/WNL.0000000000000610.
3. World Health Organization, *Atlas: Country Resources for Neurological Disorders*, 2nd ed. (Geneva: World Health Organization, 2017).
4. Farrah J. Mateen et al., “Neurology Training in Sub-Saharan Africa: A Survey of People in Training from 19 Countries,” *Annals of Neurology* 79, no. 6 (2016): 871–81, https://doi.org/10.1002/ana.24649.
5. Martin Nyahoda et al., “Mortality and Cause of Death Profile for Deaths from the Civil Registration System: 2017 Facts and Figures,” *Health Press Zambia Bulletin* 2, no. 9 (2018): 17–25.
6. Marco T. Medina et al., “Developing a Neurology Training Program in Honduras: A Joint Project of Neurologists in Honduras and the World Federation of Neurology,” *Journal of the Neurological Sciences* 253, no. 1–2 (2007): 7–17, https://doi.org/10.1016/j.jns.2006.07.005.
7. Mehila Zebenigus, Guta Zenebe, and James H. Bower, “Neurology Training in Africa: The Ethiopian Experience,” *Nature Clinical Practice Neurology* 3, no. 7 (2007): 412–13, https://doi.org/10.1038/ncpneuro0531.
8. Kerling Israel et al., “Development of a Neurology Training Program in Haiti,” *Neurology* 92, no. 8 (2019): 391–94, https://doi.org/10.1212/WNL.0000000000006960.
9. Deanna Saylor, “Developing a System of Neurological Care in Zambia,” American Academy of

Neurology without Borders, December 13, 2018, http://www.neurology.org/without_borders.

10. Meredith E. Young et al., "How Different Theories of Clinical Reasoning Influence Teaching and Assessment," *Academic Medicine* 93, no. 9 (2018): 1415, https://doi.org/10.1097/ACM.0000000000002303.
11. Brendan M. Reilly, "Inconvenient Truths about Effective Clinical Teaching," *The Lancet* 370, no. 9588 (2007): 705–11, https://doi.org/10.1016/S0140-6736(07)61347-6.
12. Judith L. Bowen, "Educational Strategies to Promote Clinical Diagnostic Reasoning," *New England Journal of Medicine* 355, no. 21 (2006): 2217–25, https://doi.org/10.1056/NEJMra054782.
13. Susan F. McLean, "Case-Based Learning and Its Application in Medical and Health-Care Fields: A Review of Worldwide Literature," *Journal of Medical Education and Curricular Development* 3 (2016): JMECD-S20377, https://doi.org/10.4137/JMECD.S20377.
14. David A. Kolb, *Experiential Learning: Experience as the Source of Learning and Development* (Englewood Cliffs, NJ: Prentice-Hall, 1984).
15. Claire Tochel et al., "The Effectiveness of Portfolios for Post-graduate Assessment and Education: BEME Guide No 12." *Medical Teacher* 31, no. 4 (2009): 299–318, https://doi.org/10.1080/01421590902883056.
16. David A. Sloan et al., "The Use of the Objective Structured Clinical Examination (OSCE) for Evaluation and Instruction in Graduate Medical Education," *Journal of Surgical Research* 63, no. 1 (1996): 225–30, https://doi.org/10.1006/jsre.1996.0252.
17. Su-Ting T. Li et al., "Resident Self-Assessment and Learning Goal Development: Evaluation of Resident-Reported Competence and Future Goals," *Academic Pediatrics* 15, no. 4 (2015): 367–73, https://doi.org/10.1016/j.acap.2015.01.001.
18. Accreditation Council for Graduate Medical Education, *ACGME Common Program Requirements (Residency)* (Chicago: Accreditation Council for Graduate Medical Education, 2018).
19. Accreditation Council for Graduate Medical Education, *The Neurology Milestone Project: Neurology Milestones* (Chicago: Accreditation Council for Graduate Medical Education, 2015).
20. Ralph F. Jozefowicz, "Neurophobia: The Fear of Neurology among Medical Students," *Archives of Neurology* 51, no. 4 (1994): 328–29, https://doi.org/10.1001/archneur.1994.00540160018003.
21. Rebecca Marie DiBiase et al., "Training in Neurology: Implementation and Evaluation of an Objective Structured Clinical Examination Tool for Neurology Post-graduate Trainees in Lusaka, Zambia," *Neurology* 97, no. 7 (2021): e750–54, https://doi.org/10.1212/WNL.0000000000012134.

肯尼迪·克里格课程：培训一线医生以改善行为、情绪和发育障碍儿童的医疗

Mary L. O'Connor Leppert，医学学士

本课程旨在将肯尼迪·克里格研究所（Kennedy Krieger Institute，KKI）儿科专家的专业知识与乡村和学校卫生中心的基层儿科医生（pediatric primary clinicians，PPCs）分享，以照顾行为、情绪和发育障碍儿童。其组成部分也被用于KKI标准化学员的学习，这些学员将应对美国儿童日益严重的心理健康/行为障碍危机。该课程利用技术和教育原则向跨专业临床医生传授专业知识，并克服地理障碍，解决弱势群体的健康不平等问题。

步骤1：问题识别和一般性需求评估

问题识别	• 17%的美国儿童患有残疾，[1] 10%～20%的儿童患有行为或心理健康障碍。[2]这两大类中包含了位居前五位的儿童慢性疾病。[3] • 神经发育、生长行为问题[4]或儿童、青少年精神病学专科医生的短缺加剧了这一问题。在美国，[5]每11000名残疾儿童才拥有1名经专科委员会认证的专科医师，这些专科医师集中在学术中心周围的城市地区，使得该国大片乡村地区无法获得他们的专业知识。 • 普通儿科工作人员在满足这一弱势人群的发育和心理健康护理需求方面准备不足也是造成这一问题的原因之一。在一项对执业儿科医生的调查中，只有31%的人觉得在没有专科医生帮助的情况下照顾患有发育障碍的儿童是可以接受的，仅有7%的人认为在没有专科医生的情况下照顾患有精神健康障碍的儿童是可以接受的。[6]
一般需求评估结合了有关美国儿童发育和行为/心理健康照护危机的文献以及我们机构中敬业的临床教育工作者队列的实践经验，该队列拥有60年该领域的临床教学经验。	
目前方法	• 自1997年以来，美国儿科委员会（American Board of Pediatrics，ABP）要求儿科住院医师培训的36个月中有1个月专门用于发育行为儿科（developmental and behavioral pediatrics，DBP）。[7-8]然而，住院医师项目中发育和行为轮转在广度和深度上存在巨大差异。[9] • ABP还提供神经发育障碍（自2001年）和发育行为儿科（自2002年）的专科认证，但这些项目的毕业生人数不足以匹配同一项目中预期退休的专科医生人数。[4] • 执业儿科医生可以通过关于自闭症、发育障碍和不良童年经历等主题的继续医学教育（continuing medical education，CME）活动（例如区域或国家会议、专科兴趣小组会议、网络研讨会或学习协作网络）来提升他们在发育障碍、行为和心理健康方面的培训。这些有限的学习场所的困难在于它们提供有关特定疾病的指导，但这些疾病的管理因同时发生的发育障碍和心理健康障碍的频率而存在细微差别。纵向学习允许治疗发育障碍疾病的细微差别。

续表

理想方法	• 鉴于与为患者提供的临床医疗服务存在差距，理想的方法将包括混合式学习，将全面、更新的课程访问与为患者提供的实际临床医疗相结合。社区医疗结局推广（extension for community healthcare outcomes，ECHO）模式为此类专业发展提供了构架。[10] • 为CME开发的资料还可以改善住院医师的发育和行为儿科培训，以更好地为儿科住院医师未来的实践和教学做好准备。 • 神经病学、物理医学和康复以及新生儿学等残疾儿童数量较多的亚专业的专科培训医师也可能直接受益于为CME开发的资料以及对其他学员的培训。 • 资料还可用于将培训扩展到专职卫生专业人员和一线临床医生，例如物理、职业、言语和语言以及行为治疗师。这种对专职医疗专业人员的培训扩展可能对那些在乡村或服务不足地区执业的人具有同等价值。

步骤2：针对性需求评估

本示例的目标学习者是PPCs，不仅包括儿科医生，还包含高级执业人员、有执照的社会工作者和心理学家。他们从乡村地区招募。而在这些地区，患有此类疾病的儿童接触专科医生的机会十分有限。正如步骤1“理想方法”中提及的，更大基金资助项目的目标学习者是KKI“学员”，他们代表了下一代的PPCs和专科医生。

目标学习者	• 通过电子调查和半结构化访谈评估PPC的教育需求和优先事项。该调查列出了特定的发育、行为和心理健康状况，并要求参与者在李克特量表上按优先级从高到低考虑他们的学习需求。PPC调查还评估了参与者对识别和管理发育和行为障碍儿童的知识和信心，以及他们对这些障碍患者的转诊模式。 • 乡村PPCs最感兴趣的话题是焦虑症、学龄前儿童的精神治疗、不良童年经历、自闭症、发育迟缓、ADHD和破坏性行为。这些主题与最常见的问题相关，这些问题促使全国各地的幼儿园转诊到KKI，支持这些主题的教育材料的普遍性。 • 内容建议遵循我们最大的学习者群体的认证委员会的规范：普通儿科、儿科神经病学、新生儿学和神经发育障碍。
目标学习环境	• 关于发展和行为的纵向继续医学教育将使PPCs能够在现有技能的基础上发展，同时在当地社区内管理患有这些疾病及其合并症的儿童。远程医疗咨询的兴起意味着PPCs的远程学习基础设施已经到位，以克服旅途和时间上的障碍。 • 对KKI学员经历的评估表明，具有不同毕业生和住院医师经历以及专科背景的学习者通常会同时接受临床经验教授，因为受监督的临床接触发育障碍患者的场所有限。满足如此多样化的学习群体的需求一直是临床教育工作者面临的挑战。[11]没有标准化的课程来教授众多的KKI学员。由于临床培训经验有机会性因素，学员只接触到一小部分现场临床场景。项目负责人不可能知道每个学员在轮转过程中学到了什么。因此，人们有兴趣并支持开发标准化的教学模块，来作为KKI学员课程中的一部分。

步骤 3：目的和目标

目的	总体目的是提供一个多功能的、毕业后的学习计划，通过培训 PPCs、下一代 PPCs 和专科医师来提高他们的能力，使他们具备必要的知识和信心来诊断和管理儿童的发育、行为和情绪健康的需求。健康结果目标是增加在医疗之家接受适当照护的儿童数量，[12]并及时获得所需的专科医生。
具体的可衡量目标	下面列出了在为期 38 周的纵向 ECHO 计划（“按时间”）结束时 PPC（“谁”）的学习者目标的一些示例，按目标类型进行组织。 认知 • 确定至少三种发育障碍和三种行为障碍的诊断标准。 • 描述至少四个同时发生的发育行为障碍的例子。 • 确定行为障碍掩盖了潜在的发育诊断。 • 确定治疗特定疾病的当地资源。 情感 • 表示对照顾发育行为障碍儿童的信心增强。 技能 • 采用适合特定行为发育障碍的筛查测试。 • 解释学校评估和学生计划。 • 在学校项目中为个别儿童推荐适当的评估和服务。 • 治疗常见的行为发育障碍。 行为 • 通过在医疗之家管理患有多动症、焦虑、破坏性行为或发育迟缓等常见发育行为障碍的患者，减少转诊给专科医生的情况。 • 确定患有复杂发育行为障碍并最好由专科医生提供服务的转诊患者，例如那些患有潜在遗传疾病或复杂自闭症或遭受严重情绪创伤的患者。 • 担任发展和行为方面的实践或当地专家，并就与学校项目的沟通、精神药物的使用、筛查工具的使用和当地资源向同事提供咨询。

步骤 4：教育策略

课程设计具有灵活性，可以作为独立的学习体验、即时学习的模式和混合式学习体验来实施。

教育内容	• 我们开发了一个模块化系统，用于组织基于证据的、关于发展和行为主题的最新信息。每个模块都包括一个预测试，其中包含嵌入式的暴露前测试问题和测试后问题，以评估学习情况。每个模块不超过 20 张内容幻灯片，并包含内容“精华”的最终总结，以强化最重要的教学要点。 • 这些模块按主题章节分组（例如自闭症、多动症、焦虑症、发育迟缓、语言障碍）。在每一章中，模块被半标准化地分为不同的级别，如图 A.1 所示。 • 在为期 1 年的乡村 PPC 远程教育课程中，第一学期的教学法主要由 6 个优先主题的 1 级和 2 级模块组成：自闭症、多动症、焦虑、发育迟缓、言语语言障碍和幼儿期行为障碍。第二学期包括相同的 6 个主题的 3 级和 4 级模块。为期 1 个月的夏季“迷你课程”最多可以完成 4 个模块（例如幼儿精神药理学系列）。

续表

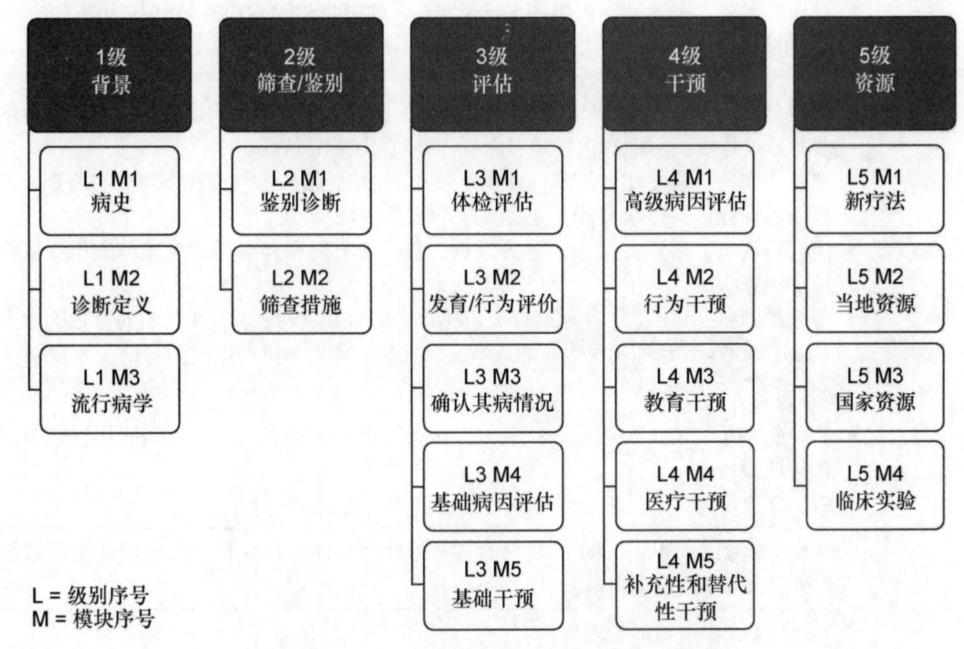

图 A.1 每个专题章节中按级别组织的模块

教育方法	• 按照 ECHO 模式，参加每周视频会议的乡村 PPCs 轮流以标准格式介绍与儿童早期常见发育行为障碍相关的案例。每周的案例由参与者和专家以“全教、全学”的方式进行讨论。专家们总结了该病例的诊断印象和建议，然后提出了教学方法。 • 在每周视频会议的教学部分，专家们预先发送了指定主题章节和级别的模块内容。模块预测试问题作为现场投票嵌入演示文稿中。测试后的问题在下一节课开始时以投票形式提出。 • 在会议结束时，每位参与者都会通过电子邮件收到一份案例摘要，包括建议以及与案例密切相关的地方或国家资源。教学精华的副本也发送给参与者，作为他们未来实践中类似案例的回顾和参考。 • 模块也存储在 KKI 的共享硬盘上，以便其他教师将模块分配给予他们的学习需求和预期临床经验相关的学员，并且可以记录这些模块的成功完成。

步骤 5：实施

该课程的开发和实施旨在扩大乡村地区的医疗力量，得到了卫生资源和服务管理局（Health Resources and Services Administration，HRSA）为期 4 年的拨款支持。因为这涉及研究和教学，基金不仅支持专家教师和项目领导，还包括研究协调员和 IT 支持。

资源	人员 • 首席研究员：编写和维护机构审查委员会（institutional review board，IRB）协议，管理赠款获取，为资助机构编写问题报告，编写模块，促进面对面和远程学习会议，并监督数据收集和分析。 • 项目总监：确定远程学习课程的教学大纲，协调远程参与者的出席和案例展示，创作模块，促进面对面和远程学习课程，并监督 CME 认证。 • 项目协调员：编写教学大纲、编辑所有学习模块、输入参与前和参与后的调查、安排学习课程、跟踪学习者、分发调查并跟踪 CME 学分。 • 研究协调员：跟踪并输入所有数据点，包括参与前和参与后的响应、累积测试响应和调查响应。 • 专家教师：7～8 位作者和编辑负责模块的内容和交付；3～4 名不同背景的专家（如儿科医生、精神病医生、心理学家和社会工作者）进行案例的讨论。 设施 / 设备 / 用品 • KKI 提供了一个大型远程医疗套件，配备了电视屏幕和适用于大型团体视频会议的视听设备。 • ECHO 项目提供了视频会议软件。
支持	HRSA 基金帮助获得了 KKI 的实物支持并对教师时间进行保护。研究问题生成数据以支持未来几年的资助申请。
管理	请参阅以上列出人员的管理责任。
障碍	招募儿科执业临床医生是第一道障碍。这一问题最初是通过访问乡村基层卫生服务机构来解决的，以获得其对该项目的兴趣。一旦该项目实施，更多的参与者通过“口头”报告该项目的价值加入其中。
课程介绍	该试点项目于 2017 年 3 月启动，包括马里兰乡村和学校卫生中心的 8 名儿科基层医生。每周通过远程视频举行会议，为期 14 周。 在第 14 周结束时，参与者反馈建议纵向课程的设计应包含整个学年的每周会议。随后的课程平均持续 38 周。

步骤 6：评估和评价

用户和使用	• 学习者（监测自己的成长） • 教师（规划未来课程） • 课程开发人员（优化模块内容的相关性和准确性） • 资助者（评估投资回报） • KKI 管理（做出有关未来资金支持的决定）
资源	• HRSA 基金 • 机构教师对研究工作的支持（如统计分析资源）
评估问题和评估设计	1. 参与者的学习重点是什么？ 2. 课程是否提升参与者关于儿童发展、健康、心理健康等主题的知识？ 3. 每周的学习目标是否令学习者满意？ 4. 每周纵向远程 CME 计划是否提高参与者对照顾发育、行为或心理健康障碍患儿的信心？ 5. 每周纵向远程 CME 计划是否改变参与者在没有专科医生的协助下管理发育、行为或心理健康障碍儿童的频次？

续表

评估设计	1. O································X 2. O_1···········X_1···········O_2 3. X_1···········O 4. O_1···········X_1···········O_2 5. O_1································X···········O_2
测量方法	1. 参与前调查提供了参与者在儿童发育、行为和心理健康障碍方面知识和信心的反馈。嵌入式调查和开放式问题提供关于参与者学习目标和需求的持续形成性信息。 2. 在教学展示中嵌入预先设置的多选题。收集课程前后个人和总体调查结果，以及开放式问题的内容。 3. 每节课结束时，学习目标会在最后一张幻灯片中展示，参与者通过投票回答“学习目标实现得如何？”问题，使用 5 分制李克特量表，从“差”到“优秀”。 4. 参与后调查（包括参与前的回顾性评估）使用 4 分制李克特量表，从“完全不了解”到“了解很多知识”，从“完全不自信”到“非常自信”，评估参与者在照顾患有发育、行为和心理健康障碍儿童方面掌握的知识和信心评级。 5. 参与后满意度是对“参与该计划对您和工作有何影响？”问题的开放式回应。
伦理问题	• 由于这是一项研究，因此在收集任何数据之前获得了 IRB 批准。 • 每个视频会议会话都为参与者提供 AMA 类别 1 学分，因此需要跟踪个人参与情况。 • 使用民意调查软件收集课程前后个人和总体调查结果，并由研究协调员记录在单独的安全评估数据库中。 • 结果以保护个人参与者隐私的方式汇总呈现。
数据采集	• 研究协调员以电子方式收集参与前后的调查数据，并将其记录在安全评估数据库中。
数据分析	1. 对每个纵向队列汇总进行比较分析。 2. 配对 t 检验用于确定主题和主题组（发展、行为或心理健康）知识获取的统计意义。 3. 使用描述性统计分析事前知识和信心以及实践模式。 4. 配对 Wilcoxon 符号秩检验用于评估置信度变化的统计意义。
结果报告	1. 除了确认对先前准备的主题的兴趣和指导需求外，开放式反馈还确定了添加到后续课程中的其他主题（例如，请参阅下面的“课程维护和提升”）。 2. 纵向问题前 / 后结果显示，通过正确回答问题的百分比衡量，知识的增加具有统计学意义（$p < 0.001$）。 3. 被问及是否达到既定目标时，95% 受访者回答“非常好或优秀”。 4. 在李克特 3 分量表上，PPCs 的置信水平在统计学上显著增加，从参与前的 1.82 增加到结束时的 2.52（$p < 0.001$）。参与前，关于发育障碍 18.8% 的 PPCs 需要听从专家的意见，只有 17.5% 能够独立处理。参加后，只有 1.7% 的 PPCs 需要听从专科医生的意见，38.3% 均可独立处理。关于心理健康，在参与前 16.8% 的 PPCs 需要依赖专科医生，39.3% 可以独自处理。在参与纵向计划后，只有 2.9% 的 PPCs 继续需要向专科医生请示心理健康问题，53.33% 则可以独立处理。 5. 对“参加本计划对您和工作有何影响？”的开放式回应进行定性分析，正面的回应鼓励该计划继续进行。

课程维护和提升

了解课程	• 除乡村 PPCs 外，课程还用于加强更多学员的教学指导，特别是未来的 PPCs 和在 KKI 接受培训的专科医师。 • 部分学员按从 1 ～ 5 级的顺序纵向遍历模块，直到达到适合他们所需的专业水平。其他 KKI 学员被分配特定的模块进行有针对性的横断面体验，为即将到来的临床体验做准备。 • 模块结构中内置的评估问题提供了不同学习者的数据。然后可以将这些与对受训人员临床环境中临床技能发展和应用的评估相结合。 • 这些信息有助于改进后续周期的 CME 计划中使用的模块内容和问题。
变更管理	• 2017—2018 年：在整个学年实施：秋季学期涵盖了 1 级和 2 级模块，涉及发育行为障碍的筛查、评估和早期识别。春季学期包括 3 级和 4 级模块，因为 PPC 在评估合并症和治疗这些疾病方面取得了进展。应参与者的要求，我们在夏季增加了为期 4 周的幼儿精神药理学“迷你课程”。
	• 2018—2019 年：秋季学期开始了一个新的为期 5 周的迷你系列，内容涉及儿童早期宫内物暴露的流行病学、表观遗传学以及发育和行为后果，然后继续介绍一般发育和行为主题。模块遵循相同的课程设计，涵盖 1 ～ 3 级。招募了两组新的学习者：通过美国儿科学会的外展活动、来自西弗吉尼亚州的 PPC，以及作为教育计划的一部分被安置在马里兰地区健康教育中心（Area Health Education Centers，AHEC）的健康专业学生。AHEC 学者不是 ECHO 的注册参与者，因为他们在初级保健机构接受培训但尚未实践。在每周一次的会议结束时，教师们提议继续举行视频会议，让 AHEC 学者们就案例或学习材料提出问题。 • 2019—2020 年：PPC 和 AHEC 学者继续采用相同的课程设计，第一学期为 1 级和 2 级教学模块，第二学期开始时为 3 级和 4 级内容。2020 年 3 月中旬，ECHO 会议在 COVID-19 大流行期间继续进行，但促使第二学期的教育内容发生变化。 • 建立关系、电话会议基础设施和模块 / 级别的组织结构有助于快速应对大流行，并将新需要的专家知识有效地传播到一线实践。
网络创新和学术活动	• 2020 年 3 月中旬，COVID-19 大流行要求我们的 PPC 参与者将远程医疗纳入他们的常规实践。PPC 继续参加 ECHO 计划并利用这些网络关系。在大流行的前 2 周，通常花在教学上的时间被远程医疗服务提供的讨论所取代。 • 很明显，大流行开始后早期出现的病例与学校突然关闭的发展和行为后果有关；在线学习困难；行为和教育服务中断；与老师、朋友和大家庭隔离；以及大流行的焦虑。 • 编写了新的模块，以解决大流行对儿童期的行为和情感影响，以及大流行期间残疾儿童的教育权利。

传　　播

参与肯尼迪 · 克里格课程的核心教师：

- 在国内和国际上举办关于课程设计的讲座和研讨会；
- 撰写了一份关于为不同水平和学科的学习者实施该课程部分内容的出版物。[11]

这种远程教育模式可以覆盖更多的儿科医生和其他人，他们之前的培训没有让他们完全具备在实践中管理发育、行为和心理健康障碍的能力，特别是那些在医疗资源短缺地区（如美国乡村地区）的人。

普通儿科和儿科专科项目的项目主管也可以访问模块资源，这些项目的学员未来的实践将需要了解发育障碍以及行为和心理健康障碍。

引用文献

1. Benjamin Zablotsky et al., “Prevalence and Trends of Developmental Disabilities among Children in the United States: 2009–2017,” *Pediatrics* 144, no. 4 (2019), https://doi.org/10.1542/peds.2019-0811.
2. Carol Weitzman and Lynn Wegner, “Promoting Optimal Development: Screening for Behavioral and Emotional Problems,” *Pediatrics* 135, no. 2 (2015): 384–95, https://doi.org/10.1542/peds.2014-3716.
3. Amy J. Houtrow et al., “Changing Trends of Childhood Disability, 2001–2011,” *Pediatrics* 134, no. 3 (2014): 530–38, https://doi.org/10.1542/peds.2014-0594.
4. Carolyn Bridgemohan et al., “A Workforce Survey on Developmental-Behavioral Pediatrics,” *Pediatrics* 141, no. 3 (2018), https://doi.org/10.1542/peds.2017-2164.
5. American Board of Medical Subspecialties, “ABMS Subspecialty Board Certification Report,” accessed June 7, 2021, https://www.abms.org/wp-content/uploads/2020/11/ABMS-Board-Certification-Report-2019-2020.pdf.
6. Gary L. Freed et al., “Recently Trained General Pediatricians: Perspectives on Residency Training and Scope of Practice,” *Pediatrics* 123 Suppl 1 (2009): S38–43, https://doi.org/10.1542/peds.2008-1578J.
7. “The Future of Pediatric Education II: Organizing Pediatric Education to Meet the Needs of Infants, Children, Adolescents, and Young Adults in the 21st Century. A Collaborative Project of the Pediatric Community. Task Force on the Future of Pediatric Education,” *Pediatrics* 105, no. 1 Pt 2 (2000): 157–212.
8. Robert L. Johnson et al., “Final Report of the FOPE II Education of the Pediatrician Workgroup,” *Pediatrics* 106, no. 5 (2000): 1175–98.
9. Sarah M. Horwitz et al., “Is Developmental and Behavioral Pediatrics Training Related to Perceived Responsibility for Treating Mental Health Problems?” *Academic Pediatrics* 10, no. 4 (2010): 252–59, https://doi.org/10.1016/j.acap.2010.03.003.
10. Carrol Zhou et al., “The Impact of Project ECHO on Participant and Patient Outcomes: A Systematic Review,” *Academic Medicine* 91, no. 10 (2016): 1439–61, https://doi.org/10.1097/acm.0000000000001328.
11. Mary L. O’Connor Leppert et al., “Teaching to Varied Disciplines and Educational Levels Simultaneously: An Innovative Approach in a Neonatal Follow-Up Clinic,” *Medical Teacher* 40, no. 4 (2018): 400–406, https://doi.org/10.1080/0142159x.2017.1408898.
12. Medical Home Initiatives for Children with Special Needs Project Advisory Committee, American Academy of Pediatrics, “The Medical Home,” *Pediatrics* 110 (2002): 184–86, https://doi.org/10.1542/peds.110.1.184.

附录 B

课程、教师发展及资金来源

Patricia A. Thomas，医学博士；David E. Kern，医学博士，公共卫生硕士
翻译：顾　蓉　审校：周玉皆

本书每一章末尾均列出了一些引用文献以及该章内讨论过的通用参考文献，这些可以为读者提供充分的有关课程开发和评估的资源。鉴于大部分读者会在网络上搜寻相关资源，因此本附录主要集中介绍有关课程开发的网络资源，包括课程、教师发展和资金来源。由于网络信息经常更新，在本版中我们仅为每个类别提供有限的资源。这些资源并非面面俱到，而是经作者证实最有用且稳定的资源。尽管一些组织和网站需要会员资格或注册，本附录优先考虑开放性资源。本附录是针对医生教育的，但许多资源可以用于整个卫生行业。

课程资源

当搜索医学教育课程相关的资源时，我们推荐下列方法：

a. 了解适用于该课程的医学认证标准，找到制定这些标准和其他资源的主要机构，浏览其网站及主要出版物。

b. 浏览致力于这些主题或领域内的主要资源与机构。

c. 浏览医学领域内的通用教育资源。

d. 浏览医学领域之外的通用教育资源。

其中很多机构会资助会议及同行评议的刊物，这也是传播课程及其评估内容的潜在资源。

监管、认证和认证机构

- 护理教育认证委员会（Accreditation Commission for Education in Nursing，ACEN）：被公认为是美国从临床实践到博士培养的所有类型的护理教育的认证机构
- 继续医学教育认证委员会（Accreditation Council for Continuing Medical Education，ACCME）：是继续医学教育相关活动的志愿性认证机构；为获得资质的教育项目设定认证标准
- 美国毕业后医学教育认证委员会（Accreditation Council for Graduate Medical Education，ACGME）：负责美国临床住院医师培训项目的认证
- 药学教育认证委员会（Accreditation Council for Pharmacy Education，ACPE）：美国教育部认可的专业药学学位认证机构
- 助理医师教育认证审查委员会（Accreditation Review Commission on Education for the Physician Assistant，ARC-PA）：负责美国的助理医师教育的标准制定和项目评估
- 美国医学会（American Medical Association，AMA）：美国最大的医师专业组织机构；其医学教育委员会（Council on Medical Education）制定教育政策并推荐给 AMA；AMA 在 2013 年发起了“加速医学教育变革计划”（创建了一个由赠款资助的医学院和住院医师项目组成的联盟，以改革医生教育）
- 美国骨科协会（American Osteopathic Association，AOA）：负责美国博士前 DO 学位（predoctoral DO degree）的认证
- 美国医学院校协会（Association of American Medical Colleges，AAMC）：除专业协会外，代表 172 所美国和加拿大的医学院以及几百家教学医院和卫生机构
- 国外医学毕业生教育委员会（Educational Commission for Foreign Medical Graduates，ECFMG）：（通过其认证项目）评估国际医学毕业生进入经 ACGME 认证的美国住院医师或专科医师培训项目的准备情况
- 英国医学总会（General Medical Council，GMC）：负责登记并监管英国所有的执业医生，并为英国的本科和毕业后教育培训制定标准
- 卫生专业认证机构合作组织（Health Professions Accreditors Collaborative，HPAC）：将多个卫生专业认证机构召集在一起（成立于 2014 年），以应对 IPEC 的核心胜任力（见下文）
- 继续教育联合认证（Joint Accreditation for Continuing Education）：对符合跨专业和团队合作教育标准的组织进行认证，使其成为口腔科、医学、护理、验光、助理医师和社会工作的持续职业发展（continuous professional development，CPD）项目的提供者
- 医学教育联络委员会（Liaison Committee on Medical Education，LCME）：是由美国教育部授权的 AMA 与 AAMC 联合委员会（见上文），是负责 MD 学位认证的官方主体

- 模拟医学协会（Society for Simulation in Healthcare，SSIH）：负责模拟教学中心的认证，并为模拟教学者提供资质认证
- 世界医学教育联合会（World Federation for Medical Education，WFME）：发布医学教育的全球标准；维护世界医学院校名录

主题相关的资源与机构

基础科学

- 美国解剖学协会（American Association for Anatomy）：整个卫生行业的解剖学教育者国际协会
- 国际医学教育工作者协会（International Association of Medical Science Educators，IAMSE）：一家致力于基础医学教育的国际性机构

生物伦理学和人文科学

- 美国生物伦理与人文学会（American Society of Bioethics and Humanities，ASBH）：该机构包括学术和临床生物伦理及医学人文的多学科和跨学科专业人才
- APG 基金会（Arnold P. Gold Foundation）：支持将伦理融入医疗保健中
- 医学和研究中的公共责任（Public Responsibility in Medicine and Research，PRIM&R）：一个由研究管理者和监督人员组成的团体，其目标是推进生物医学、行为和社会科学研究过程中的伦理标准

临床科学

- 临床教育联盟（Alliance for Clinical Education）：包括了7个专业医学生见习机构的联合组织
- 纵向整合式见习联合会（Consortium of Longitudinal Integrated Clerkships，CLIC）：一个由教育工作者组成的国际组织，致力于医学生纵向整合式见习的实施和研究

开发某个特定专业的见习课程或亚专科领域时，应先回顾该专业网站（见下文“临床专业”）上已经全国同行评议过的核心课程。

沟通和临床技能

- 医疗沟通学会（Academy on Communication in Healthcare，ACH）和国际医疗沟通学会（International Academy on Communication in Healthcare，EACH）：致力于改善医疗领域的沟通和关系；他们在该领域提供大量资源
- 临床技能评估合作组织（Clinical Skills Evaluation Collaboration，CSEC）：由ECFMG和美国国家医学考试委员会（National Board of Medical Examiners，

NBME）联合主办，旨在进一步发展和实施临床技能评估

- 临床技能课程主任（Directors of Clinical Skills Course，DOCS）：成立的目的是促进整个临床技能教学方面的学术研究
- 床旁医学会（Society of Bedside Medicine）：致力于培养床旁医学文化的目标；与床旁医学的人文方面紧密联系
- 医学教育超声学会（Society of Ultrasound in Medical Education，SUSME）：为促进超声在医学教育中的应用而成立

临床专业（节选列表）

课程开发者应该与下面没有列出的相关专业 / 亚专业的专业协会联系，因为这些协会可能有具体的指南、课程材料或其他有助于开发具体课程的资源。

- 儿科协会（Academic Pediatric Association，APA）
- 内科学会联盟（Alliance for Academic Internal Medicine，AAIM）：该联盟由代表美国和加拿大的医学院和教学医院的内科部门的 5 个学术性专业组织组成
- 美国急救医师协会（American College of Emergency Physicians，ACEP）
- 美国内科医师协会（American College of Physicians，ACP）：美国最大的内科医师专业机构
- 外科教育协会（Association for Surgical Education，ASE）
- 妇产科教授协会（Association of Professors of Gynecology and Obstetrics，APGO）
- 高级姑息照护中心（Center to Advance Palliative Care，CAPC）
- 神经内科见习指导教师联盟 / 美国神经病学学会（Consortium of Neurology Clerkship Directors/The American Academy of Neurology）
- 儿科医学生教育委员会（Council on Medical Student Education in Pediatrics，COMSEP）
- 威斯康星州的姑息治疗网络：网站包括生命末期 / 姑息关怀资源中心的内容，包括核心胜任力、学习资源、学习评估和调查工具［美国安宁与姑息医学会（American Academy of Hospice and Palliative Medicine，AAHPM）和全国安宁与姑息关怀组织（National Hospice and Palliative Care Organization，NHPCO）也提供此内容的教育资源］
- 老年医学在线教育门户网站（Portal of Geriatric Online Education，POGOe）：教育工作者的在线信息交流中心
- 普通内科学会（Society of General Internal Medicine，SGIM）
- 家庭医学教师学会（Society of Teachers in Family Medicine，STFM）

预防医学和公共卫生

- 美国公共卫生学会（American Public Health Association，APHA）
- 预防教学与研究协会（Association for Prevention Teaching and Research，APTR）

- 疾病预防控制中心（Centers for Disease Control and Prevention，CDC）
- 世界卫生组织（World Health Organization，WHO）

医学领域内的通用教育资源

- 欧洲医学教育联盟（Association for Medical Education in Europe，AMEE）：是一家国际组织；出版《医学教师》（*Medical Teacher*）、《医学教育出版》（MedEdPublish）电子期刊和 AMEE 指南
- 医学教育研究协会（Association for the Study of Medical Education，ASME）
- 标准化病人教育者协会（Association of Standardized Patient Educators，ASPE）：是一家模拟教学的国际组织，旨在促进用于教学、评价和研究的标准化病人教学方法的提高
- 医学教育最佳证据（Best Evidence Medical Education，BEME）：提供系统性回顾
- MedEdPORTAL：提供整个医学教育领域的用于同行评议的医学教育课程资源的在线入口
- 美国国家医学考试委员会（National Board of Medical Examiners，NBME）：负责美国医师执照考试（U.S. medical licensing examination，USMLE），提供建立教育评估的资源
- 学术性医学继续教育协会（Society for Academic Continuing Medical Education，SACME）：这是一家北美机构，旨在促进医学继续教育（CME）和持续职业发展（CPD）的科研、学术、评估及拓展

教育和信息技术

随着技术强化学习在医学教育中的迅速普及，有许多硬件和软件的应用有可能提供给课程开发者。当考虑将技术融入课程时，我们推荐教育者首先咨询他们的机构信息技术办公室。这些办公室通常包括教学设计人员，他们可以与领域内专家合作，不仅从成本和可行性的角度，而且从监管问题如学习者的隐私（通常是软件登录的问题）和可访问性的角度，推荐对技术的最佳使用。本附录中列出的许多教育组织都有致力于教育技术的兴趣小组或部门，也可以成为专业知识和教师发展的来源。以下是一些建议。

- 美国医学会信息资源小组、教育技术工作小组
- AMEE 技术强化学习（Technology Enhanced Learning，TEL）委员会
- 美国医学信息学协会（American Medical Informatics Association，AMIA）
- EDUCAUSE：美国的非营利性协会，旨在通过使用信息技术促进高等教育的发展
- MedBiquitous（www.medbiq.org）：技术专家和创新者组成的国际社区，为医疗保健和医学教育制定了开放的技术标准

跨学科教育

- 跨专业教育中心（Centre for Interprofessional Education）：一个总部设在英国的非营利性团体，致力于通过合作实践改善医疗保健
- 跨专业教育合作组织（Interprofessional Education Collaborative，IPEC）：制定并出版了《跨专业合作实践的核心胜任力》
- 国家跨专业实践和教育中心（National Center for Interprofessional Practice and Education）：是一家公私合营组织，致力于通过教育改善医疗保健服务

医学领域外的通用教育资源

- 美国教育研究协会（American Education Research Association，AERA）
- 卡耐基教学促进基金会（Carnegie Foundation for the Advancement of Teaching）
- 教育资源信息中心（Educational Resource Information Center，ERIC）：由美国教育部的研究机构——教育研究所资助，提供教育方面的网上文献资源
- 团队式学习协作机构（Team-Based Learning Collaborative，TBLC）：由教育工作者组成的国际合作组织，致力于推动以团队协作为基础的学习（team-based learning，TBL）方法在各级教育中的应用

教师发展资源

以下列出的是一些经过挑选的项目、课程和书面资源，主要针对临床教育者的通用培训以及特定领域的专业培训。随着医学教育的不断专业化，很多教育者自己也开始寻求更高的教育学位，有关的学位课程也有专门列出。有兴趣的个人也可以联系所在领域的专业学会，其通常会提供专题讨论、课程班、证书以及研究职位，还可以联系所在领域的专业或教育学校，其可提供师资培训项目或课程。

其他潜在的资源是已变得越来越普遍的当地教师发展办公室和医学教育者学院。[1]在 2013 年的一份报告中，136 所学校中有 53 所设立了教师学院。[2]学院的结构各不相同，但大多数都通过教师发展计划［通常为初级教师提供奖学金和（或）创新资助来支持教育工作者］，促进成员之间的研究和学术交流，并为其提供指导。有几个机构还包括跨专业的学院。

教师发展项目 / 课程

开发课程时，除考虑上述各机构提供的师资培训课程、讨论会和研究职位外，也可以尝试以下项目：

- 门诊教学卓越中心（Center for Ambulatory Teaching Excellence，CATE）
- 医学教育基本技能（Essential Skills in Medical Education,ESME）和大师班（AMEE）
- 国际医学教育与研究促进基金会（Foundation for Advancement of International Medical Education & Research，FAIMER）研究所和协会
- 哈佛大学 Macy 研究院
- 约翰 · 霍普金斯大学师资培训项目
- 麦克马斯特大学健康科学教师发展项目（McMaster University Faculty in Health Sciences Program for Faculty Development）
- 医学教育奖学金（IAMSE；见上文“基础科学”部分）
- 医学教育研究证书（Medical Education Research Certificate，MERC）项目（AAMC）
- 斯坦福大学教师发展项目（Stanford University Faculty Development Program）
- 高质量教学（Teaching for Quality，Te4Q）：是 AAMC 发起的证书项目，旨在帮助临床教师提高教学技能，以及与患者安全和质量改进有关的教学和评估水平

学位课程

过去 10 年间，医学教育的学位项目数量急剧增加。[3] 以下列出的是美国的一些课程。除了 FAIMER-Keele 远程学位，FAIMER 网站还列出了国际学位项目（包括硕士和博士水平）的目录。感兴趣的读者可以做进一步的研究，寻找更多教育硕士和理学硕士的学位课程。

- FAIMER-Keele 卫生专业教育硕士学位
- 哈佛医学院：医学教育的硕士学位
- 约翰 · 霍普金斯大学：医学教育硕士学位
- 罗马林达大学联盟的卫生专业：医学教育培训证书或硕士学位
- 纽约大学医学院和纽约大学斯坦哈特教育学院共同培养：医学教育硕士学位
- 辛辛那提大学教育学院与辛辛那提儿童医院社区与儿童保健部门共同培养：医学教育证书或医学教育硕士学位（MEd）
- 芝加哥伊利诺斯大学医学教育系：医学教育硕士学位（MHPE）
- 密歇根大学教育学院与医学院共同培养：专注于医学和专业教育的教育硕士学位
- 匹兹堡大学临床研究教育研究所：医学教育硕士学位
- 南加州大学 Keck 医学院与口腔和药学院共同培养：学术医学硕士学位和学术医学证书

资金来源

大多数医学教育项目所需的资金由负有教育使命的所在机构通过讲课费、临床、其他来源或政府资助的方式筹集。被要求进行课程开发、维护或评估活动前，最好先了解

资助者的目标，考虑如何去实现和评估这些目标（第 4 章）以及所需的教育和评估策略（第 5 章和第 7 章）、成功实施（第 6 章）和维护（第 8 章）所需的资源，并与有经验的申报者交谈，获得他们的帮助。继而申报者可以更有效地与资助机构沟通，获得做好这项工作所需的支持。[4-5]不过，机构来源的资金赞助通常有限。人们通常希望获得额外的资金赞助，以支付支持人员的费用，并提高教育干预和评估的质量。可惜的是，与临床和基础研究能获得的基金支持相比，从外部获得的直接用于特定教学课程开发、维护和评估的资金很少。有些政府部门和私人机构会直接赞助指定领域的医学教育，下文将会列出。外部的资金来源不仅可以提高教学培训的质量，还能改善相关教育研究的质量、[6]提高发表的成功率，[7]以及丰富课程开发者的履历并提高影响力。

通用信息

熟悉一两个目录，对于感兴趣领域中的机会能够定期获得通知，可以帮助申请者增加资助机会。申请者所在机构的图书馆员 / 信息中心人员也可以帮助你寻找资助来源，并指导你使用图书馆订阅的资源。以下是许多机构订阅的一些目录。

- 网上基金会名录：基金会指南；列出来自美国基金会、企业捐赠项目、公共慈善机构和越来越多的国际来源的资助机会
- Grant Forward：以美国为中心的基金会、联邦和州机构以及大学资助机会的大型可检索数据库；目前只有机构成员有资格使用
- Pivot：匹配研究人员与金融合作伙伴和合作者（要创建账户，读者必须是订阅 Pivot 的机构 / 成员 / 会员），提供全面的全球资金来源、学术资料的数据库

美国政府性资源

至少在美国，政府资助提供了相当的资金支持。然而，在美国申请政府资助是一个竞争非常激烈的过程。强烈推荐找一位导师，他曾在审查委员会任职或曾经获得同类项目资助（见下文“准备资助申请的建议”）。建议其他国家的读者也应该熟悉自己国家政府的资金赞助情况。

- 美国医疗保健研究和质量局（Agency for Healthcare Research and Quality，AHRQ）：旨在保障医疗保健更安全、更高质量、可获得性、更公平及可负担，并确保医疗数据的正确理解和使用。有时更可将促进临床实践和传播活动改进的研究纳入课程开发中
- 联邦资助网（Federal Grants Wire）：免费资源，为联邦资助提供目录；包括搜索功能
- 福格迪国际中心（Fogarty International Center）：国立卫生研究院的一部分（其任务是支持全球卫生事业）；该中心资助低、中收入国家的科研与科研培训进行赞助；致力于全球健康的课程开发者应该关注这一网站

- 改善高等教育机构教育基金（Fund for the Improvement of Postsecondary Education，FIPSE）：非医学领域的大学前、大学与研究生水平的课程开发与师资培训，以提高教育质量和教育的可获得性。符合项目要求的医学前或医学课程理论上都能获得资助
- Grants.gov：美国政府基金赞助指南
- 卫生资源与服务管理处（Health Resources and Services Administration，HRSA）、卫生专业局（Bureau of Health Professions，BHPr）：为包括初级医疗服务、护理、公共卫生、口腔、行为健康、老年医学等方面的培训项目提供资金，也包括通过向弱势背景的个人提供教育和培训机会来支持多样化的卫生工作人员的项目
- 国立卫生研究院（National Institutes of Health，NIH）：大多数直接向临床、基础科学或以疾病为导向的研究提供资助，通过医疗机构发放；有时，教育科研和开发可以特定的疾病过程为目标，能满足某些研究所的研究要求；国立卫生研究院对转化医学的兴趣可能会为教育工作者创造机会，将教育倡议纳入资助提议；R25（教育项目）、K07（学术 / 教师奖）与 K30（临床科研课程奖）项目为课程开发提供了机会；网站有搜索功能
- 国家科学基金会（National Science Foundation，NSF）：以基金、合同和合作合约的方式资助科学和工程领域的研究和教学；可能会资助基础科学课程；ADVANCE 项目致力于提高女性在科学与工程领域的参与和进步
- 退伍军人管理处（Veterans Administration，VA）：美国退伍军人医院内的员工可以寻求退伍军人职业发展基金赞助，以及对个人项目的资助

私人基金会

从私人基金会寻求资金（见上面的“通用信息”）虽然数额通常较小，但更有可能找到与课程开发者目标一致的机会。申请非政府基金会的资金，虽然通常比申请政府资助的竞争要少，但仍然相当有竞争力。申请人应该与感兴趣的基金会讨论他们的想法，与成功申请基金的人交谈，浏览以前资助的项目，并寻求熟悉基金会的导师的帮助（见下文“准备资助申请的建议”）。以下是选定的可资助卫生专业教育的基金会。专注于美国特定地理位置或地区的基金会没有列出。课程开发人员还应寻找适合其地理区域的基金会 / 资助机会。

- Arnold P. Gold 基金会：一直支持与人文主义、伦理和悲悯相关的项目
- Arthur Vining Davis 基金会：目前的重点领域包括私立高等教育、公共教育媒体和姑息治疗（只有指定的合作伙伴才会考虑资助提议）
- Cambia Health 基金会：有一个 Sojourns 学者领导力项目奖，来支持姑息治疗领导者的发展；包括专业发展和项目计划
- 英联邦基金：旨在促进一个高效率的医疗体系，以获得更好的准入，提高质量，提高工作效率，尤其是针对社会最弱势群体；主要支持卫生服务研究，但也可能

支持一些需求评估、教育干预研究和会议

- Hearst 基金会：资助文化、教育、卫生和社会服务领域的项目；资助旨在提高技能、增加医疗保健行业各个岗位的执业医师和教育者的数量以及增加低收入人口获得机会的项目；包括教师发展
- John A. Hartford 基金会：过去资助了许多与老年教育和健康服务有关的项目；通常向美国有免税地位的机构及州立学院和大学提供资助，而不向个人提供资助
- Josiah Macy Jr. 基金会：专注于医学教育；优先项目与时俱进；该基金会有两个补助项目：董事会补助金（1～3 年的资金，由一封咨询信开始）和优先领域的总统补助金（为期 1 年或更短）；在医学和护理方面也有一个梅西学院奖学金项目，以在自己的机构中实施教育改革方案
- McDonnell 基金会：浏览针对基金会发起的项目和提案征集而提交的提案；一个重点领域是"理解人类认知"；教学领域是"作为学习者的教师"
- 国家医学考试委员会（NBME）/Stemmler 基金：NBME 接受 LCME 或 AOA 认可的医学院校的建议；Stemmler 基金的目标是为创新评估 / 评价方法的研究或开发提供支持
- 退休研究基金会（RRF）：任务是提高美国老年人的生活质量；一个资助领域是对具有区域或国家影响力的美国老年人的专业教育和培训项目

其他资金资源

- 费用 / 学费：对于为多个机构服务的课程，可以收取用户或订户费用。[8-10] 某些项目必须付费后才能使用（用于支付教师的报酬）。[11] 对于符合条件的课程，可以提供继续教育学分。
- 机构资助项目：教育机构内部通常有小额资助项目，通常比外部来源的项目竞争弱。读者应该了解他们自己机构提供的资助。
- 专业组织：对于面向专业的课程，课程开发人员应与相关专业机构联系。以下列举了几个提供教育相关资助的专业组织。
    - 美国风湿病学院风湿病学研究基金会提供了临床医生学者教育奖。
    - 美国医学协会加速医学教育变革倡议于 2013 年通过一项竞争性资助项目与本科医学教育一起启动。经过额外两个周期，联盟学校的数量增加到 37 所。该倡议继续向成员学校提供小额年度资助以及额外的创新奖。2019 年，该倡议通过重新规划住院医师补助金计划将其扩大到医学毕业后教育。
    - 美国医学会 Joan F. Giambalvo 提高女性地位基金会提供小额奖学金，以支持医学界中与女性有关的研究。
    - 外科教育协会（ASE）基金会资助卓越外科教育中心的研究和培训（CESERT）1～2 年的资金。
    - 妇产科教授学会（APGO）有一个医学教育捐赠基金资助项目，能够资助课

程项目。

- 北美放射学会提供：①教育学者资金，为那些专注于在国际范围内推进放射学教育的工作者提供资金；②教育研究发展资金，通过资助所有教育研究领域，包括新的教育方案和教学方法的开发，来鼓励发展放射学教育。
- 学术继续医学教育协会（SACME）每隔 1 年提供一个为期 2 年的菲尔 · R. 曼宁研究奖，用于与医师终身学习和医师变革相关的原创研究。
- 学术急救医学基金会（SAEMF）资助了课程开发项目。

- 药品企业：这些公司有时有基金会来资助课程项目。

准备资助申请的建议

根据我们的经验，我们提出以下建议：

- 基于读者自己的兴趣爱好及能帮助你实现的更广泛目标，来确定重点目标。
- 确定潜在的资金来源和机会（见上文）。
  - 当然，如果某个资助机构在某个特定领域进行邀约，通常比申请者主动向资助机构提出申请的机会要大。但这并不妨碍申请者向资助机构 / 项目官员主动询问他们是否会考虑一个对申请者很重要的主题的提案。基金会可能会在征集完整的申报书之前先发来一封简短的询问信。这节省了申请人和基金会双方的时间。
  - 教师发展奖一般既提供部分工资支持，也提供一些研究经费。申请人对于研究项目的掌控通常有相当大的灵活性（例如，尽管该奖项可能指定了一个关注的重点领域，研究想法在实施过程中也可以调整）。
- 获取附加信息、申请指南和材料并加以综合评估，以确定申请过程的难度。
- 评估资助奖励的重点与自己的研究方向是否合适、奖励的额度是否值得争取。一笔小额资助可能和一笔大额资助需要几乎一样多的努力，所以完全可以去考虑大额资助。
- 与以前从该来源获得资金或在资助机构 / 基金会任职的导师或同事确定并讨论申请机会和程序。
- 如果可以，浏览以前成功的提案。
- 考虑到牵头项目所需的技能、经验和时间，以及资助机构对领导者的期望，确定最适合申请的牵头者。有时，由于课程开发的专业性，申请者可能会被要求参与一项由其他人担任主要研究者的资助和（或）撰写一部分申请书。对于这样的角色，申请者通常会获得部分工资支持以保证工作的完成。
- 组建一支拥有适当专业性组合的团队。与成功获得同行评审资金资助的同事沟通、寻求帮助。如果不是作为共同研究者的话，考虑让读者所在机构以外的同事担任顾问。平衡好低年资和高年资团队成员的人员比例，记住，低年资的同事可能有更多的时间花在一个项目上。

- 为申请列出一个内容和计划表。留出足够的时间来完成任务。留出时间供所有团队成员有时间审查申请。
- 确定是否需要机构审查委员会（IRB）的批准，尽早开始审查，并为 IRB 审查留出时间。
- 确定是否需要推荐信。如有需要，尽早联系个人，并给他们可以修改的信件样本。
- 适当时，将申请流程 / 授权书的部分内容委托给同事。确定截止日期并跟进。申请者负责修改和整合，使之成为一个有说服力的、连贯的整体。
- 严格按照指示操作。
- 留出时间由院校资助管理办公室审批（通常约 2 周）。
- 申请资助通常是相当有竞争性的。在此过程中尽最大的努力，从别人那里得到帮助 / 反馈 / 评论，尤其是那些没有参与起草申请书的人给出的反馈最为有用。
- 在预测所需的时间时要客观合理，只要可能，预算适当的薪资支持。评审者可能会对不合理的预算提出批评。
- 为获取资助，做好多次提交申请的思想准备。对于大多数资助机构来说，只有 20% ～ 30%（或更少）的申请书得到资助。要坚持！
- 寻找更多有助于提高资助率的学习写作的机会（例如，在资助机构的学习部门工作或参加关于资助写作的课程）。

引用文献

1. Nancy S. Searle et al., “The Prevalence and Practice of Academies of Medical Educators: A Survey of U.S. Medical Schools,” *Academic Medicine* 85, no. 1 (2010): 48–56, https://doi.org/10.1097/ACM.0b013e3181c4846b.
2. “Curriculum Reports: Faculty Academies at U.S. Medical Schools,” AAMC, accessed October 5, 2021, https://www.aamc.org/data-reports/curriculum-reports/interactive-data/faculty-academies-us-medical-schools.
3. Ara Tekian and Ilene Harris, “Preparing Health Professions Education Leaders Worldwide: A Description of Masters-Level Programs,” *Medical Teacher* 34, no. 1 (2012): 52–58, https://doi.org/10.3109/0142159x.2011.599895.
4. Kenneth W. Thomas, *Introduction to Conflict Management: Improving Performance Using the TKI* (Mountain View, CA: CPP, 2002).
5. Roger Fisher, William L. Ury, and Bruce Patton, *Getting to Yes: Negotiating Agreement without Giving In* (New York: Penguin Books, 2011).
6. Darcy A. Reed et al., “Association between Funding and Quality of Published Medical Education Research,” *JAMA* 298, no. 9 (2007): 1002–9, https://doi.org/10.1001/jama.298.9.1002.
7. Darcy A. Reed et al., “Predictive Validity Evidence for Medical Education Research Study Quality Instrument Scores: Quality of Submissions to JGIM’s Medical Education Special Issue,” *Journal of General Internal Medicine* 23, no. 7 (2008): 903–7, https://doi.org/10.1007/s11606-008-0664-3.
8. Stephen D. Sisson et al., “Internal Medicine Residency Training on Topics in Ambulatory Care: A Status Report,” *American Journal of Medicine* 124, no. 1 (2011): 86–90, https://doi.org/10.1016/j.amjmed.2010.09.007.

9. Ultrasound School of North American Rheumatologists (USSONAR), accessed October 5, 2021, https://ussonar.org/.
10. "Med Ed Curriculum Development," Johns Hopkins School of Medicine, accessed October 5, 2021, https://learn.hopkinsmedicine.org/learn/course/external/view/elearning/9/curriculum-development-for-medical-education.
11. "Programs in Curriculum Development," Johns Hopkins Medicine, accessed October 5, 2021, https://www.hopkinsmedicine.org/johns_hopkins_bayview/education_training/continuing_education/faculty_development_program/programs_curriculum_development.html.

中英文专业词汇对照

B

笔试　written tests

变革推动者　change agent

标准差　standard deviation

标准化病人　standardized patients（SPs）

布鲁姆目标分类　Bloom's taxonomy of objectives

C

Cox 回归　Cox regression

参与型领导力　participatory leadership

测验　quizzes

成人学习者　adult learners

持续质量改进　continuous quality improvement（CQI）

冲突管理　conflict management

初级保健提供者　primary care providers（PCPs）

D

电子病历　electronic medical records（EMRs）

顶石课程　capstone course

多变量分析　multivariate analysis

多媒体学习　multimedia learning

F

反思写作　reflective writing

仿真模型　artificial models

非参数统计　nonparametric statistics

非正式课程　informal curriculum

分类数据　categorical data

服务性学习　service learning

辅导　mentorship

G

概化理论　generalizability theory

概念图　concept-mapping

高价值医疗　high-value care

公平性、多样性和包容性　equity, diversity, and inclusion（EDI）

构念代表性不足变量　construct underrepresentation variance

构念无关变量　construct-irrelevant variance

归因误差　attribution error

过程目标　process objectives

H

患者结局目标　patient outcome objectives

混合式学习　blended learning

J

机构审查委员会　institutional review board（IRB）

基于案例的学习　case-based learning

基于模拟的教育　simulation-based education

基于实践的学习和改进　practice-based learning and improvement

基于团队的学习　team-based learning（TBL）

即时学习　just-in-time learning

技能/胜任力目标　skill/competence objectives

继续医学教育　continuing medical education（CME）
间隔检索　spaced retrieval
健康差距　health disparities
健康的社会决定因素　social determinants of health（SDOH）
健康公平　health equity
健康决定因素　determinants of health
焦点小组　focus groups
脚本一致性测试　script concordance test（SCT）
教师发展　faculty development
教育方法　educational methods
教育干预　educational interventions
教育目标　educational objectives
教育项目　educational programs
教育研究　educational research
结构化胜任力　structural competency
结构效度　construct validity
结果效度证据　consequences validity evidence
角色扮演　role playing
角色榜样　role modeling

K

卡方检验　chi-square test
可重用学习对象　reusable learning objects（RLOs）
刻意练习　deliberate practice
客观结构化技术性技能评价　objective structured assessment of technical skills（OSATS）
客观结构化临床考试　objective structured clinical examination（OSCE）
课程变革　changes in curiculum
课程管理　administration of curriculum
课程管理软件　curriculum management software
课程管理系统　curriculum management systems
课程开发　curriculum development
课程开发者　curriculum developers
课程团队　curriculum team
课程协调员　curriculum coordinators
课程映射　curriculum mapping
课程指南　curriculum guide
课程主任　curriculum directors
跨专业教育　interprofessional education（IPE）
扩展现实　extended reality

L

李克特量表　Likert scale
利益冲突　conflicts of interest
利益相关者　stakeholders
临床技能　clinical skills
临床见习　clinical clerkships
临床轮转　clinical rotations
临床评估演练　clinical evaluation exercise
临床实践指南　clinical practice guidelines
逻辑回归　logistic regression

M

美国毕业后医学教育认证委员会　Accreditation Council for Graduate Medical Education（ACGME）
美国继续医学教育认证委员会　Accreditation Council for Continuing Medical Education（ACCME）
美国医学院校协会　Association of American Medical Colleges（AAMC）
迷你临床评估演练　mini CEXs（clinical evaluation exercises）
描述性统计　descriptive statistics
名义小组技术　nominal group technique

N

内部相关系数 intraclass correlation coefficient
内容效度证据 content validity evidence
内隐关联测试 implicit association test（IAT）

P

偏倚 bias
评估设计 evaluation design
评估问题 evaluation questions

Q

情感目标 affective objectives
区分效度 discriminant validity
区间数据 interval data

R

认证标准 accreditation standards
认证机构 accreditation body
认证要求 certification requirements
认知发展理论 cognitive development theory
认知目标 cognitive objectives
认知整合 cognitive integration
认知主义 cognitivism

S

设计思维 design thinking
社会物质理论 sociomaterialism
社会需求 societal needs
社会学习理论 social learning theory
社交媒体 social media
社区参与的医学教育 community-engaged medical education（CEME）
生存分析 survival analysis
胜任力 competency
胜任力导向教育 competency-based education（CBE）
实践行为 practice behavior
世界医学教育联合会 World Federation for Medical Education（WFME）
试题难度 item difficulty
试题区分度 item discrimination
适应性学习 adaptive learning
收敛效度 convergent validity
双变量分析 bivariate analysis

T

同伴教学 peer teaching
同时效度证据 concurrent validity evidence
统计回归 statistical regression
统计学意义 statistical significance
团队合作 teamwork

W

外部效度 external validity
卫生系统科学 health systems science（HSS）
文化安全 cultural safety
文化谦逊 cultural humility
文化胜任力 cultural competence
问卷调查 questionnaires

X

系统思维 systems thinking（ST）
线性回归 linear regression
相关系数 correlation coefficient
效度 validity
效度证据 validity evidence
效应量 effect size
欣赏式探询 appreciative inquiry
行为改变 behavior change
行为目标 behavioral objectives
行为主义 behaviorism
行政索赔数据 administrative claims data
形成性评价 formative evaluation
虚拟病人 virtual patients
虚拟现实 virtual reality（VR）

叙事医学　narrative medicine
学习档案袋　learning portfolios
学习的情感领域　affective domain of learning
学习的认知领域　cognitive domain of learning
学习管理系统　learning management system
学习理论　learning theory
学习目标　learning objectives
循证医学　evidence-based medicine（EBM）

Y

医学教育联络委员会　Liaison Committee on Medical Education（LCME）
异步学习　asynchronous learning
因变量　dependent variables
隐性课程　hidden curriculum
远程医疗　telemedicine

Z

在线学习　online learning
增强现实　augmented reality（AR）
掌握性学习　mastery learning
针对性需求评估　targeted needs assessment
职业素养　professionalism
指导　coaching
置信职业行为　entrustable professional activities（EPAs）
终结性评价　summative evaluation
种族主义　racism
主动学习　active learning
转化性学习　transformative learning
准备就绪测试　readiness assurance test（RAT）
自定节奏学习　self-paced learning
自我导向学习　self-directed learning
自我评价　self-assessment
纵向整合式见习　longitudinal integrated clerkship（LIC）
组织变革　organizational change
组织框架　organizational frames
最佳实践　best practices